燕/京/医/学/研/究/丛/书

京城名医馆

名医经验集 ③

燕京传承谱新篇

主编 耿嘉玮

全国百佳图书出版单位
中国中医药出版社
·北京·

图书在版编目（CIP）数据

京城名医馆名医经验集 . ③，燕京传承谱新篇 / 耿嘉玮
主编 . —北京：中国中医药出版社，2021.11
（燕京医学研究丛书）
ISBN 978-7-5132-7215-5

Ⅰ . ①京…　Ⅱ . ①耿…　Ⅲ . ①中医临床—经验—中国—
现代　Ⅳ . ① R249.7

中国版本图书馆 CIP 数据核字（2021）第 203353 号

融合出版数字化资源服务说明

燕京医学研究丛书之《京城名医馆名医经验集》为融合出版物，其增值数字化资源在全国中医药行业教育云平台"医开讲"发布。

资源访问说明

扫描右方二维码下载"医开讲 APP"或到"医开讲网站"（网址：www.e-lesson.cn）注册登录，输入封底"序列号"进行账号绑定后即可访问相关数字化资源（注意：序列号只可绑定一个账号，为避免不必要的损失，请您刮开序列号立即进行账号绑定激活）。

中国中医药出版社出版

北京经济技术开发区科创十三街 31 号院二区 8 号楼
邮政编码　100176
传真　010-64405721
河北新华第二印刷有限责任公司印刷
各地新华书店经销

开本 787×1092　1/16　印张 28.25　字数 488 千字
2021 年 11 月第 1 版　2021 年 11 月第 1 次印刷
书号　ISBN 978 – 7 – 5132 – 7215 – 5

定价　128.00 元
网址　www.cptcm.com

服 务 热 线　010-64405510　微信服务号　zgzyycbs
购 书 热 线　010-89535836　微商城网址　https://kdt.im/LIdUGr
维 权 打 假　010-64405753　天猫旗舰店网址　https://zgzyycbs.tmall.com

如有印装质量问题请与本社出版部联系（010-64405510）

燕京医学研究丛书

《京城名医馆名医经验集③：燕京传承谱新篇》

编委会

顾　　问　屠志涛　罗增刚　王建辉　周英武　王　欣

主　　编　耿嘉玮

副 主 编　邓力军

专　　家　李　翔　张兆元　康　佳　李冬梅　赵冬梅

本册编委（按姓氏笔画排序）

马丽然　卢国明　申　力　乔会秀　刘　春

刘江腾　李冬梅　李同达　吴升平　张耀夫

陈　生　林　晶　周忠民　郝秀珍　修丽梅

姜　坤　狄晓哲　耿柏乐　钱　进　徐　蕾

徐萍萍　蔡秋杰

序

　　岁月流金，华年溢彩。时值北京市鼓楼中医医院建院 70 周年，京城名医馆建馆即将 30 周年，燕京医学研究丛书之《京城名医馆名医经验集》付梓，可以说是为院庆及馆庆献上的一份厚礼。

　　燕京医学海纳百川，源远流长，名家辈出，成果丰硕，引领着中医学术的发展。北京市鼓楼中医医院就是燕京医学这条长河中的璀璨星辰。70 年来，几代鼓楼中医人励精图治，殚精竭虑，奋力前行。围绕燕京医学体系，吸纳叱咤杏坛的巨擘大腕和活跃在基层的名家里手在京城名医馆出诊带教，探源溯流，揽芳掇遗，审谛覃思，不遗余力，树立起京城名医馆品牌。

　　名老中医或禀家学，或承师传，无论是理论研究抑或是临床实践，各有独到之处，尤可宝贵的是这些理论与经验已经过数十年乃至数百年之实践验证，不断补充发展，日臻完善，弥觉可珍。中医疗效是中医学术赖以生存和发展的关键，总结名老中医学术经验，是提高临床疗效，促进中医学术发展最基础之工作。

　　以近 30 年来京城名医馆出诊专家的成长轨迹、学术思想精华、宝贵临证经验、典型诊疗案例等为要素的《京城名医馆名医经验集》的问世，是北京市鼓楼中医医院京城名医馆发展的一个里程碑。全书或以演论形式论述燕京名家自成规律之独到经验，或以医话形式叙述医家对某方、某法及某药之运用体会，娓娓而谈，详尽透彻。从中我们可以领略燕京名医临证兢兢，屡建奇功；绝学秘招，丹心济世；妙术活人，遣药清灵；汇通中西，游刃有余。

全书科别齐全，流派分明，各有师承，皆有发挥，可使读者得其要领，易于师法。览一篇可尽得当代名医对于多种疾病的独到诊疗经验，其实用价值，不言而喻。希望中医工作者能以此书引而申之，触类而旁通之，则能探其骊珠，得其涯略，厥功伟哉！

传承精华，守正创新，我们才能共同擦亮中医文化瑰宝，中医药学这座伟大的宝库才能永远取之不尽、用之不竭，更好地服务于人类，服务于未来。

屠志涛

辛丑春

自 序

"京城名医馆，实至名归，京城名医良医荟萃之处也，悬壶济世，治病救人，起沉疴，解疑难，广布中国医学之珍宝，愿求天下人类之共享，实现先贤大同世界之理想，中医当有伟大之贡献，肩此重任，医道遂是时代之大道。大道之行，天下为公！"三十年前，苏叔阳先生创作的《京城名医馆赋》道出了鼓楼中医人励志中医药事业的决心。

北京市鼓楼中医医院七十载风雨兼程，京城名医馆三十年励精图治，作为首家获得北京市中医管理局批准的医馆，北京市鼓楼中医医院京城名医馆以"燕京医学"体系为基础，以其谱系传承人为主体，汇聚了一大批在全国具有很高影响力的知名中医在此传道授业，治病救人，不断推动中医药学术的传承与发展。

燕京医学研究丛书之《京城名医馆名医经验集》旨在总结为中医药事业做出巨大贡献、受到广大群众爱戴的京城名医馆近百位出诊专家的丰富经验，把他们的事业发扬光大，让他们优秀的医疗经验代代相传。在成才之路上，他们有着不尽相同的经历；在学术造诣上，他们各自具有独到的特色。然而他们以精湛之术普济众生，以仁义之心宽人律己，以倾囊之德传授于徒，以匹夫之责振兴中医的大医精诚之内涵是相同的。

《京城名医馆名医经验集》包含四个分册，入选医家有国医大师、全国老中医药专家学术经验继承工作指导老师、首都国医名师、省级名中医、北京市老中医药专家学术经验继承工作指导老师及北京市东城区知名中医，涉及中医内科、外科、妇科、男科、儿科、肿瘤科、皮肤科、骨伤科、针灸科、推拿科等多学科。其中，有 24 位医家已经驾鹤西去，追念先人，在乎于心，报答先辈，有待于行。本书是对他们最好的缅怀和纪念。

全书由专家本人或其高徒撰稿，均为真实之资料心得，且很多内容为首次整理发表。我们有幸从中见证那些疑难险症药到病除豁然而愈的传奇，更可得见岐黄薪火传承之可贵，名院、名科、名医、名术创建之功德，惠泽苍生，不负济世之名。

全书编撰过程中，承各位名家及弟子的大力支持，谨此致谢！

书中谬误多所不免，还望同道指正。

北京市鼓楼中医医院院长耿嘉玮

庚子仲秋

编写说明

　　燕京医学研究是 2019 年由北京市东城区卫生健康委员会批准并拨款，北京市鼓楼中医医院负责实施的项目。燕京医学研究丛书之《京城名医馆名医经验集》是该项目的质量指标之一，包括四个分册，分别是《鞠躬尽瘁不悔篇》《毕尽余生奋斗篇》《燕京传承谱新篇》《薪火代代家传篇》。

　　全书总结了京城名医馆近 30 年出诊的近百位专家的治学、临床、教学心得体会及经验，旨在加强燕京医学学术传承，突出燕京医学文化内涵，提升燕京医学的传播穿透力和影响力。

　　全书以医家为纲，按照医家出生日期排序，排名不分先后。每位医家下设医家简介、学术思想、临床经验三项内容。医家简介包括出生年月、生平简介、师承关系、主要著作等；学术思想主要介绍能够体现该医家特有的比较系统的医学思想；临床经验以医家在临床上擅长的医案、医话、医论为主，包括其在临床实践中比较经典的医案。

　　全书由耿嘉玮院长担任主编，由名老中医本人或其继承人负责整理，书中许多内容为首次发表，以期能全面地体现医家的特点。

《京城名医馆名医经验集》编委会

2021 年 7 月

内容提要

燕京医学研究丛书之《京城名医馆名医经验集》是京城名医馆30年来出诊专家的治学、临床、教学心得体会及经验荟萃，旨在加强燕京医学学术传承，总结燕京医学文化内涵，提升燕京医学的传播穿透力和影响力。

全书包含四个分册：《鞠躬尽瘁不悔篇》《毕尽余生奋斗篇》《燕京传承谱新篇》和《薪火代代家传篇》。

本书为第三分册《燕京传承谱新篇》，以生辰年月为序，收录了中华人民共和国成立之后出生的16位医家，他们是从京城名医馆走出的新一代名医，是燕京医学薪火相传结出的硕果。

其文由医家本人或师承徒弟、硕士研究生、博士研究生撰写，对医家的基本简历、学术思想和临床经验进行了系统总结，具有学术性、史料性和实用性。

目　录

崔述生

吴升平

吴中朝

吴丽鑫

王庆甫

康佳

张林军

钱进

蔡秋杰

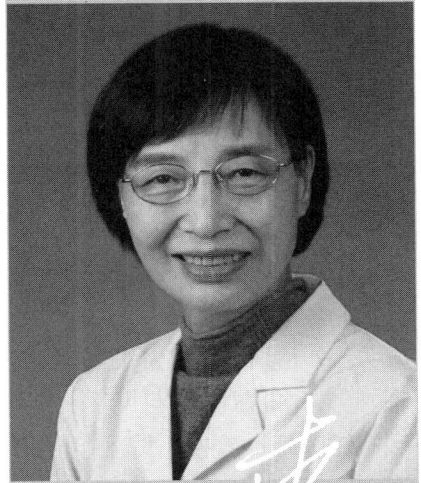

承上启下，融合中西医

圆机活法，造福患癌者

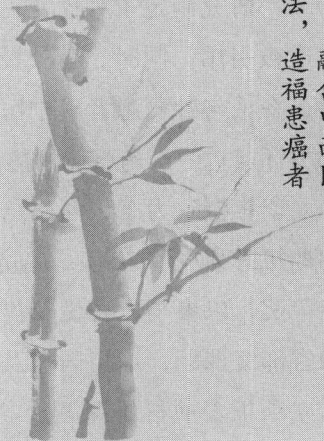

医家简介

李萍萍（1951 年 8 月生），北京大学肿瘤医院中西医结合暨老年肿瘤科主任医师，教授，博士生导师。北京市鼓楼中医医院京城名医馆特聘专家。第五批、第六批全国老中医药专家学术经验继承工作指导老师，第四批北京市老中医药专家学术经验继承工作指导老师和北京市中医药传承"双百工程"指导老师，2016 年全国老中医药专家传承工作室项目专家。曾作为访问学者在美国乔治·华盛顿大学药理系、美国加州大学锡安山癌症中心学习工作；2005 年获埃德加思诺基金会资助，赴美国密苏里大学访问。现任世界中医药学会联合会肿瘤康复专业委员会副主任委员，中国抗癌协会康复会副主任委员，北京癌症康复会会长，中国临床肿瘤学会 CSCO 理事，北京市疼痛治疗质量控制和改进中心癌痛组组长等。李教授长期致力于中西医结合提高肿瘤患者生存质量与改善预后生存的临床与实验研究，在老年肿瘤和肺癌、乳腺癌、消化道恶性肿瘤的中西医结合治疗方面具有丰富的经验，为我国晚期肿瘤的姑息治疗做出了突出贡献。

李教授从事中西医结合治疗肿瘤的临床和科研工作 40 余年，努力推进肿瘤常见症状的中西医结合治疗，主编并出版了《肿瘤常见症状中西医处理手册》一书。研究制定了肿瘤常见中医症状评估量表，有关研究已在 SCI 杂志发表并多次被引用。同时，李教授尤其重视肿瘤科普知识和中医药治疗肿瘤知识的传播，在《与肿瘤患者聊中医》一书中，用饱含深情的笔墨书写出了对肿瘤患者的关怀与对中医药事业的热爱。

李教授致力于中西医结合提高肿瘤患者生存质量与改善预后生存的临床与中药机理研究，以第一完成人获得教育部科技进步奖二等奖、华夏医学科技奖三等奖，以参与人身份获得国家科学技术进步奖二等奖。李教授主持多项国家和省部级课题，承担国家及北京市自然科学基金、首发基金、北京市中医管理局立项等多项科研课题，参与国家中医药管理局"十五""十一五"等项目研究。李教授主持的北京大学"985 工程"项目肺癌中西医结合多中心临床研究，证实了中西医结合治疗进展期非小细胞肺癌可使患者生存获益的效果；针对乳腺癌所进行的"乳腺癌内分泌治疗不良反应的中药干预效果与机理研究"获得2012年教育部高等学校科学研究优秀成果奖二等奖。李教授率先在我国开展老年肿瘤综合评估研究，为临床提供评估方法并指导老年肿瘤的治疗。李教授发表论文50余篇，其中数篇发表在具有SCI影响的杂志，获专利2项。

同时，李教授创建了国家中医药管理局中药药理（肿瘤）三级实验室，结合临床深入开展中药治疗肿瘤的药效药理研究，所在病房获得国家卫生健康委员会首批"癌痛规范化治疗示范病房"荣誉。

学术思想

一、对老年肿瘤学的认识

恶性肿瘤的发病率和死亡率逐渐增高，严重威胁人类生命健康。随着我国人口老龄化，老年人群中肿瘤发病率也呈逐年递增的趋势。研究显示，65岁以上老年人肿瘤患病率已占肿瘤总患病率的一半以上，因此，如何有效预防和治疗老年肿瘤已成为关注的热点。老年肿瘤学是一个专门的学科，由于老年患者的机体状况、治疗需求等与年轻肿瘤患者不同，应根据老年人的生理特点、疾病特点和药代动力学特征，合理制订治疗方案，达到维持生理功能、提高生活质量、延长生存时间的目的。中医药在老年肿瘤的治疗中可发挥其综合调整的独特作用。李教授经过近40年的深入研究，对老年肿瘤的中医理论、证候学、临床与实验研究等方面均有深入的认识。

（一）老年肿瘤的中医病机

中医学是在整体观念思想的指导下，去考察人体和疾病的关系，中医治疗肿瘤也不例外。肿瘤的发生是内、外因共同作用的结果。李教授提出"邪缓胶着，元气不足"是老年肿瘤重要的临床特点之一。

首先，正气不足是肿瘤发生的内在因素。肿瘤多发生于40岁以上之人，与中医"年过四旬，则正气自半"的理论认识相一致。人过四旬之后，正气逐渐衰退，无力化浊，从而变生痰浊、瘀血等病理产物。《素问·评热病论》载"邪之所凑，其气必虚"，正气的强弱在肿瘤的发生、发展及转归中起着主导作用，正是因为正气的不足，导致癌毒丛生。古代医家即有深刻的认识，如《医宗必读》载"积之所成，正气不足而邪气踞之"，是谓"诊病决死生者，不视病之轻重，而视元气之存亡"。

其次，邪气是肿瘤发病的重要外在条件。一般而言，六淫邪气直中脏腑是肿瘤发病的重要原因。古代医家通过临床实践，发现用"三因学说"很难解释肿瘤的发病原因和机制，因此，李教授认为，肿瘤发病与邪毒致病最相关，如宋代《仁斋直指附遗方论》指出"癌者上高下深，岩穴之状……毒根深藏，穿孔透里"。具体而言，肿瘤常见病因为燥毒、火毒、湿毒、寒毒。而老年肿瘤，则是由于正气亏虚，无以温化水饮，更易炼津成痰，痰浊、瘀血胶着为患，顽痰死血聚而成毒，故癌瘤丛生。

（二）老年肿瘤的临证特点

1. 宿疾新病，复杂易变

很多恶性肿瘤虽为新发，但也是继发于某种或某类基础疾病，如胃癌患者常有慢性胃炎病史、肝癌患者常有慢性肝炎等相关疾病。而老年患者往往患有多种疾病，病程长、病情错杂且相互影响，更易在此基础上新患肿瘤，属"宿疾新病"。老年肿瘤患者，多因虚致病，又因病致虚，循环往复，病情复杂，易发新变，往往危及生命。

2. 功能衰退，运化无力

脾胃为后天之本，气血生化之源；肾为先天之本，元阴元阳所藏之处。随着年龄的增长，老年患者脾肾之气衰惫，难以藏精化源，素有旧患，脏腑功能失调，防御功能减低，正气亏虚，邪毒内结，发为肿瘤。古人在肿瘤的治疗中尤其重视脾肾功能，《景岳全书》强调"凡治噎膈大法，当以脾肾为主"。因此，脾肾两脏对固护人体正气极为重要，先后天之本乏源，脏腑功能衰退、运化无力是老年肿瘤发生的重要病机。

（三）老年肿瘤的治疗心得

1. 难症以"和"为法

仲景早在《伤寒杂病论》中即创立了调和营卫、和解少阳、寒热并用、肝脾同调等治法，随着后世的传承发展，更加体现了中医调和阴阳、以平为期的整体观念。"和"法首见于程钟龄《医学心悟》，其理论来源于《黄帝内经》，《素问·生气通天论》载"因而和之，是谓圣度……阴平阳秘，精神乃治"，切合植根中华文化的"以和为贵"的思想。在肿瘤的治疗中，无论是西医的手术治疗、放化疗，还是中医的抗癌中药治疗，都不可避免会产生不同的毒副作用，且肿瘤患者备受癌痛、疲乏等相关症状困扰，生活质量偏低，中医的"和"法恰恰能发挥其治疗的特色与优势，邪正兼顾、脏腑同调、表里相合，最终达到"阴阳平和，带瘤生存"的目的。李教授治疗肿瘤强调不可过用温补，也忌过于寒遏，须调阴阳为根，善"和"法，认为"和方之制，和其不和者也"，也善用合方制瘤取"混沌行瘤疾"之效。和法起沉疴，合方治疑难。

2. 扶正以"培土养正"为要

李教授在老年肿瘤的治疗中，尤其重视顾护脾胃之气。老年肿瘤患者常见虚羸少气，形体消瘦，不思饮食，倦怠乏力，治疗上更要以强健脾胃，使人体正气生化有源，才能维持人体正常生理活动及抵抗邪气，如《景岳全书·杂证谟·积聚》载"脾肾不足及虚弱失调之人，多有积聚之病"，《黄帝内经》亦载"人以胃气为本，脾胃为养生之本"，结合到肿瘤的治疗上，李教授尤其重视"培土养正"，其理论内涵应包含"补、助、调、化"四个层次。①贵在补中气：李教授善用黄芪、人参、白术、党参、升麻、甘草等药物补中益气，尤其重视黄芪的应用，《本草求真》云"黄芪为补气诸药之长，是以有耆之称"，特别是老年肿瘤术后或放化疗后身体虚弱，更犯"虚虚之弊"，通过积极应用补中之法，则正复邪安。②旨在助纳化：食欲减退、纳谷不香是老年肿瘤患者的常见症状，为脾胃不足纳化无力，因此，治疗应在补气的基础上加强纳化、腐熟吸收水谷的力量，常用药物包括党参、鸡内金、神曲、白扁豆、麦芽、生谷芽等。③意在调升降：老年肿瘤患者常见脘腹痞满、胁肋胀痛等症，属脾胃升降失宜，治宜调畅气机，常用药物包括柴胡、枳实、砂仁、香附、陈皮、木香等。④寓在化湿浊：中焦脾土，枢及四维，中焦不足难以燥湿化浊，进一步阻碍气机，形成恶性循环，因此，健脾寓在化湿祛浊，邪瘤可消，常用药物包括藿香、半夏、生姜、苍术、厚朴等。

3. 扶正祛邪均以"徐图"为贵

"壮火食气，少火生气"，脾胃之气的扶助与生发贵在缓缓图之。肿瘤病机复杂，或复治疗，或有宿疾，或体弱年迈，肿瘤未除，正气已虚，治疗应扶正为主，酌情祛邪。"有形之积恐难尽伐，无形之气亟宜扶助"，存一分元气便有一分生机，明确邪正关系，待元气渐复，择机消补。邪气的祛除也非一蹴而就，应分期辨治，因势利导。一方面是老年患者本就体虚，难以承受攻伐太过的虎狼之药，另一方面肿瘤晚期多重治疗伤及正气，不耐祛邪重剂。因此，治疗用药宜轻，主张循序渐进，带瘤生存，推崇"轻可去实、保元徐图"之观点，切勿急功近利、事倍功半。

4. 圆机活法，灵活应变

人至老年，脏腑日衰，五脏俱虚，以致气血津液输布失调，化为痰浊、瘀血、热毒，此即为致病因素，又为病理产物，是以"因虚致实"。老年肿瘤病机多变复杂，多有气机不畅、瘀血阻络、痰浊内阻、日久化热等，且往往多重病机复合存在，因此，在治疗的过程中，应灵活应变，不仅要化痰浊、散瘀血，也要时佐调气、时佐清热、时佐安神、时佐温阳。李教授在肿瘤临床治疗中，针对病机的不同环节，采取不同的治疗策略，如为痰瘀内阻、郁而化热，则采取清热解毒、化痰开结的治法；如为气机不畅、湿毒内生，则着重疏肝解郁、祛湿清热、化瘀解毒；如为木克脾土兼有热毒，则采取疏肝健脾、清热解毒的治法；如累及先天，不能鼓舞五脏之气，血水互结，则强调补肾化气、利尿化瘀、清热解毒。晚期肿瘤临证多变，治疗应标本兼顾，补虚祛邪，谨察病机，灵活应对。

二、恶性肿瘤的中医治疗思想

（一）以人为本，身心同调

肿瘤是一种严重危害人类健康的特殊疾病，不但严重影响患者身体各系统的组织器官功能，而且对患者的心理精神产生巨大影响。虽然西医对肿瘤的认识及治疗手段不断发展，有手术治疗、放化疗、靶向治疗、介入治疗、生物免疫治疗等多种治疗手段，但仍没有可完全控制肿瘤的特效治疗方法。所以，肿瘤患者治疗的医学最终目标是提高生存质量，减轻患者身心的不适症状，延长生存时间。恶性肿瘤的不良预后会给患者带来巨大的精神压力，且某些原发恶性肿瘤综合征和脑瘤引起的额叶综合征等也可引起抑郁和精神异常，因此，在抗肿瘤治疗的同时还要注重患者心理精神方面的指导和药物干预。中医学认为，恶性肿瘤以正虚与邪实为主要病因病机，"正气存内，邪不可干""邪之所凑，其气必虚"，正气盛衰是疾病发生、发展、转归的重要因素。人体正气体现在阴阳平衡，脏腑功能的正常，气血津液的充足和运行输布顺畅几方面。中医学认为，肿瘤的成因与邪气侵袭、饮食失调及情志失调有关。《素问·举痛论》载"百病生于气也。怒则气上，喜则气缓，悲则气消……惊则气乱……思则气结"，肿瘤患者情志失调致使气机失调，影响脏腑功能正常发挥和气血津液的正常输布，进一步加重正气亏虚、气机阻滞，导致邪毒痰瘀内结，形成有形实邪肿块。所以，扶正固本的同时应注意调畅情志、梳理气机。扶正固本与调畅情志相互配合才能真正做到改善脏腑功能、滋养气血津液，使人体阴阳平衡，从而提高人体免疫能力和抗肿瘤能力，达到带瘤生存的治疗目标。

（二）治疗以扶正培本为基础

1. 中西医结合治疗更应注重扶正培本

部分肿瘤患者经过手术治疗、介入治疗、靶向治疗或放化疗等治疗后有的肿瘤被切除，有的肿瘤病灶缩小，患者邪毒壅盛、痰瘀毒邪凝结的表现已经消失或轻微，反而因西医各种治疗消耗气血、损失津液，毒害脏腑的表现较突出。临床表现与未经过西医手段治疗的肿瘤患者有着许多不同之处。从肿瘤患者的舌脉及症状来看均有不同程度地气虚津液亏虚和脏腑虚衰的表现。这不仅因为肿瘤本身夺气耗血、损伤脏腑，还因为西医手术治疗、放化疗等各种治疗手段对人体也存在着明显的气血消耗及对脏腑的毒副作用。所以中西医结合治疗更应注重扶正培本。放化疗期间，中医在遣方用药中更应避免大量、过量使用毒性较大的抗肿瘤中草药，以防止加重正气困损，正不胜邪，毒邪更盛，导致肿瘤在体内进一步扩散和转移。

2. 扶正培本应注重肿瘤与脏腑的关系

李教授认为，扶正培本的治疗应注意从肿瘤与脏腑经络的关系、各脏腑功能的特点及西医治疗中出现的特殊症状表现采取不同的方法。

乳腺癌患者扶正侧重于对肝、脾、肾的调节。激素依赖的乳腺癌患者经西医内分泌治疗后出现潮热、出汗、烦躁、失眠等症状，符合中医肝郁化热、阴虚血热的表现，应以疏肝凉血法进行治疗，常用药物包括柴胡、郁金、紫草、白芍、牡丹皮、五味子等。

肺癌患者扶正侧重于对肺、脾的调节。肺为燥金，喜润而恶燥，治疗用药以润为主，常用药物包括沙参、麦冬、地骨皮、百合、款冬花、紫菀等。肺为清虚之脏，主宣发肃降，喜通利恶壅塞，用药应以宣通为要，常用药物包括桑白皮、桔梗、杏仁、麻黄、紫苏子、前胡等。久病耗伤、肺气亏虚，肺不主气的肺虚证应用虚则补其母的方法，予健脾益肺治疗，常用药物包括党参、茯苓、陈皮、白术、生黄芪等。

肠癌患者扶正注重健脾益肾。脾主升清，胃主降浊，肾司二便，久病久泻伤及元气，治疗应以补气益肾为主，常用党参、白术、茯苓、山药、陈皮、升麻、白扁豆、莲子、芡实、生黄芪等药物，以及四神丸加减。

食管癌中医归属于"噎膈""反胃"等范畴。病机特点以气郁居多，痰涎上涌，脾失健运、胃失和降，致使膈塞不通、食不得下。扶正治疗以理气降逆、调和脾胃为主，临床常用旋覆代赭汤、藿朴夏苓汤、温胆汤、四君子汤、六君子汤等方剂加减治疗，常用药物包括旋覆花、代赭石、姜半夏、党参、茯苓、白术、枳实、厚朴、山药、藿香、陈皮、木香、鸡内金、砂仁等。

胃癌患者常见恶心呕吐、食少纳呆、饮食无味，可伴有乏力少气、口干无味等化疗后反应，晚期则出现不能进食、胃部胀痛等表现，涉及脾胃及肝肾，又有元气亏虚、脾胃虚寒、胃阴不足、脾胃不和、中焦气滞等多种病机表现。常以参苓白术散、升阳益胃汤、四君子汤加减治疗脾胃气虚证，以小建中汤加减治疗中焦虚寒冷痛，以半夏泻心汤加减治疗中焦痞满，以益胃汤加减治疗阴亏虚证；常用延胡索、郁金、绿萼梅、八月札等药物理气止痛，虚证疼痛加用芍药甘草汤。

淋巴瘤中医多属"瘰疬""失荣"等范畴，治疗以行气、化痰、解毒散结为主。临床常见化疗期或化疗缓解期的患者，扶正方面应根据治疗阶段的不同制订治疗方向和目标，化疗期间应注重补气养血、健脾和胃，常用人参养荣汤、八珍汤等方剂加减治疗，常用药物包括生黄芪、黄精、当归、枸杞子、鸡血藤、大枣、阿胶、茯苓等。无症状缓解期应注重调补脾肾、增加免疫力，常用药物包括生黄芪、女贞子、茯苓、陈皮、白术、太子参等。

肾癌患者临床常见血尿、疲乏、腰痛等症状，进行辨证治疗时因患者多为术后，或转移者又多用靶向药，病程较长，故基本治疗原则为补气益肾，血尿者清利下焦凉血止血；疲乏者健脾益气、滋养肝肾；腰酸不适者补肾强腰。

胰腺癌扶正治疗主要体现在疏肝、健脾、和胃、滋养气血，常用药物包括柴胡、姜黄、八月札、姜半夏、陈皮、厚朴、枳实、茯苓、白扁豆、薏苡仁等。

因肺开窍于鼻，鼻咽癌的扶正治疗应从肺的生理功能入手宣肺利窍。临床多见鼻咽癌患者进行放疗，放疗造成的热毒易耗伤阴津，故以养阴生津之法治疗。常用药物包括沙参、麦冬、玄参、石斛、山药、桔梗、甘草、茯苓、天花粉、生谷麦芽等。

（三）扶正重在健脾，强调养运结合

1. 脾虚是产生肿瘤的重要因素

《素问·灵兰秘典论》载"脾胃者，仓廪之官，五味出焉"，《素问·经脉别论》载"食气入胃，散精于肝……浊气归心，淫精于脉"。脾为后天之本，主运化水谷及水液，脾胃运化水谷精微灌溉其他脏腑、输布于全身，只有脾的运化功能旺盛，机体的消化吸收功能才能健全，精、气、血、津液才能充足地提供给五脏六腑、四肢百骸、皮毛筋肉及经络维持正常生理需要。所以，机体能否正常运转，各脏腑生理功能是否正常发挥，均有赖于脾胃的运化功能。李东垣

在《脾胃论·脾胃盛衰论》中说"百病皆由脾胃而生也"，《笔花医镜》亦记载"诸积皆属于脾，脾土果旺，则何物不化。至于成积，脾力之弱可知也。然积既已成，势不能不用药以消，夫欲消困脾之积，必更伤受困之脾，愿治积者，必时时顾念脾土而后可"。脾胃生理功能减退必然会导致其他脏腑功能失调，气血津液生成及输布障碍。脾主升清，胃主降浊，脾胃升降枢纽不能正常运转，水谷精微无法很好吸收，气血津液无法正常输布，气机失调从而产生痰湿、瘀血、热毒等邪气，并使痰毒瘀血很难消散，停留日久，积结成块形成肿瘤。所以，在肿瘤的中医治疗中更应注重调护脾胃功能。《卫生宝鉴·卷十四》指出"养正积自除……令真气实，胃气强，积自消矣"，提出了治疗积聚肿瘤可从扶正健脾入手，脾胃功能恢复正常，水谷精微运化为充足的气血津液，滋养脏腑，气机枢纽运转正常，痰瘀热毒才能得以消失，积聚才能改善。

2. 健脾注重平衡养与运的动态变化

养即是补益滋养，运是指脾胃升清降浊气机枢纽的运转、水谷的运化及水液的代谢输布。肿瘤患者经过西医手术、放化疗等手段的治疗后常见疲乏、头晕、饮食不振、胃脘冷痛、口干渴、舌淡或舌红少苔等脾胃气虚、脾胃虚寒、气血不足、胃阴不足的虚证表现，还可见由脾胃失和、气机郁滞、痰湿中阻、水湿泛溢所致的食后腹胀、呃逆、嗳气、腹泻、水肿等症状，这些症状往往与疲乏、口干、食欲不振等虚证表现并见。因此，治疗时单纯补益滋养或单纯梳理中焦气机、消食化痰利水，均不能完全改善脾胃功能，只有养与运相结合治疗才符合脾胃生理功能的特点和需要。李教授在治疗中采取补益脾气、温中补虚、滋养胃阴与健胃消食、理气止痛、和胃降逆、淡渗利湿、温阳利水相互配合。李教授在健脾治疗中继承和借鉴了李东垣《脾胃论》的理论思想，在调理肿瘤患者脾胃中积极运用李东垣的代表方剂。对于由于元气不足、脾胃亏虚导致乏力少气、饮食不振、舌淡薄、脉沉细的患者，常用升阳益胃汤加减治疗，常用药物包括黄芪、党参、茯苓、白术、柴胡、生麦芽、甘草等。对于由于中焦痞满湿停、脾胃不和导致饮食不振伴腹胀、舌淡苔腻的患者常用藿朴夏苓汤加减治疗，常用药物包括藿香、厚朴、半夏、茯苓、生薏苡仁、生麦芽、竹茹等。对于由于胃阴不足导致口干无味、不思饮食、舌红苔少的患者常用益胃汤加减治疗，常用药物包括沙参、麦冬、生地黄、玉竹、黄精、生麦芽、石斛、灯心草等，针对不同临床病证的表现辨证论治。临床运用养运相结合的方法治疗肿瘤患者的消化道不良症状，疗效良好，疲乏、饮食不振、胃脘疼痛、腹胀得到不同程度的改善。患者的自觉不适减轻，精神、体力改善，对抗放化疗的耐受力提高，生存质量提高。

3.健脾化痰散结法

健脾化痰散结法是中医治疗肿瘤的重要方法，体现了养运结合的治疗精神，用于多种肿瘤的治疗。

（四）祛邪散结需辨证求因，顾护正气

1.热毒、痰湿、瘀血病邪之间存在密切联系

中医理论认为，肿瘤是由热毒、痰湿、瘀血等病邪停留机体之中，凝结成块而形成的。病邪之间有着密切联系，可相互转化。热毒的产生与外邪侵袭、情志不畅、气郁化火、心火内盛，饮食不节引起的胃火炽盛、阴虚内热及痰湿瘀血日久化热有关，热毒壅塞气机不通也可炼液为痰，影响气血运行形成瘀血内阻。痰湿的产生多因外感六淫、饮食不节、情志内伤使肺脾肾气化功能失常所致。脾为生痰之源，痰湿的产生与脾运化水液失调关系更为密切。热毒、瘀血阻滞气机，影响肺脾肾三脏输布水液的功能也可产生痰湿浊邪。瘀血的产生由气虚、气滞、血寒、血热导致血液在经脉中运行不畅及内外伤、气虚失摄、血热妄行导致血离经脉所致，这些情况在各种肿瘤疾病中均可见到。痰毒阻滞、七情所伤亦可阻碍气机运行从而产生瘀血。恶性肿瘤患者三种病邪可单独出现，也可痰湿、热毒、瘀血同时存在。正气亏虚、脏腑失调是痰湿、热毒、瘀血产生的原因，也是使痰湿、热毒、瘀血加重的重要因素，所以治疗应在扶正固本的基础上采用清热解毒散结、健脾化痰散结、软坚散结、活血化瘀散结等治法，审证求因，相互配合使用。

2.祛邪应顾护正气

李教授认为，脾胃功能的盛衰是恶性肿瘤发生发展预后的重要一环，脾胃功能正常也是耐受放化疗等西医治疗手段的重要保证。在热毒炽盛的病证中应用清热解毒抗癌药物治疗时常佐鲜姜、砂仁、陈皮、生谷麦芽暖胃助消化。在治疗瘀血证时，若患者存在脾胃虚弱、消化不良表现，或放化疗消化道副作用，即使其舌质有明显紫暗瘀斑，活血化瘀用药的种类、剂量及用药时间也需斟酌，有时在调护脾胃的基础上选用丹参、莪术等一两味活血化瘀药物。

（五）分期论治，从症状入手辨证论治

正虚邪实是肿瘤的病机特点，治疗方面往往扶正祛邪相互配合，不能只侧重某一方面。肿瘤的发生发展变化较多，西医多种治疗手段的干预影响机体功能的情况复杂多变，邪正盛衰的变化较多。李教授在多年中西医结合治疗的实践中总结了丰富的经验，形成了分期论治，从症状入手辨别疾病的寒热虚实、

气血脏腑的盛衰。门诊各种肿瘤患者在放化疗靶向治疗过程中会出现许多相同症状，如放化疗后恶心呕吐、不思饮食、疲乏、汗出、便秘或腹泻、发热、皮疹、手足麻木、口腔溃疡、疼痛等。这些症状的产生与西医药物损害脏腑功能，消耗气血有关，反映了相同病机可异病同治。从症状入手，结合患者所处疾病的分期和治疗阶段进行分析，往往能更清楚地了解患者出现该症状的病因病机，可以很好地抓住患者就医的主要矛盾，缓解患者的不适症状和心理压力，改善生存质量，延长生存时间。例如，术后患者多表现为气血不足、脾胃失和，治疗以健脾益气养血为主；化疗期间多表现为脾胃运化失司、升降失常、毒邪内伤，治疗以健脾和胃、降逆止呕为主；毒损伤脾肾经络，使气血不足、经络失养，可运用补气养血、健脾益肾、温阳通络治疗；放疗期间出现肺胃阴伤，应予以养阴生津、宣肺和胃治疗；放化疗期间出现肝郁脾虚、心神失养，可运用调肝健脾、安神定志之法治疗。通过分期论治，中医药与西医治疗达到减毒增效的临床效果。在肿瘤进展恶化迅速时，加强解毒化痰散结化瘀等攻邪治疗；肿瘤经治疗后病情平稳时，以调补气血脏腑、平衡阴阳、增加免疫力和抗癌能力为主要治疗目标。

（六）创新学术思想

李教授创立了"舒肝凉血方""舒肝健骨方"等方剂，并从分子生物学的层面进行实验研究，为临床选方用药提高了科学的依据。将国际上公认的各种量表应用到肿瘤治疗和研究中，增加了研究的科学性和严谨性。

在恶性肿瘤中，乳腺癌、前列腺癌都是与激素分泌密切相关的肿瘤，如大量研究证实，内源性雌激素与绝经前妇女乳腺癌的危险性相关。内分泌治疗可抑制雌激素的水平从而达到抑制乳腺癌生长的目的。前列腺癌的发生与体内雌雄激素平衡紊乱有关，临床多采用抑制雄激素的药物治疗。补肾益气药物含有植物雌激素及植物雄激素成分，不能排除这些药物对体内激素水平的影响，这些药物联合应用于内分泌治疗时，可能会干扰内分泌治疗药物对体内雌激素的作用。所以，乳腺癌和前列腺癌治疗的中药甄选应予以注意。李教授认为，临床上对雌激素依赖性乳腺癌如何选用中药有较大的盲目性，长期服用中药是否与三苯氧胺有拮抗作用尚不清楚。在乳腺癌内分泌治疗时应尽量避免使用人参等含有雌激素成分的药物，也建议患者尽量不使用人参、蜂王浆等含有雌激素成分的营养保健品。李教授选用不含雌激素成分，又针对潮热、失眠等内分泌治疗产生的副作用而制定的以柴胡、郁金、紫草、白芍、五味子等药物组成的"舒肝凉血方"。经多项研究证实，本方在体内没有干扰三苯氧胺及 4- 羟基三苯氧胺的代谢，为"舒肝凉血方"与三苯氧胺合用的安全性提供了证据。"舒肝凉血方"可明显降低小鼠体内雌激素水平，而对孕激素水平降低不明显，与三苯氧胺合用可同时降低体内雌激素、孕激素水平，特别是使雌激素水平下降更为显著。病理结果提示，应用该方后无促进子宫内膜增厚的作用，并且可降低三苯氧胺使子宫内膜增厚的程度。李教授认为，前列腺癌属雄激素相关肿瘤，应用中药治疗时也应结合前列腺癌雄激素内分泌治疗特点，避免使用促进雄激素活性的药物，如鹿茸、锁阳、淫羊藿、蛇床子等补阳药物。

临床经验

一、放化疗相关脏器损伤的中医论治

减轻放化疗的毒副作用，是中药在肿瘤治疗中应用最为广泛的方面之一。在放化疗的过程中，可以通过服用中药以减轻药物对机体的损害程度，减轻患者痛苦，以达到良好的扶正抑瘤作用。中药减轻放化疗的毒副作用主要体现在以下几个方面。

1. 中药对骨髓造血功能的保护作用

放化疗可引起骨髓抑制，从而影响骨髓的造血功能，使白细胞下降。中药可有效保护骨髓造血功能，特别是益气养血、滋补肝肾的药物，如人参、黄芪、当归、大枣、阿胶、黄精、鸡血藤、枸杞子、菟丝子、鹿角胶等。

2. 中药对肝脏功能的保护作用

抗癌药物多为细胞毒性药物，某些药物可引起肝细胞坏死和炎症，长期应用可引起纤维化、脂肪变性等，还可出现血清转氨酶一过性升高，以及碱性磷酸酶、转肽酶增高。对于放化疗引起的肝脏损害，李教授强调要以柔肝养血、调理气机、清热解毒的药物为主，如柴胡、郁金、姜黄、甘草、黄芩、香附、当归、白芍、生地黄、熟地黄、蒲公英、五味子等。

3. 中药对肾脏功能的保护作用

有些抗癌药物容易发生肾脏毒性作用，可在用药时发生，也可在长期应用中或停药后延迟发生，如顺铂、大剂量甲氨蝶呤等都是导致肾脏毒性的药物。所以，在化疗时如果需使用这些药物，临床医生会采取水化的方式避免或减轻药物对肾脏的损害。中医常用健脾利水、补肾活血的药物保护肾脏功能，如党参、茯苓、白术、泽泻、黄芪、桂枝、当归、赤芍、川芎、紫花地丁、菟丝子、生地黄、熟地黄等。

4. 中药对放射性肺炎的预防和治疗作用

放射性肺炎是某些肿瘤患者因接受放射线治疗而出现的肺组织放射性损伤，如肺癌、乳腺癌、食管癌，或纵隔、胸壁等部位的肿瘤。临床最常见的症状是干咳、胸闷、气短气急，合并感染时可有黄痰或白痰。李教授提出中医治疗应以滋阴益肾、润肺止咳为主，若合并发热、咯血等症状时，则应根据不同情况辨证用药。临床常用药物有沙参、麦冬、百合、生地黄、熟地黄、桑白皮、百部、枇杷叶、五味子、甘草等。

5. 中药对心肌损伤的保护作用

某些化疗药物可引起心脏毒性，代表药物是阿霉素。心脏毒性主要表现为心肌损伤，早期可出现短暂的心电图异常，如心动过速、期前收缩、ST-T 的改变，临床主要表现为心悸、心慌、气短、心律失常。李教授临证治疗时常以养血安神、益气通阳为主，常用的药物有炙甘草、天冬、当归、阿胶、五味子、柏子仁、酸枣仁、人参、丹参、远志、茯神、大枣、桂枝等。

6. 中药对放射性膀胱炎的治疗作用

放射性膀胱炎的主要表现是膀胱刺激症状，如尿频、尿急、尿痛、肉眼或镜下血尿，尿常规检查常有红细胞、白细胞，常伴有腰酸、腰痛、小腹部疼痛等症状，症状容易反复，可持续数月或较长时间。中医治疗以补肾凉血、清利膀胱为主，常用药物有车前子、萹蓄、瞿麦、滑石、甘草梢、炒栀子、灯心草、生地黄、白茅根、小蓟炭、侧柏炭等。

7. 中药对放射性直肠炎的治疗作用

放射性直肠炎是指肠黏膜充血、水肿，严重时黏膜坏死脱落，使肠面出现大面积浅表溃疡的病理过程。80% 的放射性直肠炎在放疗后 6 个月至 2 年内发生，保守治疗后多数在放疗后 3 年内恢复。以泄泻、大便次数增多或有黏液血便、里急后重感或小腹隐痛为主要临床表现。由于直肠黏膜肿胀充血，吸收水分的功能下降，故大便泄泻可呈水样，且对刺激敏感，排便次数增多。李教授指出，根据放射性直肠炎的临床表现，中医治疗以健脾升阳、缓急止泻为主，常用药物有人参、茯苓、白术、陈皮、山药、炒白扁豆、芡实、甘草、炒白芍、葛根、黄芩等。

肿瘤患者在面对放化疗等抗肿瘤治疗时常因其毒副作用产生犹豫，甚至放弃治疗的想法。李教授指出，在接受规范治疗的同时，积极防治放化疗的副作用，减少和缓解毒副作用对机体的伤害，正是中医的优势。越来越多的临床研究告诉我们，患者经中医治疗后减轻了痛苦，改变了体质，能够更好地坚持治疗并早日康复。现在这种多学科综合治疗肿瘤的模式已经深入人心，很多晚期肿瘤患者从中受益。

二、化疗相关心脏毒性的中医论治

恶性肿瘤与心血管疾病是危及人类健康的头号杀手。化疗作为内科治疗恶性肿瘤的主要手段，显著延长了肿瘤患者的生存期，但同时其副作用越发受到医学界的关注，严重的化疗副作用会导致化疗终止甚至患者死亡。近年来，化疗药物的心脏毒性逐渐受到肿瘤科医生的重视，特别是化疗相关心脏损伤一旦出现往往预示着不良的预后。越来越多的数据提示肿瘤相关的心血管疾病的发病率和死亡率比我们预期的要高，美国癌症研究会公布的研究结果显示，肿瘤患者中51%死于肿瘤本身，49%死于非肿瘤疾病，而在诸多导致肿瘤患者死亡的非肿瘤疾病中，首要的便是心血管疾病。这种心脏毒性既可以表现为抗肿瘤治疗直接对心功能和心脏结构的损伤，也可以表现为抗肿瘤治疗加重原有的心血管疾病，尤其是本身就有心血管疾病高危因素的患者。目前唯一证实有明确疗效的治疗药物仅有右雷佐生，但有研究显示右雷佐生会降低化疗抗肿瘤的有效率，并且多用于蒽环类药物造成的心脏毒性，严重影响了其应用范围。中医药在化疗相关心脏毒性的治疗中取得了良好的疗效，值得深入挖掘。

1. 中医辨治思路

（1）心衰：中医古籍中有诸多心力衰竭（简称心衰）类似病证的记载，"心衰"二字最早见于西晋王叔和的《脉经》，其证治可见于"心痹""心水""喘证""水肿"等篇章。化疗所致心衰可分为急性心衰和慢性心衰，急性心衰多为应用化疗药物后快速发病；慢性心衰为缓慢发病，患者多有心血管疾病基础病史。肿瘤患者出现化疗相关心衰，多属于本虚标实，对于急性心衰应以祛除邪实为要，而慢性心衰应以扶正补虚为法。强心温肾、补脾理肺应贯穿始终，辅以祛除邪实，重在活血利水、行气化痰，同时要根据临证不同情况时佐清热、养阴、安神，从而固本清源、活血利水、瘀水同治。

（2）心悸：心悸是化疗药物引起的最常见的心脏毒性临床类型，属中医学"心悸"范畴。其临床表现包括阵发性或持续性心悸、胸闷、气短，严重者可见呼吸困难、难以接续、汗出肢冷、倦怠乏力、失眠等，脉象可见数、促、结、三五不调、乍疏乍数，舌质淡红或紫暗，苔少、薄白或黄等。肿瘤患者素体不足，无力运化水湿痰饮，内生顽痰死血，久为瘤变，故其病机属本虚标实。抗肿瘤化疗药物为大毒之品，攻伐癌毒的同时难免克伐人体正气，进一步加重正气的不足，脏腑气血俱虚，心气鼓动无力，心血难以濡养，心阳不能温煦，均可发生心悸。心之气血阴阳俱虚，又会导致气滞血瘀及痰饮内生。因此，对于肿瘤患者化疗相关心脏毒性的治疗，当以扶正祛邪为法，尤以补益心之气血阴阳、调整脏腑功能为治疗关键。

（3）胸痹心痛：肿瘤化疗药物所致相关心肌损伤，应注重将西医诊断与中医临床思维相结合，辨病与辨证相结合，整体调节与动态诊疗相结合。临证中应仔细衡量肿瘤患者的基本体质状态、应用化疗药物后正邪关系的变化及心脏毒性事件的发作特点，尤其重视寒、痰、瘀、气、虚及其之间的动态变化。根据前期研究结果，考虑应以心阳不足为关键。心阳虚不能运行气血则气滞不通、血行不畅；心阳虚，温煦失司则易生痰浊、水湿、瘀血等病理产物，致心肌损伤，类心绞痛发作而病情进一步加重。因此，采用标本兼治，急则为先的原则，温心通阳以治本，理气祛瘀化痰以治标，标本兼顾，疗效显著，彰显了中医治疗的特色。

2. 中医用药思路

（1）久病沉疴，正虚为本，邪实为标：肿瘤患者素体正气不足，邪气聚集，内生癌毒，为久病沉疴。化疗药物乃戕伐攻毒之品，难免损伤正气，直中君主之官，以致心之气血阴阳失调是根本病机。因此，化疗相关心脏毒性正虚为本、邪实为标。主要症状是气短、喘息、乏力、心悸，如遇劳累、感受外邪等诱因后可急性加重，出现喘息不止、难以平卧、烦躁不安、肢体胀满、面浮肢肿、小便短少等表现，严重者可出现冷汗淋漓、四肢厥逆，甚至危及生命。肿瘤患者正气不足，部分化疗药物属寒毒之品，直中心阳，以致心阳衰惫，心阳虚衰日久常累及肾阳，不能运化水饮，则水气上逆，凌心犯肺。也有化疗药物性燥热，易伤及心之阴血，出现惊悸怔忡、心神难安及虚阳浮越之象。

（2）重以扶正，兼治标实，圆机活法：李教授指出，肿瘤患者重在扶助正气，守一存真，强调留住一份正气即留住一份生机，在充分扶正的基础上兼以治标实，灵活应对，圆机活法。若患者胸憋闷甚，伴咳嗽喘促、呼吸困难，甚者出现少尿、下肢及全身浮肿，常由水饮凌心射肺所致，治疗常选用温阳化气、利水消肿、泻肺逐饮等治法，临床常用温心方合用五苓散、葶苈大枣泻肺汤、猪苓汤、苓桂术甘汤等方剂治疗，常用药物包括茯苓、猪苓、泽泻、车前子、冬瓜子、益母草、葶苈子等。若心衰重证累及肾阳，则须温心益肾，临床常用方剂有温心方、保元汤、养心汤、四逆汤、参附汤、生脉散、桂附八味丸、二仙汤等，常用药物包括附子、人参、黄芪、桂枝、肉桂、薤白、仙茅、淫羊藿、干姜、蛤蚧等。心阳不振，鼓动血脉无力变生瘀血，津液不得输布聚湿成痰，痰浊瘀血痹阻心阳，阴寒凝滞，则进一步加重胸闷、喘憋、胸痛、心悸等症状，治疗当痰瘀同治，常合用的方剂包括二陈汤、瓜蒌薤白白酒汤、瓜蒌薤白半夏汤、三子养亲汤、血府逐瘀汤、丹参饮、枳实薤白桂枝汤等，常用的药物有半夏、陈皮、竹茹、瓜蒌、赤芍、川芎、桃仁、红花、丹参、地龙等。

（3）中西合参，病证结合，防微杜渐：化疗心脏毒性病机错综复杂，治疗中不仅要抓住主要病机，还应明确中医药在患者系统治疗方案中的治疗目的，以达到最好的治疗效果。特别是肿瘤的部位、特性、相关化疗药物的药性、患者既往体质状态及患病和化疗后患者心脏毒性发生的特点，综合考量以制定中医药治疗方案。①心衰患者灌注不足：减轻心脏容量负荷是心衰常规治疗的重要环节，很多心衰患者长期应用利尿药，难免会伤及阴液出现阴虚症状，可酌情加用麦冬、石斛、沙参、生地黄、葛根等。②肿瘤压迫出现的肺循环瘀血及肺动脉高压：若患者肺络受损，出现咯血、痰中带血、喘憋等症状，可酌情加用三七、蒲黄炭、藕节炭、仙鹤草等药物。③消化系统症状：右心衰及全心衰患者常见肝脏瘀血及胃肠道瘀血，出现恶心、纳呆等脾胃不足的表现，可加用砂仁、鸡内金、厚朴、枳实、莱菔子、大腹皮等药物。④严重心悸：临床应分清性质，快速心律失常则以补心养血、滋阴定悸为法；心动过缓则重益气温阳；心悸频发且邪实较盛，则应在豁痰活血理气的基础上予以扶正。临床上若患者常伴心悸、失眠等症状，可根据病情合用生龙骨、生牡蛎、茯神、首乌藤等药物以安神镇静。

三、乳腺癌

1. 病因病机

乳腺癌是常见的恶性肿瘤之一，发病率逐年上升，属于中医学"乳岩""乳石痈"范畴。历代医家对其病因病机的认识多归结为气血失调、情志失调、肝肾亏虚、冲任不固、正气亏虚、肝脾经络不畅、邪毒瘀血痰浊内结几方面。李教授认为，脾为后天之本，肾为先天之本，女子以肝为本，肝的疏泄、脾胃的升降功能是否正常对乳腺癌的发病和预后有着重要影响，所以，肝脾肾三脏的失调是乳腺癌发病的重要根源。

2. 治疗思路

乳腺癌患者由于经过手术治疗、化疗、放疗、内分泌治疗，临床表现已经与书籍文献中所描述的症状有所不同，中医在乳腺癌的治疗作用和目的主要体现在以下几方面。其一是手术治疗后的恢复：术后初期多见气血亏虚、正气不足，治疗以补气养血为要。其二是减轻放化疗副作用：术后化疗期间多见脾失健运、升降失司、毒邪内伤、脾肾气虚、阳虚阴盛、经脉失养，治以健运脾胃、补肾健脾、补养气血、温阳通络。术后放疗期间可根据患者临床出现的放疗反应辨证论治，脾胃阴伤者可养阴生津、宣肺和胃；肝郁脾虚者可平肝健脾、安神定志。其三是晚期乳腺癌的中医治疗：复发转移期乳腺癌患者的主要病机是肝失疏泄、痰瘀毒凝，正气不足是根本，应扶正培本、祛邪解毒。其四是改善内分泌治疗的副作用：乳腺癌是激素相关性肿瘤，内分泌治疗是治疗的主要方法之一，可有效抑制体内雌激素水平从而达到抑瘤的目的，但内分泌治疗周期长，引起的潮热出汗、烦躁、失眠、骨质疏松、子宫内膜增厚等不良症状持续时间长，严重影响了内分泌治疗的进行，改善内分泌治疗的不良反应有重要的临床意义。其五是乳腺癌常见临床表现的辨证治疗：如乳腺癌患者术后因淋巴结清扫引起的患侧手臂肿胀、紫杉醇类化疗药物引起的手足麻木等常见的临床表现也给患者带来很大的痛苦，治疗中应积极运用中医理论辨证论治。

3. 治疗用药

术后气血亏虚的患者临床常用四君子汤、参苓白术散及八珍汤加减进行治疗。化疗引起的食少纳呆、腹胀、呃逆、恶心呕吐等消化道反应应辨证论治，若见乏力气短、食少神疲，予四君子汤、升阳益胃汤、参苓白术散等方剂加减治疗；若见腹胀呃逆、呕吐痰涎，多选用旋覆代赭汤、半夏泻心汤等方剂加减治疗。放疗后胃阴亏虚者可见口干、食少无味、舌红少苔，应予益胃汤加减治疗。乳腺癌晚期多发转移者，可在调肝健脾益肾的基础上清热解毒、化瘀化痰散结。

4. 特殊症状的处理

对于乳腺癌术后因淋巴清扫后淋巴回流障碍引起的患侧手臂肿胀，李教授多用防己黄芪汤随证加减治疗，常用生黄芪、防己、茯苓皮、车前子、姜皮、桂枝等健脾益气、温阳通络、利水消肿的药物。对于内分泌治疗时出现的潮热、出汗、心烦失眠症状，李教授认为，是肝郁血热、心神被扰所致，可运用"舒肝凉血方"酌情加用健脾益肾、滋阴清解的药物治疗。针对内分泌治疗后因骨质疏松引起的周身骨关节痛，可选用"舒肝健骨方"加减治疗。"舒肝健骨方"

在"舒肝凉血方"的基础上加用了骨碎补、生牡蛎等潜阳补肾的药物，实验证明其有直接促进成骨细胞增殖分化的作用。李教授认为，化疗药物引起的手足麻木、肢体冷痛为营卫经络滞涩、血脉不通、阳气不足所致，予附子、丹参、香附、鸡血藤、海风藤等药物内服温阳行气、活血通络止痛，并予海风藤、红花、伸筋草、透骨草、艾叶等药物水煎外洗以温阳活血通络。

四、肺癌

1. 病因病机

原发性肺癌是指原发于支气管黏膜和肺泡的癌症，是临床常见的恶性肿瘤之一，属中医学"肺积""肺痈""肺痿"等范畴。中医学认为，肺主气、司呼吸，主宣发肃降，主通调水道，肺为清虚之脏，喜通利而恶壅塞，肺为娇脏，属燥金，喜凉润而恶温燥，生理功能与脾、肾、肝等脏腑密切关联。内外之邪耗伤，肺虚气闭，宣降失司，气血运行不畅，水液输布失常导致痰浊、热毒、瘀血、水饮停于体内，正虚邪实而发病。李教授认为，肺癌患者常见咳嗽、咳痰、喘憋、气短胸闷及咯血等症状，从肺的功能特点来看，治疗应以宣通为要，用药应以凉润为主，但临床上往往不是一脏受病，《黄帝内经》提出了"五脏六腑皆令人咳，非独肺也"的理论。其中肺与脾关系密切，脾肺两家往往病则俱病，脾虚生痰，故治疗又要兼顾健脾化痰。另外，治疗中还应辨别寒热虚实，邪正盛衰，对因治疗。

2. 辨证治疗

（1）痰热蕴毒，肺失宣肃

临床表现：咳嗽，痰难咳出、黄黏或白黏，甚至胸闷喘憋，舌红，苔白，脉沉细滑。

治法：清热解毒，宣肺平喘。

处方：桑白皮汤合麻杏石甘汤加减。

桑白皮 10g，黄芩 10g，瓜蒌 10g，桔梗 10g，甘草 10g，杏仁 10g，法半夏 10g，茯苓 10g，麻黄 9g，半枝莲 10g，白花蛇舌草 15g。每日 1 剂，水煎服，分两次口服。

口干咽燥可加沙参、麦冬；乏力食少可加生黄芪、党参、陈皮、白术等健脾益气；预防血热咯血可加地骨皮清退虚热、凉血；润肺可加紫菀、百部。

（2）寒饮伏肺

临床表现：咳喘，痰白稀或白色泡沫痰，怕冷，遇寒加重，舌淡，苔白，脉弦细。

治法：温肺化饮，止咳平喘。

处方：小青龙汤加减。

麻黄 9g，桂枝 10g，白芍 10g，姜半夏 10g，甘草 10g，生姜 3 片，五味子 10g，陈皮 10g，茯苓 10g，生薏苡仁 10g，砂仁 10g。

（3）肺燥脾虚

临床表现：干咳无痰，乏力气短，舌淡红少津，苔薄，脉沉细。

治法：滋阴润肺，健脾益气。

处方：沙参 10g，麦冬 10g，紫菀 10g，生地黄 10g，白前 10g，百部 10g，五味子 9g，桔梗 10g，甘草 10g，生黄芪 30g，白术 10g，陈皮 10g，党参 10g，桑白皮 10g。

肺癌化疗期间出现骨髓抑制，气血不足、脾肾亏虚时，临床予健脾益肾、补气养血的药物治疗，常用黄芪、黄精、鸡血藤、枸杞子、当归、阿胶、女贞子、大枣、陈皮、熟地黄、白芍、菟丝子等药物改善骨髓造血功能，纠正骨髓抑制。久病耗伤，肺脾肾俱虚时予补肺汤加减治疗。

五、胃癌

1. 病因病机

胃癌是常见恶性肿瘤之一，属中医学"心下痞""反胃""呕吐""积聚""伏梁"等范畴。外感毒邪、饮食情志失调、正气虚损，致使脾胃气虚、脾胃虚寒、肝郁犯胃、痰浊内蕴、瘀血内停、毒邪壅滞而发胃癌。

李教授认为，胃癌常见的临床表现与是否化疗、是否手术治疗及治疗经过有关，如化疗中多见恶心呕吐、饮食无味等副作用，晚期则出现胃部胀痛不适、不能进食等症状，要根据临床表现辨证治疗，但从胃癌形成的病机往往难以临证处理不同症状。因此，要从常见症状分析病机、审证求因，有针对性地治疗。

2. 治疗用药

症见饮食不振、纳果伴乏力少气、舌淡、苔薄者属元气亏虚、脾胃虚弱证，临床运用参苓白术散、补中益气汤、升阳益胃汤等方剂加减治疗，常用黄芪、党参、茯苓、白术、陈皮、麦芽、甘草、升麻等药物健脾益气养胃，恢复脾胃功能。症见胃脘满闷、呃逆、恶心呕吐、舌淡、苔腻者属湿阻中焦、气机升降失司证，治疗用半夏泻心汤、旋覆代赭汤、藿朴夏苓汤加减辛开苦降、化湿健脾、和胃降逆，常用药物包括姜半夏、陈皮、旋覆花、代赭石、厚朴、枳实、茯苓、生薏苡仁、竹茹、藿香等。症见口干渴、饮食无味、食欲不振、舌红少苔者属胃阴不足证，临床治疗用益胃汤加减健脾滋阴养胃，常用沙参、麦冬、石斛、生地黄、玉竹、黄精等滋养胃阴之品配合健脾治疗。临床多用黄芪建中汤、小建中汤加减治疗脾胃虚寒引起的胃脘冷痛、不思饮食。理气药物多选用陈皮、砂仁、绿萼梅等作用温和的药物，避免理气药物耗散正气伤及脾胃。三七粉有增加免疫、抗肿瘤的作用，有利于胃黏膜损伤修复，在胃癌患者治疗中多次应用。晚期病患胃癌多发转移应注重扶正健脾益肾。

六、恶性淋巴瘤

1. 病因病机

恶性淋巴瘤是一组起源于淋巴造血系统的恶性肿瘤的总称，其主要临床表现是无痛性淋巴结肿大，全身组织器官均可受累。淋巴瘤患者在发现淋巴结肿大前或同时可出现发热、盗汗、消瘦、皮肤瘙痒等全身症状。根据病理、临床特点及预后转归等将淋巴瘤分为非霍奇金淋巴瘤和霍奇金淋巴瘤两类。研究显示，该病主要与感染、免疫功能的改变、遗传、某些职业和环境因素、饮食结构、吸烟、饮酒相关。中医并无恶性淋巴瘤的名称，但中医古籍中有相关的论述，散见于"痰核""石疽""失荣""恶核""瘰疬"等篇章中。李教授认为，本病形成与外感四时不正之气、六淫之邪、内伤七情、正气不足有关。外邪侵袭人体，内有思忧悲患，脾失健运、饮食不节，或气机不畅、郁而化火，变生痰浊瘀血，导致脏腑功能失调，邪毒内陷深聚而发病。因此，恶性淋巴瘤以痰湿、血瘀、气滞为主，本虚标实多见，主要影响肝脾肾三脏，治疗应结合病患所处的不同治疗阶段，辨证论治，尤重正气。

2. 辨治思路

化疗、放疗、靶向药物治疗、生物治疗是本病的主要治法，免疫治疗也为本病提供了新的治疗思路。中医药可减轻副作用、控制肿瘤症状、对机体整体调节，深受患者认可与喜爱，可应用于西医治疗的全过程。李教授认为，本病以脾肾亏虚为本，痰、毒、瘀为标，为本虚标实之证，总病机为正虚邪实，治疗当以扶正祛邪为总则。

不同患者往往面对淋巴瘤病理类型不同、所处疾病阶段不同的情况，临床上医者需要在疾病的不同阶段谨守病机、仔细论治，尤其重视扶正健脾的治疗方法。这与西医认为恶性淋巴瘤的发病与免疫功能低下相关的观点不谋而合，留得一份元气，便留得一份生机。

化疗是治疗恶性淋巴瘤的一把利剑,但常会导致骨髓抑制和消化道反应。李教授认为,化疗药物其性悍烈,属大毒之品,极易损伤人体正气,化疗后患者多见气血损伤、脾胃失调、肝肾亏虚等证。李教授对于化疗期的淋巴瘤患者的治疗主要以减轻毒副作用,缓解临床症状为主,以保证化疗的质量和抗肿瘤治疗的顺利进行。消化道症状是化疗常见的副作用之一。若患者脾胃运化功能失调,出现疲乏无力、头晕目眩、精神不振等脾胃阳虚、气血不足的临床表现时,当补肾健脾、益气养血。若患者脾胃升降功能紊乱则表现为恶心呕吐、食少纳呆、脘腹胀满、腹泻或者便秘,李教授认为,本证为脾胃升降失常,尤以胃不能降为主要矛盾,选方用药以降逆为主,同时扶脾和中。

处于化疗间歇期的患者,消化道反应及骨髓抑制得到缓解,但往往出现疲乏、自汗盗汗、腹胀胃酸等正气损伤的表现,治疗以益气养血、健脾扶正为主。处于康复期的患者,抗肿瘤治疗结束,相关药物产生的影响基本消失,但西医学目前尚无有效预防复发的手段。李教授认为,处于这一阶段的患者,治疗当以平衡阴阳、扶助正气为主。若患者有临床症状,当辨证施治,如患者痰湿、血瘀、气滞等余邪尚未清除,当予化痰除湿、活血化瘀、疏肝理气、调补阴阳等治疗方法,仍以健脾扶正、顾护后天之本贯穿治疗之始终。

恶性淋巴瘤患者的治疗目前仍以西医治疗为主,选择并完成一线治疗方案,针对不同治疗阶段出现的问题,应积极配合中医治疗,才能取得理想的治疗效果。在化疗初期辅助中药,可显著改善恶心、呕吐、腹胀、便秘等消化道反应,减轻骨髓抑制,减少升白药物的使用,保证化疗方案顺利实施。化疗后应用中医药可促进机体恢复,增强免疫功能,防止疾病传变。

七、纵隔肿瘤

1. 病因病机

纵隔肿瘤是发生在纵隔部位的肿瘤,根据肿瘤的大小、部位、生长速度和受压组织不同可产生胸痛、咳嗽、气急、声嘶、吞咽困难、上腔经脉受压和胸腔积液等多种临床表现。李教授认为,脾虚与痰热内结是纵隔肿瘤发病的重要病机。临床应用健脾法与化痰散结法相结合治疗纵隔肿瘤,取得较好疗效。肿瘤的产生和发展变化是正气盛衰与邪毒壅盛两方面相互作用的结果。正气亏虚多体现在气血津液的不足及脏腑功能的减退。脾是"后天之本""气血生化之源"。气血津液的生成运行及维持各脏腑生理功能均有赖于脾气的作用。李东垣《脾胃论》载"百病皆由脾胃衰而生也"。肿瘤的形成与各种原因导致的痰、湿、瘀、热凝结壅滞有关。纵隔肿瘤在古代文献中无专属病名记载，但类似的临床表现和病因病机散见于中医学"咳嗽""肺积""胸痹"等病证中。如沈金鳌《杂病源流犀烛》载"邪积胸中，阻塞气道，气不宣通，为痰为食为血，皆得与正相搏，邪既胜，正不得而制之，逐结成形而有块"，指出痰毒邪气积于胸中，正气亏虚是胸部肿瘤发病的主要病机。纵隔肿瘤临床主要表现为胸闷胸痛、咳嗽、声哑、吞咽困难、胸腔积液等症状，与中医理论中痰凝气结、痰湿阻肺、痰饮内停的病机相符。因此，李教授在纵隔肿瘤的中医治疗中运用健脾与化痰散结相结合的治法。扶正健脾以化生痰之源，使气血旺盛，脾胃运化功能康健，增加机体的免疫功能。化痰散结以消散积聚痰块等有形实邪。

2. 健脾以扶正，化痰散结以攻邪

中医理论将痰分为有形之痰和无形之痰，狭义的痰是呼吸道分泌和咯出的痰液，也包括瘰疬、痰核等可以触及的痰。广义的痰乃由体内津液代谢失常而成，停积于经络、脏腑，引起各种顽症、怪病，或手不可触及、眼不可见之痰。痰是恶性肿瘤生成的主要病理产物之一，朱丹溪提出"凡人身上中下有块者多是痰也"。脾与痰形成有着密切关系。王肯堂《杂病证治准绳》载"痰之生，由于脾气不足，不能致精于肺，而淤以成者也"，张景岳《景岳全书·杂病谟》载"盖痰涎之化，本由水谷，使脾强胃健，如少壮者流，则随食随化，皆成血气，焉得留而为痰"。脾胃亏虚，水液运化不利，使水液代谢失常，津液运行输布障碍，痰饮内生，故"脾为生痰之源"，治痰应当治本，治生痰之源。通过健脾胃，助运化，改善水液代谢能力，如李中梓《医宗必读》载"脾土虚湿，清者难升，浊者难降，留中滞膈，瘀而成痰。故治痰先补脾，脾复健运之常，而痰自化矣"。健脾法是中医治疗肿瘤的重要扶正方法之一，贯穿于恶性肿瘤发病、放化疗和手术治疗后、晚期转移等各个治疗阶段，并根据患者体质、证候的特点采用健脾益气、温中补虚、健脾化湿、健脾理气、和胃降逆等不同方法。健脾益气多用参苓白术散、四君子汤加减，常用药物包括生黄芪、党参、茯苓、白术、陈皮、莲子肉、白扁豆、山药、甘草等。温中补虚多用黄芪建中汤等方剂加减，常用药物包括生黄芪、桂枝、白芍、生姜、大枣、砂仁、高良姜等。健脾理气、和胃降逆多用香砂六君子汤、旋覆代赭汤、半夏泻心汤等方剂加减，常用药物包括旋覆花、代赭石、姜半夏、厚朴、茯苓、香附、砂仁、绿萼梅、木香、陈皮、香附等。健脾化湿多用藿朴夏苓汤等方剂加减，常用药物包括藿香、厚朴、姜半夏、茯苓、白豆蔻、生薏苡仁、白扁豆、陈皮、白术等。并酌情配合生谷芽、生麦芽、鸡内金、神曲等健脾消食的药物。

早在《素问·至真要大论》就提出了"坚者削之""结者散之"的治疗方法，为化痰散结法提供了理论来源。《中医大辞典》中将化痰散结法定义为一种治法，是祛痰药与软坚散结药并用以治疗痰核结聚的方法。适用于痰热互结、痰气互结、痰湿互结所致的瘿瘤、瘰疬、痰核、痰包等病理性包块。李教授认为，痰结于胸中形成的纵隔肿瘤，常与气机阻滞、热毒内蕴相伴出现。气机不畅，痰液不能正常运行输布，"肺为贮痰之器"，痰液聚集停留在胸肺之中，进一步阻碍胸部气机升降出入运行，痰气互结于胸中形成痰核积块。痰留日久化热，或热毒炽盛耗伤阴津，炼液为痰，痰热互结积结于胸中亦可形成肿块。痰结、热毒、气滞均可导致瘀血阻滞的临床表现。根据痰结、热毒、气滞、血瘀的不同病邪特点和临床表现，运用理气化痰法、化痰解毒散结法、化痰祛湿散结法、化痰祛瘀散结法多种治法配合健脾扶正法治疗瘤毒积胸的纵隔肿瘤，临床取得较满意的疗效。在临床用药中，软坚散结多用鳖甲、海藻、昆布等；化痰祛湿多用生薏苡仁、制半夏、茯苓、陈皮、杏仁等；清热解毒散结多用浙贝母、夏枯草、草河车、白花蛇舌草、土贝母等；活血化瘀散结多用莪术、三棱、姜黄等；理气消痰多用香附、半夏、枳实、陈皮等。

八、用药特点及临床常用药对

（一）组方精巧，重点突出

李教授在肿瘤的中医治疗中强调针对患者所处治疗阶段的不同、主要病机的不同、主要症状的不同，分期论治，方药精简，扶正祛邪兼顾，治疗重点突出，通常十五六味，很少大剂量应用攻邪伤正药物，力求祛邪不伤脾胃及正气，脾胃肠道可耐受长期治疗的需要。扶正培本基础上应用解毒散结活血理气化痰治疗，患者虚损改善，症状不同程度减轻，能够耐受进一步放化疗治疗，毒副作用减少，临床疗效满意。

（二）肿瘤科常用药对

1. 黄芪与女贞子

黄芪甘，微温，归脾、肺经，功效为补气升阳、益气固表、托毒生肌、利水退肿。女贞子甘、苦，凉，归肝、肾经，功效为补益肝肾、乌须明目。

目前认为黄芪抗肿瘤作用机制有多个方面，包括增强机体免疫功能、直接抑瘤作用、促进肿瘤细胞的凋亡、抗肿瘤血管生成、影响机体的氨基酸代谢等。女贞子的有效成分也可增加人体免疫力，抑制肿瘤细胞生长。两药联合应用可补气养阴、补益脏腑，可广泛用于肿瘤患者各个阶段的治疗。

2. 半夏与陈皮

半夏辛温而燥，可燥湿化痰、温化痰湿，陈皮理气化痰，两药配合治疗肺癌痰湿阻肺引起的痰多咳嗽，以及痰湿内蕴阻于胸膈胃脘引起的胸脘满闷、呕吐痰涎等症状。

3. 旋覆花与代赭石

旋覆花苦、辛、咸，微温，归肺、胃经，功效为降气化痰、降逆止呕。代赭石苦，寒，归肝、心经，功效为平肝潜阳、降逆、止血。两药配合应用可降气化痰止呕，临床多用于消化道肿瘤及放化疗后胃肠道反应引起的呕吐反胃、腹胀满、呃逆等症状。

4. 柴胡与郁金

柴胡辛、苦，微寒，归肺、肝、胆经，功效为疏肝理气、发表退热、升举阳气。郁金辛、苦，寒，归肝、胆、心、肺经，功效为活血、行气、止痛、解郁、清心、退黄。柴胡善疏散少阳之邪，疏肝理气解郁，郁金行气活血、凉血、散瘀，两药配合气血并治，加强疏肝解郁之力，治疗胸胁郁滞胀闷之证。

5. 枸杞子、菊花、生地黄

枸杞子甘，润，可滋补肝肾、益精血；菊花甘、微苦，可清肝泻火、清利头目，生地黄甘，寒，可滋阴清热，三药配合应用可补肝肾、清肝热，治疗肿瘤患者腰酸头晕、视物昏花等症状。

6. 白花蛇舌草、夏枯草、草河车

白花蛇舌草苦、甘，寒，归胃、大肠、小肠经，功善清热解毒、利湿消肿。夏枯草辛、苦，寒，归肝、胆经，功效为清肝、消肿散结。草河车寒，有小毒，归肝经，功效为清热解毒、消肿止痛。三药配合应用可清热解毒、散结利湿，适用于肿瘤属热毒内盛证。

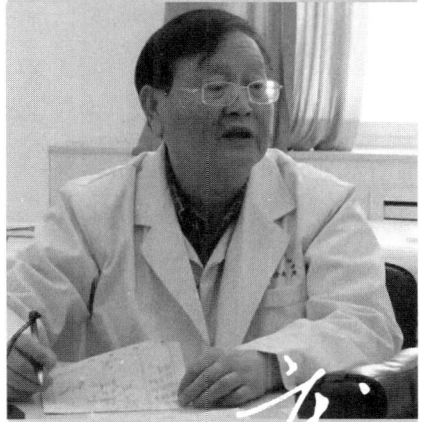

教书育人担道义，读书临证济世人

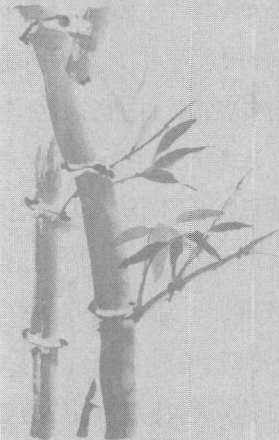

医家简介

庞鹤（1952年8月生），教授，主任医师，博士研究生导师。第五批全国老中医药专家学术经验继承工作指导老师，全国优秀中医临床研修老师，第四批北京市中医药专家学术经验继承工作指导老师，北京市"双百工程"指导老师。曾任北京中医药大学基础医学院副院长，北京中医药大学东直门医院副院长（主管），北京中医药大学东方医院常务副院长、党委常委、党委副书记、党委书记，国家中医药管理局重点研究室心脉病证益气活血重点研究室主任。现任国家中医药管理局重点学科北京中医药大学东方医院周围血管科学术带头人。多次在国家"八五""九五"相关课题、自然科学基金资助课题、教育部及国家中医药管理局课题、科学技术部重大专项课题中主持或承担中医药防治血管疾病的相关研究工作。庞教授曾荣获国家科学技术进步奖三等奖、国家中医药管理局科技进步奖一等奖、教育部科技进步奖二等奖。培养多名硕士、博士研究生。

庞教授1978年毕业于北京中医学院（现北京中医药大学），毕业后即留校任教于古医籍教研室，从事《金匮要略》等中医经典著作的本科、研究生教学工作，期间受教于刘渡舟、苏宝刚教授，继承了各位老专家的中医经典辨证思路及临证经验。庞教授精研《金匮要略》，总结其学习运用之法为"熟读""深解""善用"三步，研习并总结《伤寒论》《黄帝内经》等古籍传统方药辨证施治，对外感病、内伤杂病、老年病、脑血管病、妇科疾病的诊治积累了丰富的经验。庞教授早在1987年就被评为"北京市教书育人先进工作者"。其后，庞教授调任医院工作，从事周围血管外科疾病的临床诊疗工作20余年，对下肢血管疾病的病因病机、治则治法、遣方用药方面见解独到，尤其擅长灵活运用脏腑经络辨证，运用经方治疗周围血管外科疾病。在医院工作期间，庞教授融会《金匮要略》《外科正宗》《血证论》等医籍及现代中医外科各医家经验，结合外周血管疾病特点制定方药，开展了中医药对下肢静脉血栓、动脉闭塞、脉管炎等血管性疾病及中医内、外治法结合治疗难愈性溃疡的临床治疗与基础研究，逐渐形成了自己在中医外科学周围血管病领域学科带头人的学术地位。

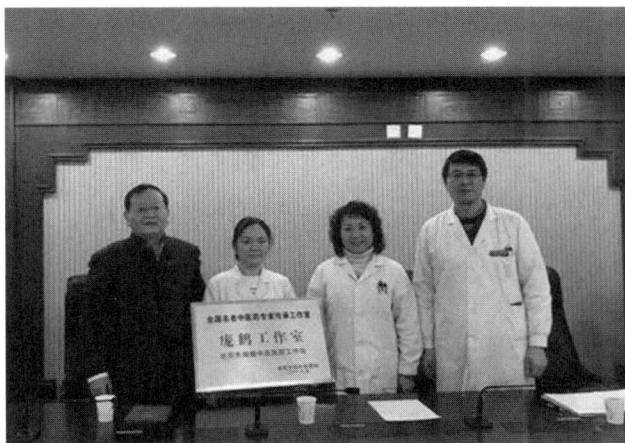

◎　庞鹤工作室揭牌

　　庞教授早期在经典教研室从事《金匮要略》等中医经典著作的教学及临床研究工作，对《金匮要略》的学术思想体系、条文的理解掌握、古籍文献的搜集、各家学说的认识及其组方特点、药味特性、剂量用法技巧都有较为深刻地研究。庞教授曾发表论文 40 余篇，主编或参编《金匮要略诠解》《金匮要略选读》《百病食疗大全》《金匮要略讲稿》等著作 6 部，其中 1984 年由刘渡舟、苏宝刚、庞鹤编写出版的《金匮要略诠解》，至今仍是经典的《金匮要略》诠解性著作。

学术思想

一、临床合用及并用经方

　　《金匮要略》成书于汉代，是张仲景所著《伤寒杂病论》的一部分。后世医家将《金匮要略》和《伤寒论》所记载的方剂称为"经方"。经过多年的学习、讲授和临床应用，庞教授总结张仲景的学术思想体系并在《黄帝内经》《难经》整体观念的基础上，创立了中医临床基础理论与治疗方法相结合的中医临床医学；建立了六经辨证和脏腑经络辨证的方法，用于治疗外感疾病及内伤杂病。《金匮要略》是仲景学术思想体系的组成部分。

庞教授精研《金匮要略》，临床最善合用、并用经方，并提出了在临床上并用经方的方法步骤。首先从就诊患者所述症候群中选定其病证属于《金匮要略》哪个病种，或哪几种病种。然后将症候群中的不同症状，按照《金匮要略》病种寻找相同症状归纳成类，进行辨别。最后选择相应的几种方剂配合使用，遇到兼症时加一二味药，或选择《金匮要略》以外的方剂合用。例如，患者有冠心病病史，症见胸痛胸闷、短气、腹胀、大便秘结 3 日未行、舌紫暗、苔黄腻、脉弦，病属胸痹心痛病、腹满病，应想到《金匮要略·胸痹心痛短气病脉证并治》所载"胸痹之病，喘息咳唾，胸背痛，短气，寸口脉沉而迟，关上小紧数，栝楼薤白白酒汤主之""胸痹不得卧，心痛彻背者，栝楼薤白半夏汤主之"，以及《金匮要略·腹满寒疝宿食病脉证》所载"痛而闭者，厚朴三物汤主之"，选用栝楼薤白半夏汤和厚朴三物汤治之。若胸痛胸闷明显，亦可加用丹参、三七等活血通络之品；若患者短气、乏力、自汗等症明显，也可合用玉屏风散。在此过程中，需要注意的是，不能失去《金匮要略》中的原义，选方时不必拘泥，只要分清主次，灵活并用即可。又如，年轻女性患者，症见痛经、血少色暗、学业繁重、舌暗红、苔薄白、脉弦细，证属肝脾不和，当思《金匮要略·妇人杂病脉证并治》所载"妇人腹中诸疾痛，当归芍药散主之"，又因其学业繁重，劳伤内耗，应想到《金匮要略·血痹虚劳病脉证并治》所载"五劳虚极羸瘦，腹满不能饮食……经络荣卫气伤，内有干血，肌肤甲错，两目黯黑。缓中补虚，大黄䗪虫丸主之"，因此可并用两方。庞教授遇此情况常予当归芍药散合四逆散、逍遥散或八珍汤组方口服，另予大黄䗪虫丸的中成药制剂，共奏疏肝健脾、祛瘀生新之效。可见，灵活合用、并用经方是在医家对《伤寒杂病论》原文非常熟悉，以及对各个经方病机的深刻理解和掌握的前提下进行的。

在治疗周围血管病时，庞教授亦常合并使用经方，以下是其比较常用于治疗周围血管病的经方。

1. 黄芪桂枝五物汤

本方由黄芪、桂枝、白芍、生姜、大枣组成，这是仲景用以治疗"血痹"的方剂，出自《金匮要略·血痹虚劳病脉证并治》"血痹，阴阳俱微，寸口关上微，尺中小紧，外证身体不仁，如风痹状，黄芪桂枝五物汤主之"，指出现脉轻取、重按皆微，身体麻木不仁的症状，病机为表里俱虚。胡希恕讲此方为桂枝汤去甘缓的甘草，加补中益气的黄芪而成，用于治疗神经麻痹而现黄芪桂枝五物汤证的证候，若出现血虚较重，加用血分药。庞教授常用此方加减治疗气血两虚、营卫不和的脱疽病。又因黄芪甘温，具有益气补中的作用，由此可以引申出如补中益气汤、黄芪建中汤等方剂的加减。黄芪桂枝五物汤原方中的黄芪在《金匮要略》中的用量是"三两"（约相当于9g），庞教授一般用量为30g，精气虚损严重时甚至每剂用量超过120g。

2. 防己黄芪汤

本方由防己、黄芪、白术、甘草、生姜、大枣组成，其中防己具有祛风除湿止痛之功，黄芪有补气升阳、托毒生肌、利水退肿之用，白术可助防己利水除湿，助黄芪益气补中，甘草、生姜、大枣调和营卫、扶正抗邪。《金匮要略·水气病脉证并治》载其"治风水……从腰以上为和，腰以下当肿及阴，难以屈伸"，周围血管病患者下肢肿胀符合此寒湿凝滞病机特点时可使用。

3. 五苓散

此方是利水渗湿的代表方剂。在治疗周围血管病时，常用五苓散加味或与他方合用治疗水湿浸淫、湿毒郁结或湿瘀互结的病证。

4. 猪苓汤

本方由猪苓、茯苓、泽泻、阿胶、滑石组成，可滋阴清热利水，治水热互结、邪热伤阴所致的发热、渴欲引水，或下利，或咳而呕恶，或心烦不得眠者。下肢水肿辨为水热互结时亦可用。

5. 苓桂术甘汤

本方除了能温阳利水之外，还具补脾和中的功效。凡是湿邪阻滞兼有中阳不足的下肢水肿，均可合用此方。

6. 大黄䗪虫丸

周围血管病多有血瘀证候，因此，活血化瘀药在的治疗过程中具有非常重要的作用。如下肢静脉血栓、动脉硬化闭塞等疾病，多为血脉不通或不荣导致，大黄䗪虫丸的活血通络组方极有特点，不仅善用具有破血逐瘀功能的虫类药物治疗瘀血重证、顽证，还攻补兼施，尽显增液行舟之意。

7. 麻黄附子细辛汤

本方由麻黄、附子、细辛组成，主治伤寒少阴证。庞教授在诊疗寒湿凝滞型脱疽、脉痹时常加减使用，中病即止。方中麻黄开腠理、外散风寒之邪，细辛散浮热，附子以固元阳，共奏温经通络、解表散寒之效。

8. 芍药甘草汤

本方由芍药、甘草两药组成，源自《伤寒论·辨太阳病脉证并治上》，该方药少而力专，是常用的缓急止痛之良方，现代药理学对其镇痛的作用机制探讨较多。《灵枢经·营卫生会》指出老者气血衰，气道涩，易于瘀滞。因此，庞教授认为，气虚血瘀是下肢动脉硬化性闭塞症发病的基础。在慢性下肢动脉缺血的过程中，患者常伴有下肢拘挛抽搐、疼痛不安的症状，疼痛表现为抽搐、肌肉僵硬，多为小腿腓肠肌疼痛，而非足趾肢端疼痛，通过按摩、活动可以部分缓解症状。这种疼痛不同于夜间静息痛，夜间静息痛表现为足趾及其向上延伸部分疼痛，疼痛剧烈，无法自行缓解，日间稍减。庞教授认为，这是患者气虚、瘀滞导致的局部肌腠津液不足的表现，即不荣则痛。每遇此类患者，庞教授常用此方，效佳，而夜间静息痛的患者用之往往效果不佳。

由此可见，周围血管病患者多有下肢疼痛、水肿、瘙痒等各种症状，但每种主症又常有不同的病因病机，因此，在用药上变化极多，切不可人云亦云，随波逐流。

二、随"机"应变的诊疗原则（同病异治、异病同治）

庞教授在临床诊疗时，应变极快，往往患者就诊七八分钟，即已经完成看诊及病例书写。病例书写内容颇有《伤寒杂病论》之风，如"双小腿水肿，膝关节肿大，麻胀疼而乏力，舌紫暗，苔薄白，脉沉细""胸闷，憋气，眠差，舌紫，苔薄白，脉弦滑"等。庞教授将看病如此迅捷且疗效显著的原因总结为"随'机'应变"四字，"机"即指病机。他强调看诊时，从患者进入诊室，即应开始对患者进行观察，及时采集患者步态、面色、舌色、创面气味、脉象（除寸口脉，周围血管病还需切趺阳脉）等"望、闻、切"的内容，随时补充。问诊时提炼出有效信息（步骤可以参考十问歌，但不必拘泥于十问歌），在"望闻问切"的基础上，形成就诊记录。在这个过程中，病机的辨析，则成为快速诊断遣方的关键。

庞教授认为，病机明确，辨证即准，用药才不会拘泥于一方一药，才能在临床上灵活运用异病同治、同病异治的遣方原则。他常举《金匮要略》中桂枝汤为例，桂枝汤在《伤寒论》中用于治疗外感风邪、营卫不和之证，有调和营卫、解太阳卫分之邪的功效，而在《金匮要略·妇人妊娠病脉证并治》第一条则用桂枝汤治疗妇人妊娠恶阻，即属于异病同治。妊娠恶阻是胎气未盛，阴血不足，肝脾两困，不能协调，以致中气塞滞，胃逆不降，导致呕吐、不能食、口渴。用桂枝汤可调畅气机、调和气血，方中甘草、大枣补其脾气，桂枝、芍药调其肝血，生姜降逆止呕，诸药相合共奏调气血、和阴阳、通气机而止呕的功效。因此，桂枝汤不仅可治外感病，亦可治呕吐，桂枝汤具有上述功效，也就不难理解仲景用桂枝汤加减治疗虚劳诸证的医理了。根据异病同治原则，凡病机相同，都是气虚血瘀的患者，尤其是血瘀阻塞脉络的患者，都可以用此方加减化裁使用。在临上，庞教授经常运用"益气活血方"（由黄芪、桂枝、当归、赤芍、川芎、丹参、地龙组成）加味治疗动脉硬化闭塞、中风后遗症、面瘫、复视、腰痛、下肢静脉血栓等多种疾病。另外，对于同一种疾病，庞教授根据病机不同又选用不同的方药加减治疗。如肢体闭塞性动脉硬化病，阳虚寒凝证常用阳和汤加味治疗，血瘀络阻证常用黄芪桂枝五物汤加味治疗，痰浊毒热证常用仙方活命饮、三仁汤等加味治疗。

三、重视"和法"的治疗原则

庞教授认为，《金匮要略》在辨证施治方面，始终贯穿一个"和"字的思想，这对他临证处方甚至行事为人都有极深的影响。如《金匮要略》中"病痰饮者，当以温药和之""饮食消息止之"等条文都是以此为原则。《说文解字》载"和，相应也"，本意是以手调节音律使之和谐。由此可见，和的状态并不是哪一方以绝对优势战胜了另一方，而是双方或多方共同取得了一种都认可的平衡状态。和法则是指通过和解、缓和或调和的方法，使半表半里之邪，或脏腑、阴阳、表里失和之证得以解除的一种治法。戴天章言："寒热并用之谓和，补泻合剂之谓和，表里双解之谓和，平其亢厉之谓和。"可见和法，是一种调和之法，是将温、清、补、泻等多种方法协调配合使用的一种方法。庞教授经常将"和法"比喻成烹饪一条味美而肉质鲜嫩的鱼，首先应该选一条新鲜的、大小适宜的鱼，然后用的油盐酱醋及葱姜蒜之间要合理配比，同时烹煮时火候、时间要适宜，这样烹调出的鱼才能达到最佳的美味。

《金匮要略》中体现和法治疗原则的方剂有苓桂术甘汤、十枣汤等。苓桂术甘汤中重用茯苓淡渗利湿并健脾气（祛邪）；桂枝辛温，通阳化气（助茯苓渗湿之力）；白术苦，温燥，燥湿健脾（祛其余邪）；甘草味甘，益气健中（补其正虚）。此四味药，以淡渗、辛通、苦温、甘味组合而成，共奏渗湿、化气、燥湿、补中之效，达到邪祛净、正不伤的目的，所以是治痰饮之代表方。用十枣汤治疗悬饮，饮邪部位偏上，非攻逐之品不祛邪，虽大戟、甘遂、芫花为攻逐之峻品，但用大枣汤送服，甘缓之，减少三味药的峻烈之性，而又补脾气。同时，通过服法变化，"强人服一钱匕""羸人服半钱""得快下后，糜粥自养"使邪祛正不伤，达到和法治疗的目的。大黄䗪虫丸，通过增液养血的方药配伍，达到祛除干血而不伤正的目的。同样，厚朴大黄汤、己椒苈黄丸，通过煎法、剂型起到和法治疗的作用。

经过多年的临床总结，庞教授认为，和法非常适用于病机复杂多变的周围血管病的治疗。陈实功在《外科正宗·脱疽》中即言明"脱疽之为病，外腐而内坏也"，开篇明义，说明脱疽病机既有内在的气血虚弱，又有外在的湿热浊毒凝聚，肌肤腐溃。因此，在治疗时应同时兼顾益气、养阴、清热、祛湿、活血通络等多方面的合理融和。如糖尿病足的患者，因久病消渴，素体气阴两虚，四肢末梢血脉痹阻，发展为糖尿病足足部溃烂时，又同时具有湿热浊毒蕴肤，遣方用药时调和清热利湿解毒与益气养阴药物之间的配比即是合理运用和法的体现。

四、重视舌诊在周围血管病中的诊断意义

庞教授在临床看诊周围血管病患者时辨证准确迅速，除了因其可快速提取有效问诊信息，还和他重视舌诊、脉诊关系密切。他一方面总结临床上周围血管病（如动脉硬化闭塞症、深静脉血栓、血栓性静脉炎等常见病）常见的舌象、脉象，另一方面运用统计学方法分析已发表的文献记录，总结出周围血管病最常见的几种舌象、脉象，反过来运用这些结论，为临床辨证提供重要依据。庞教授认为，舌象和脉象的变化可以比较客观地反映多种周围血管病的主要证候特点及临床规律，为中医辨证论治提供重要的依据，尤其是舌象更为客观。因此，在患者年老体弱难以复诊时，常由患者家属携带自然光线下拍摄的患者舌苔及患处创面照片复诊，由患者家属说明症状变化，据此开方用药，避免患者路途奔波导致的其他意外或伤害。

临床经验

一、下肢深静脉血栓

下肢深静脉血栓是指静脉血液因各种原因在下肢深静脉血管内凝结后阻塞管腔，从而导致下肢静脉回流障碍，引发下肢疼痛水肿、继发性静脉曲张、瘀积性皮炎，甚至出现皮肤溃疡等症状或并发症。

1. 病因病机及治则

下肢深静脉血栓属于中医"股肿"的范畴。庞教授认为，其发病原因有四：

①形体衰老，宗气不足，行血无力，营血瘀滞血脉而发病。②久卧、久坐、产后、术后制动等原因，导致气血运行滞缓，血脉瘀阻而发病。③外伤损伤血脉，直接导致气血运行不畅，脉络滞塞不通，营血运行受阻，瘀积血脉，进而发病。④素体脾虚湿盛，日久聚湿而化湿浊，流行于血脉，导致气血运行滞涩，营血瘀滞，湿瘀互结阻于血脉而发病。发病后瘀血聚于血脉，导致水湿溢于脉外发为肢体水肿，体表可因血脉瘀阻而见筋脉虬结胀痛，水湿凝聚日久化为热毒，出现皮肤红肿、发热、疼痛，血瘀、湿浊、热毒，进一步损伤络脉，导致局部皮肤腠理失于濡养，皮肤水肿、粗糙、皮色紫暗，病程日久迁延，甚至皮肤破溃发展为臁疮。庞教授认为，本病病机为正虚、血瘀、湿浊、热毒阻络，病位在下肢脉络肌腠，主张以扶正、祛瘀、祛浊、化毒通络为治疗方法。

2. 论治经验

（1）虫类药破血化瘀贯穿始终：血脉瘀阻是下肢深静脉血栓发生、发展过程中的核心环节，能否祛除或减轻阻于脉络内外的瘀血是疾病治疗的关键。《血证论》载"故凡血证总以去瘀为要"。下肢深静脉血栓发生、发展过程中的核心环节为有形之血阻于血脉经络，相较而言血脉瘀阻程度极重，非寻常活血化瘀之草木可以破逐。庞教授受《金匮要略》大黄䗪虫丸理法方药特点的启发，结合西医学理论，精心选择了以水蛭、䗪虫、地龙为代表的虫类药物配伍运用。因虫类药物其性钻透、破坚癥、消血积、力专而缓，有祛干血、陈血的功效，配伍应用可以起到破血通络、祛瘀生新的作用。

庞教授认为，下肢深静脉血栓新发时，若出现下肢红肿、发热、疼痛明显的血瘀热毒表现，说明瘀血仍在经络之中，虫类药可单独选用地龙（每剂6～9g），兼顾清热毒、通络两种作用。《本草纲目》载地龙可"治足疾而通经络也"。西医学研究证明，地龙的提取物中有多种纤维蛋白溶解酶，统称为蚓激酶。蚓激酶作为中药地龙（即蚯蚓）的主要抗凝、溶栓成分，经动物实验和临床观察证实具有良好的纤溶、抗凝、溶栓和改善血流变等药理作用，并取得了较理想的结果。下肢静脉血栓形成后，瘀血散于脉外形成"离经之血"，出现下肢肿胀、肤色紫暗、刺痛明显等症状，此时加用䗪虫（每剂6～9g）。《本草通玄》谓其"破一切血积"。《伤寒论》中的大黄䗪虫丸可祛"内有干血"即取此意。庞教授谓其可破散下肢离经之瘀血，故常与地龙配合使用，治疗下肢深静脉血栓。下肢深静脉血栓日久，瘀血入络，不易祛除，临床常见患者下肢肤色紫黑、肌肤麻木不仁、皮下硬结累累，则在应用地龙、䗪虫的基础上，加用水蛭（每剂3～9g），以增加破血通络的作用。《神农本草经》载其"主逐恶血、瘀血、月闭，破血癥积聚"，张锡纯评此药"气味与瘀血相感召，不与新血相感召，故但破瘀血而不伤新血……凡破血之药，多伤气分，唯水蛭味咸专入血分，于气分丝毫无损"。

庞教授将地龙、䗪虫、水蛭3种虫类药配伍应用，可同时破除阻于经脉、血络及散于脉外的瘀血。现代药理研究亦证实这3种虫类药对抗凝血的机制并不相同，可互补使用。根据患者病情的轻重程度，庞教授或单独应用地龙，或将地龙、䗪虫同用，或将地龙、䗪虫、水蛭联合应用。

（2）益气行气以助药行：庞教授在应用虫类药组方治疗下肢深静脉血栓时，较多借鉴了大黄䗪虫丸的组方特点。坚持"祛瘀而不伤正、养血而不留瘀"的原则。庞教授认为，气能生血、运血、摄血，在应用破血药逐瘀的过程中，既需要气机条畅以助逐瘀护正，也需要精气充足以化生新血，故在临床应用时，除配合虫类药使用川芎、姜黄等血中气药以活血行气，亦常用黄芪、党参等益气补气以助运化。

（3）清热利湿以助消肿：下肢深静脉血栓的患者发病初期常伴有下肢红肿热痛、舌紫暗、苔厚腻、脉弦滑等湿热毒邪蕴结下肢的症状。庞教授此时多配合使用同时具有活血、清热、利湿作用的药物，如赤芍、丹参、益母草、泽兰等。对于水肿明显并迁延日久的患者，辨证加用薏苡仁、泽泻、猪苓、茯苓等利湿药。

（4）养血滋阴以助药效：庞教授在治疗周围血管病时坚持补血养血以助破血逐瘀的观点。虫类药可破血逐瘀，然无生血之能，陈血已去，新血不生，脉道滞涩，不能恢复正常的营血运行，故加用当归、白芍、熟地黄、生地黄等具有养血滋阴功能的药物，与益气行气药相配合，共同化生新血，及时补充空乏的血脉。同时，用当归、白芍等药可以滋阴血、润燥结，"增液行舟"，共奏祛瘀生新之效。

（5）固护脾胃以缓药峻：饮食摄入人体，首先入胃。胃主受纳腐熟饮食，化生水谷精微后，通过脾的运化，输布于五脏六腑，营养全身，药物入胃也需经此过程产生作用。虫类药，其性峻猛，气味腥臭，若脾胃虚弱患者直接应用，偶见恶心、呕吐、胃痛等副作用，故庞教授此时常配合使用苍术、白芷、神曲等具有燥湿、醒脾、开胃作用的药物。另外，党参、砂仁、炒白术、茯苓、山药、陈皮、木香、炙甘草等药物，在顾护脾胃的同时，亦可益气养血，故临床常加减使用。

【验案举隅】

卢某，男，49岁。主诉右下肢肿胀、疼痛2个月，于2016年1月12日就诊。患者2个月前无明显诱因出现右腿肿胀、疼痛明显，肤色紫红，于当地医院诊断为下肢深静脉血栓，已连续口服华法林钠片抗凝治疗2个月，症状无变化，1周前复查下肢血管超声仍提示右下肢多处静脉血栓形成，遂来就诊。既往体健。刻下症见右腿色紫暗，肿胀疼痛，站立、行走后自觉右下肢刺痛难忍，需持拐杖行走，发病以来神疲乏力、食欲差、入睡困难、二便正常。查体可见右下肢肤色紫暗，皮肤粗糙，浅静脉怒张，未见明显破溃，左下肢肤色正常。右下肢肌肉饱满，较左侧明显增粗，肤温较左侧明显增高，触痛明显，右胫骨前凹陷型水肿（＋）。右下肢直腿伸踝试验阳性，压迫腓肠试验阳性，左侧未见异常。舌边有齿痕，舌淡紫，苔薄白，脉滑。2016年1月6日外院双下肢动静脉超声示右下肢动脉未见异常，右下肢深静脉血栓形成，右侧大隐静脉血栓形成，右小腿肌间静脉血栓形成。

西医诊断：右下肢深静脉血栓形成。

中医诊断：股肿（气虚血瘀、湿浊阻络证）。

治法：逐瘀祛浊，益气通络止痛。

处方：生黄芪30g，地龙9g，水蛭9g，䗪虫6g，桂枝12g，当归15g，赤芍15g，白芍30g，川芎12g，三七6g，丹参15g，木瓜15g，伸筋草15g，鸡血藤15g，黄柏15g，虎杖20g，生薏苡仁15g，苍术12g，车前子15g（包煎），益母草20g。14剂，水煎服，每日1剂，早晚温服。

二诊（2016年1月26日）：患者服药2周后右下肢肿胀疼痛减轻，可不持拐杖进行室内活动，仍不能久行，其余症状同前。舌淡紫，苔薄白腻，脉滑。查体可见右下肢肤色紫暗稍减，其他未见明显变化。前方去白芍、鸡血藤、虎杖、生薏苡仁，加益母草20g、滑石粉20g、黄芩15g、白豆蔻10g、茵陈15g。28剂，水煎服，每日1剂，早晚温服。

其后患者连续复诊6个月，庞教授随症加减，地龙、䗪虫、水蛭3味虫类药贯穿于整个治疗过程，未见异常。药后患者下肢肿胀、疼痛、肤色紫暗等症状逐步减轻。2016年7月26日复诊时，下肢动静脉超声（2016年7月20日外院查）示右下肢动脉未见明显异常，右下肢腘静脉近心端血栓形成，患者下肢多发血栓病情较首诊明显好转。患者右下肢与左下肢无明显肿胀、疼痛，肤色无差异，治疗效果满意。其后间断服药，2018年7月复查下肢动静脉超声，双下肢动静脉未见明显异常。患者生活如常人，未见病情反复。

下肢深静脉血栓患者来中医周围血管科就诊时，多为西医治疗效果不佳，或反复抽取血栓后仍新发血栓，或口服抗凝药物（利伐沙班、华法林钠片等）后监测指标正常，但下肢肿痛症状难以消除。因此，在诊疗时灵活运用扶正、祛瘀、祛浊、化毒通络的治疗原则组方用药，以改善患者症状为阶段性目标，耐心辨证施治，可逐步取得控制血栓再发、甚至消除血栓的长期目标。

二、糖尿病足（脱疽）

糖尿病是一组以慢性血中葡萄糖水平增高为特征的代谢性疾病群。高血糖是由于胰岛素分泌缺陷或其生物作用受损，或两者兼有引起。糖尿病时长期存在的高血糖，可导致眼、肾脏、心脏、血管、神经的慢性损害和功能障碍，引起各种并发症。其中，糖尿病足是导致糖尿病患者致残、致死的严重慢性并发症，因其发病率高、治疗困难，引起越来越多临床医师的重视。国内多中心研究资料显示，我国 50 岁以上糖尿病患者下肢动脉病变的比例为 19.5%。

1. 病因病机及治则

消渴之名首见于《素问·奇病论》"此人必数食甘美而多肥也，肥者令人内热，甘者令人中满，故其气上溢，转为消渴"。因此，庞教授认为，消渴病的病机基础为阴虚燥热，耗伤气阴，气阴不足，肢端经脉失养不荣，可成脱疽，以下肢苍白、足趾麻木疼痛、感觉异常为主要表现，若有创面则肉芽创面色淡白、无明显渗出。消渴日久经脉失养、气血运行滞缓，水液代谢障碍，而见痰瘀阻络，形成脱疽，以皮肤发绀、暗红、瘀斑、创面肉芽暗红不鲜、舌紫暗、舌下脉络曲张紫暗为主要表现。气阴两虚、脉络瘀阻是脱疽病的基本病机。若久病阴损及阳，同时感受风寒湿邪，则可见下肢发凉冷痛、肤色苍白、干燥瘙痒、足趾痉挛等症状（缺血期可见）。若足趾溃烂感染湿热毒邪，可见患足腐溃液化、脓水淋沥不止，舌苔多为厚腻。庞教授认为，本病病因病机可为气阴两虚、瘀血、痰浊、湿热毒邪、风寒湿邪等多种病机，在一定的条件下甚至可相互转化。病位在下肢脉络肌腠，主张以益气养阴、祛瘀、化浊、清热解毒、温阳散寒为治法。如阴虚火旺证予益气养阴清热的当归六黄汤加味治疗，湿热浊毒证予甘露消毒丹加减治疗，阳虚寒凝证予温阳散寒的阳和汤加味治疗，在以上辨证用药的基础上合并使用活血通络解毒的药物。总之，做到方随机变即可。

2. 论治经验

（1）常用益气养阴法：庞鹤教授认为，消渴病是糖尿病足的发病基础，而气阴两虚、脉络瘀阻是脱疽的基本病机。因此，在临床上多采用当归六黄汤作为基础方进行加味治疗。当归六黄汤是李东垣创制的一首名方，载于其所著的《兰室秘藏》一书中，被称为"治盗汗之圣药"，主治阴虚火旺所致的盗汗。方中当归养血增液，生地黄、熟地黄入肝肾而滋肾阴，三药合用，使阴血充则水能制火；臣以黄芩、黄连、黄柏泻上中下三焦之火以除烦，清热以坚阴；黄芪益气健脾。诸药合用，共奏益气养阴，除烦泻火之效。庞教授运用此方时，常加重生黄芪用量至每剂 30g 以上，糖尿病足患者气虚重者甚至用至每剂 120g，行气健脾，以助药行。他常强调脾为后天之本，气血生化之源，人体无论处在生理状态还是病理状态，都有赖于脾胃的正常消化、布散功能，方能充养脏腑肢体、抵抗病邪侵害。周围血管病，尤其是糖尿病足，通常病程较长，迁延难愈，病情反复，需要长期服药，因此，强调固护脾胃功能对于疾病向愈具有积极的意义。西医学也已证明，黄芪的主要化学成分有黄芪多糖、皂苷类、黄酮类和氨基酸等，其具有提高免疫功能，增强抗氧化、抗辐射和抗癌的作用，保护心脑血管、肝脏、肾脏和肺脏，保护脑细胞、提高记忆力，舒张血管平滑肌，激素样作用，抗菌及抑制病毒等药理作用。在此处引用当归六黄汤只为举例说明益气养阴法，并非只能使用此方加味。若患者为双足冷痛、舌淡红、苔薄白、脉细弱的寒湿阻络证，则应温阳散寒，运用阳和汤加味治疗，方中仍可加用黄芪、当归、熟地黄等增液养血之品，这样也是不忘益气养阴之意。

（2）灵活运用活血通络药物：西医学已证实，糖尿病患者发生周围血管动脉硬化所致的周围血管病变的概率较正常人要高 2～3 倍。庞教授强调，在糖尿病足发病早期，无论是否有明显的血瘀证候，均应运用活血通络药物，并随着病情变化改变活血通络药物种类，以起到更好的活血化瘀通络效果。《素问·阴阳应象大论》载"定其血气，各守其乡，血实宜决之，气虚宜掣引之"。活血化瘀类中药种类繁多，有养血活血类、活血化瘀类、破血逐瘀类等，不仅化瘀的功效不同，且每种药物有各自不同的归经、药性特点，遣药组方时需根据具体病情选择用药。庞教授常用的活血化瘀药物有当归、赤芍、川芎、三七、乳香、没药、鸡血藤、丹参、苏木、益母草、泽兰、地龙、䗪虫、水蛭等。

若脉络瘀阻证候不明显，仅表现为皮肤发凉、苍白、感觉迟钝、袜套感等，可加用当归、赤芍、川芎。川芎味辛，性温，归肝、胆、心包经，为"血中气药"，具有活血行气、祛风散寒、消肿止痛的功效，故在外科常用于跌打损伤肿痛、风寒湿痹、肢体麻木、痈疽疮疡。赤芍味苦，性微寒，归肝经，具有清热凉血、散瘀止痛的功效，善除营血分郁热且能散血中之瘀，现代研究发现其还有抗炎、抗溃疡、抑菌的作用。当归味辛甘，性温，归肝、心、脾经，具有补血活血的作用，可养血增液，有"逐瘀生新"的特点。这三味中药是庞教授使用最多的活血化瘀药，药味虽少，但兼有补气血、行气止痛、清血热等多种作用，为活血化瘀的经典组合。

血瘀脉络之初，多表现为患足肤色暗红或兼有紫斑、疼痛明显、皮肤甲错、舌紫暗，此时可在辨证论治拟定的主方中加入丹参、鸡血藤、三七、乳香、没药、益母草、泽兰等。丹参具有活血祛瘀、通经止痛、清心除烦、凉血消痈的作用，多用于胸痹心痛，也可用于脘腹胁痛、癥瘕积聚、热痹疼痛、心烦不眠、月经不调、痛经经闭、疮疡肿痛等多种疾病的治疗。鸡血藤可活血补血、调经止痛、舒筋活络，可治疗风湿痹痛、麻木瘫痪。三七有散瘀止血、消肿定痛的作用，并有止血不留瘀血、行血不伤新血的优点，对于身体内外各种出血、瘀血作痛等症均有良效，且此药甘温主补，归经广泛，还能补益气血、强健身体，庞教授在门诊经常使用该药散瘀活血。血脉瘀阻渐重，患足疼痛，夜间明显，可在方中加用乳香和没药对症治疗。乳香有活血理气、止痛生肌的作用，可治疗痈疽肿毒、跌扑损伤、瘀血作痛。没药是外科、伤科要药，亦可治外科疮疡和伤科的跌打损伤、瘀血作痛。因乳香、没药都有散瘀止痛的作用，当患者的疼痛辨证为气滞血瘀时，庞教授常用此药对对症治疗。益母草具有活血、祛瘀、调经、利尿消肿的作用。泽兰具有行血利水、祛风湿、温中祛寒、止痛、杀虫的作用。庞教授常用这两种药物治疗血脉瘀阻证伴水肿症状的患者。

苏木具有行血祛瘀、消肿止痛的作用，用于经闭痛经、产后瘀阻、胸腹刺痛、外伤肿痛。桃仁和红花在糖尿病足的治疗上应用的并不多，用量也小，多用于女子月经类病中的瘀血阻滞证。片姜黄能行气破瘀、通经止痛，因其"下气最捷"，主治胸腹胀痛、肩臂痹痛、月经不调、闭经、跌打损伤。穿山甲味咸，性微寒，归肝、胃经，可通经络、活瘀血、消痈肿、下乳汁，常用于关节疼痛、肢体麻木、中风偏瘫属血瘀、经络不通的患者。穿山龙具有舒筋活血、止咳化痰、祛风止痛的作用，用于腰腿疼痛、风湿腿痛、筋骨麻木、跌打损伤、腰扭伤、咳嗽喘息。降香色紫入血，有止血行瘀、辟恶降气之功，常用于伴发心血管疾病（如高血压、冠心病）而见胸胁闷痛的气滞血瘀证患者。

病久血脉瘀阻更甚，皮肤紫黑，溃烂创面覆盖坏死组织、无新鲜肉芽，舌色紫暗、瘀斑，舌下脉络迂曲明显，应加用虫类药搜邪剔络、破血通络，酌情使用土鳖虫、地龙、水蛭等虫类药增强疗效。

3. 诊治心得

庞教授在治疗糖尿病足时，博采众长，并不囿于何方可用、何方必用的成见。同一位患者，在疾病的不同时期，可表现为阳虚寒凝，也可表现为阴虚火旺，关键是抓住患者就诊时的病机进行辨证。

【验案举隅】

刘某，男，80岁。主诉双足多趾破溃渗出不愈2个月，于2016年12月15日就诊。患者2个月前开始出现足趾破溃渗出，逐渐增多，现共4处创面不愈，双足靴区疼痛明显，肤色紫暗，皮肤干燥，于当地医院诊断为糖尿病足、双下肢动脉硬化斑块形成，已连续西医治疗2个月，病情逐渐加重，遂来就诊。既往有糖尿病病史10余年，口服二甲双胍缓释片、阿卡波糖片控制血糖，否认高血压、冠心病、高脂血症等慢性病史，否认吸烟及长期大量饮酒史。刻下症见双足4处创面，基底覆盖坏死组织，较多脓性分泌物渗出，无渗血，双足靴区肤色紫暗，皮肤干燥，双足背动脉、胫后动脉搏动较弱，站立、行走困难，下肢疼痛明显，夜间尤甚，发病以来神疲乏力、食欲差、入睡困难、大便干、小便少，舌紫暗，苔白腻，脉细滑。

西医诊断：糖尿病足，动脉硬化闭塞。

中医诊断：脱疽（气阴两虚、浊瘀阻络证）。

治法：益气养阴，逐瘀祛浊止痛。

处方：生黄芪50g，当归15g，黄芩15g，黄连12g，黄柏15g，生地黄15g，熟地黄15g，地龙9g，水蛭9g，䗪虫6g，桂枝12g，赤芍15g，三七6g，丹参15g，乳香6g，蒲公英30g，生薏苡仁15g，苍术12g，车前草20g，陈皮12g。14剂，水煎服，每日1剂，早晚温服。

二诊：患者服药两周后双足疼痛减轻，夜间可安睡，创面渗出稍减，舌紫，苔薄白腻，脉滑。予前方去乳香，加路路通12g，14剂，水煎服，每日1剂，早晚温服。

三诊：患者双足疼痛减轻，双足部分创面减小，坏死组织减少，创面渗出减少，舌紫，苔薄白，脉滑。

处方：黄芪60g，桂枝12g，当归15g，赤芍15g，川芎12g，三七6g，丹参15g，水蛭6g，地龙9g，土鳖虫6g，黄柏15g，金银花30g，玄参15g，蒲公英30g，苍术15g，生薏苡仁15g，车前子20g，乳香9g，鸡血藤15g。14剂，水煎服，每日1剂，早晚温服。

四诊：患者双足溃疡处干燥，渗出明显减少，近日以恶寒、双足冷痛为主，舌淡紫，苔薄白，脉弦滑。考虑隆冬季节，患者阳虚寒凝，改用阳和汤加味治疗。

处方：生黄芪 50g，细辛 3g，干姜 3g，炙麻黄 9g，桂枝 9g，肉桂 9g，白芥子 10g，鹿角霜 15g，黄柏 15g，当归 15g，赤芍 15g，川芎 12g，三七粉 6g，丹参 15g，地龙 9g，土鳖虫 6g，水蛭 9g，鸡血藤 15g，制乳香 6g，虎杖 20g。14 剂，水煎服，每日 1 剂，早晚温服。

其后患者连续复诊 6 个月，庞教授随症加减，其中益气养阴、活血通络的治则贯穿于整个治疗过程。患者双下肢溃疡逐渐好转痊愈，疼痛症状逐步减轻，偶可站立室内行走，现仍坚持口服汤药，糖尿病足病情未见反复。

三、瘀积性皮炎

瘀积性皮炎又名静脉曲张性湿疹、重力性湿疹等，是周围血管科门诊常见的疾病。临床表现为下肢长期存在或反复发作的红斑、水肿、糜烂结痂、瘙痒，常有深褐色皮肤色素沉着或感觉异常等自觉症状。发病原因与下肢静脉回流障碍有关。

1. 病因病机

瘀积性皮炎属中医学"湿疮病"范畴。庞教授认为，该病多由于先天禀赋不足，后天久行、久立、久站，劳倦伤气，或年老体衰、气虚血瘀、瘀滞于下，同时湿浊之邪聚于筋脉，日久化毒，损伤经脉，而见下肢肿胀酸沉；湿浊毒邪阻滞经络，而致皮毛腠理不养，则见皮肤色暗发紫、毛发脱落、肢体麻木；瘀血浊毒不去，新血难生，而见肌腠腐溃，久之阴血亏虚、化燥生风，故出现肌肤瘙痒糜烂。

2. 论治经验

庞教授认为，其病性为本虚标实，气、血、阴、阳的不足是本病发病的根源，即本虚；而痰、湿、瘀血、热、浊邪化毒损伤经络皮腠为标，即标实。临床表现为虚实夹杂，故在治疗上应虚实兼顾，标本同治。

养血祛风止痒汤是庞教授治疗瘀积性皮炎时常用的经验方，全方包括银柴胡、桂枝、当归、白芍、白蒺藜、白鲜皮、荆芥、蝉蜕、徐长卿、五味子、何首乌、炙甘草。其中银柴胡凉血止痒；荆芥、蝉蜕、白蒺藜祛风止痒；白鲜皮、徐长卿、何首乌清热解毒、除湿止痒；桂枝温通经脉，属表药，五味子酸收止痒，两药相伍，散中有收。庞教授在使用此方时，除炙甘草 10g、白蒺藜 21g，其他药物的常用剂量均为 15g。白蒺藜味苦、辛，性平，归肝经，具有平肝解郁、祛风明目的作用，常用于肝阳眩晕头痛、肝郁胁痛、风热头痛、目赤肿痛、皮肤瘙痒等症。药典推荐常用剂量为 6 ～ 10g，庞教授将剂量增加到 21g，应用多年，未见不良反应。

结合患者疾病的辨证差异，对于瘀热毒蕴证患者，常加牡丹皮、炒栀子、泽兰、茜草、紫草等药物；对于脓水淋沥的湿热重证患者，多加黄柏、苍术、金银花、连翘、虎杖、白花蛇舌草等药物；对于阴虚血燥证患者，多见肤色紫暗，皮肤粗糙、干燥、脱屑、增厚甚至呈苔藓化损害，瘙痒剧烈等症状，常加生地黄、麦冬等养阴生津药；对于寒闭热郁证患者，症见下肢肿胀沉重，肤色紫暗，小便不利，或发热恶风，舌淡苔白，脉沉等症，应加强疏风泄热之效，加用麻黄、生石膏、白术、生姜等药，取越婢加术之意。

根据异病同治的原则，养血祛风止痒汤的治疗范围并不局限于瘀积性皮炎。过敏性皮炎、湿疹、荨麻疹、下肢溃疡瘙痒、痤疮等多种疾病，在病机相同的情况下，庞教授常运用此方加减治疗，取得极好的治疗效果。

四、不安腿综合征

不安腿综合征好发于中老年人，属于中医学"痹证"范畴。主要表现为夜间睡眠或安静时出现双下肢难以名状的不适感、蚁行感、蠕动感、刺痛感等。迫使患者改变体位，不停地走动，或通过捶打可缓解症状。夜间症状更甚，导致患者睡眠质量下降，表现为入睡困难、易醒或早醒，白天出现过度困倦、记忆力下降和精力不集中等。神经系统检查无阳性体征。不安腿综合征常常继发于脑病、周围血管病、尿毒症、糖尿病、帕金森等多种疾病，表现形式多样，发病机制目前尚未明了，可能与多巴胺系统异常、铁缺乏、叶酸缺乏、感受系统异常有关，也可能与糖尿病、尿毒症时体内中大分子毒素的蓄积有关。西医学多采用多巴胺类、镇静催眠类药物及营养神经治疗，但疗效欠佳。中医对本病的规范化治疗并无统一标准，医家们或提倡祛邪，或强调扶正。根据本病的主症特点，多归为"血痹""痉病""痹病""肌痹"范畴，《金匮要略·血痹虚劳病脉证并治》载"血痹，阴阳俱微……外证身体不仁，如风痹状"。

庞教授认为，该病多由于素体虚弱或久病后天失养，阴阳气血两亏，导致经脉失养、肢体不荣而见或屈伸不舒，或感觉异常、疼痛。病程日久又可见下肢脉络瘀滞，使症状加重，甚至可见湿浊之邪聚于经脉肌肤，而见下肢肿胀酸沉，或因血虚风动而见皮肤瘙痒、游走蚁行之感。

在治疗上，庞教授以益气养血为本，常用黄芪桂枝五物汤合并四物汤、芍药甘草汤加味，基础方药包括生黄芪、桂枝、当归、赤芍、川芎、生地黄、炒白芍、炙甘草、生姜、大枣。伴腰膝酸痛、眼目昏花、耳鸣等肝肾两虚证时，加用独活、桑寄生；下肢刺痛、皮肤干燥色晦暗、舌紫暗、舌下静脉迂曲等瘀血证明显时，加用丹参、地龙、苏木、鸡血藤活血通脉；下肢拘挛麻木时，可加用伸筋草、路路通等舒筋通脉；伴乏力短气、自汗盗汗、口干、小便黄等气阴两虚证时，则酌加当归六黄汤或玉屏风散；失眠可酌加酸枣仁、柏子仁。综合考虑患者病情，益气养血治法贯穿始终，同时灵活运用活血通络、缓急止痛、补益肝肾、安神定志等多种治法，共同取效。

庞教授在治疗此病时，以益气养血方药为基础，酌情增加活血通络、补益肝肾、养血柔肝、安神助眠、温阳散寒、通络止痛的方药，疗效明显。此病常为继发病证，门诊患者以下肢烦躁不宁为主症时，在诊断不安腿综合征后，还要明确患者既往病史，必要时完善理化检查，避免漏诊，如糖尿病、动脉闭塞、静脉反流瘀血、肾炎等病，然后结合患者所患其他疾病，整体用药。

五、动脉硬化闭塞症

动脉硬化性闭塞症是全身性动脉粥样硬化在肢体局部的表现，是全身性动脉内膜及其中层呈退行性、增生性改变，使血管壁变硬、缩小、失去弹性，从而继发血栓，致使远端血流量进行性减少或中断。可发生于全身各主要动脉，多见于腹主动脉下端和下肢的大、中动脉。发生在肾动脉以下的腹主动脉与两髂总动脉者称为 Leriche 综合征。大、中动脉的基本病理过程，主要是细胞纤维基质、脂质和组织碎片的异常沉积在动脉内膜或中层发生增生过程中复杂的病理变化。在周围血管疾患中，动脉的狭窄、闭塞性或动脉瘤性病变大部分都是由动脉硬化引起的。目前本病的发病原因还不明了，可能是综合因素导致发病。相关病因病机有类代谢紊乱、血栓生成说、动脉壁血供改变、动脉壁异常负载、遗传因素、感染及其他（如肥胖、糖尿病、维生素缺乏、微量元素平衡失调等）因素影响，其都与动脉粥样硬化有一定的关系。

庞教授认为，动脉硬化闭塞症属中医"脱疽"范畴，因外感或内伤，寒邪阻于脉中，日久耗伤阴阳，阴阳俱虚，营卫失调所致，故见肌肤麻木不仁，或肢节疼痛，或汗出恶风，舌淡苔白、脉微涩而紧。符合《金匮要略·血痹虚劳病脉证并治》"血痹，阴阳俱微，寸口关上微，尺中小紧，外证身体不仁，如风痹状，黄芪桂枝五物汤主之"的描述。庞教授常用黄芪桂枝五物汤加三七治疗血脉瘀阻型动脉硬化闭塞症。方中黄芪甘温补气，补在表之卫气，为君药；桂枝散风寒而温经通痹，芍药养血和营而通血痹，共为臣药；生姜辛温，疏散风邪，为佐药；大枣甘温，养血益气，为使药；三七性温，味甘、微苦，归肝、胃、大肠经，止血、散瘀、定痛，可用于治疗外伤出血、瘀血、胃出血、尿血等各种内、外出血症，可扩张血管、溶解血栓、改善微循环，预防和治疗高血脂、胆固醇增高、冠心病、心绞痛、脑出血后遗症等心脑血管疾病，还可用于治疗脂肪肝、肝纤维化等肝脏疾病及失血、产后、久病等原因导致的体虚症。

动脉硬化闭塞症是长期病、慢性病、终生病，庞教授对就诊的患者都要进行生活指导，让他们了解本病跟高血压、糖尿病一样需要坚持治疗，叮嘱戒烟、控制"三高"、调节情志等。

六、痈、疖

痈、疖是普通外科常见的两种疾病，因皮肤及皮下组织感染毒邪后发病。痈是感染毒邪，气血壅塞不通而致的局部化脓性疾病，发病迅速，易脓、易溃、易敛，初起局部光软无头、很快结块，表皮焮红肿胀、疼痛，逐渐扩大高肿而硬、触之灼热。疖则发于皮肤浅表，随处可生，多发于头、面、颈、项及臂臀等处。疖初起局部肌肤红肿，继则灼热疼痛，凸起无根，肿势局限，有黄白色脓头，随后疼痛增剧、自溃，流出脓水，肿痛逐渐减轻则可痊愈。若为多发疖，则皮损结块无头，红肿疼硬，盘根错节，此起彼伏。

庞教授总结这两种疾病的发病特点均为素体湿热内蕴，适逢外感风热毒邪，搏结肌肤，腐溃成脓。若创面过大、脓出日久，则病情迁延、气血虚弱。病久气阴双亏，更容易感染邪毒，反复发作。因此，庞教授多辨证为湿热毒蕴证，予清热利湿解毒方药，多用普济消毒饮加减。同时强调，临床遇到此类患者，应未病先防，及早运用益气养阴、固护脾胃的方药，避免久病伤正，常运用玉屏风散、生脉饮等加味治疗。

七、复视

复视作为一种症状，是指患者目视一个物体时感觉为两个物像的异常现象。目前认为，导致复视的原因有很多，外伤、脑神经障碍或其他疾病都可能引起复视。支配眼球转动的六条肌肉中只要有一条或几条发炎、外伤或神经障碍，双眼肌肉动作就不协调，即可发生复视。单眼复视多因眼睛局部病变引起，应找出眼疾的病因，治疗眼疾；双眼复视多为脑部病变或全身性疾病引起。

庞教授认为，复视发病多为患者素体虚弱、气血不足、运行不畅，导致血脉瘀阻，且血虚生风，风痰湿邪凝结于目睛经络，出现双目失调，视一为二，患者多见双目乏力、头晕等并发症。临床多以补益肝肾气血、活血祛风通络为治法。

【验案举隅】

范某，女，56岁。主诉复视1个月，于2017年7月27日就诊。患者1个月前无明显诱因出现双目复视，以下部视野为重，伴头晕沉，无明显头痛，纳差，饮食后腹胀明显，睡眠可，二便可。于当地三级医院住院进行全部相关检查，予营养神经、改善微循环等治疗，病情未见明显好转，出院诊断：①复视（双眼），脑干脑炎可能性大，重症肌无力不除外。②腔隙性脑梗死。遂来就诊。发病以来神疲乏力、纳差、睡眠可、二便调，舌紫绛，苔少，脉滑。既往体健，否认吸烟饮酒史，否认家族史。

西医诊断：复视。

中医诊断：复视（气虚血瘀、风痰阻络）。

治法：益气活血，祛风通络。

处方：黄芪30g，桂枝12g，当归15g，赤芍15g，川芎15g，三七6g，丹参15g，地龙9g，制水蛭9g，土鳖虫6g，泽泻24g，炒白术9g，葛根18g，天麻15g，熟地黄15g，炒蒺藜15g，制何首乌15g，羌活15g，鸡血藤15g，白芍15g。7剂，每日1剂，颗粒剂型，早晚各1袋，开水冲服。

二诊：服药后复视症状较前明显减轻，仅余左下视野复视，头部移动时头晕，不移动时不头晕，无明显头痛，纳差，饮食后腹胀明显，睡眠可，二便可。舌紫绛，苔薄白，脉滑。病情好转，前方黄芪加至50g，另加续断15g，续服7剂。其后患者病情痊愈，仍连续复诊3个月，巩固病情。

按语：复视的发病率并不高，但诊疗时应注意抓住病机根本（正气虚损、风痰阻络），在治疗时对应用药。另外，庞教授在复视患者伴发眩晕时使用了泽泻汤。泽泻汤出自《金匮要略·痰饮咳嗽病脉证治》，主治水停心下，清阳不升，浊阴上犯，头目昏眩。因患者头晕明显，风痰之邪阻于目睛脉络，故配合应用，祛除脉络之中的痰浊。

八、勃起功能障碍

勃起功能障碍（ED）属男科常见疾病，指阴茎持续不能达到和（或）维持足够的勃起以获得满意的性生活。临床多分为心理性ED、器质性ED和混合性ED，心理性ED指因紧张、压力、抑郁、焦虑和夫妻感情不和等精神心理因素所造成的勃起功能障碍，器质性ED指由血管性原因、神经性原因、手术与外伤、内分泌疾患、慢性病和长期服药副作用、阴茎本身疾病等器质性病因所造成的勃起功能障碍，混合性 ED 指由精神心理因素和器质性病因同时或先后导致的勃起功能障碍。中医科最常见的为混合性 ED 和心理性 ED。在现代高速运转的社会环境下，中年男性作为社会的中坚力量，随着身体机能下降，工作繁忙、应酬频繁、精神压力大等原因都是导致本病多见或加重的常见诱因。

庞鹤教授认为，心理性 ED 及混合性 ED 以肝郁气滞证、湿热下注证、阴虚火旺证多见，肝肾阴虚、脾肾阳虚、命门火衰证门诊并不多见。

肝郁气滞证多表现为阳事痿弱，或针对不同性伴勃起质量有很大差异，精神抑郁，多疑善虑，胸胁胀痛，舌质暗红，苔薄白，脉弦细。心理性 ED 多有以上表现。治疗时要疏肝解郁，方用逍遥散、柴胡疏肝散等，常用药物包括柴胡、黄芩、当归、白芍、枳壳、甘草、薄荷、炒白术等。《素问·汤液醪醴论》中载"帝曰：上古圣人作汤液醪醴，为而不用何也？岐伯曰：自古圣人之作汤液醪醴者，以为备耳。夫上古作汤液，故为而弗服也。中古之世，道德稍衰，邪气时至，服之万全"，《素问·上古天真论》又载"今时之人不然也，以酒为浆，以妄为常，醉以入房，以欲竭其精，以耗散其真"，现代人生活中应酬饮酒已经成为难以避免的事情，不知节制调养，日积月累形成湿热毒邪，而致心烦口苦、大便黏腻、尿液黄赤、阴囊湿潮臊臭异味，舌苔黄腻，脉滑数。这类属湿热下注证，临床最为常见，治疗时宜清热利湿，方用龙胆泻肝汤加味。庞教授在治疗时常在方中加入全蝎、蜈蚣、僵蚕、三七等解毒活血通络之品。另外，伴有前列腺增生，表现为口渴、小便不利等症的患者，庞教授常用二至丸、猪苓汤加减治疗。对于伴发嗜睡、乏力、或失眠、情绪抑郁的患者，庞教授常加用远志、伸筋草、益智仁等药物。远志性温，味苦、辛，具有安神益智、祛痰、消肿的功能，用于心肾不交引起的失眠多梦、健忘惊悸、神志恍惚、咳痰不爽、疮疡肿毒、乳房肿痛。伸筋草祛风散寒、除湿消肿、舒筋活络，对筋脉拘挛疼痛效果尤佳。益智仁温脾止泻摄唾、暖肾固精缩尿，用于脾寒泄泻、腹中冷痛、口多唾涎、肾虚遗尿、小便频数、遗精白浊。这 3 种药物可以同时补益肝肾，调节患者的亚健康状态，有助于 ED 的治疗。

勃起功能障碍患者发病后往往自行口服补肾壮阳之品，部分肾阳虚或肾阴虚患者症状改善，而体内素有湿热之邪或肝郁脾虚患者服用后并不对证，导致门诊湿热下注、肝郁气滞证患者较多见。因此，临床上应用龙胆泻肝汤加减治疗的情况较多，在治疗原则上也要注意不可急于使用补肾药物。在门诊条件允许的情况下应对患者适当进行心理疏导。

九、前列腺增生

前列腺增生的临床表现为排尿费力、尿潴留，多有夜间尿频、尿急、尿少等症状，严重的甚至影响肾脏功能。属中医"癃闭"的范畴，《类证治裁·闭癃遗溺》中提出"闭"是指小便不通，"癃"是指小便不利，两者均是指排尿困难，其区别在于严重程度的不同，现代中医文献多称之为"精癃"，若合并急性尿潴留，则称"癃闭"或"小便不通"。

庞教授多将病机责之为久病肾阴肾阳不足、痰瘀互结、湿热邪阻。肾阴肾阳不足型多见于高龄老者，年老体虚或久病，致脏腑精气损耗，可致肾阳不足、命门火衰，阳与阴不可分，无阳则阴无以生，终致膀胱气化不利，小便不利。多以夜间尿频、排尿无力为主要症状，症见时欲小便而不得出、尿意踌躇、尿线无力、排尿不尽、淋沥不断、神疲乏力、少气懒言、小腹坠胀或气坠脱肛。治宜健脾益肾、行气利水，多用补中益气汤、左归丸、六味地黄丸、金匮肾气丸等加减治疗。

痰瘀互结是现代文献中普遍认可的病机证型，现代多认为前列腺增生原为本虚，渐发展为局部血瘀、痰浊，而致气机不畅，久则郁热，痰浊、瘀血、气滞、郁热等病因病机恶性循环，而致疾病难以痊愈。以排尿费力、尿潴留症状为主，症见小便点滴而下，或时断时续，或尿闭不通、尿细如线，或尿有分叉，小腹胀满疼痛，会阴胀痛，可伴有夜间尿频、尿急、尿少、尿痛等症状，病情迁延，反复难愈。因此，在痰瘀互结证患者诊疗时，应兼顾其他病机特点，兼顾行气、清热、健脾益肾，遣方常用桂枝茯苓丸等加味。

湿热下注证多见于并发尿路感染者。膀胱感受湿热之邪，导致气化不利，水道郁热不通。症见小便短涩、灼热疼痛，或有血尿，小便点滴而下，或尿频，少腹胀满等，尿检可见较多的白细胞、上皮细胞。在治疗上，以清热利湿为主，常用龙胆泻肝汤加减治疗。

前列腺增生属于老年男性的多发病证，动脉闭塞、静脉血栓等疾病也多发于老年患者，故在周围血管科常见并发患者。因此，血管闭塞患者在辨证论治时，常以益气活血、通络止痛为法，兼顾治疗前列腺增生症状时可以适当加用山茱萸、全蝎、蜈蚣、车前子等补肾通窍利水之品。结合现代药理研究，庞教授还常辨证运用白芥子、丹参、肉桂、葛根、桂枝、水蛭、蒲黄、车前子、醋鳖甲、益母草等单味药物临床加减。

十、原发性痛经

痛经是指月经前及行经期间，下腹及腰部发生的痉挛性疼痛，严重时伴有恶心、呕吐、肢冷，尤其多见于未婚青年女性。西医将痛经分为原发性痛经、继发性痛经两大类。流行病学研究表明，原发性痛经是目前妇科最常见的疾病。常见的中医辨证分型有肾气亏损、气血虚弱、气滞血瘀、寒凝血瘀和湿热蕴结等。

女子胞宫周期性地出血，月月如期，经常不变，即为"月经"。《黄帝内经》载"二七而天癸至，任脉通，太冲脉盛，月事以时下"，五脏六腑化生气血，充盈四肢血脉，使得"任脉通，太冲脉盛"，产生正常规律的月经。庞教授认为，因月经导致每月气血亏耗，使女性更容易肝血不足、肝气郁结，甚至肝郁化火、肝郁脾虚，导致气血运行不畅，出现痛经。月经导致的气血亏耗，也使女性较男性多愁善感，易心思郁结。因此，结合女性患者的生理病理特点，庞教授辨证施治时多从肝郁脾虚、冲任不调论治，以疏肝健脾、调和冲任为法，常用四逆散、当归芍药散、加味逍遥散、四物汤等加减治疗。血瘀明显时，还经常运用活血化瘀方药破瘀散结，如血府逐瘀汤、大黄䗪虫丸等。若经期呕吐，可加用吴茱萸汤、竹皮大丸、黄芩、紫苏叶等；伴面部痤疮、丘疹时可加月当归、赤芍、蒲公英、黄芩、芦根、白茅根等药物。

【验案举隅】

韩某，女，21岁。主诉痛经伴面部痤疮反复发作半年，遂来就诊。患者平素学业繁重，近半年经行腹痛，额头、双颊、下颌等多处反复出现皮肤痤疮，月经规律，痛经明显（末次月经2018年8月31日），经色紫暗、有血块，偶发经期呕吐，纳可，眠安，二便调，舌紫，苔薄白，脉滑。既往体健。

西医诊断：痛经。

中医诊断：痛经（肝郁脾虚）。

治法：疏肝健脾，养血和中。

处方：柴胡12g，白芍15g，炒枳实15g，炙甘草12g，竹茹12g，姜半夏12g，陈皮12g，制吴茱萸6g，党参30g，茯苓15g，白术15g，当归15g，黄芩15g，生姜15g，大枣15g。14剂，每日1剂，颗粒剂型，早晚各1袋，开水冲服。

按语：原发性痛经多发于青年女性，因患者多为学生，常见学业繁重、情志不畅、气血耗损，彼此影响导致痛经日益加重。因此，庞教授在诊疗时多从肝郁脾虚证论治，酌情运用活血通络、益气养血之法。

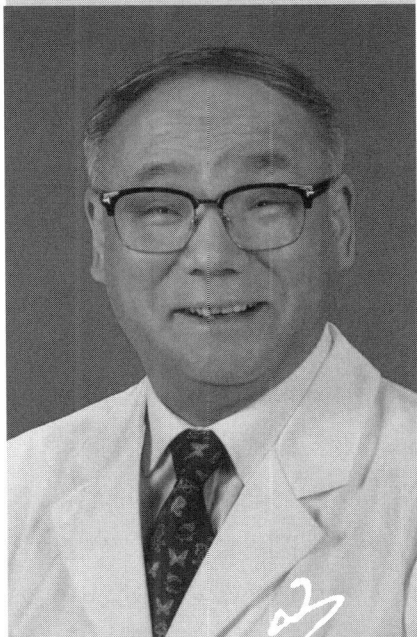

贺述生

芬芳杏林五十载，独创技法济民康

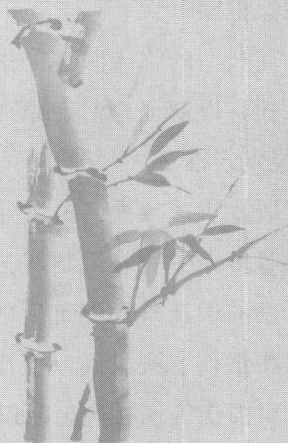

医家简介

崔述生（1952年10月生），教授，主任医师。全国劳动模范，北京中医行业榜样，从事临床与教学工作近50年，主持多项国家及省部级重点科研课题。第六批全国老中医药专家学术经验继承工作指导老师，第四批、第五批北京市老中医药专家学术经验继承工作指导老师，拥有崔述生全国基层名老中医药专家传承工作室及北京中医药薪火传承"3+3"工程崔述生名老中医传承工作室。多次担任市、区政协委员。现任中国中医药信息学会正骨推拿分会会长，中国医学气功学会常务理事兼副秘书长，北京中医药学会正骨推拿分会顾问，人力资源和社会保障部、国家卫生健康委员会、国家中医药管理局、中国残疾人联合会高级职称评审委员会委员，执业医师考试委员会委员等。

崔教授师从北派一指禅代表卢英华，擅长运用推拿、点穴、中药内服外用治疗骨伤科、内科、儿科及妇科疾患。主张"三个结合"思想——药物治疗与非药物治疗相结合，中药内治法与外治法相结合，物理疗与手法治疗相结合。开创"拨筋派"，形成一系列独特的推拿手法，如"背部推拿六法""颈部七线拨筋法""腹部推拿八法""拍三拍，点三点，扳三扳治疗急性腰扭伤的推拿九法""头部推拿十法"等，同时创编"电脑工作者闹钟式颈部保健操""青少年脊柱保健操"。

在长期的临床医疗工作中，崔教授潜心研究，勇于实践，以传统中医理论为依托，以辨证论治为原则，根据中医经络学说，结合多年临床经验，创立了"循经点穴推拿法"。同时，以中药（外用药）理论为基础，结合多年临床经验，自行研发了速效损伤灵（外用膏剂）、软伤洗剂（外用熏蒸）、颈舒康（外用擦剂）等多个中药外用制剂，形成了独特的"以循经点穴推拿为主，合理配用自行研发的中药外用制剂"的中医骨伤推拿学术理论与技法，用于治疗颈椎病、急性腰扭伤、腰椎间盘突出、梨状肌综合征、肩周炎、网球肘、膝骨关节炎、软组织损伤等伤科疾患，以及神经性失眠、耳聋、小儿消化不良、小儿肌性斜颈、小儿遗尿、慢性胃炎等内科、儿科疾患，疗效显著。

崔教授近50年来在国内、国际医学期刊及学术会议上发表论文20余篇，出版专著8部，其中《自我推拿按摩妙法》一书获全国中华中医药学会科技成果及著作优秀奖。在国内外各大报刊上发表预防、保健文章几十篇。《崔氏手法传承记》系列讲座获得"第二批北京中医药传承精品课程"奖项，并受到北京市中医管理局的表彰。其独特的学术思想和临床经验在中医骨伤推拿学界居于领先行列，其学术地位得到了学界的高度认同与赞誉。

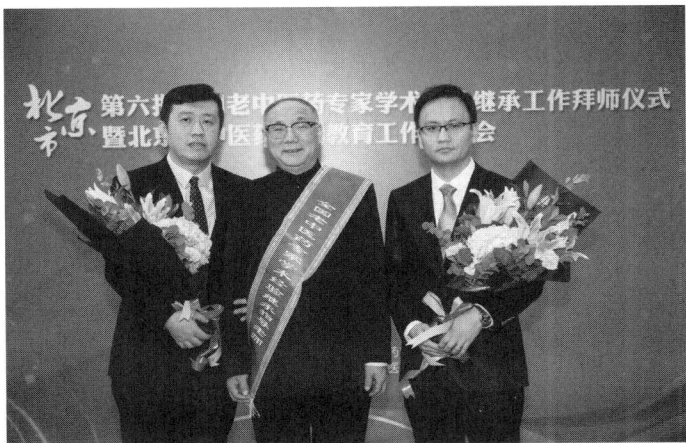

◎　全国老中医药专家学术经验继承工作拜师仪式

学术思想

一、强调整体，辨证施法

证是中医学对疾病发展过程中某一阶段病机变化的高度概括，辨证论治是中医治疗疾病的核心所在。骨伤科疾病同样需遵循辨证施治的原则，但与内科疾病不同的是，骨伤科疾病的辨证施治主要从阴阳、脏腑和经络的角度出发，根据不同的证，决定手法、中药等治疗方法的具体应用。

骨伤科疾病有因外伤所致，也有慢性积劳而成，有深入筋骨者，亦有浅在皮脉者。手法是治疗骨伤科疾病的主要手段，不同的手法有轻重、缓急、深浅之分。一般而言，轻、缓、浅的手法属阴为补，重、急、深的手法属阳为泻。临床应用时，需根据病性、病位等特征，确定疾病的阴阳属性，从而确定施治手法。

"五脏者，藏精气而不泻""六腑者，传化物而不藏"。心主血脉，肝主筋，肾主骨，脾主肌肉，肺合皮毛。骨伤科疾病病位多在筋骨，但人体是一个有机的整体，筋骨需要脏腑所化之精微的濡养，才能维持正常的状态。因此，在骨伤科疾病的治疗上，不可忽视脏腑的病机变化，不论是手法，或针灸、中药，都需要综合考虑脏腑的功能状态，整体辨证，才能取得良好的疗效。

《灵枢经·经别》载"夫十二经脉者，人之所以生，病之所以成，人之所以治，病之所以起，学之所始，工之所止也"。这段经文明确指出经络系统的作用，不仅是反映人体正常生理功能和病理状态的变化，还可以通过经络诊断各种疾病。经络既是人体气血运行的通道，又是疾病发生和传变的途径，其分布周身、联络脏腑肢节、沟通上下内外，使人体各部相互协调共同完成各种生理活动。伤科疾病往往都可在人体表面找到痛点、皮肤色泽改变、感觉麻木等各种异常，这些表现有的在腧穴之处，有的则循经分部，均属于经络系统的范畴。骨伤科疾病大都可通过详细的经络诊察，结合经络系统的生理功能及病理表现进行辨证。

不论是阴阳辨证，还是脏腑经络辨证，骨伤科疾病的治疗都离不开中医基本理论的指导。与此同时，伤科疾病有其本身的特色和治疗手段，还需结合学科特点灵活应用，才能取得更好的疗效。

二、手摸心会，重视触诊

在骨伤科疾病的诊断中，同样需要通过望、闻、问、切来收集病情资料，再结合西医学视、触、动、量、特、神的检查方法，往往能对疾病有初步的判断。而在这些体格检查中，全面、细致的触诊是推拿治疗的根本所在，能给医者提供最多、最有价值的信息。

"以手扪之，自悉其情"，触诊之前，医者需凝神静气，由浅入深，逐层体会病变局部的各种细微变化。首先感知患者体表的温度、皮肤的涩滑等，新伤者往往体表温度正常，或者偏高，皮肤比较湿滑；旧伤者因局部气血不通，体表多发凉，皮肤较干涩。此外，还需仔细寻找皮下结节，此类结节位置表浅，需轻轻在皮肤表面触摸。其次，需感知筋肉的弹性、紧张度，各种大小不等、形状不均的筋结，有的如米粒样大小，有的如梭形，有的则呈条索状。找寻筋结时需由浅入深、再由深到浅，还要不断改变触摸的方向，全面了解各种筋结的病变状态。一般而言，筋肉弹性较好，筋结明显、局限者，推拿治疗的效果较好；筋肉弹性较差，无明显筋结，或者紧筋结深达骨面、固定不移者，推拿治疗的效果往往较差。最后，则需感知筋骨之间的关系。《医宗金鉴·正骨心法要旨》总结筋有"弛、纵、卷、挛、翻、转、离、合"等，一旦筋离其位、失其势，则骨亦随之出现"错缝"等病变，通过对筋骨之间位置、态势的判定，可明确推拿治疗时，是需要通过放松筋肉来促使骨节合缝，还是通过扳动骨节从而使筋肉归槽。

筋骨之间的各种病理变化细致入微、错综复杂，一旦临证，就需排除杂念、心无旁骛、神归手指。不仅要仔细体悟病变局部的各种改变，还要结合人体运动系统正常的生理特点及不同疾病的特性，详细体察邻近部位及远端的变化。触诊是推拿治疗疾病的核心和基础，需要长时间用心体悟，才能逐渐掌握"手摸心会"的真正内涵。

三、手法为主，针药合用

手法是通过刺激机体体表的一定部位或穴位以治疗疾病的一种方法。早在两千多年前的春秋战国时期，推拿就已在我国广泛应用了。《黄帝内经》中就有很多关于推拿手法的记载，书中所载推拿治疗的疾病有痹证、痿证、口眼歪斜和胃脘痛等。经过两千多年的发展，中医手法已经形成了完整的体系，分类完整、流派纷呈。

《医宗金鉴》有云"夫手法者，谓以两手安置所伤之筋骨，使仍复于旧也。但伤有轻重，而手法各有所宜。其痊可之迟速，有遗留残疾与否，皆关乎手法之所施""虽在肉里，以手扪之，自悉其情，法之所施，使患者不知其苦，方称为手法也""诚以手本血肉之体，其宛转运用之妙，可以一己之卷舒，高下疾徐，轻重开合，能达病者之血气凝滞，皮肉肿痛，筋骨挛折，与情志之苦欲也。较之以器具从事于拘制者，相去甚远矣。是则手法者，诚正骨之首务哉"。从以上描述中可以看出，手法是治疗骨伤科疾病的首选方法。

正所谓"手随心转，法从手出"，手法并不是一种单纯的物理操作，而是在心神的引导下，将医者自身之正气聚于手中，通过在施术部位的操作，补虚泻实、通达遏抑，从而达到治疗疾病的目的。在临床中，需要根据病情的轻重缓急、病位的浅深、病程的长短，分清辨证，再结合不同手法的特点，灵活选择，还需"使患者不知其苦"，才能称之为真正意义上的手法。

虽然手法是治疗骨伤科疾病最主要的方法，但临床疾病变化多端，并不是所有疾病都适合手法治疗，甚至是同一疾病的不同阶段，有需要手法者，亦有需要针灸、药物治疗者。针灸在骨伤科疾病的治疗上，尤其是对于疼痛性疾患，往往具有较好的疗效。而药物治疗，尤其是中药内服、外敷的方法，对于伤科疾患同样不可或缺。比如，对于更年期的患者，多以颈肩腰腿痛等症状就诊，因其存在脏腑功能失调、阴阳不和等病机变化，手法治疗的效果有限，需要配合中药口服才能取得良好的疗效；腰椎间盘突出症急性发作期患者，手法便不宜使用，此时针灸配合中药外敷，大多能取得不错的效果，待其急性期症状缓解后，再以手法治疗，则收效显著。

因此，在骨伤科疾病的治疗上，手法为首要选择，但需在临床中仔细体悟手法的内涵，以心法统手法，方能得心应手。而且疾病是变化多样的，手法亦有其局限性，临床中还需合理的选用针灸、药物等其他治疗方法，灵活应用，才能收到良好的临床疗效。

四、经筋同治，筋骨并重

早期的经筋体系所阐述的规律主要以现代解剖学运动系统的肌肉、韧带组织为基础，探索其疼痛灶转移发展的规律，而早期的经脉体系所阐述的规律主要以现代解剖学的神经系统为基础，以神经组织及其效应器官反应为指标，探索疼痛感知的发生、传导及效应器官的发病机制和规律。经筋学说侧重于对病灶发生、传变的认识和治疗，经脉学说则侧重对人体自主反应系统调节功能的认识和治疗。在当前中医学的教材中，经筋系统只是被作为经络系统的附属，其在人体中的地位被严重弱化和忽视了。

崔教授认为，从文献记载来看，经筋系统的出现应当要早于经络系统。十二经筋是古人运用当时的解剖学知识，用中医学的术语，以十二条运动力线为纲，对人体肌肉、韧带及其附属组织生理病理规律的概括和总结。经筋除了束骨、利机关的作用，还具有反应病候、调节经脉的作用。正如《灵枢经·邪客》所载"肺心有邪，其气留于两肘；肝有邪，其气留于两腋；脾有邪，其气留于两髀；肾有邪，其气留于两腘。凡此八虚者，皆机关之室。真气之所过，血络之所游，邪气恶血固不得住留，住留则伤筋络骨节，机关不得屈伸，故拘挛也"。现代经络学说多强调经络对于经筋的濡养，而忽视了经筋对于经络的调节作用。

因此，在临床诊疗疾病的过程中，除了经络之外，崔教授还特别强调经筋的作用。一方面，脏腑的病证可以通过经筋反映出来，如足少阴经筋的损伤，可以影响到足少阴肾经的功能，出现性功能障碍、月经失调；胸背部的经筋病变，可以影响心肺功能，出现胸闷、气短等。因此，应当将经筋的诊察列入四诊当中，更有利于全面掌握患者的病情。另一方面，在推拿治疗疾病的过程中，既要重视经络的作用，循经论治，也不可忽视经筋的状态，循筋论治。两者之间，相互结合，相辅相成，往往能收到更好的疗效。

《医宗金鉴·正骨心法要旨》载"骨肉相连，筋可束骨……诸筋从骨，联续缠固，手之所以能摄，足之所以能步，凡阙运动，罔不顺从"，《杂病源流犀烛·筋骨皮毛发病源流》载"筋也者，所以束节络骨，绊肉弸皮，为一身之关纽，利全身之运动者也"。可见，筋附于骨，骨连着筋，筋与骨相互连接、互根互用。骨靠筋的伸展和收缩实现位移运动，筋靠骨的支撑和承载协助身体各种运动，人体生理状态下筋骨之间处于一种"骨为体，筋为用，体阴而用阳"的平衡状态。

当人体遭受外邪、劳伤、外伤等因素的侵犯之后，筋骨之间的平衡状态便会被打破，出现"骨错缝、筋出槽"的病理改变。"骨错缝、筋出槽"是对骨伤科疾病的高度概括，也是推拿治疗骨伤科疾病的基本指导原则。《伤科汇纂》中记载"脊背腰梁节节生，原无脱髎亦无倾，腰因挫闪身难动，背或伛偻骨不平。大抵脊筋离出位，至于骨缝裂开弓朋，将筋按捺归原处，筋若宽舒病体轻"，《医宗金鉴·正骨心法要旨》载"当先揉筋，令其和软，再按其骨，徐徐合缝，背膂始直"，《伤科补要·第二十三则·骨脚踝跗骨》也有记载"轻者仅伤筋肉易治，重则骨缝参差难治，先以手轻轻搓摩，令其骨合筋舒"。从上述记载可以看出，多数疾病通过理筋手法都可收到良好的疗效，然而，筋骨之间的关系错综复杂，不可一概而论。通过手摸心会，再结合现代影像学资料，许多"骨错缝"的变化都能很好地体现出来。有些外伤疾患（如腰骶关节扭伤），直接正骨便可收到良好的疗效，理筋手法反而会加重症状；有些外伤疾患（如急性踝关节扭伤），以正骨手法为主，稍加理筋即可。对于一些陈旧性疾患，若"骨错缝"未得到有效的纠正，筋骨之间无法达到平衡，理筋虽可取得一定的疗效，但非常容易反复发作，只有理筋与正骨并重，重新实现两者之间的平衡状态，才能取得良好的远期疗效。此外，人体是一个有机的整体，有些疾患除病变局部外，日久则会影响到其他部位。如膝关节骨关节炎的患者，患病之后因下肢运动轨迹的改变，会导致踝关节筋骨位置的变化，治疗时同时调整踝关节的筋骨关系，往往能收到事半功倍的效果。

五、崔氏特色手法

（一）崔氏"指针点穴"法

崔教授的"指针点穴"法师承于卢英华老先生的指针点穴按摩法，并结合自身气功法而来，是以中医经筋、络脉为主要理论基础，调气为先，以指代针在经穴或经筋络脉循行线上施以点颤等手法，激发穴位感传，起到行气活络、通阳达阴效果的独特治疗手法。不仅强调手法的变化运用，更注重调气为先及指针得气，可谓自成一体，别具特色。

卢英华（1901—1984）于1921年拜北京宏衍寺乐禅方丈为师，在其门下研习气功、按摩术。"指针点穴"法是卢英华老先生最常用的手法，又称为点穴按摩法，遵"虚则补之，实则泻之"的原则，重视背俞穴、募穴、下合穴的运用，以通经络、散凝结治疗各科疾病。崔教授跟随卢英华老先生学习"指针点穴"法期间，深感气功法对于指针手法效果的重要性，气功法要求的姿势法、呼吸法及意守法与医生运用"指针点穴"法调身、调息及调神的要领如出一辙。故崔氏"指针点穴"法注重以调气为先，包含医生与病患二者，分为调身、调息及调神三个层面：①调身："形不正则气不顺""骨正筋柔，气血以流"，身正则有力，筋柔则技巧，手法是力量与技巧的结合，故调身正、调筋柔是点穴手法之先决。②调息："凡刺之禁……大惊大恐，必定其气乃刺之""凡下针，要病人神气定，息数匀，医者亦如之"，指出行针点穴必待医生与患者心平气和、气息调匀后方可进行。③调神："粗守形，上守神""上守神者，守人之血气有余不足，可补泻也"，可见调气守神，才能根据患者气血虚实情况施以补泻手法。

崔教授将调气为先具体总结为：身正筋柔，全神贯注，以意领气，运气于指，意气相合，心手相应。

1. 头部运用

"指针点穴"法在头部推拿治疗中运用广泛，崔教授常用于治疗头痛、眩晕、不寐。崔氏头部推拿十法中的循点穴时常用"指针点穴"法。

（1）头痛：头为"髓海"，是诸阳之会、清阳之府，五脏六腑气血上行会于头，十二经脉中六阳经及足厥阴经循行于头部不同部位，故崔氏"指针点穴"法依照头痛不同部位进行辨位归经。阳明头痛以印堂、上星配合谷；少阳头痛以太阳、风池配外关；太阳头痛以天柱、风池配后溪；厥阴头痛以百会配太冲、太溪；全头痛以百会统太阳、印堂、头维、风池。"指针点穴"法可通过指尖运力配合其他头部手法，达到补虚泻实的目的。

（2）眩晕：在骨伤科临床中，常见的颈源性眩晕以椎－基底动脉供血不足，造成清阳不升为根本。《灵枢经·口问》载"上气不足，脑为之不满，耳为之苦鸣，头为之苦倾，目为之眩"。崔教授在治疗颈椎的同时运用"指针点穴"法点百会、风池、风府、头维、太阳以达到提升清阳，激发经气的作用。

2. 腰、腹部运用

崔教授认为，腰背部及腹部相关手法的运用是相辅相成的，腹部相关疾病治疗常选取背部腧穴点穴，腰背部疼痛也常需配合腹部相关穴位治疗。崔教授结合恩师卢英华的"指针点穴"法特点演化而成的特色组合手法——"腹部推拿八法"，用于治疗内科、儿科、妇科、骨伤科疾病，效果显著。

（二）崔氏头部推拿十法

崔氏头部推拿十法可疏导经络、缓急止痛，外感者以强刺激泻汗为宜，内伤者以和缓缓急为要。

开天门：即双手拇指自印堂穴交替直推至神庭穴 30 次。

压三经：依次按压印堂—神庭—百会、双侧鱼腰—阳白—百会 3 条直线。

分阴阳：用拇指指腹推鱼腰线、阳白线、前发际线各 30 次，频率为每分钟 200 次。

刮眉弓：用指振睛明、拇指腹分推眼眶 2 分钟。

循点穴：点睛明、印堂、鱼尾、鱼腰、丝竹空、太阳、四白、迎香、地仓、承浆、颊车、头维、率谷、百会、翳风、完骨诸穴。

掌根推：掌根推印堂、眉弓、鱼腰、太阳、下关、颊车诸穴。

拿头皮：沿神庭—百会、头维—百会、率谷—百会拿头皮 1 分钟。

散头风：双手沿神庭—百会、曲差—通天、曲鬓—头维以指腹做扫散法，频率为每分钟 400 ～ 600 次，施术 1 分钟。

叩头皮：以五指指端叩击头部，频率为每分钟 200 次。

拂面络：大鱼际揉面颊，然后搓掌浴面。

崔教授强调，头部手法治疗的过程中力量由轻而重，由重而轻，速度要慢，以舒适麻胀感为佳。

（三）崔氏颈部七线拨筋法

患者取坐位，术者以拇指拨法循经弹拨以下 7 条线：①督脉风府—大椎。②足太阳膀胱经天柱—大杼。③足少阳胆经风池—肩井，左右各一，若患者肩井部肌肉丰厚，手法可灵活变换为前臂揉法。④手太阳小肠经天窗—足阳明胃经缺盆，左右各一，以四指拨法弹拨。术者按照先上后下，先轻后重，先中间后两边，先健侧后患侧的原则在以上七条线上反复操作 15 分钟，以达到全面疏通经络、放松颈部软组织的作用。

（四）崔氏腹部推拿八法

刮肋弓：用拇指指腹在两胁，按第 9 ～ 12 肋的顺序用摩法，行 5 ～ 10 次。

开四门：用点法及一指禅推法行期门（肝经）、日月（胆经）、章门（肝经）、京门（胆经）诸穴。

点三脘：按中脘→上脘→下脘的顺序用一指禅推法加点法。

补神阙：术者以劳宫穴压在患者神阙穴，志守劳宫、定气安神、舌顶上腭，于神阙穴行振法。

透天枢：双手中指指尖点住两侧天枢穴，食指压住中指，同时向对侧用力。

行气海：于气海穴用中指指尖行点法及一指禅推法。

提抖腹：双手提起腹部中线，从上往下捋，同时配合抖法。

轻摩腹：用掌根按顺时针方向（如有腹泻则按逆时针方向）揉摩腹部。

（五）崔氏特色 "3+3+3" 组合手法

1. "拍三拍"

嘱患者俯卧位，双手撑按在治疗床上，尽力做俯卧撑。术者左手托患者腹部下方以辅助抬起，待患者抬高到最大限度时，术者右手虚掌用力向下猛击掌拍按患者腰部，同时左手撤力但并不撤手，患者顺势趴在床上，如此反复做 3 次。

2. "扳三扳"

嘱患者翻身靠床边侧卧，在上的下肢尽量屈髋屈膝，在下的下肢伸直。术者面对患者紧靠床边立于一侧，一手牵拉患者在下的上肢，使患者上半身尽量躺在床上，术者双肘部分别置于患者肩关节前方及臀部环跳穴处，双肘协调用力，使患者上身旋后、骨盆旋前，嘱患者放松，活动至最大范围时，突然发力，做一有控制力的推扳动作，此时往往可听到清脆的弹响声，同法做对侧。最后令患者翻身平卧，嘱患者双下肢屈髋屈膝，术者一手扶患者双踝部，另一手扶双膝关节，使患者双膝紧贴胸前，先做左右旋转活动，逐渐加大活动范围，再推动双膝向前向下，腰部及髋关节过度屈曲，使患者腰部抬离床面，反复数次，手法结束。

3. "点三点"

嘱患者仰卧于治疗床上，平静呼吸、自然放松。术者立于治疗床一侧，先以双手拇指指端点按患者神阙穴，再用双手拇指指端分别透点两侧天枢穴，每穴 1 ～ 3 分钟。

此组合手法的精髓在于"拍"和"点"。拍法在患者主动做俯卧撑的过程中，在患者不经意间猛击掌，给以反方向的拍击，有利于滑膜嵌顿的解除，缓解疼痛。点法可谓是组合手法的画龙点睛之笔，补神阙、透天枢，并辅以颤法增强刺激，以通经、行气、止痛。此外运用扳法时，扳臀部的上臂主要发力，扳肩部的上臂只是顺势带动。

临床经验

一、颈椎病

随着现代人对电脑与汽车的依赖性越来越强，颈项部长时间处于同一个姿势，得不到有效放松，逐渐发生劳损，包括颈椎骨质增生、颈项韧带钙化、颈椎间盘萎缩退化等改变，当此类劳损影响到颈部神经根、颈部脊髓或颈部主要血管时，即可发生痹痛型、眩晕型、麻木型甚至瘫痪型等病证，临床上统称为颈椎病。在临床中，颈椎病主要分四个类型，以疼痛为主的颈型颈椎病，以前臂或手指麻木为主的神经根型颈椎病，以头晕、恶心为主的椎动脉型颈椎病，以截瘫症状为主的脊髓型颈椎病。其中，颈型颈椎病占 30% 左右，神经根型颈椎病占 40% 左右，椎动脉型颈椎病占 25% 左右，脊髓型颈椎病占 5% 左右。

本病常见于青壮年与老年人，但病因病机不同。青壮年患者多因长期使用电脑与开车，颈部长期长时间保持同一个姿势，颈部肌肉得不到有效的放松，从而形成局部肌肉的劳损，进而造成颈椎病。老年患者多由于肝肾不足，筋骨懈惰，筋骨得不到滋养，逐渐造成椎间盘退化、骨质增生等病变，发展至椎间孔变窄、神经根受压时，即逐渐出现颈椎病的各种症状。在临床中，以疼痛、手麻症状为主的患者中，X 线检查时病变多集中在颈椎第 5 ～ 6 与颈椎第 6 ～ 7 这两个节段；以头晕为主的患者中，X 线检查时病变多集中在颈椎第 4 ～ 5 节段，且颈椎曲度多变直。

1. 放松手法（七线拨筋法）

患者取坐位，术者行"崔氏颈部七线拨筋法"（详见前），以全面疏通经络、放松颈部软组织。崔教授建议此手法可用于除脊髓型颈椎病外的另外三种类型的颈椎病，脊髓型颈椎病，临床少见，症状较重，建议住院综合治疗。

2. 点穴

对于颈型颈椎病的患者，按上述手法操作即可，无须点穴。对于神经根型颈椎病的患者，于上述手法后，点按患侧极泉、肩贞、肩井、缺盆诸穴。对于椎动脉型颈椎病的患者，于上述手法后，点按双侧哑门、百会、上星、印堂、翳风、风池、肩井、合谷、内关、曲池、少海诸穴。崔教授点穴时在点按法中加入震法效果较好。点按极泉穴时，以麻胀感传导至手指尖效果较好。曲池穴和少海穴都在肘关节后侧，采用曲池透少海的方法，临床效果较好。

3. 整复手法

整复手法可以调整小关节紊乱，减少对神经根的刺激，从而减轻手臂麻痛的症状，一般只用于神经根型颈椎病的患者。此手法于放松手法与点穴后操作。具体操作方法为患者端坐，术者站立于患者后侧，一侧手臂屈肘，用肘部夹住患者下巴，另一手扶住患者后枕部，同时大拇指由上至下循按颈椎棘突，于偏歪的棘突处定位，然后术者腰部带动肘部，肘部带动患者头部，使患者头部转至最大，此时术者腰部瞬间用力，带动肘部继续微动，可听见患者颈部弹响声，即表示紊乱的小关节复位，此手法与两侧各做一次。崔教授认为，此手法非三言两语能道尽，须临床摸索一段时间才能法随心转、力从手出。此手法具有一定危险性，切勿轻易模仿。

4. 拔罐疗法

于颈肩部结节条索处留罐 5 ～ 10 分钟，以祛寒除风，增强治疗效果。

5. 外用中药

对于颈椎病反复发作的患者，建议在手法治疗的同时配合外用膏药或中药熏洗，以增强疗效。膏药每日贴敷 8 ～ 10 小时，隔日一次为宜。中药熏洗温度不宜太高，以皮肤耐受为度。

颈椎病的患者平时要避免长时间的伏案工作，加强颈部锻炼，注意颈背部保暖，尤其是秋冬与季节交替时期，避免感受风寒湿邪。

二、急性腰扭伤

急性腰扭伤是指腰部肌肉、筋膜、韧带、椎间小关节突然遭受间接外力而致腰部剧烈疼痛、活动受限为主要表现的一种急性损伤，俗称"闪腰""岔气"。腰扭伤可致腰部肌肉筋膜、韧带等软组织过度牵拉、扭转、撕裂，甚至造成腰椎后关节的紊乱。急性腰扭伤是临床常见病、多发病，可发生于任何年龄，但以青壮年、从事体力劳动者及伏案工作者（长期处于固定姿势）多见，平素缺乏体育锻炼的人，偶尔参加劳动时用力不慎，亦易发生损伤。

腰部脊柱及肌肉、韧带、关节承受着人体 50% 左右的重量，并承担着复杂的运动功能，因此，在持重及运动过程中，极易发生损伤，临床常见的急性腰扭伤包括急性腰肌筋膜损伤、急性腰部韧带损伤及急性腰椎后关节紊乱等。随着医学的发展和人们认识的提高，医学界逐步将急性腰椎后关节紊乱从急性腰扭伤中区别开来，而二者在临床治疗方法上大同小异，故在此一并论述。

腰椎后关节由上下小关节突及其关节囊组成，属于滑膜关节，是腰部活动的支点，腰椎后关节的关节囊相对松弛，当腰部突然遭受间接外力弯腰前屈或旋转时，腰椎后关节间隙张开，关节内产生负压，将关节滑膜吸入，若此时腰部突然后伸，滑膜极易来不及回缩而被嵌夹在关节间隙内，形成腰椎后关节滑膜嵌顿，引起腰部突然剧烈疼痛及功能严重障碍。腰椎后关节特定的解剖学特点决定了腰部突然遭受以上几种间接外力作用后，极易发生腰椎后关节紊乱。

崔教授认为，肌肉筋膜及韧带的急性损伤，甚至撕裂，必然造成腰部筋脉破损，血溢脉外，瘀血凝滞，气机不通，不通则痛，则产生腰部瘀血肿胀、疼痛、活动受限等临床表现。早在中医学医籍《金匮翼》中就有了对本病的记载"瘀血腰痛者，闪挫及强力举重得之。盖腰者，一身之要，屈伸俯仰，无不由之。若一有损伤，则血脉凝涩，经络壅滞，令人卒痛不能转侧，其脉涩，日轻夜重者是也"，简明扼要地指出了本病的病因病机及临床表现。

1. 放松手法

患者俯卧于治疗床上，肢体放松，术者先用揉法或前臂滚法作用于脊柱两侧骶棘肌，使气血流畅、筋络舒展。再用拇指拨法或掌指拨法推理骶棘肌，以理顺肌筋。最后循经取穴点按殷门、委中、阳陵泉诸穴，对点昆仑、太溪，以通经止痛。

2. 治疗手法

（1）急性腰肌筋膜损伤扳腿按腰法：患者俯卧于治疗床上，肢体放松，术者一手按其腰部，另一手肘关节屈曲，用前臂抱住患者对侧大腿下 1/3 处，用力将下肢向后上抬起，两手配合，一手向下按压腰骶部，另一手将下肢向上扳提，有节奏地使下肢一起一落，紧接着摇晃下肢，然后缓缓放下，依法做另一侧，每侧 3 ～ 5 遍。

（2）急性腰部韧带损伤理筋复位法：患者端坐于方凳上，术者坐在患者身后，以双手拇指沿腰椎棘突自上而下仔细触诊，找到病变节段后，嘱患者自然向前弯腰，术者一手拇指按压于损伤的棘上韧带上端，向上推按牵引，另一手拇指轻轻左右拨动受损的韧带，然后顺脊柱纵轴方向由上向下按压使其妥帖，嘱患者缓缓坐直。术后避免腰部旋转活动，卧硬板床休息，必要时以腰围固定以限制腰椎活动。

3. 崔氏特色"3+3+3"组合手法

患者出现急性腰椎后关节紊乱可行崔氏特色"3+3+3"组合手法（详见前）。

4. 结束手法

嘱患者俯卧，按揉患者腰骶部，自上而下，边揉按边摩动，反复3～5遍，以患者腰骶部感到微热为宜，以调和气血、放松止痛。

经上述手法治疗后，崔教授常嘱咐患者自己独立做坐起、弯腰鞠躬、蹲起等动作，以观察患者功能活动情况和治疗效果。如患者仍诉疼痛，不能自如做以上动作，则再行以下手法治疗。术者与患者面对面站立，术者呈丁字步站立，双手握患者双手，嘱患者缓慢下蹲，至患者因疼痛不能下蹲时，在患者无思想准备的前提下，顺势将患者拽起，如此反复做3～5遍。

本病急性期以卧硬板床休息为主，必要时佩戴腰围以固定。急性疼痛症状解除后宜早期进行腰背肌及腹肌功能锻炼，如小燕飞、抱膝滚床等，以增强腰背肌肌力。

施以手法治疗后嘱患者多卧床休息，避免腰部过度前屈后伸及旋转活动，避免搬、提、扛、抬重物，避风寒，局部可进行热敷。

三、腰椎间盘突出症

腰椎间盘突出症亦称为腰椎间盘纤维环破裂髓核突出症，是在腰椎间盘发生退行性病变的基础上，在体内外各种因素作用下，椎间盘纤维环破裂髓核突出，刺激或压迫相应的神经根或马尾神经而产生腰痛，并伴有坐骨神经放射痛等症状的一种常见病证，简称腰突症。

腰椎间盘突出症是临床常见的腰腿痛疾患，发病率较高，好发于20～40岁的青壮年（瘦长体型多见），男多于女，其好发于腰椎第4～5节段，其次是第5腰椎至第1骶椎，腰椎第3～4节段较少见。

根据腰椎间盘突出症的临床表现，中医学将其归于"腰痛""腰腿痛""痹证"范畴。《素问·刺腰痛》所载"足太阳脉令人腰痛，引项脊尻背如重状""衡络之脉令人腰痛，不可以俯仰，仰则恐仆，得之举重伤腰，衡络绝，恶血归之""肉里之脉令人腰痛，不可以咳，咳则筋缩急"，简要描述了腰突症的腰痛症状。《医学心悟》所载"腰痛拘急，牵引腿足"，提出腰痛可伴有下肢腿足的症状。

本病的发病原因包括内因和外因两个方面。内因主要包括腰椎间盘本身退行性病变、腰骶部先天性结构异常等。随着年龄的增长，髓核含水量下降，椎间盘变薄，纤维环变性产生裂隙，甚至破裂；腰骶部先天性结构异常，导致腰部功能失调，腰椎间盘慢性长期损伤，导致腰椎间盘突出。外因主要包括腰骶部急性扭挫伤、慢性积累性劳损及感受风寒邪等。在腰椎间盘退变的基础上，腰骶部急性扭挫伤致使腰部不协调运动，打破腰部力学平衡，更容易导致纤维环破裂，髓核突出。腰为肾之府，慢性积累性劳损，致肾气亏虚，腰府受损，加速了退变椎间盘的进一步变性，致使纤维环撕裂。感受风寒湿邪等，局部肌肉血管痉挛，气血运行不畅，从而导致椎间盘失于荣养，退变加速。如此，内外因反复相互作用，导致椎间盘纤维环撕裂，轻则仅有纤维环撕裂，髓核弥漫性膨出，重则髓核沿纤维环破口向外突出，甚或髓核游离脱出，进入椎管内。

崔教授总结腰椎间盘突出症主要与先天性变异、外伤、劳损、外感风寒湿邪侵袭相关。

目前，中医学对本病的主要治疗方法有推拿、牵引、中药、针灸等，其中以推拿、牵引及中药为主的综合保守治疗，疗效明显，使一些患者免除了手术之苦，已获得越来越多的认可。

腰椎间盘突出症患者急性期手法治疗宜轻宜缓，时间不宜过长，手法以按揉法为主，以缓解急性期疼痛症状。适当运用拨离手法以解除痉挛，配合点穴（以承扶、殷门、委中、阳陵泉、承山、昆仑和太溪为主穴）以通经止痛。

1. 放松手法

患者俯卧于治疗床上，全身放松，术者用按揉法自上胸段至腰骶部按揉背部两侧骶棘肌，即背部膀胱经两侧线，以疏通太阳经经气，同时寻找患者腰背部筋结及条索状物。再用前臂滚法沿背部膀胱经自上而下滚动，至腰部时适当加大力度，或用拇指拨法、掌指拨法或肘拨法弹拨腰背部肌筋或条索，以缓解腰部肌肉痉挛，放松止痛。最后用掌推法沿背部两侧自胸腰段向下经臀部、下肢后侧直推至跟腱处，两侧反复直推 3～5 遍，以通经止痛。

2. 治疗手法

（1）牵抖法：嘱患者俯卧，术者立于患者双足侧，以双手握住患者双踝关节，先沿患者躯干纵轴纵向持续牵引，待患者放松后，突然发力将患者下肢向上牵抖，使患者身体呈波浪形活动，以患者腰部抬离床面为佳，连续操作 3 次。

（2）斜扳法：嘱患者翻身靠床边侧卧，在上的下肢尽量屈髋屈膝，在下的下肢伸直，术者面对患者紧靠床边立于一侧，一手牵拉患者在下的上肢使患者上半身尽量躺在床上，术者双肘部分别置于患者肩关节前方及臀部环跳穴处，双肘协调用力，使患者上身旋后、骨盆旋前，嘱患者放松，活动至最大范围时，突然发力，做一有控制力的推扳动作，此时往往可听到清脆的弹响声，同法做对侧。

3. 结束手法

嘱患者翻身俯卧，术者以双手掌自上而下揉按患者腰骶部，反复 3～5 遍，以患者腰骶部感到微热为宜，以调和气血、放松止痛。

崔教授经几十年的临床经验总结发现推拿手法治疗腰突症疗效确切，但一定要掌握好手法的适应证。对于初次发病，病程较短或病程虽长但临床症状较轻的单侧腰椎间盘突出症，推拿手法具有活血化瘀、疏通经络、加强局部血液循环的作用，可缓解腰臀部肌肉痉挛，放松止痛。其次推拿手法可以降低椎间盘内压，为损伤的纤维环修复提供条件，并减轻突出髓核张力，或可促进髓核还纳。此外手法还可以改变突出髓核与受压神经根及脊髓的位置关系，松解粘连、解除压迫。

4. 其他疗法

（1）牵引法简便安全、无痛苦，疗效好，易于被患者接受。目前卧位骨盆牵引法临床较为常用，牵引重量控制在患者体重的 20%～40% 之间，先轻后重，逐渐加大重量，每次时间 20 分钟，每日 1 次。

（2）腰椎间盘突出症急性期患者腰骶部肌肉痉挛疼痛明显，不适宜接受手法治疗时，可先用中药（崔氏软伤洗剂）外敷以祛风散寒，缓解腰部肌肉痉挛，促进局部炎症吸收，缓解急性期症状。

（3）拔罐以火罐为主，腰背部循经着罐，必要时下肢承山穴、委中穴亦可留罐，留罐不超过 10 分钟，以免起水泡。

急性期以卧硬板床休息为主，禁止爬山、跑步、跳绳等动作，必要时佩戴腰围以固定。急性疼痛症状解除后宜早期进行腰背肌及腹肌功能锻炼，如小燕飞、抱膝滚床等，以增强腰背肌肌力。

施以手法治疗后嘱患者多卧床休息，避免腰部过度前屈及旋转活动；避免在腿伸直姿势下弯腰搬重物，以免引起病情复发或加重病情；注意保暖避风寒，局部可进行热敷。

四、肩关节半脱臼

肩关节半脱臼是指肩关节用力不当或外力作用后出现肩关节疼痛并伴有活动障碍，但未达到肩关节脱臼的严重程度。

肩关节由肱骨头和肩胛骨的关节盂构成，关节盂小而浅，周围有纤维软骨构成的盂唇加深，但它们只占肱骨头关节面的 1/4 ~ 1/3，并且肩关节囊比较松弛，这样的结构使肩关节成为活动灵活但稳定性较差的关节。当肩关节用力不当或遭受暴力时，如猛力提拉重物、投掷东西或摔倒时以手撑地，可造成肱骨头与肩胛骨关节盂的位置出现略微改变，引起肩关节疼痛及活动障碍。

主要临床表现有肩关节酸疼不适，做上举、内旋、摸背及搭肩试验时疼痛加重，且伴有活动障碍；以两侧肱骨小结节为标志进行对比，患肩肱骨略往前移，肱骨小结节稍突出；患肩三角肌较健侧略有塌陷，外侧肩峰与肱骨大结节间隙略变宽；两侧肩关节 X 线正位片对比，患侧盂肱关节间隙或肱骨头与肩峰的间隙加宽。

1. 关节整复

患者取仰卧位，术者侧身坐于患侧，双手握住患肢腕关节近端，同时足蹬于患者腋下，相对用力牵拉患肢，持续 2 分钟。术者助手在牵拉状态下接过患肢，使患肢外展、外旋，至上臂贴耳后再内收、内旋，将患肢交还给术者，术者最后加大内收、内旋角度，听到弹响表明复位成功。

2. 固定

用绷带环绕于患侧肩下和对侧肩上，托住前臂，前臂下可放置一本杂志，使前臂受力均匀，调整绷带长度，使患者保持在肘关节 90° 的中立位，如此固定 3 天，且 1 个月内避免患肢用力。

本病应与肩关节脱臼相鉴别。肩关节脱臼肿胀疼痛明显，活动严重受限，肩峰下空虚，有明显的方肩畸形，搭肩试验阳性。X 线片上可以明显看出肱骨位置改变，盂肱关节间隙和肱骨头与肩峰的间隙明显加宽。

崔教授认为，肩关节半脱臼的诊断当以患者的病因与症状为主（用力不当、外力作用，肩关节疼痛、活动受限），参考术者的触诊与相关辅助检查，否则不易诊断。

五、膝关节骨性关节炎

骨性关节炎是指关节周围骨质增生，刺激周围组织产生症状的疾病，在全身骨性关节炎中发病率最高的是膝关节骨性关节炎。膝关节骨性关节炎多由骨质增生引起，好发于中老年人，患病后关节变形，属退行性疾病，故又称为增生性骨关节炎、老年骨关节病、变形性关节炎、退行性关节炎。膝关节骨性关节炎与年龄、职业、创伤、肥胖、膝关节畸形、寒冷和潮湿等因素密切相关，男女均可发病，但以女性多见，尤其是闭经后的妇女。

膝关节由股骨髁、胫骨平台和髌骨构成，是人体关节中负重多且运动量大的关节。在股骨与胫骨之间有半月板，起到了增加关节面、稳定关节、缓冲震荡的作用。膝关节是人体最大的滑膜关节，关节面积与关节腔容积均居首位，关节腔内为负压，正常时有少量的滑液，起到润滑关节的作用。

膝关节骨性关节炎临床主要见于中老年患者，以膝关节疼痛、膝关节负重功能及运动功能受限、膝关节畸形、肌肉和韧带附着处有压痛、关节摩擦音、肿胀或轻或重、X线检查膝关节正位片和侧位片骨质增生等症状和体征为诊断要点。

崔教授手法治疗的原则为活血止痛、滑利关节，具体手法如下。

1. 点揉痛处

患者取仰卧位，两下肢伸直，术者用拇指或其余四指点揉膝关节内侧、外侧及髌骨周围，重点点揉痛点，力量不要太大，以不痛为度。

2. 点穴止痛

分别点按血海、梁丘、膝阳关、犊鼻、阳陵泉、足三里、阴陵泉等穴。

3. 膝关节后侧手法

患者改为俯卧位，术者用拨法作用于膝关节的后方及大腿后侧。

4. 点穴止痛

分别点按委中、委阳、浮郄、阴谷、合阳等穴。

5. 膝关节摇法

患者仰卧，屈髋屈膝90°，术者一手扶患者膝，另一手托患者踝，环旋摇动膝关节，摇动幅度由小到大，亦可采用俯卧位膝关节摇法。

6. 膝关节屈伸法

患者仰卧，双下肢伸直，术者站于床头，一手托患者足跟，另一手握患者足，先使膝关节屈曲，然后再将下肢迅速拉直，如此反复操作数次，拔伸的力量应以患者能够忍受为度。

手法治疗的同时还可采用中药熏洗或熨患侧膝关节，可选用当归、羌活、独活、乳香、没药、红花、白芷、防风、骨碎补、续断、木瓜、透骨草、川椒、牛膝等药物，每日 2 次，每次 40 ～ 60 分钟。

对于膝关节疼痛、肿胀较重者，应嘱患者卧床休息。恢复期应嘱患者进行膝关节功能锻炼，如做屈伸和摇摆以恢复膝关节运动功能；做股四头肌静力收缩练习有助于消肿，恢复股四头肌肌力，预防并治疗股四头肌萎缩。应嘱肥胖患者适当加强体育锻炼、节制饮食、减轻体重以减轻膝关节的负担。

六、眩晕

眩晕是以目眩与头晕为主要表现的病证。眩是指眼花或眼前发黑，晕是指感觉自身或外界景物旋转。二者常同时并见，故统称为眩晕。眩晕的发作有轻有重，轻者闭目即止，重者如坐车船，旋转不定，不能站立，或伴有恶心、呕吐、汗出，甚至仆倒等症状。该病可见于西医学的梅尼埃病、高血压、低血压、脑动脉粥样硬化、贫血、低血糖、椎 – 基底动脉供血不足、神经衰弱、脑震荡后遗症等疾病。

1. 病因病机

素体阳盛，肝阳偏亢，亢极化火生风，风升火动，上扰清窍，则发为眩晕；或长期忧郁恼怒，肝气郁结，郁久化火，使肝阴暗耗，阴虚阳亢，风阳升动，上扰清窍，而发眩晕；或肾阴素亏，纵欲伤精，肝失所养，水不涵木，肝阳上亢，发为眩晕。嗜酒肥甘，或饥饱劳倦，或思虑过度，伤及脾胃，脾失健运，水谷不能化为精微，聚湿生痰，清阳不升，浊阴不降，蒙蔽清窍，发为眩晕。跌打损伤，头脑外伤，瘀血停留，阻于经脉，气血不能荣于头目，发为眩晕。久病不愈，耗伤气血，或失血之后，虚而不复，或思虑劳倦，使脾胃虚弱，气血生化乏源，以致气血两虚，气虚则清阳不展，血虚则脑失所养，皆能导致眩晕。先天不足，而后天又失于调摄，肾精不充，或老年肾亏，精虚髓减，或久病伤肾，肾精虚少，或房劳过度，肾精亏耗，不能生髓充脑，髓海不足，脑失所养，发为眩晕。

2. 辨证论治

眩晕的治疗原则是补泻虚实、疏肝定眩，实则祛痰通瘀，虚则补气、补血、补养肾精。《素问·至真要大论》载"诸风掉眩，皆属于肝"，在治疗时要注重肝胆部位的治疗。以崔氏头部推拿十法中压三经、分阴阳、循点穴、散头风等手法为主，辨证结合其他手法辅助治疗。

（1）肝阳上亢证用拇指推法交替推桥弓，先推左侧，后推右侧，每侧约 1 分钟（亦可以改为七线拨筋法）。用拇指按揉心俞、肝俞、肾俞、命门、曲池、三阴交、太冲诸穴，每穴约 1 分钟。用擦法直擦背部两侧膀胱经，以透热为度。

（2）痰湿中阻证用刮肋弓、开四门及点三脘治疗。①刮肋弓：用拇指指腹在两胁，按第 9～12 肋的顺序用摩法，行 5～10 次。②开四门：用点法及一指禅推法行章门（肝经）、期门（肝经）、京门（胆经）、日月（胆经）诸穴。③点三脘：按中脘→上脘→下脘的顺序用一指禅推法加点法。

（3）瘀血阻窍证用拇指按揉百会、风府、风池、哑门、膈俞、血海诸穴，每穴约 1 分钟。用拿法拿风池、肩井两穴，每穴约 1 分钟。

（4）气血亏虚证用补神阙、透天枢及行气海治疗。①补神阙：术者以劳宫穴压在患者神阙穴，志守劳宫、定气安神、舌顶上腭，于神阙穴行振法。②透天枢：双手中指指尖点住两侧天枢穴，食指压住中指，同时向对侧用力。③行气海：于气海穴用中指指尖行点法及一指禅推法。用一指禅推法推心俞、脾俞、胃俞诸穴，每穴约 1 分钟。

（5）肾精不足证用一指禅推法推气海、关元、三阴交、太溪诸穴，每穴约 1 分钟。擦肾俞、命门两穴，以透热为度。

患者应注意劳逸结合，保证足够的睡眠时间，保持心情舒畅、乐观，防止七情内伤。肾精不足者，要节制房事，切忌纵欲过度；痰湿中阻者，忌食肥甘厚味之物；素体阳盛者，忌食辛燥之品。

崔教授强调，在头部推拿治疗时，应固定患者头部，避免头晕加重。眩晕由多种病因引起，治疗时也应当注重基础疾病的治疗。临床上由颈椎病引起的眩晕可参照本书中颈椎病的治疗方法。

七、失眠

失眠是以经常不能获得正常睡眠为特征的一类病证，主要表现为睡眠时间、深度的不足，轻者入睡困难，或寐而不酣，时寐时醒，或醒后不能再寐，重者彻夜难寐，常影响人们的正常工作、生活、学习和健康。失眠的同时常伴有头痛、头晕、心悸、健忘、神疲乏力、心神不宁等症状。从中医角度来讲，失眠多由饮食不节、情志失常、劳逸失调、病后体虚等病因所致，病机总属阳盛阴衰、阴阳失交。从西医学角度来讲，失眠多由心理、精神因素造成，服用中枢兴奋药物及饮茶、咖啡、酒、饮料等生理因素也会造成失眠。

崔教授认为，对于失眠的诊疗，因器质性疾病所致者首先当积极治疗原发病。此外，崔教授还十分重视心理因素对睡眠的影响，认为长期的失眠会产生心理问题，导致躯体化症状，进一步影响睡眠。因此，崔教授在治疗过程中除了手法治疗（部分患者配合汤药治疗），还十分重视心理疏导，以调畅情志、平衡阴阳。

崔教授认为，睡眠时间因人而异，部分人群每晚睡眠 3 ～ 4 小时即可满足白天正常的学习、工作需要，此类人群不可归为失眠患者。

1. 基础手法

本病治疗以崔教授自创的头部推拿十法为基础手法，以达到疏通经络、沟通阴阳的功效。注意手法宜轻柔，以患者无明显疼痛为度。手法适宜时，患者常在治疗过程或治疗结束后即进入睡眠状态。

施术时，患者平卧，施术者坐在患者头部前方，板凳高度适宜。在手法治疗的过程中整体力量由轻而重，由重而轻，速度要慢，以舒适麻胀为佳。重点点按安眠穴，重用掌根推法和敲打头皮法。手法力度因人而异，对于体质偏胖、证型为实证的患者手法宜重，以泄法为主；对于体质偏瘦、证型为虚证的患者手法宜轻，以补法为主。治疗时间以下午、睡前为宜，晚上治疗过程中或治疗结束后即进入睡眠者为佳，配合晨起点穴治疗亦有助于改善夜间睡眠。该手法对于各种类型的失眠均有良好疗效，尤其对于入睡困难、早醒和临时性失眠的患者，效果更明显。

2. 辨证治疗

（1）心脾两虚证：指揉足三里、三阴交、神门、天枢诸穴各 1 分钟。

（2）阴虚火旺证：拇指交替推桥弓穴，先左侧，后右侧，每侧 1 分钟。掌擦涌泉穴 1 分钟，以透热为佳。

（3）肝郁化火证：点揉肝俞、胆俞、期门、章门、太冲诸穴各半分钟。搓两胁 1 分钟。

（4）痰热内扰证：点按神门、内关、丰隆、足三里、中脘诸穴各半分钟。

3. 其他疗法

（1）临床可辨证选用龙胆泻肝汤、温胆汤、黄连阿胶汤、归脾汤、安神定志丸等方剂加减治疗。

（2）患者应积极进行心情调护，克服不良情绪，做到喜怒有节，保持精神舒畅。避免服用中枢兴奋药物及食物。白天适量的运动和睡前饮用热牛奶等均有助于睡眠。

八、便秘

便秘是指粪便在肠内滞留太久，秘结不通，排便周期延长，或周期不长，但粪质干结，排出艰难，或粪质不硬，虽有便意，但便而不畅的病证。由饮食不节，情志失调，外邪犯胃，禀赋不足等导致热结、气滞、寒凝、气血阴阳亏虚引起肠道传导失司所致。

临床以排便间隔时间超过自己的习惯1天以上或两次排便间隔3天以上，大便粪质干硬、排除困难，或欲大便而艰涩不畅，常伴腹胀、腹痛、口臭、纳差或神疲乏力、头眩心悸等症状，常有饮食不节、情志内伤、劳倦过度等病史为诊断要点。

临床应与肠梗阻相鉴别，肠梗阻多为急性起病，因大肠通降受阻所致，表现为腹部疼痛拒按，大便完全不通，且无矢气和肠鸣音，严重者腹部可见肠型。

1. 基础手法

崔氏腹部推拿八法。

2. 辨证治疗

（1）肠道实热证：点揉足三里、丰隆、大肠俞、支沟、曲池诸穴，以酸胀为度。

（2）肠道气滞证：点揉云门、中府、膻中、章门、期门、肺俞、膈俞、肝俞等穴，以酸胀为度。

（3）脾肾阳虚证：掌擦背部督脉，重点是八髎、肾俞、命门3穴，以透热为度。

（4）脾胃气虚证：点揉足三里、脾俞2穴，可配合背部捏脊手法3～5遍。

（5）阴虚肠燥证：点揉足三里、三阴交、太冲3穴，自中脘至神阙掌推任脉。

崔教授认为，实证治疗手法以泄法为主，重在提抖、推揉腹部；虚证治疗手法以补法为主，重在推八髎、补神阙穴（可采用灸法）和足三里穴，加腹部提抖法。对于小儿便秘的患者，肥皂头纳肛也是很好的选择，肾精亏虚的老年便秘患者亦可选用济川煎口服。

3. 其他疗法

（1）临床可辨证选用麻子仁丸、六磨汤、温脾汤、黄芪汤、增液汤等方剂加减治疗。

（2）患者应注意饮食调节，合理膳食，增加粗纤维食物及果蔬摄入量，勿过食辛辣厚味，勿饮酒过度。每早按时登厕，养成定时大便的好习惯。保持心情舒畅，加强日常锻炼，特别是腹肌的锻炼，有利于胃肠功能的改善。

九、痛经

妇女凡在经期或经期前后出现周期性小腹疼痛或痛引腰骶，甚则剧痛晕厥者，称为痛经，亦称"经行腹痛"。痛经程度依赖主观感觉，无客观标准，因此发生率不一。痛经对女性正常生活和工作影响很大，且止痛药效果不佳。西医学将痛经分为原发性痛经和继发性痛经，前者多见于生殖器官无器质性病变的青年女性，后者常与盆腔器质性疾病（如子宫内膜异位症、盆腔炎或宫颈狭窄等）有关。当今社会生活节奏快、竞争激烈、生活压力大，加之生活起居不当（如熬夜、贪凉、衣着单薄或外露身体等），故痛经患病率较高。

素多抑郁，复伤情志，肝郁气滞，血行不畅，瘀阻胞宫，经前、经期气血下注，壅滞更甚，发为痛经，证属气滞血瘀；经前或经期感寒饮冷、冒雨涉水，或久居湿地，寒湿之邪客于冲任、胞宫，经血凝滞不畅，发为痛经，证属寒湿凝滞；经期、产后感受湿热之邪，或素体湿热内蕴，流注冲任，蕴积胞中，阻碍经血运行，发为痛经，证属湿热瘀阻；脾胃素虚，生化无源，或大病、久病、大失血后，气血俱虚，行经后血海气血愈虚，不能濡养冲任胞宫，发为痛经，证属气血虚弱；先天不足，或多产房劳，损及肝肾，行经之后血海空虚，冲任胞宫失于濡养，发为痛经，证属肝肾亏损。

1. 治疗原则

痛经以通调气血为治疗原则，实则除湿、散寒、调气通瘀，虚则补气、养血、调肝肾。

2. 基础手法

（1）崔氏腹部推拿八法。

（2）崔氏腰部常用手法：用擦法施于腰骶部约5分钟；用拇指按揉肾俞、八髎诸穴，每穴约2分钟；用擦法擦八髎穴，以透热为度。

以上诸手法崔教授均强调力量的渗透，在治疗过程中要根据患者的病情选择手法治疗。

3. 辨证治疗

（1）气滞血瘀证：用分推法、拿法分腹阴阳2分钟。用拇指指腹在两胁，按第9～12肋的顺序用摩法，刮肋弓5～10次。用拇指按揉肝俞、膈俞、血海、三阴交、太冲诸穴，每穴约1分钟。

（2）寒湿凝滞证：用拇指按揉命门穴约1分钟。用掌擦法横擦腰部，以透热为度。用拇指按揉血海、三阴交2穴，每穴约1分钟。用拿法拿揉膀胱经约1

分钟。

（3）湿热瘀阻证：用一指禅推法推中极，约1分钟。用拇指按揉法按揉膀胱俞、委中、阴陵泉、三阴交、蠡沟诸穴，每穴约1分钟。

（4）气血虚弱证：用掌摩法顺时针方向摩上腹部，约5分钟。用一指禅推法推中脘、天枢、足三里3穴，每穴约2分钟。用拇指按揉脾俞、胃俞2穴，每穴约1分钟。用掌擦法直擦督脉及左侧背部，以透热为度。

（5）肝肾亏损证：用拇指按揉肝俞、肾俞、命门3穴，每穴约2分钟。用掌擦法直擦背部膀胱经第一侧线、横擦腰骶部、直擦涌泉穴，以透热为度。

崔教授在治疗痛经时选取的重点部位是腹部、腰部，穴位以关元、中极、气海、八髎、足三里、三阴交诸穴为重点，腹部手法的要点是轻柔。若腹部痉挛疼痛严重，崔教授主张可以先点按足三里、三阴交2穴各约1分钟，待疼痛稍有缓解再用腹部手法治疗，腹部手法应以由外至内、由轻至重、宜柔宜缓为原则。

痛经的患者要注意经期、产后卫生，节制房事。经前、经期注意保暖，忌食生冷之品。平素应调畅情志，善于调节压力。

推拿治疗痛经以原发性痛经疗效较好，临证应明辨明虚实。一般在经前5～7天开始治疗，月经来潮后停止治疗，待下次月经来潮前再施手法治疗，连续3个月为1个疗程。痛经患者常在腰骶部有明显的压痛点，并伴有相应的第2～4腰椎节段椎骨错缝，对压痛点施刺激较强的拨法，并对错缝腰椎施脊柱调整手法，常可对急性疼痛起到迅速缓解的作用。

十、月经不调

月经不调包括月经先期、月经后期和月经先后无定期。月经周期提前7天以上，连续3个月经周期以上者，称为月经先期。月经周期推后7天以上，甚至四五十天一行，连续3个周期以上者，称为月经后期。月经周期时提前或时延后7天以上，连续3个月经周期以上者，称为月经先后无定期。月经不调的病位在冲任胞宫，与肝脾肾三脏气血运行失调有着密切的关系。月经先期多见于西医学的黄体功能不足，月经后期和月经先后无定期属西医学之功能失调性子宫出血范畴。

1. 病因病机

月经先期多因内热和气虚所致。若素体阳盛，或过食辛辣助阳之品，或情志伤肝，肝郁化火，或久病伤阴，阴虚生热。不论是实热，还是虚热，均致热伏冲任，下扰血海，经血先期而行。若饮食劳倦、思虑过度，损及脾胃之气，脾气虚统摄无力，或先天禀赋不足，多产房劳，肾虚失于闭藏，均可致冲任不固，气不摄血，经血先期而行。

月经后期多因虚因滞所致。若产育过多、久病失血，或脾虚、肾虚血液化源不足，均可致血海不能按时满溢，月经后期而至。若素体阳虚，寒邪内生，或行经之时，冒雨涉水，或过食生冷，寒凝血滞，或情志不畅，肝郁气滞，气滞血瘀，或素体脾虚，过食肥甘，痰湿内生。气滞、血瘀、寒湿、痰浊等壅滞冲任，盘踞血海，经血不行，月经后期而至。

月经先后无定期多责之肝肾。肝藏血，主疏泄，郁怒伤肝，肝气郁结，肝失疏泄，气乱则血乱，月经先后难定。肾藏精，肾精亏虚，无精化血，可致后期；肾阴不足，阴虚火旺，可致先期；多产房劳，久病伤肾，肾气不足，封藏失职，冲任功能紊乱，经血蓄溢失常，可致经期先后不定。

2. 基础手法

手法治疗以崔氏腹部、背腰部手法为主，其目的在于调补肝肾、补虚通滞。

主要选取腹部、胁肋部和关元、气海、肝俞、脾俞、肾俞、命门、八髎、足三里、三阴交、中脘、天枢、血海、膈俞、内关、太冲、丰隆、阴陵泉等穴。

操作时，用掌摩法顺时针摩腹约3分钟，用掌揉法顺时针揉腹约3分钟，用一指禅推关元、气海2穴各约2分钟，用拇指按揉足三里、三阴交2穴各约2分钟，用拇指按揉法按揉肝俞、脾俞、肾俞、命门、八髎诸穴各约2分钟。

3. 辨证治疗

（1）月经先期

1）脾气虚证：加掌摩法摩胃脘部约3分钟；掌揉法揉胃脘部约3分钟；一指禅推法推中脘、上脘、下脘3穴各约2分钟；拇指按揉脾俞、胃俞2穴各约2分钟；掌擦法擦左侧背部脾胃区，以透热为度。崔教授在推、揉、按时，以顺任脉施补法治疗，手法需均匀、迟缓、有力，作用时间可适当加强，切不可以重手法刺激以耗伤患者正气。

2）肾气虚证：加掌振法振小腹部约2分钟；掌擦法擦腰骶部肾俞、命门、八髎诸穴，以透热为度。

3）阳盛血热证：加揉法在股内侧及小腿内侧操作约3分钟，重者可以在内庭、解溪、血海3穴行强手法刺激治疗，甚者可在大椎穴放血以泄阳明之热。

4）阴虚血热证：加掌擦法擦肾俞、命门、八髎、涌泉、太溪、三阴交诸穴，以透热为度。

5）肝郁血热证：用拇指指腹在两胁，按第 9 ～ 12 肋的顺序用摩法，刮肋弓 5 ～ 10 次；拇指按揉血海穴约 2 分钟。

（2）月经后期

1）血虚证：加掌摩法摩胃脘部 3 分钟；掌揉法揉胃脘部 3 分钟；拇指按揉中脘、血海、膈俞、脾俞、胃俞诸穴各约 2 分钟。

2）肾虚证：加掌振法振小腹部约 2 分钟；掌擦法擦腰骶部肾俞、命门、八髎诸穴，以透热为度。

3）血寒证：加揉脐摩腹约 3 分钟；掌擦法擦腰骶肾俞、命门、八髎诸穴，以透热为度。

4）气滞证：加分推腹阴阳约 20 次；斜擦两胁肋，以透热为度；拇指按揉内关、太冲 2 穴各约 2 分钟。

5）痰湿阻滞证：加掌摩法摩胃脘部约 3 分钟；掌揉法揉胃脘部约 3 分钟；一指禅推法推中脘、天枢 2 穴各约 2 分钟；拇指按揉丰隆、阴陵泉 2 穴各约 2 分钟。

（3）月经先后无定期

1）肝郁证：加分推腹阴阳约 20 次；斜擦两胁肋部，以透热为度；拇指按揉内关、太冲 2 穴各约 2 分钟。

2）肾虚证：加掌振法振小腹部 2 分钟；掌擦法擦腰骶部肾俞、命门、八髎诸穴，以透热为度。

崔教授认为，本病的病机复杂，治法需分虚实，手法需分补泻，强调以肝肾为主，虚实论治，则疗效较好。

本病患者应节制房事、生育，以防耗损肾精、肾气。节制饮食，平素不宜过食肥甘香燥之品，经期不宜过食寒凉生冷之物。注意经期卫生，经前、经期注意调摄寒温，不宜受寒、涉水等。保持心情愉快，劳逸结合。

崔教授强调，引起月经不调的原因较多，临证当仔细审视，排除器质性病变。推拿治疗功能性月经不调有一定疗效，治实证效果好，治虚证效果较差。但不论虚实，推拿都可辅助治疗。虽然病分先期、后期和先后不定期，但中医重视辨证，证同则治亦同。选择治疗时间也很重要，宜在经前 1 ～ 2 周治疗，月经来潮停止治疗，治疗至少持续 3 个月经周期。

十一、小儿遗尿

小儿遗尿是临床常见病，是指 5 岁以上幼童不能自主控制排尿，经常睡中小便自遗，醒后方觉的一种病证。临床上可分为原发性与继发性遗尿，或单纯性与复杂性遗尿，可伴随多种排尿障碍和异常出现。其中约 69% 属于原发性遗尿，约 31% 继发性遗尿，男性多于女性。

1. 病因病机

遗尿可由器质性疾病（如先天性尿道畸形）、功能性疾病、精神心理因素（如小儿长期处于压抑状态，不适应新环境等）引起。临床上小儿遗尿多以功能性为主，与遗传、生活习惯及家长关注度有关。在《灵枢经·本输》中载"三焦者……入络膀胱，约下焦，实则闭癃，虚则遗溺，遗溺则补之，闭癃则泻之"，崔教授认为，小儿遗尿多系虚寒所致，与膀胱和肾的功能失调有关，尤其是先天肾气不足、下元虚冷。肾气不足，就会导致下焦虚寒，气化功能失调，闭藏失司，不能约束水道而遗尿。

诊断时可通过询问病史、体检、尿液检查和影像学检查等以明确有无器质性疾病，其中膀胱 B 超检查非常重要。

2. 手法治疗

手法治疗原则为温补脾肾、固涩下元。

（1）点按背部五线：左手作为压手，右手食指、中指、无名指点按督脉及膀胱经左右四线，双手四指点按背俞穴。

（2）背部捏脊：以四指在前拇指在后，从下向上，从八髎至腰一，边捏边沿两侧膀胱经交替前进，反复 8 次，掌根从下向上推八髎、龟尾。

督脉起于小腹，下出会阴，贯脊，属脑络肾，具有统摄全身阳气，维系人身之气功能。两旁有膀胱经，捏脊时膀胱经的各背俞穴也得到相应的良性刺激，可协调脏腑间的功能，治疗相应脏腑疾病。崔教授总结发现，背部五线捏脊，可以起到调节身体机能，平衡阴阳，助阳之作用。八髎、龟尾分别位于骶骨和尾骨上，掌根推起到温补肾阳、固涩下元之功效。

（3）掌根推关元穴、中极穴：关元、中极分别位于任脉脐下三寸、四寸。关元穴是小肠的募穴，小肠者，受盛之官，化物出焉；中极为膀胱的募穴，膀胱者，州都之官，津液藏焉。掌根推关元、中极 2 穴，起到培本固元、固涩下元之功效。

推拿治疗后，崔教授常嘱给孩子每天吃两片狗肉，以黑狗肾疗效最好，不宜过多，可温补肾阳。

治疗的同时还应进行膀胱功能训练。一般儿童的膀胱可容纳 300mL 左右的尿液，白天应鼓励孩子多饮水，有意识的使膀胱多储尿，当每次尿液达到

350mL 以上时，患儿的膀胱便具备了一定的储存尿液的功能，然后再训练孩子排尿中途停止再排，以训练膀胱括约肌的功能，达到令患儿可以自己控制排尿的目的。

此外，应帮助患儿养成睡前少饮水，睡后定时排尿的习惯，夜间入睡后 2 小时、4 小时应定时叫其起床排尿。

睡前不使患儿过度疲劳，小儿睡前过度疲劳，有损肾气，影响肾的气化作用。

十二、小儿厌食

厌食是小儿常见的脾胃病证，多因喂养不当，或长期偏食，脾胃受损所致，以长期食欲不振、厌恶进食为特点。本病好发于 1～6 岁的幼童，在儿科临床上发病率较高，尤其在城市儿童中多见。

1. 病因病机

胃司受纳，脾主运化，脾胃调和，则口能知五谷饮食之味。厌食的病变脏腑在脾胃，发病机理在脾运胃纳功能的失常。崔教授认为，小儿厌食与先天不足、喂养不当、微量元素缺乏等有关。小儿先天禀赋不足，脾胃薄弱，导致受纳、运化失职而致厌食。乳食品种调配、变更失宜，或纵儿所好，杂食乱投，甚至滥进补品，均易损伤脾胃，造成脾胃受损，运纳功能的失常。

临床主要表现为患儿长期不思进食，厌恶摄食，食量显著少于同龄正常儿童，可伴有脘痞、嗳气、泛恶、大便不调等症状，或伴有面色少华、形体偏瘦、口干喜饮等症状，但精神尚好，活动如常。临床诊断时需排除其他外感、内伤慢性疾病。

2. 手法治疗

小儿厌食的治疗以捏脊为主，辅以摩腹。穴位以手部穴位为主，8～12 岁的儿童可加腹部、下肢等部位的穴位。

（1）点按背部五线：左手作为压手，右手食指、中指、无名指点按督脉及膀胱经左右四线，双手四指点按背俞穴。

（2）捏脊：共捏 5 遍。以四指在前拇指在后，沿督脉从下向上，反复 3 次。第 4、5 次，每捏 3 下迅速向上提一次。

（3）摩腹：以手掌覆于患儿腹上，以肚脐为中心画圆，顺时针轻轻摩擦 81 次。

（4）手部穴位

1）处方：补脾经、补胃经、运内八卦、揉板门、推四横纹。

2）方解：补脾经、补胃经健脾和胃、促进纳运；运内八卦、揉板门、推四横纹调气机、平阴阳、以助纳运。

3）加减：完谷不化者加分运内八卦、揉按足三里 100 次；烦急哭闹者加揉内劳宫、三阴交各 50 次。

十三、小儿泄泻

泄泻是以大便次数增多，粪质稀薄或如水样为特征的一种小儿常见病，多见于 2 岁以下的婴幼儿。本病一年四节均可发生，但夏秋两季发病率较高。

1. 病因病机

小儿泄泻多由脾胃虚弱、饮食内伤、感受外邪引起，病位主要在脾胃。《幼幼集成·泄泻证治》中记载"夫泄泻之本，无不由于脾胃。盖胃为水谷之海，而脾主运化，使脾健胃和，则水谷腐化而为气血，以行荣卫。若饮食失节，寒温不调，以致脾胃受伤，则水反为湿，谷反为滞，精华之气不能输化，乃致合污而下降，而泄泻作矣"，小儿脾常不足，乳食内伤，感受外邪，或脾肾阳虚，均可导致脾胃运化功能失调而发生泄泻。

泄泻典型的临床表现有大便次数增多，每日超过 3 ～ 5 次，甚者多达 10 次以上；大便呈淡黄色，粪质稀薄或如水样，或黄绿稀溏，或色褐而臭，可有少量黏液；或伴有恶心、呕吐，腹痛，发热，口渴等症状。

发病前常有饮食不洁或不节，或感受外邪的病史。临床应辨清病因及轻重虚实，不同的病因可导致不同的大便性状。内伤乳食可见大便稀溏夹乳凝块或食物残渣，气味酸臭，或如败卵。脾胃虚弱可见大便稀薄或如烂糊。轻证大便次数一般不超过 10 次，精神较好，小便量可，无呕吐。重证泻下急暴，可见小便短少，体温升高，烦渴神疲，皮肤干瘪，囟门凹陷，目眶下陷，啼哭无泪等脱水征，以及口唇樱红，呼吸深长，腹胀等酸碱平衡失调和电解质紊乱的表现。泄泻病程短，泻下急暴，量多腹痛，多属实证。泄泻日久，泻下缓慢，腹胀喜按，多为虚证。

2. 手法治疗

小儿泄泻的治疗以腹部基础手法和捏脊为主，穴位以背部及腹部穴位为主。

（1）摩腹：以手掌覆于患儿腹上，以肚脐为中心画圆，逆时针轻轻摩擦 81 次以止泻。

（2）开四门：以双手拇指点按脾经募穴章门、肝经募穴期门、肾经的募穴京门及胆经募穴日月，此4穴可以健脾和胃、疏肝利胆。

（3）捏肚角：以食指及拇指捏起肚脐两侧。

（4）捏脊：共捏5遍。以四指在前拇指在后，沿督脉从下向上，反复3次。第4、5次，每捏3下迅速向上提一次。

（5）辨证取穴

1）伤食泻：补脾经健脾消食化滞，揉龟尾理肠止泻。

2）脾虚泻：补脾经、补大肠健脾益气、固肠实便，推上七节骨、揉龟尾温阳止泻。

十四、小儿便秘

便秘是指大便秘结不通，排便时间间隔延长，或排便困难的一种病证，一年四季均可发生。

1. 病因病机

本病主要病位在大肠，与脾、胃有关。小儿饮食不知自调，或家长喂养不当，损伤脾胃，加之小儿脏腑娇嫩，脾常不足，易伤脾阳、损胃阴。胃阴不足，耗伤津液，导致大肠失濡而致大便干结；脾阳气虚，则大肠传导无力而致便秘。

崔教授认为，本病与小儿先天脾胃薄弱、喂养不当有关。小儿先天脾胃薄弱，运化失司，大肠推动无力，传导失职而致便秘。小儿脏腑娇嫩，如过早给予一些不易消化的食物，超出小儿脏腑运化能力，久之则致小儿脾胃、大肠功能失调而致便秘。

临床表现主要有排便时间间隔超过习惯排便时间1天以上，粪质干结，或便干如球，排出困难，可伴有厌食纳呆，口臭，矢气较臭等症状。临床诊断时需辨清虚实，实证可见大便多日不排，排时难出，便干如球，面红耳赤，身热多饮，口气热臭，小便黄少，烦急夜惊，脉洪数，苔黄燥，指纹紫滞；虚证可见便秘日久，多日方解，便质偏干，强努难下，便时较长，形瘦神倦，面唇、爪甲淡白，脉细弱，苔薄或指纹色淡。

2. 手法治疗

治疗以腹部手法为主，取穴以背部及手部穴位为主。

（1）摩腹：以手掌覆于患儿腹上，以肚脐为中心画圆，顺时针轻轻摩擦81次。

（2）点三脘：按中脘→上脘→下脘的顺序，以中指点按三脘，以促进脾胃运化。

（3）拿抖腹部：沿任脉轻轻拿起腹部，从上至下，慢速轻抖，反复10次，拿抖腹部后要摩腹以安抚患儿。崔教授临床发现，对于小腹部有硬结的患儿，腹部拿抖法效果甚佳。

（4）辨证取穴

1）实秘：清天河水、清大肠祛除胃肠积热，推下七节骨、揉龟尾通腑行气、以利排便。

2）虚秘：肺主气、脾统血，补肺经、补脾经益气养血，推三关补气血，揉足三里健脾和胃、调中理气，推下七节骨通腑行气、以利排便。

十五、小儿肌性斜颈

小儿斜颈分为骨性和肌性，临床以小儿肌性斜颈常见。

小儿肌性斜颈是指因胸锁乳突肌挛缩造成的斜颈。本病多发现于出生后2周左右，左侧多于右侧。本病在早期一般无骨性改变，病程大于4周可出现面部发育不对称、颈椎发育不对称，甚至累积胸椎及智力发育，本病越早治疗越好。推拿治疗对于6个月以内的患儿有较好的疗效，1个月左右疗效最佳，3～5次即可痊愈。

1. 病因病机

根据崔教授临床观察，本病多由患儿在母体中胎位不正、生产过程中用产钳助产、喂养、睡觉姿势不当等原因造成。患儿在母体中胎位不正、活动不利，造成一侧胸锁乳突肌血液循环出现缺血性挛缩而致斜颈。生产过程中用产钳助产，损伤胸锁乳突肌，由于肌肉撕裂，造成血肿，出现纤维性挛缩而导致斜颈。

崔教授认为，小儿肌性斜颈病位在胸锁乳突肌，胸锁乳突肌上的结节即为本病的根本病因。如将胸锁乳突肌比喻为绳子，结节即为绳子上打的结，唯有将结解开方可病愈。

典型的临床表现是患儿颈部偏向患侧，面部向对侧旋转，胸锁乳突肌上有椭圆形结节或较粗条索，大小不等，位于肌层，质软，边界清楚，有一定活动度。

2. 手法治疗

（1）局部放松：患儿仰卧位，医者坐于患儿头部前方，一手托住患儿枕部，使头部抬起，呈过伸位，拇指指腹置于患儿胸锁乳突肌上，吸定后做轻柔的揉法，先健侧后患侧，每侧重复8～10次。

（2）拨筋解结：医者以拇指沿胸锁乳突肌做一指禅拨法，手法宜轻，从远端逐渐移至患处，至患处时，以指腹点拨 3 ～ 5 次，手法适当加重。于胸锁乳突肌的起止点处以指腹点拨 3 ～ 5 次，手法适当加重。重复此式 8 ～ 10 次。

（3）被动牵拉：患儿仰卧，医者一手托住患儿后枕部，另一只手扶住患儿下颌，稍用力向健侧牵拉患儿颈部，使头部向健侧侧屈，面部向患侧旋转，以纠正斜颈。

（4）直推放松：患儿俯卧位或患儿家长抱坐位，医者一手扶住患儿头部，使其头部向健侧侧屈，医者另一只手于患侧胸锁乳突肌做直推法 8 ～ 10 次。

崔教授主张本病宜早发现、早治疗，平时要注意纠正患儿头的姿势，喂奶、睡觉时使其头向健侧侧屈，面向患侧旋转，治疗同时配合热毛巾热敷。医者指甲剪短，治疗前于手上涂抹婴儿润肤乳，手法宜轻，禁忌在一处停留重拨，要不断移动。

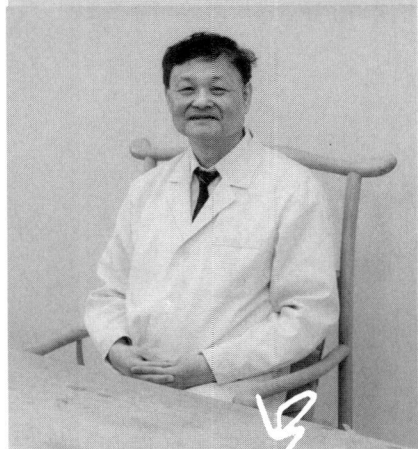

吴丹丹军

勤求博学，获益名师
继承创新，中西汇通

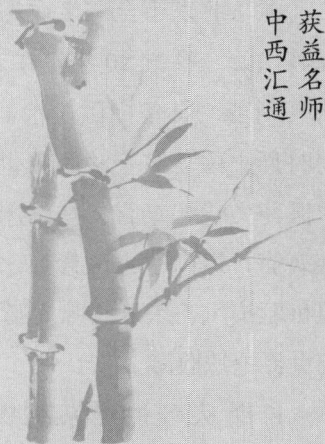

医家简介

吴升平（1954年7月生），首都医科大学附属北京天坛医院、北京市神经外科研究所主任医师，教授，首都医科大学硕士研究生导师。北京博爱堂研究所、北京市"传统、传授、传承、传播"工作室指导老师，北京市鼓楼中医医院京城名医馆特聘专家，三亚市中医院工作室导师，贵阳脑癫医院、内蒙古鄂尔多斯医疗中心支边专家。科学技术部2017年至2019年中医药现代化专项评审，北京市高级技术职务评审，教育部及山东省科技成果评审，中国医学科学院神经科学评审专家，中国残疾人联合会特聘专家，北京市科学技术协会推选有突出贡献医学专家，北京市政府"社区常见慢性病管理及费用控制"百名专家团专家，北京市脑血管病防治协会理事，中国实用神经疾病杂志副主编，中华慢性病杂志等多家杂志编委。

毕业于首都医科大学，自1970年开始，在北京宣武医院中药房工作6年。精通中药材鉴别、加工及中药丸、散、丹剂制作工艺，掌握其药性、药理及技术精华。认真拜读众多名老中医处方用药，积累了大量神经科疑难杂症经典处方。在中医药理论方面有着自己独到的见解，为日后中医临床脑病诊治及学术思想的形成，打下了坚实的理论和实践基础。

师从北京市全国老中医药专家学术经验继承工作指导老师吴作君教授，跟随其出诊、抄方20年。在老中医学术经验继承工作中被肯定为长期临证学习，认真刻苦，具备中医诊治心脑血管疾病、妇科疾病等常见病、疑难病的水平。同时拜中国著名书法家张世忠、中国画院画师刘树海为师，将国粹书画艺术同中医药文化相结合。在临床工作中，根据患者不同病情，题字送画勉力患者战胜病痛，提高了中医诊疗水平和对患者的人文关怀。其中，菊花图——"菊花明目驱头风，入肝脾肺胃肠经。夏饮菊花冬普洱，休闲逍遥乐其中。"被中医影响世界论坛收藏。

长期从事神经系统疾病科研、临床与教学工作。牵头及承担国家"八五""九五""十二五"重大攻关研究课题、国家"863"课题及国际合作研究等多中心研究课题 15 项。自 1981 年开始，已完成中国 6 城及 21 省农村、少数民族地区 30 余万人群神经系统疾病流行病学调查，首次获得国内完整的神经系统疾病流行病学科研数据，荣获国家卫生健康委员会科技成果乙级奖。1986 年至 2017 年间，完成全国脑血管疾病等调查研究，足迹走遍新疆、云南等全国大部分地区，为众多基层医务人员和学科骨干讲学、授课、培训，推动了各地区学术发展和人才队伍的建设。多次代表神经学科及中医领域，在国内外学术会议进行论文报告，引领学科前沿。积极进行科普讲座，多次赴澳大利亚参会并进行义诊，为中医药事业走向世界做出了贡献。承担首都医科大学、北京高等卫生学校流行病学、卫生统计学课程，培养硕士、博士研究生 8 名，并获得优秀教师称号。2017 年创建的由名老中医及按摩、针灸、小针刀、西医等专家组成的吴氏中医团队，为异地腰部及头部损伤、行动不便的患者服务，效果明显，立竿见影。培养形成了中西医技术过硬，具有创新能力的学术团队。

荣获 1996 年度联合国中国国家分部发明创新科技之星奖、1995 年国家科技成果奖、1999 年原卫生部（现卫生健康委员会）科技进步奖二等奖、1999 年北京市科技进步奖二等奖等科技成果奖 6 项，主编和编著《心脑血管疾病防治》等专著 4 部，发表学术论文 70 余篇，撰写医学科普书籍《降血压的智慧》及 60 余篇医学科普文章，被健康报评为优秀科普作者。

经过 40 余年的医疗实践，吴教授积累了坚实的神经系统疾病临床功底和科研能力。应用中西医结合的诊疗方法治疗各种神经系统疑难杂症，达到准确估计疾病预后，明显提高治疗效果的目的。为神经系统疾病探索出一套中医辨证施治和西医循证医学相结合的行之有效的诊疗方案，形成了独具特色的西医诊断疾病同中医辨证施治相结合的诊疗模式，丰富和完善了中西医结合临床理念，为中医药事业发展同西医学相结合做出了卓有成效的贡献。

学术思想

一、脑病多源于痰

脑为元神之府，《素问·脉要精微论》中载"头者精明之府。头倾视深，精神将夺矣"，西汉《春秋元命苞》中载"人精在脑""头者神之所居"。清代王清任提出"灵机记性不在心在脑",阐明了脑与神明的相关性。中医理论明确指出,脑部疾病应该首先注重痰阻脑窍方面的问题,痰邪是多种脑病发生、发展及导致愈后不良的重要原因。痰浊上蒙清窍或滞于脑窍,会阻碍脑部的气血运行出现头疼、眩晕等症状或痰积化热、久热生风上冲于头顶,导致脑中风的发生。因此,在注重脑部病变特点的同时,更应该注意到脑病的根源很可能是痰邪所致。在注意痰邪诱发脑病的同时,还应注意髓海不足也会影响脑功能。《灵相·海论》载"髓海不足,则脑转而鸣",王清任《医林改错》载"高年无记性者,脑髓渐空"。因此,在临床中首先要明确脑病是由于痰邪所致,还是由于髓海虚衰所致。辨证施治明确病因、病机是十分重要的环节。

二、脑病治法以清为上

脑为清灵之府,喜静恶扰,藏而不泻,藏以精髓,精髓为阴,至清至纯,以清灵为其性,以清静和谐为贵。《奇效良方》载"脑喜静而恶动扰,静谧则清,动扰则掉摇散乱",静谧则头脑敏捷,否则脏腑失常,气机逆乱常可扰于脑,出现精神、意识方面的病变。因此,脑病治疗主要关注以下几个方面。

1. 脑病属痰邪致病者施治宜清忌郁,从清热化痰选方用药,可获得事半功倍的临床效果。治疗上以清热泻火、涤痰开窍为主法,常用黄连温胆汤加减治疗,常用药物包括黄连、半夏、石菖蒲、陈皮、茯苓、竹茹、枣仁等。苍术、厚朴、半夏等药辛开化湿,山栀子、黄连、黄柏等药苦寒清热,黄连、桂枝取交泰丸之开泄痰热,苍术、白术、三黄(黄芩、黄连、黄柏)对于老年性痴呆、精神行为障碍等病证有明显疗效。

2. 心主神明在脑,清心也可起到清脑的作用,常用黄连解毒汤加减治疗。神昏重者,加安宫牛黄丸、紫血散、三黄汤。

3. 脑病属气血异常者应调气血。一般在脑病后期,气血运行不畅,机体不良因素化为热毒,伤及阴经而导致脑内气血失常。血瘀为诸多脑病的主要原因。中医早有"气行则血行,气滞则血滞"的论述,脑病宜清热化痰,也要注重活血化瘀,常用黄连解毒汤合四物汤或补阳还五汤加减治疗,黄连解毒汤清郁热,四物汤散瘀血,两方合用瘀、热自除。血热者,加葛根、丹参、川芎等药物,葛根可升阳、解郁,丹参可降气行血。湿热、痰瘀互结者及高血压、脑梗死病证恢复期头疼、头晕等症状,加川芎配黄芩,川芎入血分能祛一切风邪、调理正气,黄芩既能加强治疗头疼之效,又可佐川芎温燥之性。治疗脑病还应采用化痰开窍、活血开窍之品(如丹参、葛根、石菖蒲等药物),使患者邪热清、心脑明、毒瘀散，达到脑窍通的治疗目的。

三、脑血管疾病诊治在气血

中医学认为，气血是维持机体正常生命活动的物质基础，气血失调是发生各种疾病的病理基础，尤其是脑血管疾病的发生更是如此。朱丹溪述"气血冲和，万病不生，一有怫郁，诸病生焉"，《黄帝内经》载"百病生于气"，气为一身之主，升降出入周流全身，使脏腑、经络、四肢得以活动。若机体失衡，湿热内壅，阻滞气机，可致气机失常，影响脏腑、经络的生理变化，干扰机体气血正常运转而诱发脑血管疾病。

中医八纲辨证诊断中，虽未谈到气血二字，但气血的实质内涵却包含于八纲之内。八纲辨证总纲为阴阳，气属阳、血属阴，构成人体阴阳物质基础。血气平则阴阳平衡，疾患易除。从八纲辨证中可以看出传统中医学对于疾病的诊断，同西医学神经科临床定位诊断相较超前了几千年，诊断部位之精确性却如出一辙。以脑血管疾病为例，阴阳是诊治病证总纲，涵盖气血传变规律。脑血管疾病早期出现气短、乏力等症状，久病入络主血，易出现偏瘫、口语不清等临床体征。表里反映病证部位，犹如神经科定位诊断，脑血管疾病发病部位是脑表面还是脑干，便于确定治疗方案。寒热反映病变性质，热则充血妄行，寒则气血凝滞，脑血管疾病是出血还是缺血发病，性质不同，治疗方案亦不完全一样。虚实反映病证邪正状态，应根据患者症状、机体强弱差异性，明确虚实，一般虚证与气虚、血虚相关，实证与血瘀、血滞相关。因此，无论是器质性脑血管疾病，还是功能性机能失调，均以气血为核心、以气血为统领进行辨证施治，可以很好地把握病机及演变过程，认清疾病本质。

中风多属本虚标实之证，在标为风火痰湿壅盛、气血郁阻，在本多为肝肾不足、气血衰微。临床上一般分为中经络和中脏腑两大类。中经络者一般症状较轻，无神志改变，仅有肢体和其他部位的异常；中脏腑者常有神志改变，病情严重。临床常用清营方（金银花、连翘、犀角、生地黄、黄连、玄参、麦冬、丹参、竹叶等）、菖蒲玉金汤（石菖蒲、栀子、竹叶、牡丹皮、郁金、灯心草等）加减治疗，并配合服用安宫牛黄丸、牛黄清心丸。整个治疗过程中，要根据患者机体气血盛衰情况辨证施治，以气血通畅为要。例如，治疗脑梗死时，在补益阴阳气血方剂中，须佐以调气活血之品以避免留邪。脑梗死患者以血虚为主要病理基础，由于血虚而致络脉空虚，风邪乘虚而入导致发病。治疗时要风血同治，以养血、活血、息风通络为法，在临床实践中应用九味羌活汤加减治疗可取得良好的疗效，遣方用药既有理论根据，也有明显的临床实用价值。方中选用四物汤以养血活血，同时应用羌活、防风等药物祛风通络，川牛膝逐血瘀、通络、引药下行，黄芪益气、养血、生津，石菖蒲、郁金化痰安神，针对热痰扰神者加用黄芩、牡丹皮清热泻火。风与血同治对于控制脑梗死病情发展亦有明显疗效。病随气动，必查其机，分析发生异常"气"对人体生命的危害性，正是临床提高治疗效果的关键所在。

四、学术特色鲜明

（一）教书育人德为先，临床为上

早在公元前 460 年西医学《希波克拉底誓言》就强调从医者"凡事以纯洁与神圣为怀""将竭尽能力与智慧，以己之才帮助病患"。我国唐代医药学大师孙思邈在首卷《大医精诚》中指出"广施善术""以病患者安危为念，远避不善之举"。从国外医学家提出医生济世到我国医学家倡导医者必须博极医源、精勤不倦，表明医生是一种高尚的职业，医者需要有高尚的医德和奉献精神，同时还有精湛的医术，这样才能成为良医。

教学生最主要应教其做人，要做到学问无止境，做人是根本。要始终贯穿以学生自我学习为主，要有奉献精神。做人要诚信知足，做学问要谦虚不知足，做事要认真知不足。培养学生增强自信心，始终保持阳光心态，从容对待困难。例如，有位学生在校期间，因家庭经济困难准备辍学工作，吴教授知道后就用自己的工资补贴学生完成了研究生学业。该学生在毕业感言中写道：老师就是师父，教书育人是老师，关心爱戴如父亲。爱心的激励，让她在从事医疗工作中，待患者诚恳，成为学科骨干。

中医临床培养要高标准、严要求。中医的成长，简单分为四个层次：①医家，仅是单纯看病诊脉的医生。②专家，对于本学科技术熟练精通，业务职称较高者。③大家，著名医学家和学科带头人。④哲学家，以人为本，将精益求精的医术与哲学内涵相融合者。这才是医生终身追求的目标和真谛。正确应用中医阴阳平衡、辨证施治哲学理念诊治病患，决不能单纯依赖医疗仪器进行冷冰冰的诊断。

在临床中我们同学生共同临证，观察患者舌苔、舌根及脉象，同时验证诊疗结果，找出差距，提升临诊能力。要求从读、书、拜师、多临床四个方面提高学生的中医诊治水平。

1. 读中医经典及文献

中医经典是理论的源泉，是临床实践的基础。多读一些《黄帝内经》《伤寒论》等中医经典专著；学点《易经》，阴阳学说起源于此。从中医基础理论入手，掌握和认识诊治疾病的实质。

2. 学习一点书法

书法艺术代表着我国传统文化的内涵，是与西方字母文化截然不同的一种象形文字。在练习和学习书法过程中，可以加深对中医文化本质的认识，提升对中医学是文化传统和民族情怀的理解，可帮助感觉和理解中医脉诊，正是医生与患者间的"人气"交往。书法中"气"的运用，传递给患者，增强患者战胜病痛的意志。古代中医人漂亮的字能够给予患者一种信任和美感，也是提升医生驾驭、解决病证能力的体现。

3. 中医师带徒是传承和培养中医人才成长的好方法

中医治疗疾病的效果，不但要有深厚的理论支持，更多的是需要医疗实践和经验的积累与传输。老师言传身教对后人成长起到事半功倍的效果。自古名师出高徒，主要靠师徒方式传承发展，提升学生对于中医的深刻理解。

4. 要多临床

应用和遵循中医"望、闻、问、脉"的诊治原则多实践，以中医疗效来弥补目前西医诊治疾病中的不足。改变部分中医医生不会诊脉，单纯依靠看西医化验指标诊病开中药方的弊端。众多中医大家和名医的成长，给予后人的启迪是要固本思源、勇于创新。

（二）中医传承与发展应与西医学相融合

中医为中华民族的繁衍，为疾病防治及现代不明原因疾病的诊断与治疗，做出了不可磨灭的贡献。博大精深的传统中医学是我国民族的财富，亦是中国物质遗产中不可缺少的重要组成部分。中医在疾病诊断、人类健康等诸多方面发挥着不可估量的作用。同时中医由于历史悠久和当时科技发展的局限性，本身存在着诸多理论和实践中需要完善与提高的内容，需要吸收西医学的精华，借助西医学的技术手段，使中医走向现代化、走向世界。

1. 从哲学和文化高度阐述中医首先是科学

中医诊治疾病更多的是从宏观角度辨证论治地看待人体与疾病，应用阴阳辩证统一的古典哲学看待病证传变、转归和机体健康状况变化，强调"天人合一"的思想，这一点与《三因极一·病证方论》外因致病（六淫）的论述相吻合。

西医的诊断、治疗源于还原，病源归结精确到细胞、基因及染色体等微观学说，忽视了机体整体性，缺乏协调统一性。中西医学科之间应该相互学习、融合与提高。中医涵盖了我国的传统文化内涵（如阴阳五行学说），包含着数学模糊理论要素，许多内容很难一时阐述清楚和进行科学论证。因此，在探讨其渊源时更不应盲目地套用西医诊治疾病的思维模式和方法来处理，应该形成中医学自我分析和认识疾病的方法论，方能使中医理论和医疗实践被世人所认同。

在论述中医哲学理念的同时，更应该明确强调中医是我国独特的民族医学，是传承几千年为民族健康、繁衍做出巨大贡献的生命科学。中医学既然是科学，同时它又不同于一般性的科学，涉及人体脏腑辨证很多方面，要素与因素之间相互影响，常常是多点不断延伸而形成一条线。

2. 中医发展既要继承传统又不能拘泥古典

在继承和发扬中医学优势的同时，要汲取西医学的诊断技术和方法（先进的影像学和生化检查手段等）来丰富和发展中医，做到洋为中用，有效地挖掘中医博大精深的实质。在中医临床辨证施治的过程中，借鉴西医检查和化验结果，观察中医药的治疗效果，能够得到很好评价。如脑胶质瘤术后，服用中药和未服中药者的生存质量完全不一样，前者明显好于后者，脑核磁共振影像可完全说明以上论述。

3. 从中药领域入手提升中医现代化水平

屠呦呦教授因带领团队发现抗疟药物青蒿素获得拉斯克临床医学奖，是现今研究中医从中药入手、以药兴医的成功例证，是中医现代化进程中可喜的一步。

中医学研究与现代化同步可从多方面着手。如从神经介质分泌水平的差异性，来阐述中医针灸麻醉的机理及镇痛机制，得到国际同行们的认可和赞许。又如，中药治疗可以有效地延长恶性肿瘤患者生命，提高其生存质量，这是不容置疑的事实。这些都说明了提升中医药价值离不开现代科学的验证。

应该从有利于中医发展的领域，提高中医药的科技含量，不应使中医学边缘化。中医学与西医学要相互融通与发展，在不断地创新和发展中前进，是中医学最好的继承与发扬。

4. 中医的生命力在于疗效

中医是一门涉及宇宙自然、社会人文、哲学等多维动态性的人体生命医学，以实现"形与神聚、尽终天年"为终极目标。从人出生到死亡的生命全过程，从自然时空变异、社会形态多元化，形成了人体生命的复杂性，对于不同病机性质提出了不同的生命体征。治病求本正是中医诊疗疾病的个体化治疗。

中医学认为，对于静态的、缺乏时空联系的标本、影像、医学仪器所获得的间接结果，只能反映出个体疾病的某个阶段的体征，并非辨证求本的结论，更非依从于病理生理对应药理的思维方式，患者的治疗目标是对治疗效果的评价，而非西医认为"看得见、摸得着、拿得出"的直观性的、实验的、实证的逻辑，不能用西医理论来否定几千年来中医在临床实践中诊治疾病的贡献。事实证明，中医在慢性病防治、康复、生命健康保证等方面，都做出了不可磨灭的功绩。中医学与西医学要相互学习与借鉴。

5. 将西医疾病分类法与中医辨证相结合

病理生理对应药理是西医理论及临床的一种模式。寒热虚实对应寒热温凉药物，应用辨证论治，指导中医临床实践。这是两种不同医学思维方法，二者不能相混淆。我们不能简单地以现代科学文化，以看得见、摸得到的感官思维，来否定中医的宏观思维方法。如果用这种方法和模式验证中医理论和实践的话，就是犯了本末倒置的逻辑错误。

中医是以动态、时空、多维关联的一门生命科学。如果脱离了该系统，其思维就不具备中医的临床模式，其治疗效果必然差。临床上众多西医医生没有经过临床辨证论治，看药名随意开出的中成药效果并不明显，具体原因是没有按照中医的临床模式和诊治方法应用方剂，因此产生效果上的偏差，这是值得引起我们关注的问题。

应用西医学发展技术，借鉴和吸取西医学手段，应用世界卫生组织疾病分类标准，首先明确疾病的病因、病理和疾病的本质，再用中医基本理论辨证论治，通过这种西医疾病分类标准与中医辨证施治相结合的诊疗模式，不但可以准确地明确病证、避免误诊，还可以在此基础之上评价疾病治疗效果，也为提高中医疾病诊治水平、统一评价标准和中医全面走向世界提供了科学依据。

6. 发挥中医药传统优势提高科技水平

中医学是一门历史悠久的生命科学，西医学传入中国仅几百年时间，在全面认识方面中医学明显早于西医学。

中医传统诊法分为望、闻、问、切，西医学诊法分为望、触、叩、听，同时西医学脱离不开检查手段。近年来实践证明，西医更多的是向着与中医的理论融合相通方面发展，如各种综合性的治疗、多学科的渗透、临床综合会诊等，基本上没有脱离中医学的范畴。两者的差别在于，中医学是几千年来人类与疾病斗争过程的积累和总结，是临床经验的升华，其效果是肯定和明确的；西医的诊治方法和实践基础来源于动物实验结果，然后应用于临床，这样重复从动物到人的过程有一个完善、提高、总结和认识的过程。中医学是人类直接经验的结晶，是生命实践的科学，更具有意义和价值。中医的生命力在于疗效，借鉴西医学手段能够进一步地佐证中医学在治病、防病方面的效果，为人类繁衍和健康做出更大的贡献。如中医学牛痘防治早于国外学者千年以上，并且目前在新型冠状肺炎防治方面正发挥着不可估量的作用。

中医药在临床实践中要充分发挥学科优势，为中医学走向世界，为人类幸福做出应有的贡献。这一点正是我们中医人应该担负起的责任和需要为此努力的方向。

临床经验

一、脑出血

脑出血是指脑实质内出血，属于脑血管疾病分类中较为严重的类型之一，占脑卒中的 10% ~ 30%，是导致人类死亡、致残的严重的公共卫生问题。我国脑出血比例明显高出西方国家 2 ~ 3 倍，究其原因可能与人群高血压控制率低，脑血管内皮细胞相对比较薄等生理特点有关。

1. 病因病机

脑出血属于中医学"中风"的范畴。中医学认为，该病发病原因多与精血亏耗、肝肾阴虚，肝风挟痰上扰，血随气逆于上，痰浊闭阻经络，蒙蔽清窍有关。《黄帝内经》记载"虚邪偏客于身半，其入深，内居荣卫，荣卫稍衰，则真气去，邪气独留，发为偏枯"，《金匮要略》记载"络脉空虚，贼邪不泻"。中风的主要病机为痰，其中包含有风痰、湿痰、热痰等。在急性期多以标实证候为主，恢复期及后遗症期多为虚实夹杂。

2. 辨证施治

脑为清净之府，脑出血急性期患者宜用清法。尤其是脑出血早期，临床表现多为痰瘀互阻。此时应根据患者症状、体征、舌苔及脉象特点明确分型。

（1）痰蒙清窍中风昏仆、苔腻、脉洪滑者，属于中风闭证，以开其闭塞为急务，选用导痰汤加减行气开郁，治痰涎盛。顽痰胶结者，加胆南星、石菖蒲；

痰浊化热者，加黄连温胆汤或配羚羊角粉鼻饲开窍平肝；嗜睡昏迷者，加服牛黄清心丸与局方至宝丹。临床上应多选用清热豁痰开窍的药物，忌用温补法。同时还可根据病情，选用脑部引经药，如石菖蒲、川芎等开通心脑窍的药物。

（2）肝阳暴涨、内火夹痰上蒙清窍者，治法重点为辛凉开窍、镇肝息风。热入心包者，可选用安宫牛黄丸配合羚羊角汤加减。

处方：羚羊角粉 3g（冲服），生地黄 20g，牡丹皮 10g，郁金 12g，石菖蒲 20g，远志 20g，菊花 12g，竹茹 10g，黄芩 12g，夏枯草 10g，生石膏 25g。

痰多者，加竹沥水 10g 清热化痰。便干者，加枳壳、大黄。烦躁多动者，加天麻、钩藤、僵蚕、黄连、白芍等药物息风止痉。脑出血合并消化道出血者，加白及、三七粉，鼻饲给药。

【验案举隅】

贺某，男，40 岁。脑出血、脑疝术后 30 天深度昏迷，并伴高热、肺部感染（绿脓杆菌、金黄色葡萄球菌感染）、泌尿道感染（霉菌感染）、消化道出血、右上下肢深部静脉炎，四肢肿胀严重，气管切开，西医以静脉高营养液维持生命体征，应用多种抗生素无效，最后使用万古霉素、泰宁等抗生素控制感染 1 周后仍无效，考虑到抗生素对肾脏的不良影响，并且患者尿蛋白（+++）、BUN 46mmol/L、心率 140 ～ 150 次 / 分、呼吸 36 ～ 40 次 / 分、体温 39.4℃，特请中医会诊救治。此患者高热神昏，生命危在旦夕，对此患者需分步治疗。

第一步：热在气营血阶段，痰热炽盛，热深厥深，结于心窍，上扰神明，急以清热解毒、醒脑开窍之法，选用菖蒲郁金汤加减治疗。

处方：黄芩 10g，金银花 20g，连翘 10g，白前 15g，前胡 15g，杏仁 15g，石菖蒲 20g，郁金 20g，远志 10g，黄连 10g，全蝎 10g，天竺黄 10g，羚羊角粉 1.2g，三七粉 6g（分冲），生地黄 15g，赤白芍各 10g，牡丹皮 15g。

黄芩、金银花、连翘、白前、前胡、杏仁清热化痰，金银花、连翘，还可引热邪外出；石菖蒲、郁金、远志、黄连、全蝎、天竺黄、羚羊角粉清心肺、泻肝火、开心窍、利九窍、平肝息风、除痰开窍、醒脑防惊；三七粉、生地黄、赤白芍、牡丹皮清营止血、祛痰生新，以防血与热结。同时用安宫牛黄丸、紫雪丹清热解毒、化痰开窍、清营凉血，并配营养液 1 号（西洋参 10g、五味子 10g、麦冬 20g、桂圆肉 15g，煎汤）代水鼻饲，用药 3 周后体温降至 37.8℃。

第二步：仍宜扶正祛邪、清热解毒、通脉消肿，即抗感染、消绿脓、除肿胀。方中重用三黄、金银花、连翘以清热解毒，现代药理研究发现金银花、黄芩对绿脓杆菌、金黄色葡萄球菌均有抑制作用，诸药配合肺部感染得以控制，同时加用消炎膏（如意金黄散两袋、七里散两袋、活血通脉散1瓶，水醋、麻油等份调匀）外敷四肢，四肢肿胀得以消除，体温进一步下降，五周后恢复正常。

第三步：正虚邪侵，有泌尿系统感染，宜清热通淋，并配白芍10g、赤芍10g、甘草5g，养血凉血、缓急止痛。

第四步：邪去大半正气未复，卫阳失固，故大汗淋漓、心阴外泄、心阳失固，恐有阴竭阳脱之险，故用益气生津固脱之药，转危为安。

第五步：病情平稳后，则以养血益气、化瘀通络治疗偏瘫，选用补阳还五汤合神仙解语汤加减治疗。

处方：当归10g，熟地黄20g，阿胶15g（烊化），石菖蒲20g，远志15g，胆南星10g，天麻15g，羌活10g，生牡蛎30g，鳖甲15g，石决明30g，钩藤20g，夏枯草20g，花蕊石10g，何首乌20g，桑寄生20g，豨莶草20g，鸡血藤20g，川芎10g。

重用当归、熟地黄、阿胶补气养血、生血起废、活血化瘀；石菖蒲、远志、胆南星、天麻涤痰开窍通络，患者声音渐出；羌活祛风通络，为治疗中风失语之妙品；生牡蛎、鳖甲、石决明、钩藤、夏枯草软坚通络、平肝潜阳；花蕊石化痰为水生津液；何首乌、桑寄生、豨莶草、鸡血藤补肝肾、强筋骨、利关节、通经络；川芎引诸药上行头目、下入血海，通十二经，并搜血中之风。同时用苏合香丸，取其辛温走窜，大活络丸、牛黄清心丸、地黄液之类随证取用。

经过近1个月的中医治疗，患者昏迷好转，神清，体温正常，四肢肿胀消除，语言欠利，右侧偏瘫情况良好，下肢肌力Ⅲ级，出院休养。

按语： 本病案由吴作君老师提供。该患者脑出血是因为劳累导致血不循经，病理基础为血积脑内。病机属瘀阻脑络、血溢脉外，手术后中医治疗。

文献报道离经之血为瘀血，此血在脑内不能加于好血，反阻断新血之代机，故血证以祛瘀为要。西医学认为，脑出血发生多为脑内动脉血管壁薄弱，大脑动脉内皮比较薄，加之患者高血压控制不达标所致，与上述相符。因此，脑出血急性期治疗应以祛瘀、清热为主，而非一味地止血为重。

脑出血患者由于局部血液积存于脑内，离经之血成为瘀血而产生出一系列临床症状，如昏迷躁动、高烧等。因此，在治疗脑出血时，应用镇肝息风、清热化痰、通脏腑泄热、清脑开窍的药物。在排除消化道出血的情况之下，还可适当应用一些破血逐瘀的药物，如水蛭，以达到破瘀血而不伤新血之目的。

本病例为本虚标实证，需醒神、开脑窍、化痰息风标本兼治。天麻、钩藤等药物潜阳息风；远志、石菖蒲、牛黄清心化痰；泽兰、地龙、安宫牛黄丸通络开窍；同时佩兰有芳香开窍之妙。同时配合西医对症治疗、支持治疗，患者在脑部手术后危重情况之下，1个月后出院休养。

二、脑梗死

脑梗死称作缺血性脑卒中，是由于脑部血液供应障碍，造成脑局部缺血、缺氧而引起脑组织局部缺血、坏死或脑软化。此类缺血性卒中占脑卒中的80%，是高发病率、高死亡率、高致残率的多发性脑血管疾病。

1. 病因病机

脑梗死属于中医学"中风"的范畴。中医学认为，中风是以猝然昏迷、不省人事，伴有口眼歪斜、半身不遂、语言不利，或者不经昏仆，仅以偏僻不遂为重的一种疾病。《黄帝内经》中记载"虚邪偏客于身半，其入深，内居荣卫，荣卫稍衰，则真气去，邪气独留，发为偏枯"，其病机为怒气上攻、饮食不节、瘀血阻滞等原因引起的脑脉痹阻，气血逆乱是本，风火交错、痰浊壅塞、瘀血内阻为标，脑络受阻，清灵之气不能与脏腑气相接，形成本虚标实、上盛下虚之证。后期症状多以气虚血瘀为重。中老年人多见肝阳化风，症见半身不遂、偏身麻木、舌强语钝、口苦咽干、尿赤便干，舌红或绛红、苔白、脉弦大。治法常用平肝息风清热。

2. 辨证施治

止痉常选用天麻钩藤饮加减（天麻、钩藤、石决明、杜仲、首乌藤）。开脑窍加石菖蒲、远志、佩兰；多痰者，加竹沥水、半夏、胆南星；口眼歪斜者，加防风、僵蚕、白附子；下肢痿软者，加牛膝、续断、菟丝子。痰蒙清窍者选用导痰饮加减行气开郁、除顽痰胶结、燥湿化痰。痰浊化热者可用黄连温胆汤加减治疗，还可配羚羊角粉鼻饲，以达到开窍平肝的治疗作用。

【验案举隅】

刘某，男，42岁。因外出和同事晚餐饮白酒过量而发脑梗死昏迷（中风闭证）。既往有高血压和糖尿病史，血糖150mmol/L，血压150/110mmHg以上，因身体没有明显不适，并没有很好地进行药物控制与治疗。发病时晚间感到说话不利，伴有右侧身体活动不便，急送医院。CT示左侧基底节和左枕部有大面积低密度影区，神志弱、反应迟钝，右侧肢体偏瘫，肌张力减退，各种反射存在，病理征阳性，血压200/110mmHg。诊断为大面积脑梗死。因当地医疗条件有限，未能进行溶栓治疗，只能进行抗感染、对症治疗，维持患者生命体征。

20 天后中医接诊，患者浅昏迷，呼叫时可有反应，面色潮红、口眼歪斜、眼转向一侧，体型偏胖，插有鼻饲管、导尿管，牙关紧闭，舌诊不配合，脉沉弦滑，便干。

辨证：肾阴早损，肝阳上亢，风动痰阻神明。

治法：滋阴潜阳，息风化痰，开窍通络。

处方：天麻 10g，钩藤 10g，石决明 20g，白蒺藜 12g，生地黄 20g，石菖蒲 20g，远志 10g，泽兰 10g，牛膝 10g，浙贝母 10g，天竺黄 10g，枳壳 10g，白芍 12g，黄芩 10g，半夏 10g，丹参 10g，地龙 10g，白芷 10g，川芎 10g，僵蚕 10g。鼻饲给药，加用牛黄清心丸，每日 2 丸，安宫牛黄丸，每日 1 丸。

5 天后患者可睁眼，意识逐渐苏醒。

二诊：舌伸出，舌质红，苔根黄腻，脉弦细滑，用前方加减治疗。

处方：石决明 20g，生龙骨 20g，生牡蛎 15g，生熟地黄各 15g，胆南星 10g，黄芪 15g，地龙 12g，木瓜 10g，黄芩 10g，牛膝 15g，丹参 12g，红景天 12g，麦冬 10g，夏枯草 12g，葛根 20g。

原方还加入威灵仙、秦艽、防风祛风湿、活血通络。中药治疗 2 月余，加之康复训练，同时服用降压药，病情稳定并能够从事自己公司的办公室工作。

按语：本病案为本虚标实证，首先中药醒神、开脑窍、化痰息风。缺血性卒中虽属血瘀脑部，但风邪入脑是主因。故处方中需有疏散风邪、清阳升散之药，既能调畅血脉，又能引活血药物上行。木瓜、怀牛膝引血下行且利关节，对患者偏瘫治疗有利；葛根祛风解痉有降血压之功效；白芷、川芎、丹参通利脉道并可引气血上行头目、下行血海。后期再加入威灵仙、秦艽、防风祛湿滞、疏通经络、活血祛瘀；生地黄、麦冬滋阴；石决明、钩藤、天麻、僵蚕潜阳息风；远志、天竺黄配合牛黄清心丸化痰；石菖蒲、泽兰、地龙配合安宫牛黄丸通络开窍。在中西医共同救治之下，患者恢复较好。

三、癫痫

癫痫由多种病因所致脑部神经元高度同步化异常放电而引起的以中枢神经功能失常为特征的临床综合征，具有突发性、短暂性、反复发作性和刻板性的特点，是一种常见的神经科病证。我国癫痫年患病率高达到 7%，有 900 余万名患者，全世界癫痫患者有 6300 余万人。由于患者发病时存在气道阻碍，常会发出类似畜物的叫声，民间也称之为"羊角风"。

中医对于癫痫的认识早在《黄帝内经》中就有记载"帝曰：人生而有病癫

疾者，病名曰何？安所得之？岐伯曰：病名为胎病。此得之在母腹中时，其母有所大惊，气上而不下，精气并居，故令子发为癫疾也"，在临床中，众多婴幼儿癫痫常与父母遗传、产伤等因素相关。

1. 病因病机

《丹溪心法·痫》中有"无非痰涎壅塞，迷蒙孔窍"之论，此病初为实证，多与痰热壅塞心窍相关，久病虚实夹杂，多由痰湿扰乱神明所致。

2. 辨证施治

本病以化痰息风、醒神开窍为治疗原则，同时治血散结与清热化痰并用。活血化瘀常选用桃红四物汤、血府逐瘀汤，可配合三棱、莪术、三七粉等药物破血逐瘀，贝母、橘红化痰软坚散结。热痰盛者，加胆南星、川贝母；湿痰盛者，加法半夏、苍术；癫痫大发作频繁者，加羚羊角粉。

风痰扰心（癫痫大发作）者治宜息风涤痰、镇心开痰，取《医学心悟》之定痫丸加减治疗。

处方：天麻 10g，川贝母 6g，胆南星 10g，法半夏 10g，陈皮 10g，石菖蒲 20g，远志 10g，茯苓 15g，丹参 20g，僵蚕 10g。

气郁者，加枳壳、郁金；心悸、少寐者，加炒酸枣仁、合欢花、合欢皮。

阴血不足、肝失濡润、筋脉失常、虚风内动（局限性癫痫发作）者，选用天麻钩藤饮加减以平肝息风、清热活血、补肝肾。

处方：天麻 10g，钩藤 10g，石决明 24g，山栀子 6g，牛膝 10g，天竺黄 10g，黄芩 10g，远志 10g，石菖蒲 20g，首乌藤 15g，桑寄生 15g，川芎 10g。

【验案举隅】

张某，男，17 岁。发病时，左脚和手部不自主向里转动 2～3 次。多在半夜或清晨时出现喊叫或躁动，随即出现神志丧失，口角向一侧歪斜，偶伴小便失禁。脑核磁共振影像示左颞侧软化灶，脑电图可见棘形波伴脑慢波。患者面色黄白，形瘦，舌体大、苔质淡红、舌尖深红、苔白满布、边有齿痕，脉弦细滑，眠差，便干。患者 10 岁时患过脑膜炎，有 2 年癫痫病史。

治法：息风涤痰，开窍定痫，柔肝息风。

处方：天麻 10g，钩藤 10g，石决明 10g，栀子 10g，黄芩 10g，胆南星 10g，柴胡 6g，石菖蒲 15g，远志 10g，佩兰 10g，僵蚕 10g，茯苓 15g，牛膝 10g，白芷 10g，川芎 6g，丹参 15g，枳壳 10g，大黄 6g。

患者学习紧张、睡眠障碍加炒酸枣仁、合欢皮、合欢花、生龙骨、生牡蛎；便秘、尿黄、热痰肝风内动者加黄连、栀子；痰湿者加陈皮、生薏苡仁、法半夏；亦可加活血药红景天。患者服用汤剂 4 月余，症状基本控制。

按语：服药后患者痰涎、汗液、尿液增多且大便通畅，疗效显著，排泄物越多，治疗效果越好。同时对于部分难治型癫痫患者，采用中医辨证施治用药，减少抗癫痫西药剂量以减少其药物的副作用。癫痫病因有风痰气血等，常见证候有血瘀证、风痰热证、肝肾阴虚证、心脾两虚证等证型。在临床上，应按照中医辨证施治开方用药，千万不要简单依照西医诊断方法分型用药。目前临床上应用频次最多的中药为石菖蒲、天麻、胆南星、半夏、僵蚕、钩藤、全蝎、丹参等，说明化痰、息风、活血药在癫痫治疗中应用更为广泛，并且有良好的临床效果。同时应该看到，中医药治疗癫痫在循证医学方面还证据不足。但癫痫患者对使用中医药治疗癫痫的需求很广阔，中医药在预防和控制癫痫方面有很大的治疗发挥空间，需要中医人的共同努力。

四、痴呆

痴呆是指较严重地持续性机能认知功能障碍，临床常以缓慢出现智能障碍为主要特征，同时存在着不同程度地人格改变，如烦躁、多动等。该病不是一种独立症状，而是一种临床综合病证。痴呆常由脑损伤或脑部病变引起，主要分为血管性痴呆和阿尔茨海默病。

血管性痴呆和阿尔茨海默病，在中医古籍中无明确分辨，一般都属于"呆病"范畴。其病变部位在脑，涉及五脏。

1. 病因病机

《景岳全书》中述"痴呆证，凡平素多痰，或以郁结，或以不遂，或以思虑，或以惊恐，而渐致痴呆"，《石室秘录》中论"治呆无奇法，治痰即治呆"，均表明痰浊和痴呆的发生有着密切联系。痰瘀久化为毒邪，可损伤脑络、闭塞清窍，脑络不通、脑髓失聪而灵机、记忆力减退，以致发展为痴呆。

血管性痴呆的发生多由瘀血阻滞脑络所致，凡离经之血皆为瘀血，瘀血阻滞脑络使之清阳不升、脑髓失养，而发展为痴呆。临床多为本虚标实，尤其是老年血管性痴呆，常是在髓海空虚的基础上加之中风所致。因此，不宜一味地治疗痰瘀，需要在辨别气虚、血虚、肾精亏虚的基础上，再行通窍活血，这同阿尔茨海默病的诊治不完全相同。

阿尔茨海默病在中医文献中描述为"善忘""痴呆"。《灵枢经·本神》中言明大脑主神明，《医林改错》中写到"高年无记性者，脑髓渐空"，《医学心悟》载"肾主智，肾虚则智不足，故喜忘其前言"，肾精亏虚、髓海渐空是引起老年人无记性的病理因素。传统中医对于虚证的认识，同西医学对于阿尔茨海默病的解释极为一致。

阿尔茨海默病引起中枢神经系统功能衰退与正常机体的衰减是完全一样的。表现在脑影像上，多见于脑实质性萎缩，这同中医"髓海渐空"的理论相一致。因此，对于阿尔茨海默病的治疗应以五子衍宗丸为主，对于改善患者症状极为有效。同时还应该结合患者个体的差异性，应用中医"心主神明"的理论对患者进行清脑、补脑、补髓相结合的治疗。

2. 辨证施治

辨证分型要注意血瘀阻窍和气虚血瘀两者的差别。

（1）血瘀窍阻者多见智力减退、善忘多疑、思维异常、行为古怪、目光呆滞，舌质暗紫、瘀斑，舌苔薄白，脉弦细或涩。治法宜活血化瘀、开窍醒脑，选用《医林改错》中的通窍活血汤加减治疗。

处方：桃仁10g，红花10g，赤芍10g，川芎10g，白芷10g，天麻10g，石菖蒲15g，郁金10g，当归10g，红景天10g，丹参10g，葛根20g。

久病气血虚者，加黄芪、熟地黄、黄精补益气血；瘀血重、血虚明显者，加鸡血藤、三七以活血。

（2）气虚血瘀者治宜益气活血、通经活络，选用补阳还五汤合五子衍宗丸加减治疗。

处方：生黄芪25g，当归10g，枸杞子12g，菟丝子10g，沙苑子12g，赤芍10g，桃仁10g，红花10g，地龙10g，石菖蒲20g，郁金10g，益智仁15g。

肢体麻木严重者，加鸡血藤、威灵仙；肢体拘紧者，加全蝎、白芍息风止痉。

【验案举隅】

刘某，男，67岁。两年来，从始感头晕、疼痛、失眠、健忘，逐渐发展为表情淡漠、反应迟钝，对外界事物没有什么情绪。近1年病情逐渐加重，伴走路不稳。脑核磁共振显示脑萎缩。舌紫暗，苔薄黄腻，脉沉细而弱。

辨证：气虚血滞，内阻脑络，神明失养。

治法：清心养血，活血开窍。

处方：生黄芪20g，川芎10g，益智仁15g，苍术10g，白术10g，石菖蒲20g，丹参15g，白芍12g，葛根20g，远志10g，黄精12g，红景天10g，牛膝12g。

服药20剂后，临床症状有所改善，头晕好转，走路略觉轻松。因睡眠差加炒酸枣仁 20g、合欢皮 10g。间断服药 4 月余,患者症状有所改善,生活基本能够自理。

按语: 本案患者老年痴呆多年,经 4 月余治疗,病情日趋平稳。脑为元神之府,主宰五脏之志,脑失常,神机失用,故应用开窍之品石菖蒲、远志以宁心安神,应用补气活血法,使血气上升于脑,获得较好的临床效果。

五、眩晕

眩晕是机体对空间关系定向感觉或平衡感觉障碍的表现,是一种运动幻觉症状。眩晕是以目眩与头晕为主要表现的病证。眩是指眼花或眼前发黑,晕是指感觉自身或外界景物旋转。二者常同时并见,故统称为眩晕。患者伴有平衡失调、站立不稳、眼球震颤、恶心、呕吐及面色苍白等迷走神经反应。根据眩晕病因不同,临床常分为周围性眩晕和中枢性眩晕。周围性眩晕又称为耳性眩晕,是由于前庭周围系统病变引起,常见于耳石症、梅尼埃病及中耳炎等病证。中枢性眩晕又称为脑性眩晕,常见于脑梗死、脑供血不足及神经性病证。

1. 病因病机

中医对于眩晕论述博多,《素问·至真要大论》载"诸风掉眩,皆属于肝";《丹溪心法·头眩》强调"无痰不作眩",提出治痰为先法;《景岳全书》指出"无虚不作眩",治疗当补虚为主。临床根据肝胆之气实于下而虚于上、肾经不足、风阳上扰、痰瘀气阻等不同病机辨证施治。

2. 辨证施治

临床上,应该注重在辨证基础上与西医学相结合,如对缺血性脑血管疾病造成的脑循环缺血及脑动脉狭窄、供血不足引起的眩晕需加用桃仁、红花、川芎、赤芍等活血化瘀的药物。颈源性眩晕及高血压性眩晕可加葛根、羌活、防风、白芷等疏风通络的药物。颅内占位病变引起眩晕者可加车前子、泽泻、牛膝等利尿药以利尿、引药下行,从而减轻颅内压异常引发的眩晕。

(1)肝肾阴虚、风阳上扰:症见眩晕、耳鸣、缠绵持久、视物不清、五心燥热、失眠多梦、肢体麻木、口苦咽干、舌质红、苔薄黄、脉弦细数滑。治宜平肝潜阳、滋肾养阴,选用天麻钩藤饮、小柴胡汤加减治疗。

(2)肾精不足、风阳上扰:症见眩晕健忘、腰膝酸软、伴耳鸣或月经不调、失眠、多梦。偏阴虚者,患者多见五心烦热、舌质红、脉弦细或数;偏阳虚者,患者多见畏寒肢冷、夜尿频、舌质淡、脉沉细。偏阴虚者治宜滋阴潜阳,选用知柏地黄汤加减治疗;偏阳虚者治宜补肾助阳,选用右归丸加减治疗。

【验案举隅】

案1 张某，女，41岁。

患者因劳累后自感头晕，房屋旋转晃动，眼睛不敢睁，随即呕吐，去医院检查，脑CT正常，耳科诊断为梅尼埃病，2周内间断发作，卧床休息方可缓解。患者表情淡漠，面色苍白，需人搀扶，舌质淡红，苔薄白，脉弦细滑。证属肝阳不足、上犯清窍，选用天麻钩藤饮合二陈汤加减治疗。

处方：天麻10g，钩藤15g，石决明20g，黄芩10g，栀子10g，陈皮10g，竹茹10g，代赭石15g，姜半夏10g，荷叶12g，白芍12g，石菖蒲15g，郁金10g。

服上方6剂后，风阳上扰之势已平，肝胆湿热未净。

二诊：舌质红，舌苔白腻而厚，脉弦滑，选用龙胆泻肝汤加减治疗。

处方：柴胡6g，半夏10g，黄芩10g，杭菊12g，荷叶12g，石决明20g，石菖蒲15g，泽泻10g，生地黄10g，栀子10g，龙胆草10g。

按语： 本案属年青女性突然起病，耳聋继之眩晕呕吐，睁眼困难，喜避光，符合内耳眩晕症特点。西医诊断为梅尼埃病。病前有劳累诱因，呈现肝阴不足，风阳上扰清窍，造成清窍闭塞，出现眩晕、耳聋。肝气横侵中宫，胃气不得和降，故恶心、呕吐。方中应用石决明、代赭石，平肝潜阳息风、平肝降逆；生地黄、白芍补其肝阴不足；竹茹、陈皮、姜半夏起到和胃止呕之效；天麻、钩藤镇肝息风；杭菊、荷叶上宣清窍；石菖蒲开窍补其肝肾阴不足。针对肝胆湿热未除之症，应用龙胆泻肝汤加减解除湿热，随访观察4月余，患者未再复发。

案2 王某，男，50岁。

患者两年来自觉双下肢膝酸软无力，经常不慎摔倒，双下肢如踏棉无根，有失去平衡之感，时有头晕、瞬间即过、似乎失去知觉，近期发作频繁。患者有眼底动脉硬化症、高脂血症、高血压病史，服药后血压在120/80～140/80mmHg之间。脑CT示基底节多发性脑梗死伴软化灶，颈椎正侧位像示颈椎病。西医诊断为脑动脉硬化，脑供血不足，脑梗死，高血压。长期西药治疗，眩晕症状改善不明显，故此寻求中医诊疗。患者体胖，舌质红，舌苔薄白、舌裂沟深，脉弦、两尺较细。证属肾精不足、风阳上扰，治宜益阴精、摄虚阳、填下清上。

处方：生龙骨15g，生牡蛎15g，熟地黄12g，枸杞子12g，沙苑子12g，牡丹皮10g，栀子10g，白芍12g，夏枯草12g，桑叶10g，菊花10g，牛膝10g，葛根15g，山茱萸10g。

加减服用上方 26 剂，自觉足下、两膝有力，眩晕症状明显改善，血压平稳，血脂基本正常。

按语： 本案为中老年人脑动脉硬化、脑供血不足引起的眩晕，属中医肾阴精不足、风阳上扰证。故方用生龙骨固肾阴扶阳；熟地黄、枸杞子、沙苑子填补阴精以实下；白芍酸收、柔肝活血；栀子、牡丹皮、夏枯草清燥热以平肝疏风、清热明目；桑叶、菊花能清轻上浮；葛根以升清阳。使患者阳盛之体胖、脾胃虚弱、血脂异常等症状均得到较好控制。

六、失眠

失眠是一种常见的睡眠障碍，是以经常不能获得正常睡眠为特征的一类病证，主要表现为睡眠时间、深度的不足，常影响到白天社会活动的质量。轻者入睡困难，或寐而不酣，时寐时醒，或醒后不能再寐；重者彻夜不寐。现代社会生活、工作节奏加快，促使失眠发病率日益增加。在老年人中，慢性失眠比例可高达 35% 以上。女性失眠风险比男性高出 1.4 倍。西药治疗常用镇静催眠的苯二氮䓬类药物、退黑色素类药物及抗抑郁类药。虽然见效快，催眠效果明显，但长期服用存在较严重的不良反应。中医药治疗失眠，采用辨证用药，个体化强，有其独特的治疗优势。以调整机体阴阳、气血平衡，达到改善睡眠质量和调整机体状态之效果。

1. 病因病机

中医学认为，失眠是由于心神失养，导致睡眠障碍。《黄帝内经》中载"阳气尽，阴气盛，则目瞑；阴气尽而阳气盛，则寤矣"，强调阴阳平衡则眠安。失眠实证多由食滞、痰阻、心肝火旺、痰火扰心而发，因此，中医将失眠的病因病机归纳为气、火、痰、瘀、虚、内扰。失眠久病者还可表现为久病有瘀，瘀血阻络，瘀阻心脉，心失荣养、夜不能睡。因此，失眠的治疗应谨察机体阴阳，调整外虚浮实，最终达到机体五脏阴阳平衡、阴平阳秘的机能状态。

2. 辨证施治

（1）肝郁气滞、心神受扰：患者多情志不遂，肝失条达，气机郁结，症见不寐、心烦、失眠多梦、焦虑不安、易惊醒、口干舌燥、小便短赤、舌尖红、苔薄黄、脉细数。治宜疏肝理气、安神定志，选用丹栀逍遥散加减治疗（牡丹皮、栀子、柴胡、柏子仁、首乌藤、合欢皮），临证可加灯心草、竹叶清心除烦，炒酸枣仁养心神。

（2）心脾血虚、心阴亏损：主要表现为忧愁思虑、用脑过度或长期超负荷工作，劳伤心脾，导致心脾血虚。心主血脉而藏神，脾统血而主思，心血虚神失所养，脾运湿热易便溏。故主要以归脾汤加减治疗。

【验案举隅】

案1 黎某，女，45岁。

患者长期患有十二指肠溃疡，伴睡眠质量差。后经人介绍，练习气功来调节睡眠状态，但是睡眠状态并没有改善，后改为中药治疗，服用80余剂后，睡眠状态改善，深睡可达到6个小时，中午服药后可以安睡1个小时，患者对于治疗效果满意。

处方：生龙骨20g，生牡蛎20g，白芍10g，柴胡10g，首乌藤15g，炒酸枣仁25g，合欢花10g，黄芩10g，远志10g，合欢皮10g，茯苓20g，桂枝6g，法半夏6g，栀子10g。

按语： 该案以小柴胡汤加减调和肝脾阴阳。生龙骨益阴潜阳、镇静安神；远志、炒酸枣仁养心安神；合欢花解郁舒肝；首乌藤取其阳交于阴；黄芩、栀子清热除烦。各药合用疏肝养阴，使脏腑各司其职，达到气血平和之目的。

案2 李某，女，56岁。

患者有冠心病史，因工作烦恼，近年来失眠严重，间断服用安眠药。平时多梦易醒、腰酸神疲、下肢乏力，脱发明显，伴有烦热、盗汗、胃纳一般、二便尚可，舌质红，舌苔白，脉滑缓无力。辨证为心脾气血不足，治宜养血安神、补益心脾。

处方：党参10g，白术10g，黄芪12g，茯苓20g，苍术10g，远志10g，炒酸枣仁20g，柴胡6g，法半夏12g，首乌藤15g，合欢皮10g，合欢花10g，当归10g，牛膝10g，石菖蒲20g，杭芍10g。

二诊：睡眠略好转，仍有心烦易怒，脉缓，选用血府逐瘀汤加减治疗。

处方：枳壳10g，柴胡6g，生地黄12g，当归10g，川芎10g，生黄芪12g，党参10g，苍术10g，白术10g，怀牛膝10g，茯苓20g，炒酸枣仁25g，桃仁10g，红花10g，白芍10g，熟大黄6g。

患者失眠好转，能入睡，但有时早醒。便干或便溏症状得到改善，脉象平和，服药2月余，失眠基本治愈，生活工作如常人。

按语： 中老年人因工作繁忙，极易气血亏损，劳伤心脾，使得心神不安、神不守舍而不寐。这类患者常见多梦易醒、心悸健忘、饮食无味、面色少华，舌淡、苔薄、脉细，常用人参归脾汤加减治疗。方中党参、白术、黄芪补脾益气而健运；当归、白芍养血荣心；茯苓、远志养心安神；石菖蒲芳香入心，配合远志可交通心肾、安神。

应用安神类中药，可调整人体的中枢神经系统功能，使脏腑阴阳平衡，改善睡眠质量，尤其是酸枣仁一味，一般每剂在 20g 以上效果更为明显，既能安神定志，又具有补养心血之功效，对心神不宁的失眠患者尤为适用。

七、高颅压性脑积水

高颅压性脑积水是由于脑脊液循环障碍，引起脑室内平均压增加或脑室扩大，以致不能代偿正常脑脊液循环功能而出现的一系列临床症状。可表现为头痛、站立不稳、记忆力下降等症状。随着现代影像的广泛应用，脑 CT 及脑核磁共振检查，可明确诊断脑积水。

1. 病因病机

中医对于颅内压增高病证，只是根据其临床症状辨证论治为肝阳上亢型头痛、眩晕、目蒙等。肝经之脉联于目，上颠络脑与督脉会于颠顶，在循经过程中与脊髓、脑分布的诸阳经脉相连。由于肝阳上亢、肝风内动、阴血不足，以致影响督脉正常运行，而导致颅内压力增高。在临床实践中，中医药治疗能够使患者症状得到缓解。

2. 辨证施治

脑积水一般分为先天性脑积水和交通性脑积水两类。先天性脑积水多由于脑内导水管畸闭或合并脊髓或脊膜膨出所致。证属络阻水积型，治宜通络利水，常用药物包括路路通、石菖蒲、冬瓜皮等。交通性脑积水多属湿热血瘀型，治宜清热利水、活血化瘀，选用龙胆泻肝汤加减治疗，常用药物包括龙胆草、车前子、抽葫芦、王不留行等。

【验案举隅】

崔某，男性，47 岁。患者因车祸脑外伤昏迷，急送当地医院，手术去除颅内积血。第二次颅骨瓣修补手术后，患者出现颅内脑脊液循环障碍，常伴有头痛、肢体麻木、行动不便。由于患者体质虚弱，不适宜做脑室腹腔引流术。脑核磁共振显示脑室扩大，脑脊液压力 300mmHg。患者体胖，眠差，舌质红、少苔、边有齿痕，脉沉细。证属肝阴不足、肝阳上亢、肝风内动，治宜滋阴柔肝、潜阳息风、滋养心神、清脑和中，选用珍珠母汤加减。

处方：天麻 10g，钩藤 12g，菊花 10g，桑叶 10g，白芷 10g，川芎 12g，珍珠母 24g，泽兰 10g，枸杞子 12g，石菖蒲 20g，郁金 10g，远志 10g，牛膝 10g，茯苓 10g，白术 10g，砂仁 10g，黄芩 10g，炒酸枣仁 25g，车前子 20g。

按语：患者间断服药 2 月余，临床症状有明显改善。原清晨起床后头痛症状明显减轻，睡眠好转，烦躁易怒情绪逐渐平稳，肢体活动力量增强。患者因脑外伤昏迷及手术后脑组织粘连而产生颅内压增高的症状，中医学认为，是由于脑络受阻所致，应以补督脉、疗伤残、化瘀血、通经络、充脑益智为根本性治疗原则。珍珠母汤具有益阴潜阳、息风镇静等多种作用。方中天麻、钩藤等以平肝息风；泽兰有祛除脑瘀之功；石菖蒲、郁金有开窍醒神之效。诸药配合，使机体阴阳平衡，气血功能基本正常，病证得到了较好控制在临床上应用清震汤（苍术、升麻、荷叶）加减也有明显效果。

名老中医刘春圃先生擅长脑积水的治疗，其临床用药以决明子、土鳖虫、王不留行、路路通、龙胆草为主。脑内利水用冬瓜皮、茯苓皮、车前子、通草；通络用路路通、石菖蒲、地龙、荷梗；活血用土鳖虫、红花、鸡血藤、牡丹皮；平肝降逆用白芍、川楝子、夏枯草、枳壳、竹茹；清热解毒用金银花、连翘、蒲公英、黄芩、败酱草等药物。

八、面神经麻痹

面神经麻痹是一种常见的神经系统疾病，也称为面瘫，是由于面袖经受损引起面肌瘫痪的临床病证。面神经从颅内中枢发出，最后分布到面部，由于其通路较长，其中任何一处神经元受损均可导致面神经麻痹。因此，临床上常根据面神经损伤部位不同分为中枢性面神经麻痹和周围性面神经麻痹两种，本文重点论述周围性面神经麻痹。

西医常用糖皮质激素类（泼尼松、地塞米松等）药物、抗病毒药物（阿昔洛韦或伐西洛韦等）、神经营养剂 B 族维生素（甲钴胺等）治疗，以减轻面神经非细菌感染性肿胀程度，抗病毒药物对较严重的面肌无力或完全性面瘫患者可能有益。

1. 病因病机

本病属于中医学"吊线风""口僻""面瘫"的病证范畴。病因多与风寒之邪侵袭面部，导致面部气血痹阻、肌肉纵缓不收，经脉失于濡养、脉络空虚有关。

一般认为，在急性期一周内，风邪未去，虽有本虚，但仍以标实为主，治则应以疏风通络为主。恢复期或后遗期，邪入里至脉络，日久气血亏虚，应以补气养血、活血通络为主，并可适量增加虫类药物，以增强活血通络之功。

2. 辨证施治

临床常见证型包括风邪入中型、肝旺气虚血瘀型。

（1）风邪入中者，临床表现为突然口眼㖞斜，患侧面部表情动作消失，额纹变浅等面神经受损症状，可有患侧耳部疼痛或外耳道疱疹，舌淡，苔薄白，脉弦紧。治宜疏风通络，常以牵正散（白僵蚕10g、白附子10g、全蝎3g）、九味羌活汤（羌活、防风、白芷、细辛、甘草、苍术、生地黄、川芎、黄芩）加减治疗。面部怕风、怕冷加荆芥、紫苏叶；耳不通重者加红花、赤芍活血通络；面肌痉挛加白芍、黄精养血柔肝止痉；疏风散寒加麻黄、桂枝。白附子、白僵蚕、全蝎祛风化痰、通络止痉，治疗风痰阻于头面部所致的口眼㖞斜、面肌抽动。本方重点治疗外风与痰相结，阻于经络所致的经络不通、经络失养者。牵正散中白附子辛甘而热，功能祛风化痰并擅长治头面之风。全蝎、白僵蚕属虫类药，有祛风通络、止痉之效，白僵蚕还可化痰。三药合用，药味虽少，但可使风除痰去，通经络则病证可愈。

（2）气虚血瘀型面瘫常选用桃红四物汤加减治疗。白芍、当归、熟地黄、川芎能养血、行血中气，四药相伍，动静结合，血虚者可达到补血之功，血滞者得行血之效。

【验案举隅】

侯某，男性，58岁，因生气后面部着凉，感到右耳部疼痛、乳突部有压痛感。次日，右患侧面部肌肉瘫痪，笑时流涎，额部抬纹浅，眼裂不能完全闭合，露巩膜，右侧鼻唇沟变浅，鼓气、吹哨漏气。在当地医院核磁共振检查排除脑占位病变，诊断为面神经麻痹。给予激素、维生素综合治疗。病后3天寻求中医诊治，舌淡、质红，苔薄白，脉紧弦，辨证为肝郁气滞、风邪入中。治宜疏风通络、疏肝理气，选用牵正散、九味羌活汤加减治疗。

处方：白僵蚕10g，天麻10g，白附子8g，全蝎6g，羌活10g，防风10g，白芷10g，川芎8g，细辛1g，生地黄12g，苍术10g，黄芩10g，白芍10g，牛膝10g，半夏10g，柴胡6g，浙贝母10g。

二诊：加葛根15g、丹参10g、黄芪15g、党参10g、当归10g补气血扶正祛邪，砂仁10g醒脾开胃。去细辛、全蝎，因虫类有小毒，避免造成患者过敏之症。

服药15剂，同时加强患侧面部热敷及局部按摩，3周后症状基本消失，没有留下明显的后遗症，临床治疗效果明显。

按语：面神经麻痹应用解表剂九味羌活汤加减治疗，取其方有解散三阳经（太阳、阳明、少阳）外感风寒的作用。该方虽然是治疗表证方，但因太阳经为一身之表，也为阳之首，其方组合可祛风寒而兼祛湿，涉及机体各经络，药的辛散温燥以生地黄、黄芩佐之，头痛、头晕症状可得到缓解。肌肉痉挛加葛根20g可解肌透表。现代药理学研究，葛根含有收缩和松弛平滑肌的成分。

九、脑垂体瘤

脑垂体瘤是神经系统和内分泌系统常见的肿瘤之一。表现为脑垂体异常及压迫脑神经而产生的头痛、视力减退等症状及激素（如生长素、泌乳素等）分泌异常。脑垂体瘤占颅内肿瘤的10%左右，多数为良性肿瘤。西医治疗该病重点为手术切除肿瘤，但容易复发。

1. 病因病机

脑垂体瘤属于中医学"虚劳""头痛"等范畴。多由先天不足导致肾精亏虚、水不涵木、肝肾阴亏、肝阳上亢及脾湿健运、痰湿内生、气机不畅、脑络受阻所致。

2. 辨证施治

痰湿内阻者形体发胖，伴头痛、头晕眼花、视力模糊、视野偏盲、步态不稳，舌质淡红，苔薄白润，脉沉涩。治宜豁痰去湿，软坚散结，选用导痰汤加减治疗。

处方：法半夏10g，茯苓12g，昆布10g，胆南星10g，枳壳10g，天麻10g，丹参15g，赤芍15g，僵蚕10g，白芷10g，川芎10g，半枝莲25g。

苔白腻者加防己15g、黄芪15g、桂枝10g。中医药治疗可控制瘤体生长，减少术后不良反应，能够起到事半功倍的效果。

【验案举隅】

陈某，女，45岁。2018年患者因右眼偏盲3月余做脑核磁共振，检查发现脑蝶鞍区有3cm×2.44cm大小垂体瘤，血内分泌检查发现生长素和泌乳素高于正常值。患者2020年脑核磁共振检查示垂体瘤术后复发，与2018年比较考虑肿瘤复发。患者视力较前差，视野缺损，伴有头痛、眠差、记忆力减退症状，大便可，心烦，多汗，舌红，苔薄黄腻，脉细而数。辨证为气滞痰瘀、脑络受阻，治宜祛瘀化痰、镇静安眠，选用小柴胡汤加减治疗。

处方：柴胡10g，半夏15g，黄芩10g，胆南星10g，浙贝母10g，白芷10g，川芎15g，菊花10g，茯苓25g，白术10g，砂仁10g，苍术10g，生地黄20g，牛膝10g，炒酸枣仁25g，合欢花10g，合欢皮10g，天麻10g，钩藤10g。

二诊：头痛减轻，记忆力有所好转，眼睛视物较前清楚，睡眠明显好转。舌红，薄白，脉沉细滑，治宜舒肝化痰。

处方：柴胡 10g，黄芩 10g，法半夏 12g，制南星 6g，浙贝母 10g，茯苓 20g，白术 10g，郁金 10g，白芷 10g，川芎 12g，天麻 10g，钩藤 15g，石菖蒲 15g，远志 10g，牛膝 10g，半枝莲 20g。

头痛症状缓解，偏盲和左眼视力好转。间断服中药汤剂 3 月余。针对气虚血瘀等症状可加丹参 15g、僵蚕 10g、菟丝子 10g、青皮 10g、桂皮 6g、赤芍 10g。

患者临床症状明显好转，复查脑核磁共振较前没有再增长，临床症状改善，生活质量明显提高。

按语： 脑垂体瘤为怪病，多瘀、多痰，对于该病认识多为痰阻瘀血证。痰湿内蕴，瘀血上扰脑窍，阻于脑络，形成头部症状，出现头痛、头胀等表现；加之肝开窍于目，故出现双眼模糊不明。痰浊偏盛者，治宜化痰散结，常用药物包括半夏、浙贝母、胆南星等；瘀血偏盛者，常用川芎、丹参、赤芍活血散结；双目偏盲、视野缺乏者，可用菊花、枸杞子明目祛头风。

十、带状疱疹

带状疱疹是由带状疱疹病毒引起的感染性皮肤疾病，可影响机体神经功能。由于皮疹呈带状分布，故被命名为带状疱疹。因该病疱疹多发生于腰部，民间俗称为"缠腰火龙"。

1. 病因病机

中医学认为，带状疱疹的病因病机早期主要为湿热困阻、湿毒火盛；后期多为火热伤阴、气滞血瘀或脾虚失运。临床可见疱疹周围红晕，水泡内充满浆液，舌质红，苔黄腻，脉弦滑而数，属湿热蕴毒之象。疱疹累及肋间肝经区域会产生烧灼样胁肋痛。

2. 辨证施治

临床常见肝经火热型，患者皮疹鲜红，疱壁紧张，疼痛如针刺感，烦躁易怒，伴口苦咽干、便干尿黄，舌红，苔黄，脉弦数。治宜清肝火、利湿热，常选用龙胆泻肝汤加减治疗。部分老年患者因体弱，疱疹消退后皮肤受损部位依然剧痛不止，该症状多见于气滞血瘀型患者，可见舌质暗，边有瘀点或瘀斑，苔薄白或黄腻，脉弦细。治宜活血化瘀、行气止痛，选用加味逍遥散加减治疗。年老体弱者可加党参、黄芪健脾补气。

【验案举隅】

吴某，男，56 岁。因外出劳累加之饮酒，晚上等待出租车时受寒着凉。第二天由大腿根部起，直达腰骶部出现散状丘疹、色红，腰部灼热疼痛不适。次日，红色丘疹形成小泡，肋间和腹股沟部疼痛加剧，夜间不得卧，每2小时起床外涂止痛膏，伴周身疲乏无力、微恶寒、头痛（体温37.2℃）、厌食。清晨去医院门诊就医，疱疹处外涂阿普洛韦乳膏止痛，内服阿伐洛韦抗病毒药物，1周后未见明显好转，请中医诊治。右下胁肋部、下腹部疱疹呈红蜡色，个别有浆液，舌质红，舌苔黄腻，脉弦滑数。西医诊断为带状疱疹，中医辨证为肝经湿热蕴毒，治宜清湿热解毒，选用龙胆泻肝汤、二妙散加减治疗。

处方：龙胆草10g，黄芩10g，栀子8g，泽泻10g，柴胡6g，生地黄12g，苍术10g，黄柏10g，苍耳子10g，桑叶6g，连翘15g，金银花10g。

服汤药15剂后寒热症消，腰骶部疼痛明显减轻，水泡逐渐干燥。

二诊：加金银花、延胡索止痛，川楝子疏肝气，炒酸枣仁、合欢花解忧、安神。

按语：患者肋间神经痛是由于带状疱疹引起的，该病毒多积聚于脊神经后根部，导致机体腹股沟及腰骶皮疹处产生剧烈疼痛。患者疱疹属湿热之象，应用中医方剂退肝经郁火，实则泄其子，机体之热逐渐由小便排出。

该患者湿热由于过多饮酒而致，酒为辛热之品，水火之精既是水也是产生湿热的原因之一，加之患者因久等出租车心情不畅、肝火亢盛，发展为肝经湿热下注。"肝脉络阴器"，龙胆泻肝汤、二妙散可治机体上部及下焦玥汗、湿热、阴痒等因素形成的相火旺湿热。龙胆草、栀子泄肝火；苍术、黄柏（二妙散）解湿毒；连翘、金银花、桑叶、甘草清热解毒；苍耳子清表皮、托毒外；泽泻利水湿从小便排出；生地黄滋阴润便。服药20剂后疗效显著，诸症皆愈，患者未留下明显疼痛及后遗症状。

十一、老年女性尿路感染

老年女性尿路感染的发生是随年龄增长机体免疫功能减退而出现的妇女常见病之一。老年女性雌激素水平下降，加之女性阴道解剖部位的特点，造成女性阴道部位细菌容易繁殖，需氧菌增多导致尿道炎。临床多表现为尿频，尿急，尿痛等症状。同时因抗生素的广泛应用，耐药菌引起的尿路感染率也在不断增加，使该病证常反复发作，很难痊愈。

1. 病因病机

尿路感染属于中医"淋证"的范畴，最早见于《黄帝内经》，其病机为热在下焦常伴湿邪，病久还可转为虚证，其中以脾气虚、肾气亏损者居多。

2. 辨证施治

在尿路感染的治疗中，应根据患者病证不同分为三个步骤：①急性期利尿消炎、滋补肝肾。②在利尿消炎的同时还应兼补气血。③清除下焦湿热与补肾气相举，达到控制病证反复发作之目的。

应用中医气血辨证、整体观念实施尿路感染治疗，应以实则轻利、虚则补益为基本原则。在急性期以清热利湿、凉血、止血为治疗核心，常选用八正散合小蓟饮子加减治疗。热甚者加金银花、蒲公英；小腹坠胀痛者加川楝子、乌药、郁金理气疏导。气虚不能摄纳，膀胱气化不利者，可见少腹坠痛、尿有余淋、面色㿠白、舌质淡、脉虚细无力，治宜补中益气、利尿通淋，常用黄芪、党参、白术、陈皮、当归、熟地黄等药物益气养血。脾肾虚弱伴五心烦热、面色潮红者，可选用知柏地黄丸滋阴降火。久病血尿明显者可加三七粉化瘀止血。

【验案举隅】

叶某，女，57岁。尿频、尿急反复发作4年余。西医诊断为慢性尿路感染。患者平常服用左氧氟沙星等消炎药来缓解症状，但停药后又反复。近1个月来劳累后夜尿增多，每晚3～4次，尿急有余，睡眠差、多汗、大便秘结，尿常规白细胞（+++）、红细胞（++），诊断为慢性尿路感染。舌质红，舌尖有痛感，苔薄黄，脉弦细，属中气不足、气机不畅，选用补中益气汤加减调理。

处方：黄芪20g，当归10g，升麻8g，柴胡10g，白术10g，熟大黄8g，白芍15g，栀子6g，牡丹皮10g，怀牛膝12g，党参10g，石苇叶15g，益智仁12g，炒酸枣仁25g，合欢皮10g，合欢花10g，炙甘草6g。

二诊：服药14剂后，尿频、尿急症状好转，但存在腰痛，舌红、苔薄、脉弦，尿常规白细胞（+），在原处方基础上加减治疗。加生牡蛎、桑寄生补肝肾，加桑叶、郁金疏风清热、平肝明目。1个月后症状好转，随访4个月病证未再复发。

按语：本案选用补中益气汤合逍遥散加减治疗老年女性尿路感染，起到升补中焦脾胃之气的功效。当归、白芍、炙甘草养血滋阴，益智仁补肾固精，柴胡、升麻、郁金升举阳气，服药后患者膀胱气化功能基本归于正常，清气下陷、小便频数得到制约，小便淋沥症状得到较好的控制，患者晚间睡眠基本平稳，临床症状改善，生活质量提高。

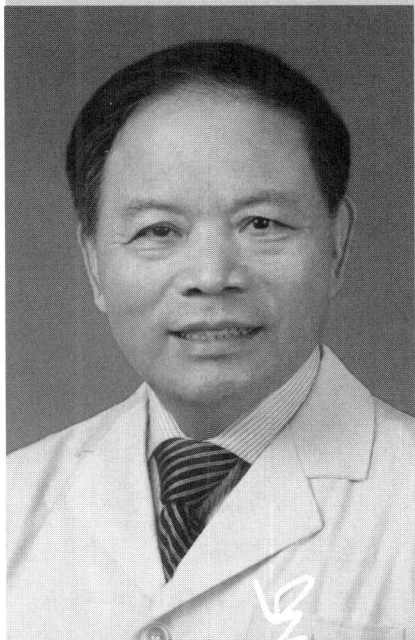

吴中朝

躬耕杏林，勤思精研
继承创新，独树一帜

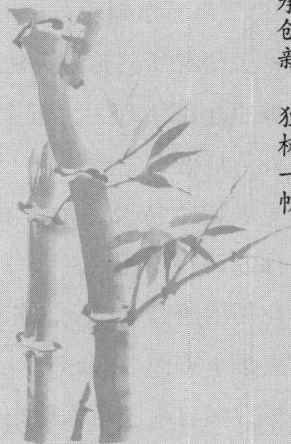

医家简介

吴中朝（1955年12月生），教授，主任医师，中国中医科学院博士研究生导师。中央保健会诊专家，第五批全国老中医药专家学术经验继承指导老师，享受国务院政府特殊津贴。第一批国家健康科普专家，中国针灸学会经筋分会会长、主任委员，中国民族医药学会艾灸分会会长，中国针灸学会针法灸法分会主任委员，中国中药协会内外并治用药专委会主任委员，中国政府针灸申遗专家，多个国际标准的中国专家，世界卫生组织特聘专家。《中国针灸》《针刺研究》《中医杂志》《中西医结合杂志》编委或特约编审，中央电视台中华医药、健康之路、科技之光节目主讲专家，北京电视台养生堂节目主讲专家。曾任中国中医科学院针灸研究所副所长、针灸门诊部主任，中国中医科学院针灸医院常务副院长，南京中医药大学中医临床医学院副院长、临床教研室主任。

吴教授出生于江苏省，自幼聪颖好学，1978年考入南京中医药大学中医系，1986年考取澄江学派中医针灸专家肖少卿教授的硕士研究生，1992年考取邱茂良先生的博士研究生，1995年毕业，在南京中医药大学针灸临床教研室任教。期间受教于杨长森、杨兆民、肖少卿、徐恒泽、盛灿若、吴旭、王玲玲等知名教授。

1997年工作调动至中国中医科学院针灸研究所，历任针灸研究所教育处处长兼针灸研究所门诊部灸法研究室主任、针灸医院常务副院长。2000年至2002年被原卫生部（现卫生健康委员会）委派至埃及国家医院工作，为中医针灸学的海外传播做出了贡献。

吴教授主持及参加世界卫生组织、国家自然科学基金、省部级课题近20项，课题获得全国性一级学会一至三等奖各一项。其主持的"艾灸对老年人血液净化作用研究"曾获江苏省中医药科技进步奖一等奖。发表专业学术论文130余篇，学术著作20余部。

吴教授目前已培养硕士、博士研究生20余名。在临床工作中，他总是把患者放在首位，同等对待每一位患者，言谈举止平易近人，细致入微地了解患者的病情，看病时绝不敷衍了事。患者都喜欢他，把他当朋友、亲人。

学术思想

吴教授长期从事临床工作，既能继承传统的中医药精髓，又能不断开拓创新。他理论基础扎实、临床功底深厚，具有较高医疗经验和较深的学术造诣。在相关领域提出、研究与应用新的学说与方法。在诊治痛证、养生保健、美容、减肥、老年病、男科病、脑血管病及疑难病证等方面有独到的经验。

一、重视针法应用，提高临床疗效

（一）透刺针法

吴教授很早便提出，与传统针刺相比，透刺针法能更好地激发经气、疏通经络，发挥腧穴功效，进而调和气血、平衡阴阳，改善脏腑功能，起到以点到线、以线及面的作用。

透刺针法源于《灵枢经·官针》的十二刺，《扁鹊神应针灸玉龙经·一百二十穴玉龙歌·口眼㖞斜》中载"中风口眼致㖞斜，须疗地仓连颊车"，明代《针灸大成》注解《一百二十穴玉龙歌》中也多次提到多向透刺针法，《金针梅花诗抄》中列透穴 39 对。现将一定针具刺入穴位后按一定方向透达另一穴（或几个穴）或另一部位的刺法称为透刺，近年李琴等整理出典籍中记载的能施以透刺的腧穴共 57 对。

吴教授提出，透刺针法应用不仅局限于穴位之间，还可遍及全身经脉，不仅能治疗经络病，还能治疗脏腑病，在治疗病因复杂、病情顽固的疾病方面更有着不可替代的作用。吴教授临证过程中大量、广泛使用透刺针法，不仅将其用于脑血管疾病、偏头痛、肩关节周围炎、膝关节痛、周围性面神经麻痹、失眠、肥胖等病的治疗，还将其用于冠心病、糖尿病、高脂血症、围绝经期综合征、男科病、情感障碍等多种慢性病证的治疗中。吴教授透刺针法精要如下。

1. 循因经脉辨证依，明晰部位运气机

吴教授透刺治疗更强调循经脉、因证型、运气机，不同部位、不同类型、不同阶段的疾病透刺方法有不同的侧重。

（1）循经脉：根据累及脏腑、经脉的不同，选择相关经脉穴。常用的循经

透刺方法包括本经透刺、表里经透刺、同名经透刺、异经透刺及以上方法联合使用。临证过程中，不同透刺方法侧重于不同类型的疾病，可以概括为"四侧重"，即本经透刺侧重治疗经络闭阻或脏腑失调，表里经透刺侧重治疗表里经皆病，同名经透刺侧重治疗同名经同病，异经透刺侧重治疗不同经脉同病。

1）本经透刺侧重治疗经络闭阻或脏腑失调，本经透刺又可细分为本经透刺和专经透刺。

本经透刺侧重治疗常见单经病证。一般疾病发生时，其症状及体征多集中于相应的脏腑或经脉。针对这类疾病，主要应用本经透刺针法，即一针透刺病变经脉相邻的两个或多个穴位，这种刺法能加强局部针感，经气易于循经感传，促进该经脉气血运行，可用于经络闭阻型疾病。例如，治疗因风邪外袭，面部足阳明经筋弛纵导致的面神经麻痹，使用地仓透颊车、下关，风池透翳风，以祛风散邪、通利阳明、行气活血、畅行经脉。

专经透刺侧重治疗常见内脏病证。吴教授认为，任脉、督脉及膀胱经由于其特殊循行与内脏功能密切相关，任督二脉及膀胱经背部两侧线上的腧穴对相应脏腑病证具有很好的治疗作用。因此，对于内脏病证，且在一定程度上反映于体表的，可以侧重应用此3条经脉的穴位透刺，称为专经透刺。内脏病证且反应于背腰部的，可以取督脉腧穴、膀胱经背俞穴透刺；病及胞宫并反应于胸腹的，可以取任脉腧穴透刺。本透刺针法可以振奋整条经脉的经气，激发穴位的调整功能，平衡一身阴阳，协调诸脏功能，尤其适用于治疗妇科疾病、心身疾病、慢性疲劳、亚健康状态。

2）表里经透刺侧重治疗表里经皆病。吴教授认为，先病之表（里）经脉为主病经脉，后病之里（表）经脉为客病经脉，透刺时，应从主病经脉透向客病经脉。互为表里经的两个相对穴位的透刺，能沟通表里两经经气，调节脏腑气血，加强治疗作用。例如，饮食不节，三焦气化不利，水液代谢失司，致呕吐腹泻、脘腹胀满等症状，病先及三焦后累及心包，应用支沟透间使治疗，支沟属手少阳三焦经，间使属手厥阴心包经，两经互为表里，二穴均为五输穴中的经穴，可疏调三焦经气、升降和顺，以愈吐泻。

3）同名经透刺侧重治疗同名经同病。手足同名经的相邻穴位透刺，可以增加协同治疗作用。例如，肝郁化火，头痛目眩，应用足少阳胆经率谷透手少阳三焦经角孙，以清利肝胆之火、通络止痛；风邪袭络，口角歪斜，取足阳明胃经地仓透手阳明大肠经迎香，以疏调阳明、祛风牵正；痰浊壅滞，肺脾同病之胸闷不畅、咳嗽痰多，可从胸部足太阴脾经胸乡、周荣透手太阴肺经中府、云门，以宽胸理气、化痰止咳。

4）异经透刺侧重治疗不同经脉之病。透刺位置相近，但属于不同经脉的 2 个穴位，多用于治疗局部病证或相关脏腑兼病。这种透刺针法能在尽量精简取穴的前提下扩大主治范围，增强治疗效果。例如，单纯性肥胖的治疗，通常侧重足阳明胃经取穴，吴教授在胃经透刺基础上合用关门透腹哀、天枢透大横、大巨透腹结，以利湿化痰、健脾和中，尤其对脾虚痰浊型肥胖更为有效。

（2）因证型：根据病证情况（病位、病性）及穴性来选择透刺穴位。吴教授认为，透刺的疗效最终取决于穴位的准确运用，强调无论是脏腑病还是经络病必须在辨证的基础上灵活选用，要根据病位、病性、穴性综合判断。例如，情感障碍类疾病，中医学统称为郁证，虽然临床表现相近，但病机不同。选穴之要在辨证，如肝气郁结常用膻中透巨阙，心脾两虚可用心俞透脾俞，心肾不交则用神门透阴郄，辨证准确则疗效可靠。对于疼痛性病证，病位、病性、穴性同等重要，以头痛为例，根据病位，侧头、后头、前额、颠顶部疼痛分别取少阳、太阳、阳明、厥阴经穴；根据病性，肝阳上亢型头痛取颔厌透曲鬓、率谷透角孙、太冲透行间，需用泻法；痰浊型头痛取百会透前顶及后顶、中脘透水分、阳陵泉透阴陵泉；肾虚型头痛取百会透上星、太溪透昆仑；紧张性头痛加用百会透脑空、脑户透风池，因为脑空、脑户透风池位于枕部，是椎－基底动脉供血区域，加强刺激能很好改善头部血液供应。

（3）运气机：在透刺过程中要注重经气的运行。吴教授在透刺中注重控制经气运行。《灵枢经·九针十二原》载"刺之要，气至而有效"，可见"得气"在针灸治疗过程中的重要性，而透刺相较于一般针刺法，不仅要求"得气"，更要求"得气"后，经气按一定方向运行，这也就是所谓"气至病所""气至而有效"。对于"运气机"（透刺过程中经气按既定方向运行），吴教授是通过以指按压针尖透达局部来实现的，具体经验是欲气上行，按压其下，欲气下行，按压其上；欲气左行，按压其右，欲气右行，按压其左，并根据治疗需要调整按压力度和范围，补泻通过捻转手法来实现。

2. 重视解剖长针倚，相寻方向及层次

吴教授透刺十分重视解剖，重长针、方向、层次。

（1）重解剖：透刺必先掌握好局部的解剖特点。吴教授很早就提出背俞功能带（指位于胸 1 棘突下缘到骶 4 棘突下缘之间，脊柱旁开 2.5 寸范围内的带状区域）理论，临床中项背部夹脊穴、背俞穴透刺的广泛应用，就是基于对背部区域解剖的充分认识，背部区域是脊神经所在之处，其深层是分布于脊柱两侧的交感神经节。针刺时，针体沿棘突下两侧刺入，深达椎体，针感沿肋间传导，不但影响脊神经后支，还可涉及脊神经前支，从而起到调节内脏功能的作用。

以男科病为例，吴教授用秩边透水道治疗慢性前列腺炎、阳痿等疾病效果显著。有实验研究证实此法可降低膀胱内压，改善排尿阈值，增加排尿量，机制可能是通过直接刺激盆丛内的交感神经与副交感神经，调整其紊乱的功能而引起一系列生理、生化改变。秩边、水道分别位于臀部和下腹部，透刺需要穿过盆腔，解剖关系复杂。针体刺入时，依次穿过皮肤、浅筋膜、臀大肌、梨状肌、坐骨神经（骶丛），少数还经过髂内血管及其分支，所以操作者对局部解剖结构必须足够熟悉，针刺过程中既要达到刺激盆腔神经的目的，又要避免损伤梨状肌、闭孔神经及髂外静脉。

（2）重长针：透刺针具多用芒针，可根据患者及部位的不同对针具尺寸做相应的调整。针具的长度不同，可产生不同的透刺效果。透刺部位有深浅，面积有大小，透达有长短。吴教授用针不拘泥，基本原则是宁长透不短透，宁多穴不单穴，宁深透不浅透。长透则循经长、用穴多、集效全；深透则运气好。针具选择以患者体型、病变部位、涉及经穴范围为依据，一般选择 60～75mm 的长针，背部也常选 100mm 以上的长针透刺。

（3）重方向：透刺方向多为双向、多向，因病证和穴位的不同而调整。选定透刺的两个或多个穴位后，操作时从哪个穴位开始，即透刺方向，是我们通常会遇到的问题。吴教授认为，透刺的方向既有约定俗成，也要因病而变，随证调整。

1）一般透刺方向是从上向下，先阳后阴，先左后右，先背腰后胸腹。既可单向透刺，又可双向透刺。双向透刺是指透刺方向可由甲穴向乙穴透刺，也可以由乙穴向甲穴透刺，如可内关透外关，也可外关透内关。

本经上下透刺时，顺经透刺为补，逆经透刺为泻。吴教授用大陵透内关治疗心肝火旺引起的心悸、烦躁、失眠，以清泻心火、平心安神；而用内关透大陵治疗心气不足引起的心悸、气短、失眠，以补益心气、安神定志；慢性支气管炎咳喘急性发作期用尺泽透太渊治疗，以通利肺气、止咳平喘，而缓解期则用太渊透尺泽来治疗，以补益肺气、平喘益肺。

四肢相应的阴阳经透刺，方向根据具体病证而定。四肢运动功能失常的，多从阳经透向阴经；以四肢水肿、冷痛等为主的，则从阴经透向阳经。取四肢穴位治疗内脏病证，多遵循《黄帝内经》"从阴引阳，从阳引阴"的理论，脏病从四肢阳经刺向阴经，腑病从阴经刺向阳经。例如，阴陵泉透阳陵泉治疗腹痛，阳陵泉透阴陵泉治疗下肢痉挛、震颤。

2）多向透刺是指由甲穴进针，针至乙穴得气后，将针提至皮下，再往丙穴、丁穴透刺。吴教授治疗肩关节周围炎，以芒针从肩髃进针后，分别向臂臑、臑会、三角肌止点、肩前、臑俞、肩贞等数个方向透刺，穿过相关肌肉、肌腱、循经或横连肩部诸多经脉，直达病所，以点带面，疏通经络、活血化瘀、松解粘连，增强患病局部经络之间的联系，改善局部的气血循行，从而使肩部疼痛、麻木、畏寒、怕风及活动受限等症状改善或消除。

（4）重层次：透刺的位置、角度、深度必须准确，根据穴位解剖关系确定。吴教授将透刺的层次分为浅、中、深三层，即沿皮肤透刺、沿肌层透刺、沿肌下透刺。

《黄帝内经》提出病深针深、病浅针浅的理念，透刺也应遵循此要求。头面部、胸背部一般平刺，针尖与皮肤呈10°或20°角，其中头皮、耳郭采用沿皮透刺；腹部、四肢部或相邻两经脉间斜刺，针尖与皮肤呈45°或60°角；病变在肌肉、肌腱、关节、韧带，则直刺、深刺，直达病所。关节周围以竖刺为主，相邻经脉可立体交叉透刺。例如，吴教授治疗腰椎间盘突出症引起的腰痛及坐骨神经痛，从腰椎相应节段的背俞穴进针，向脊柱方向透刺，穿过腰肌筋膜、竖脊肌，刺达椎间孔方向。

3. 透刺手法共济济，灵活多变此间稀

吴教授要求，透刺时必须全神贯注、手如握虎、运气守神。通常右手持针，左手为押手，快速进针的同时，左手拇指、示指协助固定局部，中指按循针尖前进位置，针身到达指定穴位后停止，同时进行适当的补泻，包括端持、静守、按循、震颤等多种方法。

（1）端持：进针后，手握针柄，犹如手握虎尾，端持有力，守神导气，此阶段约3分钟。如欲补者，端持之拇、示二指持针柄略呈左转之势；如欲泻者，则端持之拇、示二指持针柄略呈右转之势；坚紧不松，如端长戈。

（2）静守：将握针之手略做松弛，手握针柄，犹如手持钓线，静守池边，不紧不慢，不松不紧，持而不绷，夹而不脱，牵而不急，任其自置，如虎卧睡，神弛静气，任气而行。此阶段约3分钟。

（3）按循：在透刺所行、所达之部位，先针身，后针旁，再上下循经，略做按循，先按后循。按以指腹，轻重适宜，舒缓自然；再作循法，以透刺部位上下的经脉或所涉经脉为主，以松解肌肉紧张、利经气运行、祛除邪气。

（4）震颤：起针前再度手握针柄，手臂伸直绷紧，拇、示二指小幅度捻转，兼做提插，特别是以震颤为主，再度激发经气，以运气机，留存疗效。此法操作 2～3 分钟后出针。

4.经典刺法再起底，施术巧用莫迟疑

透刺针法的疗效早在《扁鹊神应针灸玉龙经》中就得到肯定，"头风偏正最难医，丝竹金针亦可施。更要沿皮透率谷，一针两穴世间稀"。吴教授透刺针法之用穴，不仅有经典穴位的活用，更有诸多总结临床经验而形成的独特的透刺穴位，见表1。

表1　特色透刺穴位表

部位	透穴	方向	主治
头面部	阳白透鱼腰	→	头痛、面瘫、目疾
	印堂透神庭	→	失眠、焦虑
	颔厌透曲鬓	→	偏头痛
	率谷透角孙	→	紧张性头痛
	脑户透风池	→	头晕、头痛、项强
	百会透脑空	↔	失眠、脑病
	风府透翳风	→	头晕、耳鸣、项强
胸腹部	中极透曲骨	→	月经失调、带下
	天枢透大横	→	便秘、肥胖
腰背部	膈俞透三焦俞	→	糖尿病、高血脂
	秩边透水道	→	前列腺炎、盆腔炎
上肢部	大陵透内关	↔	心悸、烦躁、气短
	列缺透尺泽	↔	咳嗽、气喘
	二间透后溪	↔	中风、颈椎病
下肢部	膝阳关透曲泉、阴包	↔	下肢痿痹、月经失调、下腹痛
	三阴交透复溜、太溪	→	汗证、围绝经期综合征

注：→单向透刺，从左透右；↔双向透刺，左右互透。

（二）"三风一针"平扫法

吴教授经多年临床实践，摸索出从风论治头颈部疾病的"三风一针"平扫法，擅用该法治疗颈椎病、失眠、紧张性头痛、眩晕、耳鸣耳聋等临床常见病证。

"三风"指风府、风池、翳风3个穴位。因长针透刺可同时刺激到三个"风"穴，故名"三风一针"平扫法。

具体操作：视患者颈部肌肉的薄厚酌情选取3寸、5寸或7寸毫针，吴教授临床常用 3 寸毫针。选取 3 寸（0.30mm×75mm）毫针，从风府穴进针，针尖向风池穴、翳风穴方向沿枕骨下缘刺入约 2.5 寸，针身分别经过风府、风池、翳风，捻转得气后留针 20 分钟。

针刺要点：透刺时不可向颅内方向深刺，保持平刺进针，针尖透达翳风穴皮下，以不刺出皮肤为度。

"三风一针"平扫法为透刺法，即平刺，针刺时经过头半棘肌、头夹肌、头长肌，基本不涉及危险部位，故本针刺方法较为安全。

"三风"穴分属于督脉、足少阳胆经、手少阳三焦经。三条经脉网罗头颈及面部，三穴透刺，可同时振奋三经经气，加强疏风、通络、开窍醒神、聪头明目的功效。研究表明，针刺风池、风府穴能有效改善头颈部血流状态，使脑缺血得到缓解，针刺翳风穴可直接影响颈上神经节而调整颅内外血管的舒缩功能。如同时刺激 3 个穴位，改善头部血液循环的作用必将加强。

（三）火针治痹的灵活应用

痹证，痹者，闭也。主要是指风、寒、湿等病邪侵袭，经脉闭阻，气血不畅的一类病证，以皮肉、筋骨、关节酸痛、麻木、重着、伸屈不利，甚或关节肿胀、发红、灼热、变形等为主要临床表现，临床主要分为行痹、痛痹、着痹和热痹等。《黄帝内经》又根据痹证伤及人体不同部位及与内脏对应关系的不同，分为皮痹、肉痹、筋痹、骨痹和脉痹等。风湿性关节炎、类风湿性关节炎、风湿热、纤维组织炎、风湿多肌痛、骨关节炎和一些血管病、神经痛等病，均属中医学"痹证"的范畴。此类病证，多呈缓慢性、进展性、顽固性、复杂性，病情缠绵，反复发作。吴教授反复强调，火针是此类病证的最有效方法之一，掌握火针的治痹方法很重要，活用"腑腧"下合穴是火针治痹取效的刺法之一。

1. 火针治痹取"腑腧"下合穴之内容

"腑腧"源于《灵枢经·官针》"远道刺者，病在上，取之下，刺腑腧也"，原指上病下取、循经远道取穴的一种刺法。"腑"指"六腑"，即胃、胆、膀胱、大肠、小肠、三焦，"腑腧"是指六腑在足三阳经上的下合穴，临床一般用于治疗六腑的疾病。吴教授通过长期临床实践认为，可以活用火针针刺六腑在足三阳经膝关节以下的 6 个下合穴来治疗痹证，而不要囿于既往仅仅治疗腑病的应用。

2. 火针治痹取"腑腧"下合穴之意义

（1）痹病罹患，广累阳经。隶属于六腑的阳经，遍及头面、躯干的背腰、身侧、四肢的外侧，足阳明胃经还循行于腹胸部。因此，阳经循行，从头到足，从前胸到后背，从上肢到下肢，几乎遍及主要肢节，此唯阴经之分布所不及。痹证经脉痹阻，气血不畅，其表现多为肌肉僵硬、关节疼痛，涉及最为广泛的病变部位上是阳经循行部位，也就是说，阳经循行部位受累最广。

（2）痹阻阳经，运动失职，出现一系列临床症状。因筋肉疼痛而全身难受，因关节肿胀而活动受限，因肢体僵硬而步履维艰，因关节变形而失去功能。这些以运动障碍为主症的痹证，皆为阳经痹阻、"阳动"失职所致。

（3）痹证治阳，经脉畅通。阳经盛长，脉气旺盛，阳主动，治痹证取阳经，提纲挈领，一矢中的。因此，痹证以取阳经治疗效果为佳。而阳经内属于六腑，下合穴是调整六腑的要穴，"合治内腑"，所以，取六腑的下合穴，能外调痹阻肢体的阳经，内调所属的六腑，火针可活用"腑腧"治疗痹证。火针取六腑的下合穴，也更为穴简效宏。具体说，火针治痹，可取位于下肢足三阳上的 6 个下合穴，即足三里（胃之下合穴）、阳陵泉（胆之下合穴）、委中（膀胱之下合穴）、上巨虚（大肠之下合穴）、下巨虚（小肠之下合穴）、委阳（三焦之下合穴），以有效缓解痹证症状，特别是减轻以运动功能障碍为主的肢体痹痛症状。

3. 火针治痹取"腑腧"下合穴之五动法

吴教授在手法上有讲究，强调火针治痹取"腑腧"下合穴施术时用五动法。一是"动针"，将火针在所刺的"腑腧"下合穴做小幅度快频率提插捻转两三次。二是"动经"，在火针治疗前，先在"腑腧"下合穴相关经脉循行线上，特别是膝关节以下部位的经脉上下循经轻轻拍打，以激发经气。三是"动揣"，在火针治疗前，先在相关"腑腧"下合穴轻轻揣按，使下合穴处邪气分散，肌肉松弛，以利针刺，也减少针刺之痛。穴位处如有压痛或在穴周有痛敏点的，则同时标记以便定穴刺之。如此意在四是"动肢"，即火针治疗的同时，令患者活动痹痛上肢，或痹痛关节部位，并可应用巨刺法，如肢体痹痛，左侧病刺右侧相应下合穴，右侧病刺左侧相应下合穴。火针治疗时若配合肢体运动，则有助于提高疗效，缓解痹痛。五是"动深"，痹证细分为五类，即为"五痹"。根据"五痹"病程的长短及病位的深浅，动态把握火针针刺深度。

4. 火针治痹取"腑腧"下合穴之五痹刺

（1）皮痹刺大肠之下合穴上巨虚：皮痹可见皮肤麻木不仁，畏寒怕风，局部或全身皮肤顽硬光亮、无汗、毛发脱落等症状。病情迁延日久，邪可入肺。肺为脏，属阴，居于上焦，为阴中之阳，且肺与大肠相表里，肺主皮毛，皮痹与肺相关，其病位较浅，故刺大肠下合穴上巨虚，火针较浅刺之。

（2）肉痹刺胃之下合穴足三里：肉痹一般可见四肢活动迟钝、不能收持之症状。《素问·四时刺逆从论》载"太阴有余病肉痹寒中",即是说,因为外感风寒湿之病邪,未能及时从太阳经而解,遂入于里。加之饮食失节,膏粱厚味,肥美之食,内伤于脾,脾失所主,肌肉不荣,而肌肤失去润泽,久延不治,而成肉痹,出现四肢弛纵、缓而不收等症状。脾胃相表里,则应在胃之下合穴足三里穴施行火针。脾胃居于中焦,足三里穴处肌肉较为丰厚,病位深度居中,故其火针施术,应适当深于皮痹的治疗。

（3）筋痹刺胆之下合穴阳陵泉：对于筋痹,《素问·长刺节论》载"病在筋,筋挛节痛,不可以行,名曰筋痹",《素问·四时刺逆从论》载"少阳有余病筋痹胁满",《圣济总录》卷二十载"以春遇此者为筋痹。其状拘急,屈而不伸是也"。筋痹是因正气不足,外邪客于筋脉,或跌打损伤,损于筋脉,或痰湿流注,气血闭阻,筋脉不畅,出现以关节拘挛、屈曲不利、筋急抽掣、疼痛不已、背脊强直、步履维艰等为主要表现的一种病证。本病多在春季发病,且肝主筋,故多与肝有关。《素问·痹论》载"筋痹不已,复感于邪,内舍于肝",《素问·痹论》载"肝痹者,夜卧则惊,多饮数小便,上为引如怀",《圣济总录·诸痹》载"肝痹……肝之合,筋也。故筋痹不已,复感于邪,则舍于肝也"。故治以舒筋柔肝、养血祛邪为要。肝胆相表里,应于胆之下合穴阳陵泉为主火针点刺。同时,阳陵泉又为筋会,故对于筋痹效果显著。"膝为筋之会",筋痹,多有膝关节症状,因此,对于火针阳陵泉,要注意"三向"：①火针尖略偏向足三里一侧,多呈60°～75°角刺向足三里,此意主要是"治肝必先实脾",柔筋不忘调脾,治筋痹不忘养血,甚至可以说,"治筋不忘实脾",脾胃充实,则有助于养血柔肝,疏养结合。②火针尖略偏向犊鼻,此乃火针刺向病所（膝）。③火针尖略偏透阴陵泉方向,以阴阳相济,内外互联,沟通广泛,自古针法就有阳陵泉与阴陵泉互透之法,火针施治之针法,同样可借用古法。上述三法,其火针针尖偏向原则是：筋痹而肝病症状明显者,针尖选偏向足三里；筋痹而膝部症状明显者,针尖选偏向犊鼻；筋痹症状较多,且无明显偏重部位者,针尖选偏透阴陵泉方向。前述火针施术方法,可用于西医颈椎病、肩周炎、筋膜炎、骨膜炎、腱鞘炎、肌腱炎、坐骨神经痛,以及陈旧性创伤、慢性劳损、肌腱粘连等出现筋痹症状的疾病。

（4）骨痹刺膀胱之下合穴委中：对于骨痹,《素问·长刺节论》载"病在骨,骨重不可举,骨髓酸痛,寒气至,名曰骨痹"。骨髓空虚,正气虚弱,外邪内搏,留滞于骨,致骨节疼痛、肢体沉重、难以举步、麻木发冷,甚至痛苦异常、四肢僵硬、屈曲难伸、关节挛急,或有浮肿。《张氏医通》《类证治裁》提及"骨痹，即寒痹、痛痹也"，此说颇合临床。寒痹、痛痹，疼痛剧烈，易现肢痛筋缩、肢节废用的骨痹。西医的类风湿性关节炎、强直性脊柱炎、骨性关节炎、大骨节病、多发性骨髓瘤、痛风等疾病，多可出现骨痹之症状。肾主骨，故骨痹又称为肾痹。

《素问·痹论》载"肾痹者，善胀，尻以代踵，脊以代头"，《症因脉治》卷三载"肾痹之症，即骨痹也"。所以，骨痹与肾有关，肾与膀胱相表里，故应取膀胱下合穴委中火针施治。委中穴火针施治之，其火针要"四变"。一是变方向。"脊以代头"时（即脊柱因痹变形，呈弓背弯曲畸形），火针针尖向上；"尻以代踵"时（即腰骶、髋骨、下肢因痹变形，呈蹲位弯曲畸形），火针针尖刺向犊鼻或内膝眼；足跟痛时，火针刺向曲泉（肾经合穴）。二是变刺数。症状轻时，火针单刺（单用一根火针刺之）；症状较重时，火针双刺（火针一穴双针）。三是变留疾。痛状一般，用疾刺法，不留针；痛状显著、痛甚彻心、剧痛难忍，用留针法。四是变刺深。痛以脊柱为显者，火针适当浅刺；痛在诸关节，阴冷痛剧，火针适当深刺。

（5）脉痹刺小肠之下合穴下巨虚：对于脉痹，《素问·痹论》指出"在于脉则血凝而不流"，清代何梦瑶《医碥·痹》提到"血脉不流而色变"，指出"外感之风寒湿能痹，岂内生之寒湿独不痹乎"。吴教授认为，内生之瘀血、痰饮亦可致痹，"死血阻塞经隧，则亦不通而痹矣"。正气不足，六淫侵袭，血瘀不畅，凝涩闭塞，经脉痹阻，出现以肢体疼痛、手足逆冷，或麻木不仁、肤色暗黑，或见苍白、脉搏微弱，或为无脉等特征的一种病证。本病与血栓闭塞性脉管炎、闭塞性动脉粥样硬化、大动脉炎、肢体动脉栓塞、结节性动脉炎、雷诺病及静脉炎、下肢静脉曲张、无脉症等周围血管疾病未发生溃疡或坏疽者症状类似，即本病主要在于血管病的病理表现。心主血脉，脉应于心，故脉痹又称"心痹"。心与小肠相表里，应取小肠下合穴下巨虚。鉴于心主血脉，脉痹关乎心，其病又多为血脉症状。而脉痹临床症状，既可是寒证，又可是热证，既可是血瘀阻络的实证，又可是血脉空虚之虚证。因此，针刺下巨虚时，火针应用手法要略作变化。对于实证，要用较粗针具，出针稍摇大针孔；对于虚证，要用较细针具，出针按压针孔。对于寒证，可以在火针刺的基础上，再加艾灸或95%乙醇温烧针尾；对于热证，可以配合火针拔罐出血。同时，还可配合脉痹有症状的远道部位或上肢适当运动，以增强火针针刺下巨虚治疗脉痹之效应。

（四）刺络放血法治疗偏头痛

吴教授对于刺络放血法治疗偏头痛，提出了五步法，即查血脉、探瘀血、找横络、刺其血、务求畅。

1. 查血脉

头部血脉血管粗细及流速各有差别，血管分布区域涉及的经脉也各有不同。因此，查看头部血管情况十分重要。例如，描述头部血管与肝的关系，血管充盈粗大，肝风上扰；血管红赤表显，肝火偏旺；血管搏动，肝阳上亢；血管细小红赤，肝阴不足；血管拘挛紧掣，肝脉寒凝；血管暗滞不畅，肝脉瘀滞。

2. 探瘀血

除了按头部的刺痛、定点痛确定瘀血以外，还提出偏头痛与肝相关的瘀血"五说"：①病史长者有瘀血，所谓久痛肝脉碍气必瘀。②每因情志不畅而发者有瘀血，所谓肝郁气滞血瘀。③遇烦躁或内热而痛者有瘀血，所谓肝热熏灼留瘀。④因寒冷而颠顶抽掣作痛者有瘀血，所谓肝脉寒凝而瘀。⑤查有椎底动脉变细受压者有瘀，所谓肝脉上颠受阻留瘀。

3. 找横络

在偏头痛者头部寻找怒张的表浅血管，即"横络"，以定瘀滞具体经脉及部位。颠顶部横络，病在肝脉，病机多为风寒留滞肝脉。侧头部横络，病及少阳，病关肝脉。后头部横络，病及太阳，影响肝脉。太阳紫脉，眼部肝脉及少阳受累而瘀滞。耳部横络，总属阳经失畅损及肝脉。眉宇横络，督脉、肝脉皆所不畅。以上横络皆是刺络放血从肝论治的首要部位。

4. 刺其血

对于偏头痛刺血法，针法纷呈，工具多变，疗效颇奇。具体刺法归纳为菱形法、梅花法、循轮法、点痣法、贯通法5法。

（1）菱形法：颠顶横络或痛者，沿四神聪菱形边火针点刺，每次每边点刺3～5下，以升阳暖肝、醒脑通脉。

（2）梅花法：两侧头痛者，用9号注射器针头散刺，或用皮肤针中重度叩刺，使之散在性地微有出血点，以疏泄少阳。

（3）循轮法：对于颞部疼痛，牵及耳部者，用循轮法，即循耳轮点刺，或循耳郭外周根部用刺血针头点刺，以调节耳部气血、清利肝脉。

（4）点痣法：前头痛、眉宇痛者，在印堂穴点刺；太阳穴处横络或痛者，直接用三棱针点刺其局部的紫脉，以清脑明目、畅达肝气。

（5）贯通法：对于弥漫性偏头痛，取两条主线用刺血针点刺出血，一条线是头部督脉循行线，前到神庭，后到风府；另一条线是两角孙穴横联线，用刺血针头点刺出血，以通调督脉、疏通厥（阴）少（阳）。

5. 务求畅

偏头痛从肝论治刺血，以用三棱针、火针等刺破头部腧穴为主，兼及某些腧穴病灶处、疼痛点、反应点或浅表小静脉，以放出少量血液而止痛。强调刺血务净，即一次刺血，要待所刺部位的血液自然流出至自止。要根据《黄帝内经》"索其结络脉，刺出其血，以见通之"及"一经上实下虚而不通者……视而泻之"而用之。在刺血的过程中，如出血不多或即凝而不出者，还要加以酒精棉球擦拭出血处，或略加拍打，以解其凝，使血液续出。正如李东垣所说，以刺血"泻其经络之塞者，为血凝而不流，故先去之"，刺血可"去血络之凝"。

从肝入手刺络放血治疗偏头痛的过程中，应注意将脏腑辨证与经络辨证相结合。

（1）肝阳上亢证：上病下取大敦用，肝俞耳尖首当冲。肝阳上亢者症见一侧或双侧搏动性头痛或胀痛，尤以情绪激动后加重，或见面赤、目赤、口干、大便秘结、失眠多梦、耳鸣、舌红、苔黄、脉弦滑。治宜平肝潜阳，理气止痛。选取肝经井穴大敦清肝泻火，膀胱经肝俞穴疏肝理气，经外奇穴耳尖清热泻火，共奏平肝潜阳、疏肝理气止痛之效。

（2）肝经瘀阻证：阿是穴位散刺从，配合膈俞效尤宏。肝经瘀阻者平时情志不舒，或有外伤史，头部多呈针刺样疼痛，痛有定处，或不时窜至颠顶，疼痛发作频率可随病程增加，或伴有心悸、恶心呕吐、多梦等症状，舌质紫暗，脉弦涩。治宜疏肝理气，活血止痛。多采用头顶或颞部阿是穴散刺法，合并膈俞穴刺血拔罐。阿是穴刺血能使局部气血疏通，膈俞为八会穴之"血会"，两穴配合以实现瘀血去、新血生的目的。

（3）肝郁气滞证：太阳紫脉放血功，上病下刺亦太冲。肝郁气滞者症见抑郁寡欢，头部胀痛、窜痛，或牵及眼部、耳部，头脑不清，或视力、记忆力下降。每因情志不畅诱发。舌质暗滞，舌苔黄，脉弦涩。治宜理气通络止痛。选取太阳紫脉刺血，有"去菀陈莝"之意，祛瘀以行气止痛；肝经原穴太冲疏肝解郁、活血通络，以从其本。二者配合使用标本同治，以期达到疏肝理气之效。

（4）肝胆郁热证：太阳率谷追寇穷，行间临泣刺相逢。肝胆郁热者症见头痛、昏蒙重坠，尤以生气后为著。随情绪波动而加重，胸脘痞闷、乏力、纳差、失眠、二便尚可，平素心情欠佳，舌尖边红，苔黄腻，脉弦滑。治宜疏泄肝胆，清热止痛。选用头部经外奇穴太阳和足少阳胆经率谷，配合足厥阴肝经荥穴行间和足厥阴肝经太冲，此为上病下取之意，共奏清肝胆郁热之效。

此外，临床上与肝有关的偏头痛多以标实为主。与肝有关的偏头痛无论是实证，还是以标实为主的证型，应用刺血疗法，再酌以标本兼治，皆可取得很好的疗效。

二、重用灸法

（一）传承发展，提倡"精准灸疗"

吴教授认为，"精准灸疗"有以下特点。

1. 在针灸"医研产"链中"医"方面

以前的医学临床主要基于针灸医生个体医疗经验（跟师学徒）和群体医疗经验（教材和典籍），而西医学的教学主要基于循证医学的证据（专家共识与指南）。中医学的特殊性决定了两种方式要相互结合，才能最终形成"精准"方案，这体现了中医学个体性和共性相结合的思维模式。吴教授将"证"与"病"两个方面作为"精准灸疗"的临床重点。探索与设立精准的艾灸灸方、灸时、灸程等针对诸多不同疾病治疗之需。特别需要指出的是，吴教授将原先一般性灸疗，逐步发展应用到辨证施灸与辨病施灸，以及二者的结合，将"精准灸疗"赋予实际内涵。

2. 在针灸"医研产"链中"研"方面

吴教授指出，针灸科研工作者更广泛地将多学科融合，引入更多的先进研究方法，从基础到临床进行系列的可持续性的研究，尤其是针对国人的健康状态与疾病不同阶段的生物样本进行采样保存与转化研发，形成对临床"精准灸疗"方案的可持续性支持保证。这方面，对于吴教授来讲，以其中国中医科学院第三批优势病种项目"辨证施灸对高脂血症调脂作用临床研究"具有代表性。此种研究成果，已被民众与艾灸从业者所接受与采用。一些艾灸保健与应用单位，以此在促进大众健康的同时，还产生了良好的社会效益与经济效益。

3. 作为针灸"医研产"链中"产"方面

针灸产业工作者将在互联网平台上，利用大数据和云计算的优势，紧密联系针灸医疗与科研工作者，针对不同群体的健康与疾病治疗需求提供与研发更有针对性的"精准灸疗"产品。

（二）首倡灸疗"温效十法"

吴教授提出了灸疗十种温效治疗法，即温通法、温经法、温润法、温升法、温降法、温散法、温化法、温御法、温固法、温补法。①温通法：温热刺激作用于特定穴位，治疗各种气血壅滞、气血不畅的病证。②温经法：用于寒凝经脉而有寒凉、冷战、疼痛、拘挛、收缩、苍白等症状者。③温润法：用于阴虚

吴中朝

123

而无严重内热及燥性病证（如干燥综合征等）者。④温升法：用于中气不足、内脏下陷，或清阳不升、清浊相混，或病延脉虚、经脉陷下者。⑤温降法：用于肺气上逆之咳嗽、气喘、咯血、鼻衄；肝气上逆之胁胀、头晕、目眩；胃气上逆之呕吐、呃逆、嗳气、泛酸、呕血等。⑥温散法：用于散风、散寒、散湿。⑦温化法：用于结聚之证，如瘰疬、瘕聚、痰核、肿块、血肿、结节等病理产物及相关病证。⑧温御法：用于体虚易于感冒，或太阳中风证，或过敏性鼻炎，或皮肤因受风或感寒而瘙痒者。⑨温固法：用于固摄、固收、固涩等。⑩温补法：用于机体虚弱，气、血、阴、阳不足者。

吴教授指出，上述灸疗"温效十法"不同于中医方药治疗，不具有内服药物直接纠正机体阴阳失衡病理状态的特征，因此，正确运用灸疗"温效十法"关键在于正确选择刺激穴位（部位）及灸疗操作手段。如针对肾阴不足造成的阴虚咳嗽，吴教授指出在穴位选取上应以肾经腧穴为主，以"五输穴"的"输穴"太溪穴为君穴，应用梨皮或一些具有甘润或咸润作用的药物制成的药饼置于穴位上，形成隔物灸。同时取艾灸的材质为陈年艾条，因刚下艾叶比较燥热，温润法时艾灸取其性而不取其气，因此，陈艾加之隔物及穴位三者恰当运用，可获得良好疗效。

（三）倡导辨证灸疗

吴教授指出在临床上"理、法、穴、术"的正确辨识是灸疗取得疗效的关键因素，而灸术的正确操作则是关键中的关键。由于灸术刺激的作用对象是形体和内在气血各具特征的不同个体，因年龄、性别差异，加之个体耐受灸疗温热刺激量的敏感程度和治疗要求迥异，因此，强调灸术操作应注意温热刺激量把握，通过学习与实践提出，灸热刺激量把握应遵循"形、时、穴"三原则。

1. 灸热刺激量与形体气血

《类经图翼》指出"必因其形而取之，方得其当"。吴教授指出，针对体型肥胖或脉象呈现"气涩以迟"的体型高大者，在艾灸操作中非重灸、急灸不能达其所、去其涩、催其气而达其效，因此，灸疗操作时强调使用大艾炷急火快灸或温和悬灸火力集中，患者能短时间感灼热难忍，甚至造成艾灸区域出现轻度灼伤。但对体质清瘦或老年形气已衰者，如按体质强壮者的重急灸方案则易耗气损血，故灸疗操作时轻灸、缓灸方能补其气而达其效，强调长时间施灸，把艾灸分散的刺激量叠加起来，使温热感缓慢获得，由量变到质变，方可达到新的疗效体会。

2. 注重时间医学思想在灸疗临床的应用

吴教授主张灸疗温热刺激量因四时而有别。在基于《难经·七十难》"春夏者，阳气在上，人气亦在上，故当浅取之；秋冬者，阳气在下，人气亦在下，故当深取之"论述的基础上，结合临床实践经验，指出春夏季节，自然界的阳气向上，机体阳气也趋浮，故灸疗温热刺激量之温度易低，时间易短，刺激量要小，而春夏相比较，春温夏热，夏季阳气更加浮浅，故夏季艾灸温热刺激量较之更为小中之小。秋冬季节，自然界的阳气向下，人体阳气也趋沉，故艾灸温热刺激量易温度偏高，操作刺激时间易长，刺激量要大，而秋冬相比较，秋凉而冬寒，冬季阳气更加趋沉，故冬季灸热刺激量较之秋季为大中之大。

吴教授提出，除"季节不同治疗方案有异"的传统因时制宜内涵外，更应有一份"因疾病不同阶段及机体不同时态"的新"因时制宜"思想。在患者疾病处于实证阶段，强调灸时急吹其火，以大热强刺激为泻法；而疾病处于虚证阶段时则不吹其火，以慢灸浅热弱刺激为补法。当疾病处于热证阶段，只要机体体温不超过39℃，一般可用灸疗温热刺激，已达到以热泄热、以热引热、以热发热、以热调热的效果，此时的灸疗刺激量需因人而异，对于实证发热的灸疗，热刺激要小要少，对于虚证发热的灸疗，热刺激易慢慢提量。此外，对一些特殊病证，如痛点多发的强直性脊柱炎，在强直明显的疾病阶段，灸疗刺激量应注意三个原则，即重灸、循经三线灸（督脉及膀胱经2条侧线同时灸）、特殊灸。吴教授提出重灸需考虑刺激部位不同，刺激量不同，即上风、中气、下湿，包括上清艾绒单纯温热刺激，中加行气理气止痛药物隔灸刺激（隔姜灸），下加温肾通络、祛风湿药隔灸刺激（隔附子饼灸），以期达到最佳治疗效果。

3. 灸热刺激之方略

吴教授指出，正确的腧穴选取是获得疗效的保证之一。一般而言，吴教授多根据澄江学派"新病取其末""动则求其远""急则用其根"的理论，在疾病处于早期、急性期或新生疾病时选取四肢部远端腧穴。而在疾病处于稳定期或慢性长期疾病时，则根据"缓用其结""静则求其近"的理论选穴，多以胸、胁、背部腧穴为主。此外，吴教授指出，灸疗刺激部位的选择需根据疾病变化而改变，如果上热下寒，则上少用灸，下多用灸；反之，上多用灸，下少用灸；如为寒热错杂，内外失调，就要在辨证上下功夫，不可固定一个成方，要因人、因时、因地而异。

因腧穴部位的不同，其穴性不同，接受灸疗温热刺激量的差异很大，因此，在灸疗操作刺激上临床更需区别而用之。如位于四肢肘膝关节以下十二经脉的五输穴、下合穴等腧穴具有经气始生始发的特性，是十二经脉之根，按神经反射学说，该部位大脑皮层所占位置比例较大，对刺激感有放大作用，即与刺激量的大小呈趋同性，具有"愈远愈大""愈远愈广"的穴性，因此，吴教授在运用这些穴位进行温热灸疗刺激时多"火要小要少"，单穴灸疗刺激时间较短，一般不超过 5 分钟。而将灸疗运用在胸、胁、背部腧穴属于"根结"中"结"特性的腧穴时，吴教授喜单次长时间缓灸，单穴灸疗刺激一般不少于 10 分钟，且治疗疗程较长，从而保证刺激量由小到大，治疗时间由短到长以逐步提高刺激量。

（四）倡导特色保健灸

吴教授认为，推动灸疗第二次发展高峰到来的一个很重要的因素就是群众对自身健康与高水平生活品质的需求。因此，吴教授从 20 世纪 90 年代开始就关注并运用先进的科研方法，探索灸疗在亚健康状态及老年群体中的治疗机制，并主持了"艾灸对血液净化作用的研究"。通过大量实验室及临床研究观察，初步阐释了灸疗抗衰老及调节机体亚健康态的机制，如通过研究发现艾灸可调整机体微量元素含量，尤其是提高老年人机体免疫功能、影响体内自由基代谢、降低血脂、血液尿素氮、肌酐含量，改善血液流变学性质等，并在 1994 年大胆提出老年人衰老的本质主要是以阳虚为本（尤以肾阳虚衰为主），瘀血内阻为标的观点。这些研究成果为进一步在养生保健领域推广运用灸疗提供了有利证据，并因此获得了江苏省中医药科技进步奖一等奖。

保健灸能延年益寿，有防病保健的作用，探索新时代下保健灸的运用成为时代需求。近年来，吴教授在中医整体观思想指导下，从《黄帝内经》中吸取灵感，提出特色保健灸——节气灸，其核心思想如下：①艾灸保健时间应根据保健需求，或个体亚健康态进行精准选择，如需"升阳"，可选择上午太阳渐升时进行，此时人体阳气与自然界阳气同步生长，易于扶持人体正气而起补益之效；如需"化阴、助眠"，可选择下午或晚间进行，可以改善睡眠、改善血液循环、加强化湿作用，使保健效果更好。②冬至、秋分、春分等节气日时段灸：冬至补养可以预防鼻炎、哮喘、过敏性皮炎等春节常见病，可用太乙神针灸太溪穴补阳气，并配合耳部按摩温经通络；秋分、春分灸可预防和缓解冬季与夏季常见病，因此，秋分补阳艾灸关元穴，春分补阳艾灸气海穴，以顺应阳气初发。③建议常年隔盐温和悬灸神阙穴，可以补元气、强身健体。④每次每穴艾灸的时间可以控制在 10 ～ 20 分钟。

三、"针药并用"是临床重要手段

澄江学派非常注重"针药并用"，吴教授传承了这一学术思想，取得了显著疗效。他曾治疗一中风后吐血、便血的患者，因高血压轻微脑血栓住院，小便不能解，导尿后发现尿血不止，失血性休克，B超检查示血蓄膀胱，遂输血、抢救。凌晨2点患者先吐血后便血，广泛部位消化道大出血，广泛性、应激性溃疡。用尽各种方法均不见效，血压一直下降，患者已经手脚发凉，神志渐渐恍惚，其舌略偏红。当即命两人找两根艾条，一个灸百会，一个灸肚脐，并投以独参汤合十灰散，嘱尽快将药灌进。服药半小时后出血血色变淡，慢慢如洗肉水色，天亮时分患者手脚开始发温，血压开始上升，神志开始清醒，出血渐止。患者至今生活良好。此案用灸回阳救逆固脱，合独参汤补气升提，防止血压下降、气随血脱，十灰散凉血止血。内外结合，针灸中药并举，对于临床急症颇有启发和借鉴。

四、枕项功能带理论

（一）枕项功能带的定位

枕项功能带是吴教授在背俞功能带的基础上提出的延伸概念。背俞功能带是由同一脊柱水平的穴位共同构成的，具体定位是胸1棘突下缘到骶4棘突下缘之间，脊柱旁开2.5寸范围内的带状区域，区域内为膀胱经和督脉循行之处，穴位包括督脉腧穴、华佗夹脊穴、膀胱经第一侧线上的背俞穴。枕项功能带为背俞功能带的枕项部延伸，由百会穴向后至枕骨下缘的枕部区域及颈1棘突下缘到颈7棘突下缘之间同一脊柱水平的项部区域共同组成，所过经脉为督脉、足太阳膀胱经、足少阳胆经、手少阳三焦经，主要穴位为督脉腧穴、颈夹脊穴、膀胱经腧穴、胆经腧穴、三焦经腧穴。

（二）提出枕项功能带的依据

1. 经络依据

枕项部是连接头部与躯干的重要枢纽部位，是经脉气血充盛之处。循行经脉有督脉、足太阳膀胱经、足少阳胆经、手少阳三焦经等数条经脉。督脉与膀胱经在此处与背部的分布大致相同，伴行通过枕项部。督脉为阳脉之海，为奇经八脉之首，对十二经均有渗灌、调节、蓄积、补充的作用，尤其在膀胱经上表现得最为明显。《难经·二十八难》载"督脉者，起于下极之俞，并于脊里，上至风府，入属于脑"，《素问·骨空论》载"督脉者……与太阳起于目内眦，上额交巅上，入络脑，还出别下项"，《灵枢经·经脉》载"膀胱足太阳之脉……其直者，从巅入络脑，还出别下项"。说明督脉与足太阳经均夹颈脊循枕而行，在目内眦处交会。两经之间经气相通，联系紧密，且均与脑和颈髓的功能活动密切相关。所以吴教授认为，枕项功能带与背俞功能带相同，均以督脉、足太阳膀胱经为经络基础。不同之处在于，在枕项功能带外围，依次分布着足少阳胆经、手少阳三焦经。《灵枢经·经脉》载"胆足少阳之脉……下耳后，循颈，行手少阳之前，至肩上""三焦手少阳之脉……其支者，从耳后入耳中，出走耳前，过客主人前，交颊，至目锐眦"。少阳经居于太阳、阳明经之间，为半表半里之位。按照六经传变顺序，少阳处阴阳经之间，少阳位置居中，为多气少血之经，是机体气机的枢纽，亦为邪正交争时邪气出阳或入阴的升降之枢。手足少阳经与督脉、膀胱经分别在枕项部有多处交会，脉气相通，在分布及功能上即是对前两经的补充，也充分体现了颈项部枢纽的作用。

2. 穴位依据

枕项部区域的穴位分布分别为督脉腧穴、夹脊穴、膀胱经腧穴、胆经腧穴、三焦经腧穴。相较于十四经在身体其他部位的经穴分布来看，枕项区域穴位密度小，数量少。尤其在项部（$C_1 \sim C_7$ 分布区域），除夹脊穴外，只有督脉的大椎、哑门，膀胱经的天柱，胆经的风池，三焦经的翳风、天牖，$C_2 \sim C_6$ 脊柱水平范围内经穴穴位缺如，因此，此区域内夹脊穴的作用尤为重要。

既往历代文献中对颈夹脊穴没有明确记载。承淡安先生于 1955 年最早明确提出夹脊穴数目共 34 穴，具体定位为"第 1 胸椎至第 5 腰椎棘突下旁开 0.5寸"，此后的夹脊穴定位大多依此为据，包括现行针灸教学规范及国家标准《经穴部位》均采用此标准。上海中医学院版《针灸学》中，夹脊穴定位是自第一颈椎至第五腰椎，每椎棘突旁开 0.5 ～ 1 寸；张慰民等认为，第 1 至第 4 颈椎旁软组织多，不宜行针，故夹脊穴当为第 5 颈椎至第 5 腰椎棘突下旁开 0.5 寸，左右共 40 穴。尽管争议颇多、且无明确界定颈夹脊的文献及著作，考虑到其临床应用的广泛性及产生疗效与传统夹脊穴的一致性，吴教授建议将其纳入夹脊穴的范畴。

与传统夹脊穴相同，颈夹脊穴位于督脉与足太阳膀胱经之间。如前所述，两经无论从循行上，还是生理功能上均关系密切。夹脊穴所在恰是督脉与足太阳膀胱经气外延重叠覆盖之处，能联络沟通二经，具有调控二经的枢纽作用，针灸夹脊穴时能起到调节整合两经的作用。从解剖角度看，夹背穴每穴附近均有相应脊神经后支伴行，另外，脊柱两旁分布着椎旁神经节，由其形成的交感干与脊神经之间有交通支相沟通。因此，针刺夹脊穴可以通过交感神经进行调节活动。由此可见，颈夹脊穴在枕项功能带中占有主要地位。

吴教授认为，作为枕项功能带的经络基础，督脉及膀胱经在此应与颈夹脊穴具有同等重要作用。督脉及膀胱经均为气血充盛之经，又为项部主要循行经脉，为连接躯干与头颈的主要通道。如在此枢纽之处出现经络气血瘀滞，除颈项局部外，还将引起头面、五官、肩背、上肢等处病变。在上述情况下，疏通两经项部经气尤为重要。基于多年的临床实践，吴教授在两经项部循行处创立新穴位，分别为位于第 2 至第 6 颈椎棘突下凹陷中的督颈 2、督颈 3……督颈 6；膀胱经循行线上平齐脊柱第 2 至第 7 颈椎棘突下凹陷中的膀胱颈 2、膀胱颈 3……膀胱颈 7，两组穴位在功能上与同水平节段的夹脊穴相辅相成。完善后的督脉项部腧穴、膀胱经项部腧穴及颈夹脊穴共同构成了枕项功能带中的项部功能带上的穴位配属，丰富了枕项功能带上原本不足的穴位分布，形成了枕项功能带上较为密集的沟通、联系、调治的穴位方组。

枕部穴位分布以枕骨粗隆上下缘处较为密集，其他穴位则散在分布于枕后、头侧部，其中包括临床治疗头颈部疾病应用频率极高的风府、风池、天柱等穴位。

3. 解剖依据

项部为脊神经之 8 对颈神经所在之处，有相应脊神经后支平行伴行，后支神经纤维所支配的范围为项部肌肉、颈椎关节突关节及枕项部皮肤。同一神经节段内的穴位，因为具有相同的神经解剖基础，所以基本具有相同的功能和诊治作用。受同一神经节段支配的具有相同诊治作用的不是无关联的穴点，而是一个连续的区域，这也是枕项功能带存在的神经解剖基础。

枕部的强间、脑户、玉枕、风府、风池、头窍阴、天柱、翳风、天牖等穴是临床常用穴位，都在 C_2 神经分布区域内。它们是通过 $C_2 \sim C_5$ 神经的脊髓节段，再通过膈神经的运动纤维去调整胸腹脏器疾病的。另外这些穴位也可通过颈部脊髓灰质后柱胶状质的上部影响三叉神经脊束核和孤束核的下端，而到迷走神经背核，发出反射，经迷走神经去调整胸、腹部器官；也可由三叉神经脊束核的下端传至各脑神经运动核，作用于头、面、胸、腹部器官。风府、风池、哑门、天柱等穴位，其深部近于延髓，对呼吸与心跳有调节作用；强间、脑户、玉枕、头窍阴等穴位近于小脑，对调节躯体运动、调节肌紧张、调节躯体反射活动及随意运动等有促进作用。其枕部诸穴之部位，内为枕叶，而枕叶为视觉皮质中枢，枕叶病损时以发生视觉障碍为主，还出现记忆缺陷和运动知觉障碍等症状，故对脑源性眼病有帮助。

脑供血系统大体上分为颈内动脉系统和椎－基底动脉系统，前者常称为前循环，后者则称为后循环。后循环缺血是引起脑供血不足的主要原因。椎－基底动脉系统是指椎动脉主干、基底动脉主干及它们的分支。枕项部的血管分布包括椎动脉、枕动脉、枕静脉、硬膜外静脉和硬膜静脉窦，其中椎动脉供应了颈部脊髓、脊神经根及附属组织 90% 左右的血液。椎动脉起源于锁骨下动脉，向上经 $C_1 \sim C_6$ 横突孔，经枕骨大孔入颅，两侧合并为基底动脉。椎动脉分支有脊髓后动脉、脊髓前动脉及小脑后下动脉，此外还有脑膜支供应后颅窝的脑膜。基底动脉行于脑桥腹侧的脑桥沟，末端分为两条大脑后动脉。椎－基底动脉系统主要供应脊髓颈段、脑干、小脑、丘脑后部、大脑枕叶和颞叶的下内侧。由此可见，枕项部为脑血流量供应的重要通道及枢纽，是枕项功能带存在的血管解剖基础。

4. 现代研究依据

有研究表明，针刺风池、风府、天柱、哑门等穴能有效改善头项部血流状态，增加脑血流量，降低外周阻力，使脑缺血状态得到缓解。针刺翳风穴可直接影响颈上神经节而调整颅内外血管的舒缩功能。针刺颈夹脊穴能够增大椎动脉血流量，改善或恢复椎动脉的血供，对于脑血管的侧支循环的形成、病灶的修复、处于缺血缺氧麻痹状态的脑细胞的复活是非常有作用的。可见，枕项部穴位的治疗范围主要是脑源性疾病及颈椎相关疾病。

（三）枕项功能带的临床应用

吴教授认为，枕项功能带诸穴具有疏散外邪、通经止痛、平肝潜阳、益脑宁神、清利头目、开窍聪耳等作用。通过长期临床实践，枕项功能带治疗头、枕、项、耳、目及影响到全身的多种疾病，均取得满意疗效。主要有颈椎病、颈部软组织病、颈心综合征等；多种脑病，如中风、脑萎缩、痴呆、脑功能失调、脑供血不足、脑瘫、共济失调和运动性震颤、脑源性眼病等；失眠、紧张综合征；各种枕项部及头部的疼痛，如偏头痛、紧张性头痛、枕大神经痛等；高血压、头晕、耳鸣耳聋、肩周炎等；部分眼、鼻、咽部疾病等。

吴教授认为，枕项功能带具有部位的重要性、穴位的密集性、联系的广泛性、结构的特殊性及治疗的有效性等特点。关于枕项功能带的针刺，吴教授强调 5 个重视，即重视枕项结构以定针向、重视疾病性质以定治则、重视经脉辨证以定刺法、重视整体联系以定透刺、重视古典针法以定活用。

在枕项功能带的局部辨证上，吴教授强调枕项部位于人体上部，"伤于风者，上先受之""颠顶之上，惟风独到"，外风、内风兼杂其他病邪者，显现于枕项部的症状较多；枕居高位，项连头躯，"触其枕而知其头""牵一项而动全身"，故症在枕项而病关上下内外。对枕项功能带的局部情况，主要从7个方面辨证，即痛、硬、僵、结、肿、动、斜。具体来讲，即痛则不通，硬则邪甚，僵则风寒，结则瘀滞，肿则夹湿，动则肝风，斜则痉挛。如此则提纲挈领，既易于辨证，又契合应用。

吴教授在枕项功能带区域施治方法上，认为应予杂合以治。以毫针刺为主，艾灸为辅，结合火针、刺络放血、拔罐、穴位注射、中药离子导入等不同方法。在毫针针刺治疗中，又多以透刺为主，艾灸或单用，或作温针灸。凡有痛、硬、僵、结等症状的，加以刺络放血。内外风邪伤及枕项部出现较重病机的，可致局部颤动、颈项偏斜等症状，临床多用此区域的风穴配伍，如风府、风池单用或透刺，或风池透翳风，甚则风府、风池、翳风一针平扫而治，既祛散外风，又镇内风而愈病。

五、特色三期辨治面部激素依赖性皮炎

激素依赖性皮炎是外用糖皮质激素后原发皮肤病消失，停用糖皮质激素后又出现类似皮损，需反复使用以控制症状并渐进性加重的一种皮肤病，是长期外用糖皮质激素后发生的一种不良反应，是皮肤病中的疑难病证。

吴教授根据本病症状轻重程度、病程长短及治疗效果将其分为爆发期、顽固期、缓解期。爆发期症状突然加重、皮肤潮红或红肿，严重瘙痒致夜不能眠，局部灼热、干燥渗出。爆发期后1个月，经过治疗仍效果不佳的情况下进入顽固期，此期治疗难度进一步加大，症状虽较爆发期略有好转，但患者心理症状加重，局部皮肤干燥、渗出、瘙痒、皮肤增厚、影响睡眠等情况无明显缓解或进一步加重。第三期为缓解期，急性发病2个月后及平时症状不明显均属此期。临床依据不同分期对本病的病因病机进行详细分析并选取相应治疗方法。

（一）病机分期辨识特色

在皮肤病的辨治中，总结出"上（焦）风、下（焦）湿、中（焦）气火"的辨证规律。从病位上考虑，本病发于上焦，对应风邪。从症状来看，皮肤瘙痒、皮疹反复发作及后期皮肤干燥、脱屑等属于"风"的范畴。风邪为病，不外乎外风与内风2种。外风包括风寒、风热两型，内风应考虑血虚生风、血热（燥）生风、肝风内动等不同情况单独为病还是兼夹为病。因此，本病风邪贯穿始终，不同时期随病情发展兼夹不同病机。

1. 爆发期

激素属辛燥、甘温之品，误用日久助阳化热、耗津伤阴。肺主一身皮毛，本病病位为肌表，由于激素的长期刺激、邪毒瘀滞肌肤，影响肺气宣发、瘀久化热，加重局部症状。肺与大肠相表里，湿热蕴结肠腑，上熏肺热炽盛，久之则皮毛孔窍失于滋润濡养。如外感风邪袭表，风、热、毒、瘀互结，则红肿、瘙痒、疼痛等症状爆发出现。

2. 顽固期

羌延日久易致气虚、气滞、血虚、血瘀。由于激素这一"外邪"的反复刺激及气滞气虚等原因导致局部经脉瘀阻、外发于肌肤、肌肤失养，故皮损红肿增厚，或干燥，或毛细血管扩张，色素沉着或色素减退等症状出现。血虚生风、血瘀生风则出现皮肤瘙痒症状。

脾主四肢肌肉，主运化水湿。脾气虚则运化无力，化生痰湿。痰湿蕴结于肌腠，故病势缠绵难愈，病情反复。湿郁中焦日久易化热生火，熏蒸于上，故本病发于头面者较多。颜面部皮损影响患者情绪，易致肝郁。顽固期肝郁脾虚较为多见。

《素问·至真要大论》载"诸痛痒疮，皆属于心"，由于心主血脉、主神明，心气不足则主血脉的功能失调，会出现一系列血病证候而致皮肤痛、痒、疮。此外，无论是痛还是痒均为主观症状，容易受到精神因素影响。本病特点为症状反复，缠绵难愈。患者长期受病痛影响，易产生焦虑、抑郁、恐惧等心因性症状，屡发屡重。因此，心主血脉、主藏神功能失常是本病病机之一。

3. 缓解期

缓解期诸症减轻，然脾虚肝郁症状犹存。肝主藏血、主疏泄，肝郁日久变生他证。肝郁化热、熏蒸肌肤，肝郁血虚、化火生风，肝郁血瘀、肌肤失养，故见疼痛、瘙痒、局部皮肤红肿、干燥粗糙等症状。肝肾同源，日久累及肾，肾精不足，气阴两亏，可见色素沉着等皮肤损害。

综上所述，本病病邪为风、湿、火（热）、痰、瘀，从脏腑病机来看五脏皆涉及。

（二）治疗特色

本病病因病机极为复杂，治疗方法单一很难取得良效。采用"杂合以治"的方法，根据疾病不同阶段的特点，把握治疗时机和切入点，往往能攻克顽疾，取得良效。

1. 中药分期治疗

爆发期应清肺凉血，顽固期应调心、肝、脾兼益气活血，缓解期以健脾疏肝、滋养肾阴、益气养血御风为主。

"治风先治血，血行风自灭"。"治血"法应贯穿激素依赖性皮炎治疗的始终。从凉血、活血或养血的不同角度，在不同阶段予以侧重。爆发期应少量加入活血药，如桃仁、红花等。顽固期以凉血为主，通常选用生地黄、赤芍、水牛角等清热凉血药，其中水牛角用量宜大，酌情用至 30～60g。缓解期治疗以活血养血为主，常用鸡血藤、当归等药物，其中鸡血藤用量要在 20g 以上。

爆发期可采用逍遥散合银翘散加减治疗，顽固期选用龙胆泻肝汤合泻白汤加减治疗，末期选用消风散、玉屏风散合地黄饮子加减治疗，缓解期选用玉屏风散、参苓白术散合逍遥散加减治疗，此外各期均应加入抗过敏药物，常用抗过敏药物有防风、紫苏叶、荆芥、生黄芪、刺五加、蝉蜕等。补气抗过敏常用生黄芪 30～60g（至少用 2～4 周）或刺五加 10～20g；脱敏疗法（即以小敏抗大敏）可加蝉蜕 10g；继发过敏伴水肿且位置偏上时，宜利水（尿）以通宣肺气，加车前子 30g。"肺与大肠相表里"，治疗全程一定要保持大便通畅。大便不正常的情况下，也可少量伍用通便药，常用的通便方剂有调胃承气汤、黄龙汤、葛根芩连汤、半夏泻心汤等。对药酒大黄、桔梗应重点使用。

在本病的治疗中，吴教授常用中药外敷治疗进行配合。常用处方为杭菊花、野菊花、苦参、黄芩等量研末，用鲜生地黄汁或蒲公英汁调和做成面膜外敷患处，该法对祛除爆发期及顽固期的红肿、痒、痛等症状有良效。

2. 针灸治疗

针灸疗法侧重补气养血，调理脏腑，祛风胜湿。针刺主穴为膈俞、血海、中脘、足三里，用补法。爆发期加尺泽、肺俞，顽固期加心俞、肝俞、脾俞，缓解期加肾俞。风邪偏盛加风门、大椎；心烦气躁加神门、少海；肝郁明显加太冲、行间；蠡沟为止痒要穴，瘙痒明显时可选用；支沟穴通腑、泻肺热，便秘或大便偏干时选用。其中，背俞穴处应用透刺手法。前文提到五脏功能失调均可致本病，故膀胱经脏腑相应腧穴均可取用。治疗宜选用 3 寸长针，在主要穴位处顺经（向下）方向透刺，每针可透 3 穴，既兼顾诸脏腑功能，同时调整、加重刺激量，减少取穴数目。

爆发期及顽固期应重点使用刺络放血法，缓解期应减少刺络放血频度及刺激量。常规选穴以远道穴为主，背部、手足阳明经、督脉、肝经均可选点刺络放血，局部应少刺激，重点应用背部阳性反应点。阳性反应点包括瘀点、瘀斑及瘀滞的细小血管。如果找不到阳性反应点，应在心、肝、胃、肠的相应腧穴点刺出血。以辨经选穴为主时，应根据患病部位辨明所属经络。如爆发期多为风热上扰三阳经脉，头面部症状明显，可选风门、外关、曲池等穴位；顽固期多伴发于四肢、躯干症状，宜根据部位辨经选穴施治。阳经点刺放血量宜多，阴经宜少；刺络放血后于背部拔罐，可选取督脉或膀胱经交替进行。

3. 心理疏导

久病患者心理压力大，尤其病发于面部者往往伴有烦躁、焦虑、失眠甚至抑郁。对此类患者，在中药、针灸治疗的基础上，应同时进行心理疏导，帮助患者尽快祛除对糖皮质激素的心理依赖。

临床经验

一、眩晕

男，37 岁，2014 年 8 月 20 日初诊。

主诉：眩晕 1 年加重 4 个月。

现病史：患者 1 年前无明显诱因出现眩晕，休息后可缓解。4 个月前眩晕加重，伴疲乏无力，颈椎核磁共振示 $C_3 \sim C_4$、$C_4 \sim C_5$、$C_5 \sim C_6$ 椎间盘突出。现症见眩晕、疲乏无力，有明显焦虑、恐惧感。近 2 个月来体重从 105kg 减至 90kg，之后出现厌食，前述症状均加重。血压 120/80mmHg，舌苔白厚腻、舌质略淡、有齿痕、舌下瘀滞，脉弦滑数。

诊断：眩晕（风痰上扰为主）。

针灸处方：百会，大椎，颈夹脊穴，双侧风池、风府、翳风、率谷、外关、足三里、丰隆、太溪、太冲。

"三风"穴用一针平扫法，余穴直刺 20 ～ 40mm，施以平补平泻手法，留针 20 分钟。双侧风府穴加用电针，留针 20 分钟。针刺后予背部膀胱经拔罐，留罐 5 分钟。每周针刺 3 次，10 次为 1 个疗程。经治 1 周后，症状明显缓解，1 个疗程后症状完全消失，又巩固 1 个疗程后随访 6 个月未复发。

按语：本案患者眩晕 1 年，且呈渐进性加重趋势，属难治性眩晕范畴。论治此类疾病时，多从风、痰、瘀、郁、虚、退变（颈椎退变）等方面考虑。本案以风为主，兼夹痰、瘀、郁，颈椎病为原发病，因椎动脉供血不足而致眩晕。近日因减重过度，耗气伤血，血虚生风；饮食失节致脾阳受损，痰浊更甚；故风阳上扰，挟痰上行。"诸风掉眩，皆属于肝"，肝郁气滞致阳升风动，兼见气郁、血瘀，诸证夹杂，较为难治，因此，本案首选"三风"穴，以达祛风、行血、化瘀之效。同时根据辨证适当配伍益气行血、化瘀祛痰的足三里、丰隆、太溪、太冲等穴。再配合头颈局部腧穴，可有效改善头部的缺血缺氧状态，从而达到治疗颈源性眩晕的目的。

二、头痛

案1 女，29岁，2013年10月14日初诊。

主诉：间断头痛2年余，加重1个月。

现病史：患者既往有偏头痛病史2年余，近1个月来逐渐加重。头痛发作时以全头胀痛为主，口服止痛药方可止痛。自诉平时心情尚可，偶有食后腹胀、嘈杂。因工作原因经常熬夜，额头痤疮时发，月经正常，大便干，舌暗滞，苔黄腻，舌下瘀滞，脉弦滑。

诊断：偏头痛。

针灸处方：双侧风池、风府、翳风、头维、外关、合谷、足三里、丰隆、三阴交、解溪、内庭、太冲。

"三风"穴用一针平扫法，余穴直刺20～40mm，施以平补平泻法，双侧风府穴加用电针，留针20分钟，每周针刺3次。针刺后予背部膀胱经拔罐，留罐5分钟。针灸治疗1次后，症状即刻缓解，治疗1个月后症状完全消失，随访1年未复发。

按语： 偏头痛属中医学"头风"范畴，不论外感内伤，主要病机均为风邪。外感主要以风邪外袭为主，根据兼证不同，可辨为风寒、风热、风湿外袭证。内伤主要为肝阴虚阳亢化火生风、风痰上扰、血虚生风和血瘀生风4型，或各证型兼夹为病。本案患者被头痛所困扰2年余，每于头痛发作时影响生活及工作，心情亦受到影响。分析本病为肝郁血瘀、化火生风、脾虚痰蒙清窍所致。初诊时肠胃症状明显，概为肝气犯胃、木克脾土所致，为标证。故治疗时以"三风"穴为主穴，配合脾、胃、肝经穴位加减治疗，在祛风、通络、止痛的同时，还可达到肝胃同调、气血同治、痰瘀并治的目的。

案2 女，43岁，2010年8月5日初诊。

主诉：发作性头痛病史近10年，加重1个月。

现病史：自诉每因生气或劳累后头痛加重，疼痛部位不定，或偏左，或偏右，或在颠顶胀痛，或抽掣痛。长期服用芬必得，近两个月服药后疼痛未缓解。患者平素性情急躁易怒，失眠多梦，精神欠佳，左眼结膜充血、眼眶胀痛、羞光流泪、难以睁眼，舌尖边红，苔黄，脉弦数。

西医诊断：偏头痛。

中医诊断：偏头痛（肝阳上亢）。

治法：平肝潜阳，理气止痛。

针灸处方：双侧肝俞、大敦，左侧耳尖。

采用刺络放血法，刺血顺序先下肢，后耳尖。碘伏消毒后，用9号一次性注射器针头迅速直刺双侧肝俞、大敦，局部先作搓揉数下，待针孔流血后，于针孔处拔火罐，约5分钟后取下火罐。先用拇、示指将患者左侧耳尖部捻至发热充血，用碘伏擦拭消毒后，持9号一次性注射器针头在左侧耳尖处迅速点刺一至两下，挤出鲜血8～10滴，待血液由深变浅后，停止捻压，后用碘伏擦拭消毒。

二诊（2010年8月6日）：焦虑烦躁、头痛症状减轻，眼部充血已基本消失，睡眠稍有改善，舌红，苔黄，脉弦数。右侧耳尖刺血治疗（方法同左侧耳尖刺血），膈俞刺血拔罐（操作方法同肝俞刺血拔罐）。

三诊（2010年8月13日）：焦虑烦躁、头痛等症均缓解，精神可，睡眠得到改善，二便可，舌红，苔黄，脉弦略数。按照初诊时的方法治疗。嘱患者隔一段时间继续针灸治疗，平时多进行精神方面的心理疏导，以巩固疗效。

按语： 本案患者因平素情志不畅，郁久化火，肝阳上亢，扰乱头部气血，气血瘀滞，不通则痛，故见头胀痛或抽掣痛，且部位不定，生气或情绪不佳时加重。肝气郁久化热，热扰心神，则出现焦虑烦躁、失眠多梦等症状。病机无外乎肝气郁结、气血瘀滞，故治宜疏肝解郁、理气止痛，方用大敦、肝俞（或膈俞）、耳尖，刺络放血治疗。刺血有泄热、止痛、镇静、活血化瘀的作用。刺血疗法在偏头痛急性发作期即时止痛效果明显。大敦穴为足厥阴肝经的井穴，具有泻火镇静、泻肝经热邪的作用。患者素有肝气郁结，用肝俞疏肝理气以治其本。膈俞为八会穴之"血会"，能活血理血。《灵枢经·口问》载"耳者，宗脉之所聚也"，《灵枢经·厥病》亦载"厥头痛，头痛甚，耳前后脉涌有热，泻出其血，后取足少阳"。耳尖为经外奇穴，具有退热消炎止痛、祛风清热、清脑明目、平肝潜阳的作用。此外患者长期情志不畅，需要进行心理方面的疏导。本案例刺血取肝俞、膈俞、大敦和耳尖穴，体现了"偏头痛从肝论治"的学术观。

三、复视

男，31 岁，2013 年 11 月 20 日初诊。

主诉：双眼复视 18 个月加重 8 个月。

现病史：2013 年 5 月因复视 1 年加重 2 个月就诊于某医院，核磁共振示颅内占位性病变（CPA 池、桥前池、环池左侧），表皮样囊肿。2013 年 6 月行左侧 CPA 入路肿瘤全切除术，术后出现左眼小角度麻痹性斜视，视物疲劳，双眼干涩，矫正视力左眼 4.5、右眼 4.9。左耳听力减退，时有耳鸣如蝉声，缠绵不断，影响正常交流。情绪不稳定，烦躁，纳食可，二便正常。生理反射正常，病理反射未引出，左眼眼球内偏、外展障碍，余未见异常。舌红，苔白腻，脉弦滑。

诊断：复视，耳鸣。

针刺处方：百会，双侧风池、风府、翳风、视区、睛明、承泣、球后、耳门、听会、外关、合谷、期门、足三里、丰隆、光明、三阴交、太冲。

"三风" 穴用一针平扫法，睛明、承泣、球后均避开眼球，直刺 15～20mm，余穴直刺 20～40mm，施以平补平泻法，留针 20 分钟。双侧风府、视区、足三里加用电针。针刺治疗每周 3 次，10 次为 1 个疗程，每次 20 分钟，针刺后于双侧风池穴注射红花注射液，每穴 1mL。注射后予背俞穴拔罐，留罐 5 分钟。第 1 个疗程加用半夏白术天麻汤合补阳还五汤加减治疗，第 2 个疗程开始后渐次配合逍遥散、桃红四物汤等加减治疗，原方酌加柴胡、茯苓、薄荷、桃仁、红花等药物。第 1 个疗程中，每次针刺后双眼视物轻松、清晰度增加、视物疲劳感减轻，但每于第 2 天或第 3 天复作。治疗 3 个月后，复查双眼视野明显改善，左眼斜视亦好转。矫正视力左眼 4.6、右眼 4.9。自诉左耳听力略有好转，左耳接听电话时基本能听清楚，偶有耳鸣。

按语：风邪是导致眼病的重要因素。《素问·太阴阳明论》载 "伤于风者，上先受之"，双眼位于头面，为人体上部，易受风邪侵袭。肝开窍于目，肝肾精血不足，肝风内动，易累及双目。本案为手术后继发复视，来诊时距发病已近 2 年，诊断为肝肾精血、肝风内动、痰瘀互结。因病情相对复杂，选取了针药并用的方法。治疗前期，在中药应用方面以活血化瘀为主，除选用补阳还五汤外，还选用活血作用较强的红花注射液于颈项部穴位注射，增加疗效。因恙延日久，疗程相对较长，患者情绪势必受到影响，因此，治疗过程中适当使用逍遥散类方剂以疏肝解郁，有利于眼疾的康复。针刺方面，"三风"穴配合局部穴的使用是本案选穴要点，除"三风"穴按照前述方法针刺外，球后、睛明、承泣等眼周穴位，均选用 1 寸半毫针刺入 7～9mm，刺入即可，不做手法，以免局部出血。余穴常规刺法即可。在临床中，吴教授灵活应用各种疗法，并且侧重多法的配合应用以达最佳疗效，即经常强调的"杂合以用"。

四、失眠

案 1 男，28 岁，于 2014 年 1 月 10 日就诊。

主诉：失眠伴两侧头部胀痛 6 年余，加重 1 周。

现病史：入睡困难，多梦，易醒，头胀痛，以两侧顶颞部为重，懒言乏力，烦躁，情绪低落，饮食尚可，小便赤，排尿时有下腹痛。平素腰酸痛，脱发严重。患者近日因工作劳累，失眠、头胀痛加重，出现颈部僵硬且有右侧手臂麻木。舌暗红，苔厚略腻，脉弦滑。

中医诊断：不寐。

辨证：肝郁脾虚，心肾不交，下焦湿热。

治疗原则：疏肝解郁，清心安神，化痰利湿。

针灸处方：主穴为四神聪、肝俞、脾俞、三焦俞、大陵、内关、丰隆、合谷、太冲；配穴为印堂、太阳、安眠、天柱、肩井。

患者俯卧位，取 0.3mm×75mm 长针，从肝俞进针，纵向平刺，透达三焦俞，行轻捻转手法平补平泻，得气后静候 3 分钟，留针 30 分钟。取 0.25mm×40mm 毫针，从大陵进针，向内下 20°斜刺透达内关，拇、示二指持针柄略呈右转之势，患者有明显麻胀感传即止。合谷、太冲、丰隆用泻法；大陵透内关，行泻法；肝俞透三焦俞，行平补平泻；余穴常规针刺，行平补平泻，留针 30 分钟。

按语： 本案患者病程较长，多病因相互作用，经脉气血瘀滞，脏腑功能失调，主要累及肝、脾、心三脏。肝气不舒，郁结化火，肝阳扰动，上扰心神，思虑伤脾，脾虚运化失司，水湿停滞，蕴久成痰。四神聪镇静安神；合谷配太冲疏肝解郁；大陵、内关、丰隆清心化痰；肝俞、脾俞、三焦俞纵贯透刺调和肝脾。

案 2 男，40 岁，2012 年 1 月 23 日初诊。

主诉：失眠 5 年。

现病史：入睡困难，醒后不易再睡，梦多。常规服用艾司唑仑，每日 2mg，大便不规律，腹泻、量少，时有胁腹胀痛，纳可，舌红，苔黄腻、少津，左脉沉弦细，右脉小滑数。

诊断：失眠（心脾两亏、痰浊上扰）。

针灸处方：百会，中脘，双侧风池、风府、翳风、太阳、神门、内关、合谷、天枢、足三里、太溪、申脉、照海、太冲。

"三风"穴用一针平扫法，余穴直刺 20～40mm，施以平补平泻法，双侧风府穴加用电针，留针 20 分钟。针刺后予背部膀胱经拔罐，留罐 5 分钟。每周针刺 3 次，10 次为 1 个疗程。每次针刺后即可入眠，1 周后症状略有缓解。治疗 2 周后，艾司唑仑减至 1mg，后又治疗 2 个疗程，彻底停用助眠药，可规律睡眠，胃肠症状基本消失。随访 3 个月未复发。

按语： 本案患者为顽固性失眠，来诊之前已在外院治疗近半年，观其处方，多为具有养血安神、清热除烦功效的酸枣仁汤、柏子养心丸及重镇安神之品。此患者失眠与腹泻等症状并见，病机以心脾两虚为主。心脾两伤，暗耗阴血，阳浮风动，扰动心神致眠差梦多。另外，患者胁腹胀痛，苔黄腻、少津，右脉滑数，说明脾失健运、化痰生风。湿阻中焦，阻碍气机，木郁日久，化热生风。针对病机，吴教授首选局部的"三风"穴给予强刺激，以达到化痰祛风、除烦安神之效。配合健脾益气化痰、宁心安神的穴位以标本同治。此外，吴教授非常注重交通心肾、平衡阴阳法在失眠中的应用，具体体现为太溪与神门、照海与申脉的配合应用。在刺激手法上一般采用上重下轻的手法，同时将情绪因素考虑在其中，并给出相应的处理方法，如安神穴的配伍及四关穴的应用。

五、筋痹

女，33 岁，于 2012 年 4 月 20 日初诊。

主诉：手足关节肿胀，晨僵明显，疼痛颇剧 10 余年，加重 4 年。

现病史：幼年时体质较弱，为加强锻炼，从 12 岁起便学习游泳，且被选进小学校队每学期定期在水中训练，其后渐觉周身发凉，关节时有疼痛。当时仅当一般受寒治疗，直到 10 余年前症状加重才予以认真查治，被诊断为类风湿性关节炎。近 4 年来症状反复，且在情绪变化及春季症状加重，掌指关节出现屈曲畸形，多次在当地医院就诊，先后应用多种药物（甲氨蝶呤、泼尼松等）治疗，其效不显，因其屈伸困难且伴疼痛，经常应用芬必得、扶他林等药物，症状无明显缓解。近 2 个月以来，时值春季，性情急躁，易于发火，症状趋重，胁肋不舒，时有胀痛，夜有惊惕，手指等小关节不能屈伸及疼痛，双侧手指间关节，特别是近端指间关节屈曲畸形，关节肿胀，略有压痛，双侧腕关节屈、伸、展、收及环转运动皆有不同程度的障碍，双侧膝关节屈伸受限、压痛，跖趾关节跖屈不利，诸小关节皆稍有肿胀。诸症状昼轻夜重，生活几近不能自理。由于足趾关节屈曲肿胀、变形拘挛，腿部似受牵掣，行走时步履维艰。因限于既往药物治疗未效及恐惧其不良反应而来诊。有关检查显示，类风湿因子阳性，抗环瓜氨酸肽抗体阳性。舌质边略红、稍暗，苔薄，脉微弦数。此患者罹患筋痹是因正气不足，寒湿客于筋脉，气血闭阻，筋脉不畅，以致出现关节拘挛、屈曲不利、筋急牵掣、疼痛不已、步履维艰等症状。恙情日久，渐入于肝。

治疗经过：根据《灵枢经·官针》取"腑腧"下合穴治疗痹证的论述，取胆之下合穴阳陵泉穴为主火针治疗。每周治疗 2 次，共治疗 10 次，其症状明显缓解，特别是诸关节拘痛症状大为好转，不但生活能自理，且已恢复正常上班。

六、面部激素依赖性皮炎

王某，男，48 岁，教师，2009 年 10 月初诊。

主诉：面部反复灼热瘙痒、疼痛不适 30 余年，加重 2 个月。

既往史：患者既往有"激素依赖性皮炎"30 余年，反复发作。既往有过敏性鼻炎 10 年。

现病史：本次距急性发作已 2 个月，期间每天至少使用醋酸氟轻松软膏 1 次控制症状。现面部弥漫性红肿，有灼热、瘙痒、疼痛及紧绷感，可见多量粟粒大小的丘疹和斑丘疹，皮肤干燥伴脱屑，双侧脸颊为重，可见多处毛细血管扩张（红血丝），食纳可，眠差梦多，时有便溏，舌红暗有瘀点，舌体胖大有齿痕，苔薄黄腻，脉弦滑略数。

诊断：激素依赖性皮炎缓解期。

中医辨证：肝郁脾虚血瘀，湿热蕴结。

中药处方：逍遥散合参苓白术散为主方，佐以鸡血藤 20g、防风 10g，7 剂，水煎服。

针灸处方：百会、安眠、风池、大椎、肺俞、膈俞、肝俞、肾俞、血海、足三里、三阴交、太冲。

背俞穴用透刺法，选用 3 寸长针从肺俞透心俞、膈俞透肝俞、肝俞透脾俞，余穴常规刺法留针 20 分钟。针刺后于大椎、肺俞、膈俞处刺络放血，每次选一穴交替应用。刺血处加拔罐治疗，针灸治疗每周 3 次。治疗期间患者停用其他西药。

二诊：治疗1周后面部红肿明显消失，疼痛及瘙痒症状有所好转。仍有便溏、眠差、舌苔转白。原方中党参改为生黄芪30g，加栀子10g、合欢皮10g，针刺穴位中加四神聪、关元俞，局部少针疏刺，余法不变。

三诊：治疗1周后便溏、眠差症状缓解，面部红肿基本消失，心情明显好转。守上法继续治疗2周，临床症状基本消失。

按语： 据既往文献报道，过敏、内分泌功能失调、免疫力下降及精神情志的影响等均可诱发痤疮及湿疹。患者病史30年，为过敏性体质（曾患过敏性鼻炎），在此基础上诱发皮疹，经激素多次刺激衍变为面部湿疹及痤疮的混合物。因距急性发病已2个月，症状相对平稳，进入缓解期。辨证以肝郁脾虚为本，血瘀血虚、湿热蕴结为标。中药逍遥散配合参苓白术散可疏肝解郁、健脾除湿，佐以鸡血藤养血活血，防风抗过敏止痒。针灸治疗疏调五脏、清泻湿热。背俞穴透刺呼应了五脏为病的病机特点，又精简选穴数目，故一诊后症状缓解。患者久病，气虚明显，改为大剂量生黄芪补气健脾，配合针灸治疗，疗效彰显。

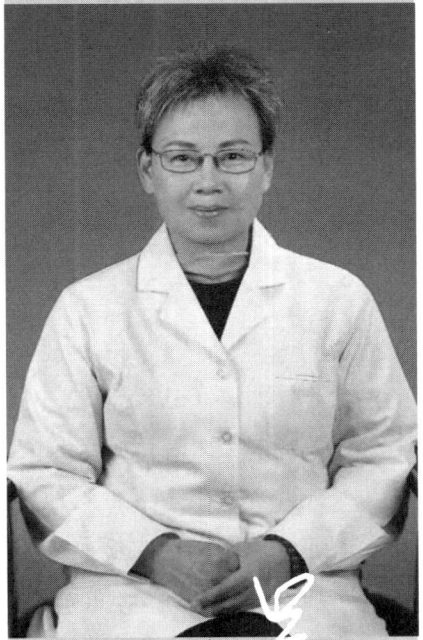

吴丽鑫

博采经方，精研针灸
跟师名医，修养医德

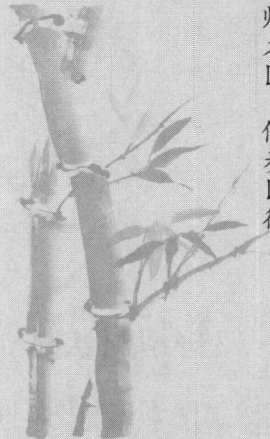

医家简介

吴丽鑫（1956 年 7 月生），山东中医药大学医学博士，副主任医师，北京市鼓楼中医医院京城名医馆特聘专家。

吴教授出生于台湾地区南投县，早年在日本皮肤科医院工作多年，归国后追随山东中医药大学硕士研究生导师孟令军教授、山东中医药大学博士研究生导师刘昭纯教授、《黄帝内经》专研学者迟华基教授、著名针灸大师张士杰教授、火针创始人贺普仁教授等多位国家级名老中医学习，最后拜于中医男科专家、疑难杂症专家陈文伯教授门下为徒。临床期间博采经方，注重医德，秉承医圣孙思邈"以救苍生含灵之苦为己任"，擅长针药结合治疗心脑血管疾病、脾胃疾病、肝脏疾病、甲状腺疾病、中风后遗症等内科疾病，湿疹、牛皮癣、白癜风等疑难皮肤病，月经不调、盆腔炎、子宫肌瘤、卵巢囊肿、不孕症等妇科疾病，小儿厌食、抽动症、颈腰椎骨关节炎、静脉曲张等各科杂病。曾任中华台湾医药研究院院长、台湾中华气功禅修学会常务理事、台湾屏东市健康顾问、台湾社团法人中华三清功德会顾问、山东省科学养生协会理事、清华 MBA 女性领袖俱乐部养生特聘顾问。发表学术论文数篇，著有《吴丽鑫医案集》系列书籍。现于北京市鼓楼中医医院京城名医馆及京城易安中医药研究院中医门诊部坐诊。

学术思想

一、针灸辨证法则

针灸治疗疾病，乃是以辨证论治与整体观作为理论基础，辅以经络辨证及其他理论。辨证论治与整体观主要体现为补虚泻实、清热温寒与治病求本。

"虚"，指正气而言；"实"，指邪气而言；正气亏虚，则外邪干犯。故针刺治疗时，当辨明疾病的发生是以正气不足为根本还是以外邪强势为主因。若正气不足，则当选取具有补益效果的穴位，如足三里、中脘、关元等，并施以补益手法；当疾病的表现以邪气旺盛为主因，则当选取具有驱邪外出功效的穴位，如合谷、风池等，并施以清泻的手法。清热温寒，是根据病邪的性质而言的，病邪性质属热，则应清利之；病邪性质属寒，则应温煦之。

治病必求于本是一个基本法则，但不可死守。急症、重症，当治其标，用最快速直接的手段，控制病邪的发生发展，使正气恢复，保全患者的生命安全。久病隐疾，则当治其本，寻找导致疾病发生的根本原因，扭转病因，纠正疾病状态。正如《素问》所载"正气存内，邪不可干""邪之所凑，其气必虚"。

经络辨证是针灸治疗的特色，是以经络学说为理论依据对患者的若干症状体征进行综合分析，以判断疾病所属的脏腑经络，从而进一步确定发病原因、病变性质、病理转机的一种辨证方法。如头痛，不同经络病变所致头痛呈现的位置不同，阳明经循行经过前额，故前额头痛可取阳明经腧穴；少阳经循行经过头侧部，故偏头痛可取少阳经腧穴；太阳经循行经过后枕部，故后枕部头痛可取太阳经腧穴；足厥阴肝经循行经过颠顶，故颠顶头痛可取肝经腧穴。许多疾病的症状也可为经络辨证提供线索。如《灵枢经·经脉》记载，十二经脉各有"是动则病"与"是主某所生病"，指出各经脉既有其循行所过部位的外经病证，又有其有关的脏腑病证，凡因此经脉变动所产生的相关病候，可取此经穴位进行治疗。

二、古法针刺得气之要

吴教授传承张士杰教授的古法针刺理论，强调针刺治疗有三个要点，即先调气、少取穴、独重太溪。《素问·六微旨大论》载"出入废则神机化灭，升降息则气立孤危。故非出入，则无以生长壮老已；非升降，则无以生长化收藏"，《灵枢经·终始》指出"凡刺之道，气调而止"，气机运动对人体生命活动具有重要意义，若气机失于运动，则生命立止。针刺的治疗作用，在于调整气机，气机一旦通调，便停止针刺，所谓"过犹不及"，这正是古法针刺的要诀所在。《灵枢经·九针十二原》载"刺之要，气至而有效。效之信，若风之吹云，明乎若见苍天"，这里的"气至"，即指前文阐述的"得气"，当医者手下有得气之感，则说明气已调，即可停止针刺。

得气是针灸治疗起效最重要的部分，《针经·标幽赋》中描述"轻滑慢而未来，沉涩紧而已至，气之至也，如鱼吞钩饵之浮沉；气未至也，如闲处幽堂之深邃。气速至而速效，气迟至而不治"。文中指出，得气时医者手下应有沉紧感，如鱼吞钩饵之貌，若手下感空虚，则未得气。同样，患者在得气时亦有感受，一般而言，得气后会在针刺局部出现酸、麻、重、胀、过电等感受，这种类似过电的感受能够最大限度地激发脑神经所支配的功能区，帮助人体功能得到修复。如针刺太溪穴时引发地过电感，是通过触动脑神经分泌内啡肽，促使肾上腺素激增，起到滋补肾气而"润肌肤、悦颜色"的治疗效果。

三、肾为生命之本

吴教授传承陈文伯教授"肾为十三本"的理论，在临床上广泛应用，并形成以重视补肾为特色的辨证论治学术思想体系。吴教授认为，人的两肾分别为元阴元阳，一水一火，共为先天之本，人体的形成即是肾所藏之精相互结合的结果，是生命存在的基本物质基础，故曰肾为生命之本。肾主骨生髓，为髓海，可滋养全身骨、关节、膜。女性若肾气不足，冲任亏损，就会发生经、带、胎、产等方面的疾病；男性若肾气不足，房事不节，则多生诸痿之证。因此，吴教授治疗此类疾病必以补肾为先。如本虚标实之心悸证，虽病位在心，其本却在肾，应养心安神以治其标，益肾养元以治其本；胸痹，病位在心，其本亦在肾，应以理气活血、宣阳通痹治其标，温补肾气、益肾填精治其本。在精准辨证的基础上，根据"治病必求于本"的原则，强调补肾在临床应用中的重要作用，结合张士杰教授"独重太溪"的治法准则，常能起到事半功倍的治疗效果。

四、饮食调养之道

《本草纲目·谷部》记载"粳米能益气、温中、和胃气、长肌肉、壮筋骨、通血脉、和五脏、好颜色"，这里提到的"粳米"即指糙米。糙米是稻谷脱壳之后不加工或较少加工所获得的全谷粒米，由米糠、胚芽和胚乳三部分组成，与普通的精白米相比，糙米较高程度地实现了稻谷的全营养保留。从西医学的角度讲，糙米的营养价值远高于白米，它不仅含有更多的蛋白质、维生素和矿物质，更重要的是，糙的膳食纤维含量是等量白米的六倍，可以有效地促进肠道蠕动，消除胀气，改善便秘，帮助预防人体胃肠道疾病，维护胃肠道健康。另外，糙米中含有丰富的功能性成分，如γ-氨基丁酸、谷维素、肌醇、谷胱甘肽、二十八烷醇、米糠多糖等，具有降血压、抗氧化、降血脂等多种作用，而白米中很少含有或不含这些功能性成分，这些都成为糙米发挥养生作用的物质基础。

《本草经解》载"粳米气平，禀天秋成之金气，入手太阴肺经。味甘苦无毒，得地中南火土之味，入足太阴脾经、手少阴心经。气味降多于升，阴也。肺主气，气平益肺，所以益气，脾为阴气之原，脾阴充足，则五脏血泳精髓、周身皮肉筋骨皆因之强健"。糙米的胚芽拥有旺盛的生命力，可为人体器官提供水谷之气，并经过脾脏的运化功能把水谷精微物质化生为精、气、血、津液等传送至全身，使得脏腑、经络系统得到充分的补充与修复，这属于营气。营气者，行于脉中，将营养物质分别由脉管输送到五脏六腑、手足四末之端再返回心脏，如此循环不已，故吴教授认为，糙米是为人体提供水谷之气的有效途径，并可为精微物质布达全身提供不竭的动力。

除此之外，现代人的生活节奏较快，影响饮食习惯，未经过完全咀嚼的食物，在口腔中停留的时间较短，无法与唾液充分混合，缺少唾液中的淀粉酶对食物的降解流程，对胃肠消化功能造成负担。糙米由于膳食纤维丰富，口感也较硬，促使患者在进食时提供更充分的咀嚼，可以启动舌下神经活化脑部的功能，使食物中的精微物质更快速有效地被人体吸收，同时起到杀菌消炎的作用。

因此，在吴教授的治疗方案中，通常会要求患者搭配糙米饮食，时程视脾胃恢复状况而定，短则两周、长至数月。实践证明，糙米可以有效帮助恢复及增强脾胃功能，协助针药达到最佳疗效，缩短治疗时间。

五、心为病源，医病从心

人体就像一部车，会因日积月累的磨损而最终损坏，身体在动、心也在动，每日为事业前途忧虑，心就会感到疲劳，即所谓"心劳日拙"，亦是诸多患者的病因所在。人心本如清泉，因妄想而生浑浊，从此失去清净的智慧。若眼睛不看外界而保持内视，便能念心内收，保持心静，波浪即止，水亦清。静坐调息的意义，即是借由止观之法，帮助患者转识成智，化迷为悟，达到定心、净心、悟心、明心的境界。静坐调息是吴教授精神调养的重要法则，以静坐修止观的方式来调养身心，双眼内视，以此使念心内收，保持念心不动，心静下来，清净的智慧自然呈现。

（一）静坐调息的方法

1.端身正坐，身心放松，面孔保持一丝微笑，头部正直，后颈微靠衣领，背部自然平直，不须刻意作力。

2.双眼自然下垂，眼睁一线。因眼若全开易有妄想，眼若全闭则易生昏沉。

若无妄想、昏沉、幻觉等问题，则眼睛可开可闭，均无妨碍。

3. 微收下颚，口不可张开，舌尖微抵上颚。

4. 双手手掌重叠，结金刚定印，即左掌在下，右掌在上，两手拇指尖端微微相接，双臂自然下垂，置于大腿上靠近腹部处。

5. 盘坐。盘坐有下列三种方式：①双跏趺即是双盘，两腿互相交叠，若是左脚在上，右脚在下，称为降魔坐，反之则称为吉祥坐。双跏趺为最好之坐姿，全身重心落于中间，最安稳持久，修定较容易成就。②单跏趺即是单盘，若双跏趺有困难可选择单跏趺，左脚在上或右脚在上均可，两脚互相调试，又称为金刚坐。③如意坐即是所谓的散盘，双盘或单盘有困难者，可选择如意坐，将两小腿互相交叉而坐即可。需注意下坐时不可太快，先需慢慢摇动两肩，然后徐徐将腿放下，免伤筋骨。

6. 将双手搓热，依次按摩头→面→身→肩膀→手臂→腰→大腿→膝盖→脚踝，头跟着下去，口微微张开，缓缓吐出一口气，如是反复3次。

7. 开始数息。"数"，即数数字；"息"，指个人鼻息、气息。修数息观是将心念靠在气息与数字上，借以停止杂念的方法。入坐后，调匀气息，使出入息微细、通顺、均匀，先由鼻孔吸气至丹田，再从口中将腹部浊气徐徐吐出，如此反复3次，气息匀称之后，即可进行数息。数出息或入息皆可，然以数出息较佳，但不可出入息同时并数，否则易导致腹中气结。数息时应放松自在，一心专注，将心念依靠在出入息上，随着出息默数（不出声）"一、二、三、四、五、六、七、八、九、十"10个数字，字字不断，绵绵相续，不可夹杂或错落不清。

8. 随后即可站起走动，走动时，先慢后快，可使集气散发，以免滞留体内，引发气结、腹胀等问题。

初学静坐时，难免双腿酸、麻、疼、胀，须忍耐练习。可先由10分钟练起，纯熟后，慢慢增至15分钟，乃至20分钟、30分钟或1个小时，视自己的具体情况而定。不可骤然勉强忍耐太久，否则会损伤筋骨，如感觉酸痛难忍，可用小垫子将臀部垫高三至四寸。熟练后，即可抽去，不用为宜。

（二）静坐调息的意义

止观法门，所谓"止"就是止心不动，用一种方法把妄想停止下来，而"观"是指我们的念心要清楚、要明白。《小止观》载"止乃伏结之初门，观是断惑之正要；止则爱养心识之善资，观则策发神解之妙术"，这里的"结"就是心结，我们的心因执着、攀缘而起烦恼，因烦恼而成垢，由垢而成结，成为众生生死的根本。要想解除心结必须要修止修观，"止"是降伏心结的第一个法门。降伏了心结，还要断烦恼，念心要有慧解，必须要有观行，所以"观"是策发神通、智慧的解悟妙术。

临床经验

一、胸痹

胸痹是以胸部闷痛，甚则胸痛彻背、背痛彻胸，喘息不得卧为主症的一种病证。轻者仅感胸闷如窒，呼吸欠畅，心前区、肩胛间隐痛、绞痛，历时数秒至数分钟，经休息或治疗后症状可迅速缓解，但多反复发作；严重者心痛彻背、背痛彻心，症状持续不能缓解。本病病因多与寒邪内侵、饮食不节、情志失调、劳倦内伤、年迈体虚等因素有关，主要病机为心脉痹阻，病位在心，涉及肝、脾、肾，病理性质为本虚标实或虚实夹杂，治疗应为先治其标，后治其本。

吴教授认为，标实当通，针对气滞、血瘀、寒凝、痰浊等病机应辨证施以疏理气机、活血化瘀、辛温通阳、泄浊豁痰之法，尤重活血通脉；本虚宜补，权衡心脏阴阳气血之不足，补气温阳、滋阴益肾，尤重补益心气。吴教授治疗胸痹的主穴为膻中、内关、心俞。膻中穴属任脉，为心包募穴，八会穴之一，是任脉、足太阴脾经、足少阴肾经、手太阳小肠经、手少阳三焦经的交会穴，也是宗气会聚之处，所谓气会膻中。《灵枢经·海论》载"膻中者为气之海"，又因任脉为阴脉之海，主一身之血，故膻中穴为人体气血交会之处。西医学证实，膻中穴深处分布有胸腺组织，可参与机体的细胞免疫，刺激该穴后所产生的神经冲动沿肋间神经上行，通过神经元链上行至大脑，刺激脑干网状系统，影响心血管神经的调节中枢，促进全身血液的重新分配，可改善冠状动脉血流量，提高该区域的自主神经功能。

内关穴归属手厥阴心包经，《针灸甲乙经》载"心澹澹而善惊恐，心悲，内关主之"。心主血脉，又主神明，心包与心本同一体，其气相通，心包为心之外膜，络为膜外气血通行的道路，故心包络是心脏所主的经脉，代心受邪而为病，凡邪犯心包引起的神志病及气滞脉中、心络闭阻所致病皆可取本穴。如《灵枢经·终始》所载"溢阴为内关，内关不通死不治"，阴气盈盛于内，与阳气相背，失于协调，心暴痛，胸部烦闷，膈中满，本穴用之效也。内关穴亦为八脉交会穴之一，通于阴维脉，阴维脉联系足太阴、少阴、厥阴，并会于任脉，与阳明经相合。以上经脉行贯人体上下，且心包经与三焦经互为表里，故内关穴配合膻中穴可通达天地，交通上下，调理三焦，助全身血液循环通畅，加速血管恢复弹性，以除异物，为治疗胸痹的特效穴组，搭配心之背腧穴心俞穴，可调理心气、通络止痛。需要强调的是，吴教授常以点按之法刺激膻中穴，以指代针，感传可至整个胸廓，作用深透。

此外，吴教授对于证属痰浊闭阻的患者，强调须兼顾脾、肾，因脾肾亏虚，则运化失常，聚生痰湿，气血乏源，治疗当健脾益肾、泄浊豁痰，取穴时可搭配丰隆、阴陵泉、太溪、脾俞、肾俞。天枢为大肠募穴，可调理肠胃气机；脾俞强健脾气；丰隆乃足阳明胃经之络穴，合阴陵泉共奏分利水湿、蠲化痰浊之效。《灵枢经·经脉》载"肾足少阴之脉……其支者，从肺出络心，注胸中……是主肾所生病者……烦心心痛"，对于寒凝心脉迁延日久的患者，长期血液停滞，导致脾肾亏虚，治疗时应注意补其肾气，援物比类取肾之原穴太溪，以调坎中之阴阳，使水火相济。太溪与肾俞合用补益肾气、行阳通痹、泄浊豁痰。

二、眩晕

眩晕是以目眩与头晕为主要表现的病证。眩是指眼花或者眼前发黑，视物模糊；晕是指感觉自身或外界景物旋转，二者常同时并见，故统称眩晕。眩晕的发作有轻有重，轻者闭目即止，重者如坐车船，旋转不定，不能站立，或伴有恶心、呕吐、汗出、面色苍白等症状。本病病位在头，病变脏腑以肝为主，与脾、肾相关。眩晕的病因与情志内伤、饮食不节、年迈肾亏、病后体虚、外伤等因素相关，常见的证候有肝阳上亢、痰浊上蒙、瘀血阻窍、气血亏虚、肾精不足等，治宜补虚泻实、调整阴阳。

吴教授认为，此病以上气不足、髓海空虚而致的眩晕者居多。犹如明代张景岳所言"眩晕一症，虚者居其八九，而兼火兼痰者不过十中一二耳"，所谓"无虚不能作眩"。《灵枢经·海论》也指出"髓海有余，则轻劲多力，自过其度；髓海不足，则脑转耳鸣，胫酸眩冒，目无所见，懈怠安卧"，肾主骨生髓，髓生肝，故调治之时应以补肝肾为主。临床以肾经原穴太溪为主穴，配肾之背俞穴肾俞补益肾气，以治其本；加太冲调摄肝气、平肝潜阳，内关宽胸理气，内庭、丰隆、中脘和胃化痰；因本病病位在脑，督脉入络于脑，故局部取风池疏调头部气机，取百会通达脑络。

对于存在脾胃虚寒、痰湿中阻的患者，吴教授会特别要求其晨起空腹饮用葱姜水。患者可因长期进食过快、饮食不规律及工作引发的焦虑、紧张情绪，导致脾胃之气无法鼓动，而形成脾胃虚寒、痰湿中阻的状态。脾胃虚寒导致升降失常、运化失司，则精微之物无以形成，无法滋养先天之精，久之肾气亏虚、髓海不足，故生眩晕。葱姜水中的葱白能够鼓舞胃气，姜则温中暖胃，如此能够疏通中焦寒凝阻滞，痰湿得化，水谷精微能养先天之精，髓海充足，则眩晕止。

三、带状疱疹

带状疱疹是以皮肤上出现成簇水疱、呈带状分布、痛如火燎为主要表现的急性疱疹性皮肤病，因皮损状如蛇行，故称为蛇串疮。本病多因情志内伤而起，肝郁气滞久而化火，肝经火毒外溢肌肤而发；或因饮食不节，导致脾失健运，湿邪内生，蕴而化热外溢肌肤而生；或感染毒邪，湿热火毒蕴结于肌肤而成。年老体虚者，常因血虚肝旺，湿热毒盛，气血凝滞，以致疼痛剧烈，病程迁延。

吴教授治疗带状疱疹以清利肝经热毒为主，因邪气蕴结肌肤、壅滞气血，故当配合疏风活血之法。针刺常取太冲、行间清泻肝火，足临泣、带脉穴通调带脉，合谷、列缺、天突宣透肌表，风门、风池疏风止痛，配合各类皮肤病的要穴风市、百虫窝。对于脾胃湿热较重者，可用内庭、梁丘从阳明经清泻实热，天枢、水分清利痰湿；对于年老体虚者，则以行气活血、滋补肝肾为主，可取中脘、气海健运脾阳，心俞、膈俞、脾俞、胃俞、大肠俞调节脏腑功能。

在用药方面，吴教授强调对于肝经湿热，不仅要直折火热、清利痰湿，也要兼顾疏肝理气。内服方以龙胆泻肝汤为主方，加菊花以疏肝解毒、引药上行，疼痛剧烈者加川楝子、延胡索理气止痛。另外，可用朱砂与白酒调和，敷于病变局部患处，清热透表、逐邪外出。需强调的是，朱砂含汞，针对带状疱疹病毒有特异性的治疗作用，但使用时应注意，治疗期间每日用量为1g，不可过量，且需与高度白酒调和使用，白酒杀菌且可助药力。

四、失眠

失眠是指经常不能获得正常睡眠为特征的一类病证，主要表现为睡眠时间、深度的不足。轻者入睡困难，或寐而不酣，时寐时醒，或醒后不能再寐；重则彻夜不寐。《景岳全书》认为，失眠的机制在于神不安，病位在心，与肝、脾、肾相关。失眠的病因复杂，与饮食不节、情志失常、劳逸失调、病后体虚等因素皆有相关。

吴教授认为，脾胃乃气血生化之源，脾胃强健，气血得以化生，血上注于心，则濡养心神，血化生为精，下入于肾，心肾相交，则神安志宁而成眠，故失眠的病理变化总属于阳盛阴衰，阴阳失交，如《黄帝内经》所载"阳气尽，阴气盛，则目瞑；阴气尽而阳气盛，则寤矣"。治疗方面，根据脏腑经络辨证，补虚泻实，调整脏腑阴阳，重点强调根据张士杰教授的援物比类法"壮水之主，以制阳光"。

《黄帝内经》有云"今厥气客于五脏六腑，则卫气独行其外，行于阳不得入于阴，行于阳则阳气盛，阳气盛则阳跷满，不得入于阴，阴虚故目不瞑"。应用援物比类之法，不论哪个脏腑功能失调引发的失眠，皆可按之论治，而调肾以壮水之主，以制阳光，首选太溪穴。故针灸处方中，以太溪、神门、内关为主穴，交通心肾。若患者呈肝郁之相，应以泻法为主，采用表里两经并刺法，以泻其邪热，可取肝俞、太冲、间使以泻肝，神门、三阴交养心安神。若见脾胃不和，则取中脘、天枢、合谷、曲池以健脾和胃。部分患者颈项强直疼痛，宜刺后溪通达督脉，并配合内服葛根芩连汤，疏利经气，以助睡眠。

特别要提醒的是，在失眠的治疗中，患者对镇静催眠药的正确认知及合理的起居模式起着至关重要的作用。安定类镇静催眠药的主要适应证是各种原因导致的急性和为期不长的失眠，一般来讲，慢性失眠不宜使用此类药物，长期服药不仅使药效下降，还会引起药物依赖及副反应。很多患者根据自己的感觉反复调整药物的用量，只能起到安慰剂的作用，而不少患者在停药后度过短暂严重失眠的心理对抗期，睡眠品质都比服药时好转。减药期间应鼓励患者每天保证 1～2 个小时的外出活动，积极社交，合理表达情绪，午睡时间控制在半个小时以内。

五、癥瘕

癥瘕是指妇女小腹内的结块，伴有或胀、或痛、或满，并常导致月经或带下异常，甚至影响生育的疾病。《诸病源候论·妇人杂病病候二》详细描述本病的病因病机为"因产后脏虚受寒，或因经水往来，取冷过度，非独关饮食失节，多夹有血气所成也"，可见本病的发生主要以机体正气不足为基础，遇七情、房事、饮食所伤，致脏腑功能失调，体内气滞、瘀血、痰湿等病理产物聚结于冲任、胞宫而成。本病辨证应首辨善恶，再辨虚实，一般而言，癥瘕发病初期以实邪为主，中期邪实正虚并存，后期则为正虚，治疗上应以活血化瘀、软坚散结为大法。

吴教授认为，妇人之病多与情志失调相关，或忧思伤脾，或暴怒伤肝，或过劳伤肾，临床表现各有其特点。脾病者失于健运，水湿不化，凝而为痰，痰瘀互结，积聚成块，久成癥瘕。《陈素庵妇科补解·调经门》载"经水不通有属积痰者，大率脾气虚，土不能制水，水谷不化精，生痰不生血，痰久则下流胞门，闭塞不行，或积久成块"，故在针刺治疗中可取中脘、丰隆、天枢、内庭健脾化痰。肝病者气机郁滞，血行不畅，留滞日久，渐以成聚，可取肝经之太冲、脾经之血海疏肝理气、活血化瘀。过劳伤肾乃病变之本，取足少阴肾经之原穴太溪，补肾纳气；任脉之关元穴，与足三阴经相交，以一源三歧调任冲二脉，调气活血达针刺之要，气至而有效。中渚、腕骨、委中、承山均为吴教授临床治疗妇科病的经验穴，亦可选取子宫等近端穴位，疏通局部经气。

用药方面，实证以桂枝茯苓丸为主方，以消癥化瘕；若见胃肠积滞，可佐大黄牡丹汤，以汤药荡涤肠胃为先；若夹肝郁气滞，可配柴胡、陈皮疏肝解郁。虚证首选十全大补汤，若肾阳虚损可配淫羊藿、肉苁蓉、菟丝子、巴戟天等补肾之品。针药相合，达到以点概面、表里同治之功。吴教授强调女性器官皆为肝经循行所过之处，如若女子情志不畅，则肝气郁结，经络阻滞，易生子宫肌瘤、乳腺增生、甲状腺结节等疾病。从五行相克理论角度来讲，肝木克脾土，肝气不疏则横克脾土，脾胃无法运化，则水谷精微无从化生，进而导致女子月经不调、不孕等病证，故妇科之病必注重调畅情志。

六、小儿慢惊风

小儿慢惊风是一种急重病证，以不自觉的、反复的、快速的一个或多个部位肌肉的运动抽动，或伴有不自主的发声抽动为疾病的主要特征，西医称之为抽动障碍。本病的病因与先天禀赋不足、饮食所伤、感受外邪、情志失调及疾病影响等因素有关。《素问·阴阳应象大论》指出"风胜则动"，不管任何部位的抽动，皆属风邪为患，"诸风掉眩，皆属于肝"，故本病病位主要在肝，常与心、脾、肾密切相关，尚可及肺。病性为本虚标实，病初多实，迁延日久多虚，以肝肾阴虚为本，阳亢风痰鼓动为标，常由风生痰，痰生风，风痰胶结，阳亢风动而发病。实证治疗宜平肝息风、豁痰定抽，虚证治疗应滋补脾肾、柔肝息风，虚实夹杂治当标本兼顾、攻补兼施。

吴教授认为，本病多因肝阴不足，风邪为患，因风动盛，则阴液热，热盛伤津，筋不得养则枯，故拘急而颤，所以本病治疗重在养阴柔肝。针刺主穴为风池、太溪、中脘、天枢、背俞穴，可配合督脉刮痧。风池驱外风兼息内风，为治风要穴；太溪滋补肝肾，育阴潜阳；中脘、天枢通调腹部气机。人体穴位"腹部深如井，背部薄如饼"，因此，儿童背俞穴、督脉腧穴可采用刮痧之法代替针刺，通调脏腑气机。《小儿药证直诀·肝有风甚》载"凡病或新或久，皆引肝风，风动而上于头目。目属肝，风入于目，上下左右如风吹，不轻不重，儿不能任，故目连劄也"，故慢惊风患儿常见不随意眨眼动作，可配刺睛明穴疏通眼部精气，手法以浅刺后按压为宜，以免出血瘀肿。

对于阴虚动风的患儿，以阿胶汤为主方加减治疗。方用阿胶滋阴补血、息风和阳，白芍养血柔肝，麦冬养阴生津，配紫苏、防风疏风透邪，益智仁、酸枣仁养心益肝安神，五味子敛阴宁神，诸药合用，滋水涵木、柔肝息风。

吴教授强调，本病具有慢性、波动性的特点，故需要多次针灸、方药综合调理，并配合老师及家人给予心理行为方面的辅导，以期达到更好的治疗效果。很多家长反映孩子在患病之后陆续出现破坏物品、啃咬指甲、模仿动作等异常行为，推测这是孩子在患病后学业生活受到严重影响，出现自信心不足的表现，需要借助以上行为来缓解焦虑和稳定情绪。故在疾病调摄阶段，作为家长，对于孩子情绪变化应给予足够的理解与支持，避免指责或强制性管理，同时，检视自我行为对孩子可能造成的负面影响，正确沟通、耐心引导，才能起到正向的辅助作用。

七、颤证

颤证是以头部或四肢摇动、颤抖，不能自制为主要表现的病证。本病起病隐匿、进展缓慢，常以少动、迟钝或姿势改变为首发症状，逐渐加剧出现静止性震颤、肌张力增高、运动迟缓及自主神经障碍的症状。本病多因肝、脾、肾三脏的阴精亏虚，引起肝风内动，或肝血不荣筋脉，筋脉失养而出现震颤。根据不同的发病表现，可将主要病理因素归类为风、火、痰、瘀4类。

吴教授认为，该病本属内风，但由于成因复杂，治疗时应重视因痰致瘀、肝风内动、精血亏虚这三大要素。现代人饮食失节，多有痰湿，痰湿之邪阻滞气机，导致机体水液代谢效率降低，血管与组织间隙积存过多体液，压迫内脏神经、血管及淋巴系统，导致因痰致瘀。又因情绪紧张、急躁易怒导致肝经热盛，热伤津血，迫使肝风内动；或肾精亏虚，血不荣筋，血虚动风，故发为颤证。在治疗方面，根据患者的病机倾向不同，可取太冲、行间清肝泄热，上巨虚、天枢、中脘、阴陵泉运化痰湿，足三里、太溪、内关、通里、腕骨、气海补脾肾兼活血养血。配合内服十全大补汤，大补气血、息风止颤，其中"四君子"健脾化湿，当归、白芍养血柔筋，熟地黄充填精髓，川芎活血疏风，黄芪、肉桂温补元阳、升清降浊，还可加用半夏、天麻化痰浊、息内风。

吴教授强调颤证乃多种病理因素积累所致，虚实夹杂，实属顽疾，一旦发生，恐难治愈，但可通过治疗延缓疾病的进展。本病因恢复期较长，患者又有体虚、痰浊、肝风等病理基础，故日常调摄方面需要注意以下两个方面：①注意养护自身阳气，少食生冷，切勿过劳，使气机通行无阻，以濡养四末。②注意养护肝血，避免熬夜，思虑过度，以免因血虚而引起内风。

八、瘾疹

瘾疹是一种常见的皮肤病，特点是皮肤出现红色或苍白色风团，时隐时现，瘙痒感明显，常呈现过敏性反应。病情虽不危急，但往往给患者带来巨大困扰，皮肤上出现瘙痒性风团，发无定处，骤起骤退，消退后不留任何痕迹。任何年龄、季节均可发病，过敏性体质者多见。急性者骤发速愈，一般病程在 6 周之内；慢性者反复发作，一般病程超过 6 周。本病的发生主要由禀赋不足、风邪侵袭、营卫失和所致，其中多与风邪有关，风寒、风热之外邪侵袭肌表，多兼有卫阳不足，表虚不固；风邪从内生者，或由阴虚血燥、虚风内动，或由食入发物，肠胃湿热，郁而生风。急证者多为实热，慢证者则为虚实夹杂，治疗原则为疏散风邪、调和营卫。

吴教授认为，本病为内外因交杂所致，内因多为胃肠湿热或脾胃失和，导致营气不充、卫气不固，内因是该病的主要因素；而外因多与风邪侵扰相关。现代人由于饮食失节，故胃肠湿热证最为多见。因长期吸烟、饮酒、过食辛辣腥膻发物，使胃肠内积郁热，肺与大肠相表里，肺气难以宣发肃降，郁热内不得疏泄、外不得透达，故郁于皮毛腠理之间而发病，治应疏风合营、通腑泄热。针对胃肠湿热证，宜取解溪、梁丘、内庭、丰隆清泻胃肠湿热；曲池、合谷交通肺与大肠经气兼行气血；风市、百虫窝为治疗皮肤病的经验穴组，旨在祛风止痒。对症可使用六一散或松花粉外敷，清解表热，辅助缓解症状。《诸病源候论·风病诸候下》载"夫人阳气外虚则多汗，汗出当风，风气搏于肌肉，与热气并，则生痦瘰"，《医宗金鉴·外科心法要诀》载"此证俗名鬼饭疙瘩。由汗出受风，或露卧乘凉，风邪多中表虚之人"，针对表虚之证，宜取肺俞穴调理肺脏气机，使其清肃有权，泻之宣肺、补之益肺；脾俞、胃俞强健脾胃而化生气血，升清降浊；三阴交养血活血，润燥祛风。

用药方面，湿热内盛者可用防风通圣散加减治疗，旨在通里疏表、清热化湿。方中含有"调胃承气汤"——大黄、芒硝、甘草，荡涤胃肠湿热，疏调胃肠气机；防风、荆芥、薄荷、麻黄、桔梗疏风解表，通宣理气；当归、芍药、川芎养血和血；栀子、黄芩凉血退疹；白术防苦寒伤胃；加之滑石利尿祛湿，给湿热以出路。表里、气血、三焦通治，祛邪而不伤正。若患者素体脾胃虚寒，不耐受苦寒之剂，可选用三仁汤加减治疗，宣畅气机、利湿疏表。杏仁、白蔻仁、薏苡仁三者合用通利三焦，行气化湿；竹叶、通草、滑石利水清热；半夏、厚朴燥湿化痰。若疹出不畅，可加荆芥、防风疏风透疹；若瘙痒红肿，则加白芍、当归养血息风；若便溏泄泻，加炒白术、益智仁健脾祛湿，以防过寒之药。

本病病情反复，容易受饮食起居、外部环境影响，故吴教授在调摄方面特意强调：①明确过敏原、避免接触，祛除病因是预防瘾疹反复发作的重点。②避免食用含食品添加剂的食物，包括腌制食品、冰品、发酵食品及化学调味料等，因化学添加剂难以被人体分解，易囤积于肠道，导致肠道湿热。③切勿饮水过量。避免因过食肥甘厚味而摄入大量水分，造成大肠负担，导致大肠蠕动减慢和水液重吸收困难，进一步影响肺脏宣肃功能。

九、湿疹

湿疹是一种常见的变态反应性、过敏性皮肤病，特征为多形性的皮疹。急性期具有皮疹渗出倾向，慢性期则表现为皮疹浸润、肥厚，自觉瘙痒，常呈对称分布，反复发作。本病总因禀赋不足，风、湿、热阻于肌肤所致。具体来讲，或因饮食不节、过食辛辣鱼腥动风之品；或嗜酒，伤及脾胃，脾失健运，致湿热内生，又外感风湿热邪，内外合邪，两相搏结，浸淫肌肤而发；或因素体虚弱，脾为湿困，肌肤失养或因湿热蕴久，耗伤阴血，化燥生风而致血虚风燥，肌肤甲错，导致病证发作。

《素问·玉机真脏论》载"夏脉太过则令人身热而肤痛，为浸淫"，《素问·至真要大论》载"诸湿肿满，皆属于脾……诸痛痒疮，皆属于心"。吴教授认为，本病的根源在于五脏气机不利，导致气血津液输布失调，郁阻于皮下肌肤；或心气不足不能推动气血津液运行；或肺气不宣，不得宣发湿邪，阻碍气血在皮毛腠理输布；或脾不运化，水湿内停，郁久生痰化热浸皮肤；或肾阳不蒸腾汽化，湿热内蕴而发病。看似一般皮肤疾患，实则提示了五脏气机失调。西药常用抗组胺药、糖皮质激素，可迅速控制症状，但长期用药容易引发不良反应，停药后还可能出现皮损加重、顽固难治等反弹现象。故针对性调整身体内因是治疗的关键，可用针灸梳理对应脏腑气机。针灸取穴足三里，既能健脾化湿，又能补益气血，标本同治；脾主湿而又赖于肾阳温煦蒸腾，故取太溪补肾之元气；取手阳明经合穴曲池，清透肌肤湿气的同时，兼顾清化胃肠湿热，保障上下气机通畅；内庭清热，配风市、百虫窝消风止痒。还可速刺、浅刺五脏对应背俞穴，既可以固护膀胱经御外藩篱的作用，又能调动五脏经气助邪外出。

用药方面，针对湿疹病情吴教授常配合内服补脾肾、祛湿热的自拟方。方中常用肉苁蓉、菟丝子、何首乌、枸杞子、红参益精气，生黄芪补气固表，仙鹤草、白鲜皮、生甘草清热解毒，淫羊藿、巴戟天祛风除湿，车前子、泽泻清热渗湿，茯苓、陈皮健脾祛湿行气，大黄推陈致新，合欢皮养血和血。全方合用以补气祛湿解毒，化解湿浊，并兼顾五脏气机不利之本。

在调摄方面应注意少吃生冷、油腻的食物，早睡早起规律作息，在清洁的同时使用不易残留的化学产品，尽量保持生活居住环境温暖干燥，保持心情舒畅。

十、痹证

痹证是以肢体筋骨、关节、肌肉等处发生疼痛、酸楚、重着、麻木，或关节屈伸不利、僵硬、肿大、变形及活动障碍为主要表现的病证。主要病因为正气不足，风、寒、湿、热等外邪侵袭人体，痹阻经络，气血运行不畅，治疗当以祛邪活络、缓急止痛为主，兼顾调补脾肾、固元扶正。

吴教授认为，本病多见于年迈体虚者，因素体正气不足，加之病势迁延，伴见脾肾不足、气血亏虚，故治疗时应重在健脾补肾，兼顾调理气血。主穴宜取太溪、肾俞、中脘、关元、血海，均施以补法。肾主骨生髓，取肾之背俞穴及原穴补益肾气，固人体盛衰之本，关元、中脘补气扶正，血海活血通络，亦可加太冲、合谷行气止痛。

太冲、合谷为治疗疼痛的经验穴组。《标幽赋》载"寒热痹痛，开四关而已之"。合谷穴为手阳明经脉所过之处，手阳明经多气多血，与手太阴经在合谷处相交，乃阴阳气血循环聚集之处，可治疗因气血循环不畅引起的各种疼痛。太冲穴为足厥阴肝经之原穴，主一身气机疏泄，也是足阳明胃经支脉所过之处，亦为阴阳交会地带，故合用合谷与太冲便可打开人体气血的开关，有效治疗全身寒热痹痛。

《黄帝内经》载"其风气胜者为行痹，寒气胜者为痛痹，湿气胜者为著痹

吴丽鑫

157

也"。证属行痹者游走不定，可于局部疼痛剧烈处刺络放血以泄风邪；证属痛痹者因寒凝经脉，遇冷加重，可以艾灸之法驱除寒邪，振奋阳气；证属著痹者身重体倦，肿胀麻木，应尤重调控饮食，针刺时可配丰隆、曲池、天枢健脾祛湿。

用药方面，吴教授以薏苡仁汤合蠲痹汤为主方辨证加减。方中薏苡仁、苍术健脾渗湿，羌活、独活、防风祛风胜湿，附子、桂枝温经散寒，当归、川芎养血活血，关节肿胀者可加秦艽、木瓜祛湿活络，肝肾亏虚者可加黄芪、红花益气活血通痹。

需要强调的是，痹证日久会造成软骨损伤、关节间隙变窄，严重者可出现骨质破坏僵直、畸形，造成运动功能障碍。本病属于顽疾，病情易缠绵反复，故平时应注意关节的保暖，切勿过度负重与锻炼，避免风寒湿邪的侵袭。

十一、痔

痔是指肛门内外出现的小肉状突出物，以便血、脱出、肿痛为临床特点。男女老幼皆可发病，且多见于 20 岁以上的成年人。根据其发病位置不同，临床上可分内痔、外痔、混合痔。本病发生多与久坐久立、负重远行、长期便秘、泻痢日久、饮食不节（过食辛辣厚味）等因素有关，以致脏腑功能失调，湿热下迫大肠，瘀阻魄门，瘀血浊气结滞不散，筋脉横懈而成痔。部分患者日久体虚，中气下陷，则痔核脱出，治疗应内治、外治相结合。

吴教授认为，饮食不节，脾胃功能失常，脾虚气陷，无力摄纳，是导致痔核脱出不得回纳的主要原因。气虚则无以生化、无力摄血，终致气血两虚，故治疗当以补中益气为主。针对痔，吴教授针灸取穴常用内庭、足三里、脾俞、胃俞、天枢、中脘、血海、合谷、足临泣、太溪及肾俞。内庭为足阳明胃经之荥穴，可清退下注之湿热；足三里为足阳明胃经之合穴及胃之下合穴，有补中益气的功效，搭配脾胃之背俞穴脾俞和胃俞，可强健脾胃而化生气血，升清降浊；大肠之募穴天枢，调理胃肠气机；中脘祛湿化痰；血海通调脾经，交通胞阻；合谷为手阳明大肠经之原穴，祛湿化浊；足临泣为八脉交会穴（通带脉），约束气血，防止下行太过；太溪、肾俞搭配补益肾气。诸穴合用，固束气血，提升中气，缓解症状。

在用药方面，吴教授常用十全大补汤化裁组方，去肉桂，加黄柏、生薏苡仁、苍术。"四君子"健脾益气；白芍、当归养血活血；川芎行气止痛；熟地黄培补元气，如痔有出血的情况，可以将熟地黄改为生地黄，同时配合三七粉凉血止血；生黄芪补中益气；黄柏、生薏苡仁、苍术清化下注的湿热。

吴教授提示，对于痔反复发作的患者，应注重日常生活起居习惯。避免饮食不节（嗜食辛辣等）、长期久坐（座椅不透气或使用座椅加热）、饮食过速、饭后久坐或立即大量饮水。饮食过速或紧张会使胃部及横膈收缩，使脾胃之气升降失司，大肠之气无法提升，导致痔发作。

十二、面瘫

面瘫是以口角（眼）向一侧歪斜为主症的病证，临床表现为一侧面部表情肌瘫痪，前额皱纹消失、眼裂扩大、鼻唇沟平坦、口角下垂。患侧无法完成皱额、蹙眉、闭目、鼓气和噘嘴等动作，鼓腮和吹口哨时，因患侧口唇不能闭合而漏气。进食时，食物残渣常滞留于病侧的齿颊间隙内，并常有口水自该侧淌下。由于泪点随下睑外翻，使泪液不能正常引流而外溢。本病可发生于任何年龄，起病急速，以一侧面部发病多见。本病多由正气不足，风邪乘虚入侵面部少阳、阳明经络，导致气血痹阻，面部筋肉失于濡养，弛缓不收所至。若病久不愈，则面部肌肉失于气血濡养而枯槁萎缩，终致面瘫难以恢复。

《灵枢经·经筋》载"足之阳明，手之太阳，筋急则口目为僻"。足太阳经筋为"目上冈"，足阳明经筋为"目下冈"，共主眼睑之闭合。对于眼裂闭合不全者，可取患侧攒竹、阳白、四白治疗；口颊部主要为手太阳和手、足阳明经筋所主，对耸鼻、鼓腮不能及口角闭合不全者，可刺患侧迎香、颊车、地仓、颧髎。应注意的是，急性期面部腧穴针刺时不宜过深、过重，取穴不宜过多，以免出现患侧肌肉痉挛形成倒错，可于远端搭配合谷、风池、风门、太冲祛风外出，辅助通络止痛。而对于恢复期气血亏虚者，则应配合足三里、血海、太溪补益气血、活络舒筋。

吴教授认为，面瘫虽为风邪所致，然素体正气不足才是病之根本，如《素问·评热病论》所载"邪之所凑，其气必虚"，调养脾胃对本病的治疗与预后尤为重要。脾胃为后天之本，人体生命活动所需一切能量，都依靠脾胃运化水谷精微而来，四肢百骸的肌肉皆由脾脏所主导，故饮食需以糙米调护，健脾和胃而达强健肌肉之功。另外，据张士杰教授所论取象比类的观点而言，糙米蕴含胚芽，胚芽启动种子萌芽的升发之气，同样可以鼓动人体胃气升发，故助脾胃之气运行，从而补充人体生命活动所需的能量，恢复正气。《素问·痿论》载"治痿者独取阳明"，若面瘫日久，面部肌肉萎缩，糙米也可助调养胃气、充养肌肉。

十三、月经先后无定期

月经先后无定期是指月经周期、经期或经量异常的一类病证。女子初潮后月经不按正常周期来潮，时或提前，时或延后，在 7 天以上，且连续 3 个月经周期者，称为月经先后无定期。《素问·离合真邪论》所载"天地温和，则经水安静；天寒地冻，则经水凝泣；天暑地热，则经水沸溢；卒风暴起，则经水波涌而陇起"，是以自然界气候的变化来做比喻，说明人体血液得寒则凝、得热则沸、热迫血妄行的病理变化。《女科经纶》载"此调经莫先于养血，养血莫先于调气也"，女子以血为本，以气为用，血为气之母，气为血之帅，气血失调的本质在于阴阳失调，此乃月经失调的根本病机。

肾为生殖之本，女子二七肾气盛，天癸至，任脉通，太冲脉盛，精气溢泄，阴阳和，月事以时下，故能有子，七七，任脉虚，太冲脉衰少，地道不通，故形坏而无子，说明肾气是人体功能活动的原动力，在整个生命活动中占据重要作用，只有肾精充足且肾气旺盛才可以实现经血自调，故女子月经失调的病因与肾密切相关。人体阳气的根本在于肾阳，若肾阳不足，则月经延后；人体阴液的根本在于肾阴，若肾阴亏虚则生虚热，出现月经先期及崩中漏下等证；肾气亏虚，封藏失司，冲任失调，血海蓄溢无常，则月经先后无定期；精血同源，若肾精不足，阴阳两虚，阴不足则经血少，阳不足则经色淡、质清稀，出现月经量过少、闭经等问题。故吴教授强调调理月经，应首重肾精，兼调气血。

吴教授治疗月经先后无定期，针刺选取太溪、关元补肾精、调冲任、通胞宫，配太冲、血海、次髎调气活血，共为主穴。若患者内有实热，可配期门、行间清泄热邪；若肾虚宫寒，可灸命门、腰阳关暖宫补肾；伴胸胁胀痛者，加膻中、内关活血行气；见经血过多者，刺隐白以固摄止血。用药方面，多选用吴教授自拟的补肾方加减治疗。

处方：茯苓 10g，炒白术 10g，党参 10g，生甘草 6g，淫羊藿 15g，肉苁蓉 10g，枸杞子 10g，桑寄生 10g，炒杜仲 10g。

方中党参、茯苓、白术、甘草补气健脾、渗湿助运，淫羊藿、肉苁蓉温补肾阳、补命门之真火，桑寄生、枸杞子入肝和血、滋阴润燥。诸药合用，调补肝肾以复经期。

除此之外，吴教授提示女子月经期间的起居调摄也须特别注意。因经期气血虚弱，容易出现消化不良、情绪失调等问题，故应保持心情愉悦，务必专注于进食本身，不可一心多用，给身体明确的进食指令会带来更积极完全的功能调动，从而有助于消化吸收。不可在月经期间饮食生冷，患有子宫肌瘤的女性需注意不宜食用难以消化的食物。出现夏季贪凉、冬季怕冷、皮肤干燥等问题时，应注意摄取足够的温润之品。注意经期前后个人卫生，避免性生活。

十四、不孕症

不孕症是指育龄女性，婚后未避孕，配偶生殖功能正常，在有正常性生活的情况下，同居 1 年而未受孕。本病分为原发和继发两类。未避孕而从未妊娠者古称"全不孕"，西医学称为原发性不孕；曾经有过妊娠史继而未避孕 1 年以上未孕者，古称"断绪"，西医学称为继发性不孕。本病证候有虚有实，虚者多为肾虚、血虚，治宜补益肝肾、填精益血；实者可见肝气郁结、痰瘀内阻等证，治宜理气化痰、行瘀通络。

《景岳全书》载"痰之化无不在脾，而痰之本无不在肾"，脾肾素虚，水湿难化，聚湿成痰，痰阻冲任、胞宫，气机不畅，则经行推后或停闭，脂膜壅塞，遮隔子宫则不能摄精成孕而致不孕；或气滞血瘀，痰瘀互结于冲任、胞宫，不能触发氤氲乐孕之气而致不孕，故不孕患者常见虚实夹杂。

吴教授临证施治时，对于痰气瘀阻较重者，常取中脘、内庭、丰隆祛湿化痰、升清降浊，血海、三阴交活血化瘀、交通胞阻，脾俞、胃俞强健脾胃而化生气血，太溪、肾俞补益肾气以治其本，冲任、胞宫气血调和，使痰瘀得消，则胎孕可成。方药则以二陈汤加减治疗，方中陈皮、半夏燥湿化痰，枳壳、香附、生姜行气和中，淫羊藿、巴戟天补益肾气，标本兼治，痰瘀得化，方能调经助孕。

对于肾阳不足、命门火衰之虚证者，因肾阳虚衰，精血本已不足，经行之后血海更虚，故子宫、冲任失养，又因阳气虚弱，失于温煦且动力不足，导致经血瘀滞，故不能触发氤氲乐孕之气以摄精成孕。针刺处方应取肾之背俞穴肾俞、肾经原穴太溪补益肾气，以充其本；中脘、气海共通任脉，助气血化生，补气摄血；太冲、足临泣生肝血、行肝气、通瘀滞，调和冲任气血以助孕。方药则以自拟补肾方临证加减治疗，巴戟天、肉苁蓉、淫羊藿温肾助阳、益精气，生地黄、山茱萸、女贞子、枸杞子滋补肝肾之阴，茯苓、炒白术健脾燥湿，熟地黄、白芍、当归养血调经，配川芎、香附活血行气，使补而不滞，全方共奏温肾助阳暖宫、填精助孕之效。

吴教授治疗不孕症疗效显著，除针药结合外尚有两个要点。①严格饮食调养：对于饮食不节导致痰瘀内阻的患者或因长期用药造成肝肾损伤者，应先从肠胃入手，通过糙米饮食，排出肠道内的痰饮及药物囤积，修复胃黏膜损伤，进而提升脾胃之气的升降功能，帮助恢复肝肾功能。糙米饮食虽单调却不乏营养，现代人膳食油腻，肠胃蠕动缓慢，易造成食物囤积，在此状态下，即使摄入优质食物或补品，营养亦无法被身体吸收，反而造成负担，故对体质虚弱的患者，吴教授仍然要求其贯彻糙米饮食进行调理，往往收效甚佳。②先针7日再用汤药：汤药的应用讲求时机，过犹不及，在患者脾胃虚弱的情况下过早用药不仅不能发挥药效，反而可能增加患者身体的负担。人体血液7日初步更新一次，28日代谢新生完成，在此期间，宜先以针刺疗法改善调理气血，修复脾胃功能，待第7次回诊时，根据患者身体耐受情况，开具汤药大补肾气，便可补而不滞，疗效倍增。

十五、产后恶露不绝

产后血性恶露持续10天以上，仍淋沥不尽者，称为产后恶露不绝。西医学将子宫在胎盘娩出后逐渐恢复至未孕状态的过程称为子宫复原，一般血性恶露持续3～4天，若血性恶露持续延长至7～10天，西医学称为子宫复原不全或晚期产后出血。本病产生的原因很多，如子宫内膜炎、部分胎盘胎膜残留、子宫肌炎或盆腔感染、子宫黏膜下或肌壁间肿瘤、子宫肌腺瘤、子宫过度后倾或后屈、羊水过多、胎盘过大等因素均可影响子宫复原而一起临床症状。中医学认为，因恶露为血所化生，而血源于脏腑，注于冲任，若脏腑受病，则累及冲任，导致恶露不绝，故本病的基本病机为血瘀、血热、气虚导致的脏腑功能失调，气血运行失常。治疗须首辨恶露的量、色、质，再辨寒、热、虚、实，虚则补之，热者清之，瘀者化之。

吴教授认为，临床中本病以虚证最为常见，亦有因虚致瘀者，如《胎产心法》所载"产后恶露不止，由于产时损其气血，虚损不足，不能收摄，或恶血不尽，则好血难安，相并而下，日久不止"。患者因生产失血耗气，产后劳倦伤脾，致中气下陷，冲任不固，不能摄血而致恶露不绝。针刺处方以补肾固本为旨，以关元、太溪、肾俞、太冲、足临泣、脾俞、胃俞为主穴。关元调理冲任，合太溪、肾俞扶正固本；肝藏血、主疏泄，太冲为肝经之原穴，调节肝气兼行瘀滞；足临泣联通带脉约束周身，使气血疏泄有常；脾主运化而统血，取脾俞、胃俞强健脾胃助化生气血，血有所统，瘀者得化，则恶露止。

用药方面，常以十全大补汤加减治疗，旨在健脾补肾、摄血固冲。方中茯苓、白术、黄芪、党参补气健脾，淫羊藿、肉苁蓉、桑寄生、杜仲补肾固本，辅以当归、川芎养血行瘀，五味子收敛固冲，全方共奏补气摄血固冲之效，恶露方止。

十六、腰痛

腰痛是临床常见的一种自觉症状，又称腰脊痛，是指由于外感、内伤或外伤等致病因素，导致腰部经络气血运行不畅，或腰部失于精血濡养，使腰部一侧或两侧出现以疼痛为主症的病证。腰痛根据致病因素不同主要分为外伤腰痛及内伤腰痛两大类。外伤腰痛主要与感受风寒、坐卧湿地，风寒水湿之邪浸渍经络，经络之气阻滞；或长期从事较重的体力劳动，或腰部闪挫撞击伤未完全恢复，经筋、络脉受损，瘀血阻络有关。病机为经络气血阻滞、不通则痛，故治疗以活血通络为主。对于闪挫外伤，病程较短的患者，可采用运动针刺疗法，取支沟、腰痛点刺入，得气后行强刺激，并嘱患者活动疼痛部位，疼痛可缓解于顷刻之间。对于陈旧损伤或腰肌劳损，病程较长者，宜取足太阳经、督脉及夹脊穴等局部腧穴，常用腰夹脊、腰阳关、大肠俞、委中、阿是穴，配合热敷疗法温经通络。由于腰肌劳损、腰肌筋膜炎、腰椎间盘突出症、腰椎退行性变、类风湿性脊柱炎等多种疾病均可表现为腰痛，故须注意辨别病位在肌肉、韧带或关节，以对症治疗，避免盲目治疗延误病情。

内伤腰痛主要与素体禀赋不足，或年老精血亏虚，或房劳过度，损伐肾气，腰部脉络失于濡养有关。吴教授认为，腰痛产生虽由风、寒、湿、劳作损伤而起，究其根本应责之于肾气不足，如《证治准绳》所载"本病之因，有风、有寒、有湿、有闪挫、有瘀血气滞、有痰积，皆标也，肾虚其本也"。肾者，主骨，作强之官也，腰者，肾之府，乃精气所溉之域，肾虚则精血亏虚，无以濡养腰府，故风寒湿邪客于腰部筋骨而发为腰痛不仁，应责之于肾而论治。吴教授治疗内伤腰痛多针药并用，以益肾壮腰、活血柔筋法为主。针刺主穴太溪补肾元，配合血海、阴陵泉养阴柔筋；委中是腰背足太阳膀胱经两分支在腘窝的汇合点，常有"腰背委中求"的说法，针灸取之可疏调腰背部经脉之血气；腰为肾之府，补肾俞可壮腰益肾，配合腰阳关疏通局部经脉、络脉之气血，通经止痛。方药则以补肾活血汤加减治疗，旨在补肾益气、强筋壮骨，辅以活血止痛。方中熟地黄、杜仲、菟丝子、补骨脂、枸杞子、山茱萸、肉苁蓉填补精血、强壮筋骨；先天禀赋不足、年老体弱、病后致虚者，尤宜大剂补益肝肾、强壮筋骨之品，配以当归尾、红花、独活、没药活血祛瘀、通络止痛，治痹阻之余，可兼制上述补益之品，以免滋腻之弊。

十七、紫癜

紫癜是中医对一类疾病的统称，以血液溢于皮肤、黏膜之下，出现瘀点、瘀斑，压之不褪色为其临床特征，属中医内科中的"血证"范畴，中医古籍中所记载的"肌衄"病证，与本病有相似之处。本病反复迁延、发病迅速，类似于西医学的过敏性紫癜。过敏性紫癜是一种侵犯皮肤和其他器官细小动脉和毛细血管的过敏性血管炎，主要表现为皮肤紫斑、腹痛、关节痛和肾功能损伤。中医学认为，紫癜的发生主要由外感邪热、脾虚气弱、肝肾阴亏所致。外感邪热，热毒亢盛，内伏血分，则迫血妄行；脾虚气弱，脾不统血，气不摄血则血不循经；肝肾阴亏，阴虚火旺，血随火动，则使血离脉道，外溢肌表而成紫斑。故紫癜的辨证应首辨病情之缓急，继辨证之虚实。血分实热者，治宜清热解毒、凉血止血；阴虚内热者，治宜滋阴降火；气不摄血者，治宜益气固摄；兼有血瘀者，治宜活血化瘀。

吴教授认为，针灸治疗紫癜宜从调理中气入手，继而调和气血，一则益气摄血，二则滋阴凉血。针刺常取天枢、中脘、带脉、太溪、太冲、足临泣、合谷、内关、曲池。其中天枢、中脘、足三里调中和胃、健脾摄血；带脉、足临泣、太溪通调气血、滋补肝肾；太冲、合谷、内关相配行气活血；曲池清透血分之热；若患者病机为脾虚不摄，则应配合与脏腑相对应的背俞穴，以助疗效。

在用药方面，针对临床多见脾虚不摄、阴虚火旺之病机，吴教授常用归脾汤合茜根散加减治疗。其中茜草根、侧柏叶、黄芩清热凉血止血；生黄芪、党参补气摄血；当归、生地黄活血补血；酸枣仁、远志安神定志、宁心滋阴；茯苓、白术健脾化湿。诸药合用，共奏健脾益气、止血宁神之效。

除针药合用之外，吴教授提示患者须特别注意调摄生活起居。着装宜宽松舒适，避免穿着包裹束身及面料不透气的衣裤，影响体表络脉循环。避免久坐及不良坐姿，跷二郎腿的姿势可使下肢血管被压迫而受损。发现及远离过敏原。对于尚在发作期的患者，应尽量减少运动，注意休息，而待缓解期时则应加强锻炼，增强体质，养成良好的生活习惯。

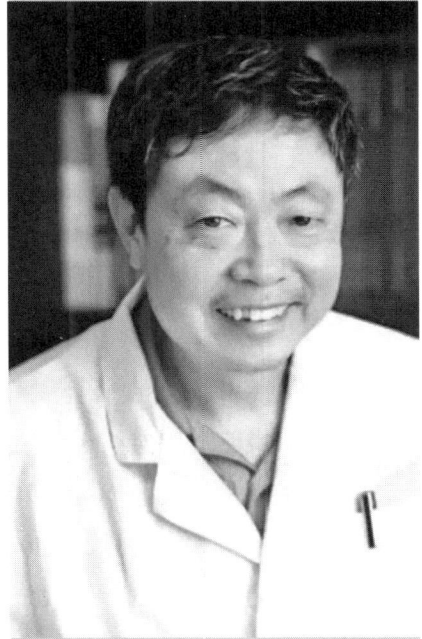

王庆甫

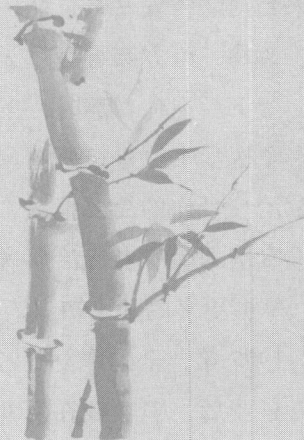

传承岐黄之道，弘扬正骨医学

医家简介

　　王庆甫（1956 年 10 月生），曾用名王庆普，北京中医药大学教授、博士生导师。原北京中医药大学第三附属医院副院长、骨伤科研究所所长。北京中医药大学学术委员会委员，第一临床学位评定委员会委员，国家卫生健康委员会中医骨伤科重点专科、国家中医药管理局中医骨伤科重点学科学术带头人。中国中医药研究促进会外治分会会长，中国老年学和老年医学学会保健康复分会主任委员，中华中医药学会外治分会副主任委员、骨伤科分会常委，北京中医药学会骨伤科专业委员会副主任委员，北京中西医结合学会骨伤科专业委员会副主任委员，中国人才研究会中医骨伤人才分会副会长，全国高等中医院校骨伤教育研究会副会长，世界中医药学会联合会骨伤科专业委员会常委，中华医学会北京医学会骨科学会委员，《西文生物医学期刊文献数据库（电子版）》第一届编辑委员会委员，《北京中医药大学学报（临床版）》《中国中医骨伤科杂志》《中医正骨》编委，北京康复医学会康复工程专业委员会副主任委员，中国机械工程学会工业设计分会辅助器具康复工程研究会第一届理事会副理事长，国家卫生健康委员会突发公共卫生事件国家级应急专家等。

　　王教授出生于河北省保定市。高中毕业那年，正值全国上山下乡的高潮，他来到河北省安平县插队。在农村劳动时他经常看到一些知青和当地的农民扭伤、摔伤，可方圆近百里无一处正规医院，有的患者治疗不及时，致使病情恶化，落下后遗症。那时，王教授开始萌生了学医的念头。他用积攒的几十元钱买来了医学书籍进行研究。有一次在翻阅医学杂志时无意中发现一篇关于中医推拿治疗骨伤的简要报道，他如获至宝，潜心钻研，慢慢地他开始用自己领悟的推拿医术为患者诊治疾病。同时，他也暗暗地下决心，要到医学院校学习深造，掌握更多的理论知识，为将来成为一名名副其实的医生打基础。

　　1977 年，全国恢复高考制度，王教授以优异的成绩考入了河北医学院中医系，毕业后，王教授在河北省中医院骨科工作了两年，在两年的临床实践中，逐渐摸索出一套独特的推拿手法，疗效显著。

1985 年，王教授考入中医研究院骨伤科研究生部，毕业后，深圳一家大医院慕名邀请他到深圳工作，并许以高薪和优先分房，可王教授婉言谢绝了，最终留在北京针灸骨伤学院担任了一名讲师。1992 年，王教授在北京第四医院的邀请下，带着两名医生在中医骨科出诊。不到 1 个月，他用推拿手法治疗骨伤、软组织损伤的消息不胫而走，慕名求治的患者络绎不绝，每天经他治疗的患者就达数十名。

2000 年，王教授调至北京中医药大学，担任骨伤科教学、临床、科研等相关职务，曾任骨伤科研究所所长、第三附属医院副院长、第三临床医学院副院长。任教期间先后获得多项荣誉，1996 年获北京市优秀教师荣誉称号、2015 年获北京中医药大学校教学名师奖、2015 年作为主要负责人带领"中医骨外科教学团队"获北京中医药大学优秀教学团队称号、2017 年获北京市优秀教师荣誉称号。他所教授的弟子近 4000 名，其中来自美国、澳大利亚、德国、法国、马来西亚、英国等 10 余个国家的弟子近百名。

王教授曾主持及参与多项国家自然科学基金项目、教育部高等学校博士学科点专项科研基金项目、北京市科学技术委员会首都特色基金重点项目和多项市级科研项目，对退行性骨关节疾病的中医药防治有深入研究。在国内外医学期刊上发表专业论文 50 余篇，其中 SCI 论文数篇。主编或参编 10 余部医学著作，其中主编北京市高等教育精品教材立项项目《中医正骨学》、北京中医药大学特色教材《中医筋伤学》、国家卫生健康委员会"十二五"规划教材《中医正骨学》等，参编骨伤科专著《实用中西医结合骨科外固定学》、全国中医药行业高等教育"十二五"规划教材《中西医结合骨伤科学》。

临床中，王教授通过分析青少年颈痛、膝关节骨性关节炎、腰椎退行性骨关节病、踇外翻畸形等病证，阐述了退行性骨关节疾病的"初病在筋，再病在骨，久病筋骨同病"的理论，提出了筋伤的基本病机为"经筋缑短、驰长"的新学说，特别是"筋伤疼痛，骨病变形"的新观点，准确的阐述了膝关节骨性关节炎、踇外翻等退行性疾病的证候特征。治疗以通络止痛法为主，采用推拿手法、针刀、中药内服外用，疗效显著。多次在中央电视台、北京电视台做专题节目。

王教授擅长运用中医药治疗脊柱四肢等骨关节退行性疾病及手法整复治疗四肢骨折，将传统针刀疗法与超声影像相结合，使针刀治疗可视化，针刀直达病灶，创伤小、恢复快、疗效突出。在治疗脊柱退行性疾病时运用宫廷正骨手法，遵循"轻、巧、柔、合"的法则，取得良好的效果。应用手法整复加小夹板外固定治疗四肢骨折，创伤小、固定可靠、骨折愈合快。同时对于中医药治

王庆甫

167

疗骨关节退行性变也有自己的独到见解，通过补肝肾、强筋骨等治疗方法，在临床上为众多患者解决疾苦。

学术思想

王教授是清宫正骨流派第七代传承人，清宫正骨流派起源于清代，现代代表人物有刘寿山、孙树椿等。

2008 年王教授拜清宫正骨流派大家孙树椿为师，在随后的十几年中，全面继承了孙树椿教授骨伤科"筋骨并重"的学术思想，并形成了自己独到的学术思想体系。王教授认为，筋骨的生理功能关系有三：①连缀四肢百骸，与骨相连构成关节。②与骨相互为用，束利、濡润关节，维护关节的运动功能。③与脉（经）共同输运气血，以供肢体关节所用，且维系阴阳、脏腑、气血的功能。

一、整体出发，注重细节

王教授认为，人体是一个有机的整体。在解剖结构上，人体是由各个脏腑、组织、器官组成的，而各个脏腑、组织、器官都是其中的一个有机个体，与整体的形态结构有着密切的联系。在物质基础上，机体的活动由气、血、精、津、液的相互结合和筋、脉、肉、皮、骨五体的相应变化共同维持。在功能活动上，心、肝、脾、肺、肾五脏的功能，胆、胃、小肠、大肠、膀胱、三焦六腑的作用，有转化联系、协同作用，相互影响。在病理变化上，各个脏腑、组织、器官与整体之间相互影响、相互传变而产生复杂多变的病理变化。如《正体类要》载"肢体损于外，则气血伤于内，荣卫有所不贯，脏腑由之不和"。诊断治疗中要注重细节，须对患者病情做详尽地询问，包括主诉、症状、病史，必须有详细的、明确的检查方法，对损伤部位的情况要认真地进行望闻问切，做到手摸心会、心知详备。运用手法前必须掌握人体正常解剖中的筋骨结构关系，《医宗金鉴·正骨心法要旨》载"盖一身之骨体，既非一致，而十二经筋之罗列序属，又各不同，故必素知其体相，识其部位"。

二、传统现代，紧密结合

王教授从事中医临床、科研、教学工作 30 余年，尊崇古籍，精通各种中医药传统外治法，如清宫正骨手法、针刀疗法、针刺疗法、浮针疗法等，治疗骨科常见病，经验丰富，疗效显著。在骨科手术方面也颇具建树，在北京中医药大学第三附属医院时先后开展了复杂骨折的切开复位内固定术、椎间盘突出症的开放式与微创式手术等骨科手术治疗。此外，王教授在传统中医治疗中运用现代西方医学的先进检查设备，在保证其宏观理念的基础上，同样做到微观治疗。王教授在肌骨超声引导下治疗各种骨性关节炎等方面有着丰富的治疗经验，是传统中医治法与现代先进技术相结合的典范。其在肌骨超声引导下观察针刀治疗膝骨关节炎软组织前后对比的研究，入选首都医学发展基金项目。

三、重视手法，法药结合

清宫正骨流派重视手法，提出"七分手法，三分药"的理论，每次临证时，王教授必以手法为先。《医宗金鉴·正骨心法要旨》载"盖正骨者，须心明手巧，既知其病情，复善用夫手法，然后治自多效。诚以手本血肉之体，其宛转运用之妙，可以一己之卷舒，高下疾徐，轻重开合，能达病者之血气凝滞，皮肉肿痛，筋骨挛折，与情志之苦欲也。较之以器具从事于拘制者，相去其远矣。是则手法者，诚正骨之首务哉"。手法作为一种安全、有效、绿色环保的治疗方法，是中医骨伤科医生必须掌握的基本技能。

通络止痛方是王庆甫教授凭借多年治疗骨关节炎的经验总结而成的经验方，药物包括桂枝、白芍、桃仁、红花、乳香、没药、制草乌、细辛、木瓜、川椒、牛膝。通络止痛方有活血化瘀、舒筋通络止痛之功效。方中白芍、桂枝为君药，桂枝辛甘温，有温通经脉、助阳化气之功效；白芍苦酸微寒，有养血敛阴、柔筋止痛之功效。两者合用一敛一散，一补一开，可治疗气血不调导致的四肢酸楚、麻木、疼痛等。桃仁、红花、乳香、没药为臣药，可活血祛瘀、行气止痛、柔筋通络。红花、桃仁为活血化瘀常用药，红花辛温，主入心、肝经，散瘀止痛；乳香、没药具有通气活血之力，善治风寒湿痹、周身麻木、四肢不遂。四味药合用可加强行气活血化瘀的药力。制草乌、细辛为本方的佐药，具有祛风除湿、温经散寒、消肿止痛之效。木瓜、川椒为使药，木瓜酸温，治风湿痹痛，有舒筋活络、解痉挛止痛的作用；川椒具有活血祛瘀、祛风利湿之效。牛膝"性善下行"，具有良好的引经作用，且有补肝肾、强筋骨之功。全方组成严谨、配伍精湛，煎煮外用与各种针法相配合，使局部血流加速，改善微循环，更加有利于药物直达病所，有利于关节内组织粘连的消除和炎性分泌物的吸收，使气血调和、血脉充盈，则筋有所养，经络利则拘挛除。

四、筋骨并重，分病论治

"筋骨并重，分病论治"是王教授治疗骨性关节炎的重要思想。《说文解字》载"筋，肉之力也"，"筋"，会意字，从肉、从力，因为竹多筋，故亦从竹。筋的本义是附着、连接在骨和肉上的组织结构，在中医学中，既是解剖结构，又是功能单位。筋是中医藏象学说中的概念，属于"五体"之一。中医学中的"五体"包括皮、肉、筋、脉、骨，其中筋、骨二者的关系最为密切。在位置上，筋、骨密切相连，骨深而筋浅。《难经》记载"四伤于筋，五伤于骨"，说明筋位于机体浅表，而骨的位置则较深，所以筋骨受伤，发病也有先后轻重之分。在功能上，筋骨相互依存、相互为用，从而完成人体各种运动。中医说肝主筋，肾主骨，故有"肝肾同源"之说。临床上，很多骨病是由筋伤导致的，即筋伤生骨病。筋伤与骨伤可同时发生，也可单独发生，并能相互影响。

慢性劳损引起的人体相应筋的损伤，其特点为早期只有筋受损，若疾病迁延则会引起骨病，最终致筋骨同病，治疗时当"筋骨并重，治筋为要"。

暴力伤害引起的人体骨结构发生变化的损伤特点为骨直接受损，周围的筋代偿性损伤，治疗时以"筋骨并重，正骨为首"。

治疗急性非骨折性损害或陈旧伤引起人体筋骨共同损伤时应以"筋骨并重，筋骨同调"。

清宫正骨流派距今有200余年的历史，王教授作为第七代传人，继承了清宫正骨流派"轻巧柔和"的手法特点与"筋骨并重"的学术思想，传承了中医精髓。根据个人临床经验主张"筋骨并重，分病论治"，并借助现代医疗技术，不断提高临床治疗水平，创新清宫正骨流派，使其在今后的发展中不断发展、长存。

临床经验

一、膝关节骨性关节炎

肌骨超声作为一种无创、简便、可实时动态监测的检查手段，目前已被广泛应用于临床诊断膝关节骨性关节炎。

《素问·脉要精微论》载"膝者筋之府，屈伸不能，行则偻附，筋将惫矣"。古人已经认识到膝关节是"筋之府"。膝关节骨性关节炎病程漫长，整个疾病过程表现为由轻到重、由浅到深、由筋到骨的发展过程和规律。病理改变多样，涉及关节滑膜、软骨、骨等多种组织，不同时期主要的病理组织和改变表现亦不同。早期表现为筋肉痿软，尤其是股内侧肌萎缩，即表现为"筋病"；失治或误治可导致骨病，即筋骨同病。正如《素问·痹论》所载"痹在于骨则重，在于脉则血凝而不流，在于筋则屈不伸，在于肉则不仁，在于皮则寒"。本病早期及中期的主要致病原因和病理表现是"筋伤""痹证"，即临床表现以软组织损伤为主，因此，需重视膝关节周围软组织。"筋伤"是导致膝关节功能下降的主要原因，"痹证"是导致膝关节疼痛的主要原因。主张在骨性关节炎早期及中期集中治"筋"，兼顾治"骨"，提倡积极地行肌肉功能锻炼，达到"标本兼治"的目的。

注重膝关节周围软组织在膝关节骨性关节炎发病中的重要作用，是不是对"骨"就置之不理了？显然不是。早期"筋伤"，若不及时加以干预，会导致"骨病"发生，"骨病"发生后，又会进一步影响筋的状态，"筋伤"和"骨病"互相作用，产生恶性循环，最终导致"筋骨同病"。一旦出现膝关节内翻或外翻畸形，就需要通过截骨手术恢复正常的下肢力线。

总之，膝关节骨性关节炎是一个动态变化的病理进程，临床实际中，应根据疾病的发展阶段，选择正确的检查方法。而在治疗过程中，应"筋骨并重"，充分认识膝关节周围软组织的重要作用。

【验案举隅】

案 1 赵某，女，51 岁。

因右膝关节疼痛半年，加重 1 周前来就诊。就诊时主要表现为右膝关节行走 500 米、劳累后疼痛、活动不利，下蹲困难，上下楼梯困难，VAS 评分为 7 分。2 型糖尿病 3 年，否认高血压、高脂血症、冠状动脉粥样硬化心脏病、脑卒中、心肌梗死等病史，否认药物过敏史，否认手术史。麦氏征阳性，髌骨研磨试验阳性，半月板压痛阳性，浮髌试验阴性，抽屉试验阴性，右膝关节活动度为 0°～160°。右膝 X 线正侧位检查未见明显异常。肌骨超声检查示内侧半月板损伤，髌骨下脂肪垫增生，可见液性暗区。西医诊断为膝关节骨性关节炎，中医诊断为膝痹（气滞血瘀）。采用肌骨超声引导下针刀治疗。

案 2 王某，女，69 岁。

因双膝关节疼痛 3 年，加重 1 周月前来就诊。现双膝关节疼痛，上下楼疼痛加重，久走后疼痛明显，休息后缓解，VAS 评分为 7 分。否认高血压、糖尿病、冠状动脉粥样硬化心脏病、脑卒中、心肌梗死等病史，否认药物过敏史，否认手术史。麦氏征阳性，髌骨研磨试验阳性，半月板压痛阳性，浮髌试验阴性，抽屉试验阴性，膝关节活动度为 0°～120°，膝关节周围肌肉紧张感，髌骨内侧下缘按压有疼痛阳性。肌骨超声检查示半月板损伤，滑膜增厚，可见液性暗区。诊断为膝关节骨性关节炎。采用肌骨超声引导下针刀治疗。

按语： 导致膝关节骨性关节炎最直接的原因是膝关节周围软组织慢性炎性损伤造成的粘连、瘢痕、挛缩甚至变性。因此，针刀治疗膝关节骨性关节炎是以治疗膝关节周围软组织为主，对膝关节周围张力异常增高的韧带具有松解作用。韧带一旦得到松解，膝关节骨性关节炎发病机制的恶性循环就可以打破，关节面的不良吻合就可以在一定程度上得到恢复，从而促进关节软骨自身的修复，体现了中医"从筋论治"的学术思想。外科医生曾经通过松解髌骨外侧支持带来辅助治疗膝关节骨性关节炎，与针刀疗法不谋而合。西医通常通过观察解剖结构来确定要松解的组织，而针刀治疗膝关节骨性关节炎不但要考虑解剖结构，还要遵从治疗经筋病"以痛为腧"的治疗原则，充分显示出针刀疗法的中医特色。

高频肌骨超声检查具有无创、无射线损伤、便捷、廉价及短期内可重复检查等特点，能够在肌肉、肌腱的运动中进行实时动态观察，对关节腔积液和关节其他结构如滑膜、半月板、韧带等都有良好的显示功能。在肌骨超声引导下做针刀治疗可以提高针刀治疗的安全性，可在可视的环境下观察针刀松解治疗的效果，可以更直接地针对病变部位进行治疗。

案 3 李某，男，78 岁。

主诉： 患者自述受凉后引起右膝关节疼痛 2 个月。

现病史： 右膝关节疼痛，上下楼疼痛加重，久走后疼痛明显且觉力量减弱，关节活动时可闻及骨摩擦音，髌骨下内侧韧带、膝关节内侧副韧带、腘窝外侧韧带处按压疼痛，疼痛得温缓解。查体可见右膝关节无畸形、红肿，膝关节活动轻微受限，活动范围为 0°～120°，膝关节周围肌肉紧张，髌骨下内侧韧带处按压有疼痛阳性，髌骨摩擦试验阳性，浮髌试验阴性，麦氏征阴性，胫侧副韧带分离试验阳性。X 线示关节间隙狭窄，髁间嵴可见增生，膝关节退行性改变。肌骨超声检查示关节积液及滑膜增厚，探及液性无回声区。舌暗红，苔薄白，脉紧。

既往史： 高血压病史 4 年，否认糖尿病、高脂血症、冠状动脉粥样硬化心脏病、脑卒中、心肌梗死等病史，否认药物过敏史，否认手术史。

辨证分析：患者感受寒邪，寒邪侵袭膝关节周围血脉、经络、筋骨，寒邪收引，膝关节周围血运不畅，因寒致瘀，瘀阻血脉、经络、筋骨，使膝关节气血不荣、不通，血脉、经络、筋骨不得所养、所润，造成膝关节疼痛、膝关节周围肌肉紧张感。

西医诊断：膝关节骨性关节炎，筋膜炎。

中医诊断：膝痹（寒凝瘀阻）。

针刀治疗：用 0.8mm×5cm 规格的针刀在髌骨下内侧韧带、膝关节内侧副韧带、腘窝外侧韧带疼痛点进行松解。

中药治疗：通络止痛方煎煮外敷。嘱患者将药物在砂锅中浸泡 30 分钟、煎煮 30 分钟，将毛巾浸于药液，之后用毛巾包裹膝关节进行外敷，时间 20～30 分钟，注意避免烫伤。

按语：膝关节周围软组织的多处压痛点，是筋"结""聚"点的反应，其张力直接反应疼痛的程度。针刀改善膝关节周围筋"结""聚"点的张力，促进损伤部位的血液循环，促进气血运行，缓解"不通""不荣"两种致痛因素，加速炎性物质吸收，减弱诱发疼痛的局部病理基础，有效缓解膝关节疼痛症状。通络止痛方有活血化瘀、舒筋通络止痛之功效。方中白芍、桂枝为君药，桂枝辛甘温，有温通经脉、助阳化气之功效；白芍苦酸微寒，有养血敛阴、柔筋止痛之功效。两者合用一敛一散，一补一开，可治疗气血不调导致的四肢酸楚、麻木、疼痛等。桃仁、红花、乳香、没药为臣药，可活血祛瘀、行气止痛、柔筋通络。红花、桃仁为活血化瘀常用药，红花辛温，主入心、肝经，散瘀止痛；乳香、没药具有通气活血之力，善治风寒湿痹、周身麻木、四肢不遂。四味药合用可加强行气活血化瘀的药力。制草乌、细辛为本方的佐药，具有祛风除湿、温经散寒、消肿止痛之效。木瓜、川椒为使药，木瓜酸温，治风湿痹痛，有舒筋活络、解痉挛止痛的作用；川椒具有活血祛瘀、祛风利湿之效。牛膝"性善下行"，具有良好的引经作用，且有补肝肾、强筋骨之功。

两种治疗方法均未直接治疗膝关节的骨性改变，而是从膝关节周围的韧带、肌肉、软组织进行治疗，即以膝关节的"筋"为治疗靶点，治疗膝关节骨性关节炎。体现了王教授治疗慢性劳损性骨伤科疾病"筋骨并重，治筋为要"的学术思想。

二、青少年颈痛

近年来，随着我国青少年学业压力的逐年增加，以及智能手机、平板电脑等电子产品的广泛应用，青少年普遍存在锻炼不足、低头伏案时间过长的问题，导致其颈椎和颈部肌肉产生了不同程度的退行性变化，出现了以颈肩部疼痛、颈部活动不利为主要表现的一系列综合症状，这种疾病称作青少年颈痛或青少年颈椎失衡综合征。若不及时加以干预和治疗，可以进一步发展成为颈椎病。青少年颈痛严重影响了患者的身心健康发展。中医药在治疗和预防本病方面有着不可替代的优势。

1. 病理变化

从解剖角度来看，青少年患者的颈椎普遍尚未出现退变或处于退变的初始阶段。本病主要病变部位在肌肉，在颈部疼痛部位可以触及条索状筋结或肌肉紧张，这与青少年不良的生活工作习惯有关，如长期低头、伏案久坐、缺乏锻炼等，导致颈部肌肉慢性损伤。颈部肌肉状态失常，导致颈部对称张力失衡，维持颈部力学稳定性的能力下降，最终影响颈椎椎体稳定性，产生骨性结构退变。除了肌肉、骨骼退变之外，颈部的生理结构变化会影响到颈部周围重要组织（如椎动脉、脊神经、迷走神经等），从而出现头晕、头痛、眼睛干涩、视力下降、失眠、记忆力下降、注意力不集中等表现，临床表现十分复杂。

青少年颈痛是颈椎病的前期表现，从中医骨伤科"筋骨理论"来看，青少年颈痛属于"痹证"和"筋伤"的范畴。青少年颈痛的发病原因分为内因和外因。外因是由于起居不慎，感受外邪，邪气流注经脉，产生痹阻。在《素问·痹论》中有"风寒湿三气杂至，合而为痹也"的描述。外感邪气产生的痹证是导致青少年颈痛的主要外因。《素问·宣明五气》中指出"久坐伤肉"，颈部长期不良姿势（如长期伏案久坐）是导致青少年颈痛的内因。颈部肌肉尤其是后伸肌长期受到拉伸刺激，致使局部经脉痹阻不通，筋骨失于濡养，麻木不仁，久而久之发为本病。本病病变主要表现在筋伤阶段，尚未及骨病程度，经合理治疗及功能锻炼，是可以逆转的。

2. X 线检查表现

青少年颈痛患者的颈部 X 线检查可见颈椎力学失稳（以下段颈椎失稳为主），常常没有明显的颈椎骨性结构退变。青少年颈痛患者的颈椎 X 线片以颈椎曲度变直、颈椎棘突偏斜、颈椎棘突角位移等早期改变为主要表现。青少年的颈椎椎体尚未开始退变或处于退变的早期阶段，不会像颈椎病一样以椎体边缘唇样改变、间隙狭窄、骨赘增生等颈椎退行性变化为主要表现。青少年颈痛的 X 线检查表现从另一个方面说明了青少年颈痛的病变主要在筋，即颈部周围肌肉。

3. 疼痛特点

青少年颈痛的主要表现之一即是颈肩部的疼痛。本病处于疾病的早期阶段，病位尚浅，疼痛程度较轻，主要以局部胀痛、刺痛及颈肩部牵涉痛为主要疼痛感觉类型。研究发现，本病疼痛与心理情感因素有着密切的联系，且与年龄、性别、受教育程度相关。一般女性疼痛程度大于男性，且疼痛程度与年龄、受教育程度呈正相关，颈部疼痛同时会使患者产生厌烦情绪及软弱无力感、恐惧感、惩罚感，不利于青少年的身心健康，对青少年的生活、学习也产生了一定负面影响。

4. 中医证候特点

根据中医理论，青少年的生理特点为形体未盛、脏腑未实、容易受邪、易于传变。青少年颈痛属于"痹证""筋伤"的范畴，由于经脉痹阻，气血运行不利，除了出现局部疼痛之外，还会出现很多全身症状。主要的全身症状有容易疲乏、眼干不适、头部沉重感，次要的全身症状有视力减退、情绪低落、多梦、视物不清、口燥咽干、头痛、急躁易怒、健忘、胃胀、畏寒怕风、少气懒言。结合青少年时期的生理特点，初步推断青少年颈痛的中医证候要素为气滞、血瘀、肝郁、湿盛，符合青少年颈痛在临床诊疗中的经验，一定程度上反映了青少年颈痛的中医证候特点，为青少年颈痛的治疗和预防提供了方向。

5. 诊断

根据青少年颈痛的疾病特点，本病的诊断既要关注局部症状，也要兼顾全身症状。所以本病的诊断应从局部症状诊断和全身症状诊断两个角度出发。

（1）局部症状诊断：本病病位主要在筋。筋有"主束骨而利关节"的作用，筋伤之后，束缚筋骨，导致关节运动功能失调，产生一系列局部症状。①颈肩部僵硬、疼痛一周以上。②前屈、后伸、左旋、右旋等功能受限。③部分患者活动颈部时出现摩擦声或关节弹响声。

（2）全身症状诊断：本病病机为颈部经脉气血瘀阻。任督二脉、手足三阳经脉及阳跷脉、阴跷脉皆循行于颈部，局部经脉痹阻，影响经气运行，即产生诸多全身症状。头为诸阳之会，经脉瘀阻导致清阳不升，脑窍失养，也会产生一些全身症状。①气滞症状：胸胁胀痛、胃胀、食欲不振。②血瘀症状：头痛、口燥咽干。③肝郁症状：眼干不适、视物不清、视力减退、急躁易怒、多梦。④湿盛症状：容易疲乏、头部沉重感、情绪低落、少气懒言、健忘、畏寒怕风。

6. 治疗、预防及功能锻炼

本病的治疗方案应根据青少年颈痛的疾病特点及青少年时期的生理病理特

点而定。首要治疗原则为正骨理筋、行气活血。《素问·生气通天论》中载"骨正筋柔，气血以流"，治疗本病的关键在于使患者退变的肌肉恢复活性，失稳的椎体恢复稳定状态，在制定治疗方案时也应考虑这一点，根据不同患者不同的临床表现，调整治疗方案。本病首选的治疗方法是推拿正骨。首先根据医生问诊与触诊寻找到的颈部肌肉、筋膜退变损伤的部位，运用理筋放松手法对局部"痹证"和"筋伤"进行针对性治疗，在放松完毕后，运用颈椎悬提扳法纠正颈椎小关节紊乱，改善颈椎失稳情况。此种治疗方法可以针对患者"痹证""筋伤"的颈部肌肉病理特点与"骨错缝"的颈椎失稳病理特点，进行有效的治疗。

针刺治疗同样适用于青少年颈痛。首先医生通过问诊和触诊寻找颈部肌肉、筋膜退变损伤的部位及阿是穴，针对局部进行针灸刺激，配穴选取阳陵泉、后溪、合谷等穴位，伴随全身症状者随症处理。此种治疗方法同样对"痹证""筋伤"具有很好的疗效，适用于不适合进行推拿正骨手法的青少年颈痛患者，如局部皮肤过敏、破损及对正骨治疗非常抗拒的患者。

在上述治疗的同时，均可以配合中药热敷加强活血化瘀、温通经脉的作用。常用中药包括当归、川芎、红花、赤芍、补骨脂、乳香、没药、续断、桑寄生、桂枝等。

青少年颈痛患者更重要的是平时的预防，从疾病的根源进行防范，做到未病先防、既病防变。首先，应改变不良的生活习惯，在平时生活中尽量注意不要久坐伏案，若无法避免，则久坐时间超过 1 个小时后起身活动 5 分钟，然后再坐下。其次，应尽量缩短手机、平板电脑等电子产品的使用时间，使用时也不应低头使用，而是将其举到与视线平行的位置使用，尽量缩短低头时间。

功能锻炼在青少年颈痛的康复和预防中有着无法替代的作用。颈部肌肉长期劳损、肌力下降是导致颈痛的重要原因，针对颈部肌肉进行功能锻炼有助于青少年颈痛的康复和预防。常用锻炼方法有八段锦、与项争力、易筋经等。在日常生活中增加体育锻炼，如羽毛球、放风筝、慢跑、散步等，同样对青少年颈痛的康复和预防有着重要作用。

三、腰椎间盘突出症

西医学认为，腰椎间盘突出症急性期是指在腰椎退行性病变基础上，外力（多见于扭转跌扑、抬提重物）突然作用于腰椎，从而导致椎间盘纤维环破裂，随后髓核突出压迫或刺激相应节段的神经根或者马尾神经而引起以腰腿痛为主要临床表现的综合征。对于腰椎间盘突出症的治疗目前主要有保守治疗和手术治疗，由于本病大多经保守治疗可缓解症状，而且手术治疗风险较大、费用高，给患者带来的经济负担较重，故采用保守治疗者居多。西医学对本病的药物保守治疗多采用非甾类消炎止痛药和类固醇类激素，虽然大多数疗效满意，但药物的副作用限制了其在临床的广泛应用。

中医学多将腰椎间盘突出症归为"腰痛""痹证""痿证""腰腿痛"等范畴。《医学心悟》中载"腰痛拘急，牵引腿足"，形象地描述了腰椎间盘突出症急性期的临床表现，其多是由于外感风寒湿邪或跌打损伤所致的痹证。众多临床研究显示，推拿手法及中药外敷因其"简、便、廉、验"的特点已成为腰椎间盘突出症急性期的主要治疗手段。

西医学证实腰椎内外源性稳定系统遭到破坏是腰椎间盘突出症的发病原因。外源性稳定系统包括脊柱周围的肌肉、肌腱、腹内压，内源性稳定系统包括椎骨、椎间盘、脊柱周围韧带。推拿手法可以放松腰椎椎体周围软组织，缓解肌肉的痉挛，降低局部的张力，提高腰椎间盘突出症患者腰背伸肌群的收缩力量，增强患者腰背部拮抗肌群和主动肌群的协调能力，平衡腰部两侧腰大肌，从而维持腰椎的外源性稳定。近年来，有限元分析也证实了推拿手法可使腰椎间盘突出症患者椎体在三维层面发生不同的位移，使腰椎间盘发生明显位移，改变腰椎间盘应力的分布，重塑腰椎生理曲度，有助于恢复腰椎结构的平衡，还发现推拿手法可使椎管容积扩大、神经根所受压迫减轻，消除炎症反应。

拔伸类手法可以使受累腰椎椎间隙扩大，粘连部位得到松解，受累椎间盘内的压力降低，从而改变受累神经根的位置，髓核对神经根的刺激得以消除或减轻，神经受压的症状也得到缓解。按压类手法可以调节小关节紊乱和改善腰椎生理曲度。斜板类手法可以纠正腰椎三维空间的生物力学失衡，改变突出的髓核与硬膜囊或神经根之间的位置关系，明显改善局部代谢紊乱和血循环，且施治过程无痛苦不适，患者易于接受。牵抖类手法可使突出的髓核在一定程度上得以回纳，从而改善突出的髓核与受压神经根之间的位置关系，增加脊柱的内源性稳定性。

宫廷正骨流派传承于清代上驷院绰班处，以《医宗金鉴》为蓝本，至今已有300余年历史，代代相传，形成了以"轻、柔、透、巧"为手法特点，以"知详备细，心慈术狠"为治疗原则的学术理论体系。手法治疗腰痛渊源久远，在骨伤科的历史上占据着重要地位。放松类手法可以有效改善腰椎的外源性稳定系统，牵抖、斜板类手法以改善腰椎内源性稳定系统为主，而且施治过程中与患者互动，随时询问并观察患者的感觉及体会，遵循"知详备细，心慈术狠"

的治疗原则。手法施治过程中，配合风市、委中、承山、昆仑等足太阳膀胱经腧穴的点按，可增强手法治疗的刺激量，增加局部血供，改善新陈代谢，修复受累神经，从而缓解软组织的紧张痉挛，恢复腰椎的生物力学平衡，维持腰椎的内外源性稳定。具体手打操作如下。

第一步，首先放松腰背部局部软组织损伤部位，推拿时以手掌的根部为主要发力点，力量要求深透，但是不可用蛮力，要轻柔。然后在患者胸椎、腰椎棘突两侧的膀胱经直至骶尾部用㨰法，再以双手大拇指交替按压并弹拨胸椎、腰椎的棘突间隙，以拇指指腹发力，力度适中，频率均匀，以每分钟 80 次为宜，循环往复操作 6 次。对伴有下肢症状者，可配合点按患肢的环跳、风市、委中、承山、昆仑诸穴。

第二步，患者俯卧于治疗床，双手握住治疗床床头两端，术者以双手虎口部环握患者双踝，一脚抵住治疗床下的横梁，身体后倾，先水平牵引 30 秒，待患者适应后抬高其双下肢，使患者腹部离开治疗床面呈约 30°，持续 30 秒后嘱患者放松，术者顺势抖动患者踝部 2～3 次，带动腰部抖动后复原位。

第三步，术者立于患者右侧，患者侧卧面向术者，嘱患者右腿伸直，左腿屈髋屈膝，术者右前臂内侧按压患者左侧骶髂后部，左前臂内侧按压患者右侧肩关节前部（注意不可以用肘部按压患者以免力度过大造成损伤），双臂同时发力缓慢按压，以患者耐受为宜，嘱患者深吸气再深呼气，待呼气末时双前臂突然发力按压多可闻及腰骶部咔嗒弹响声。然后术者立于患者左侧，患者侧卧面向术者，嘱患者左腿伸直，右腿屈髋屈膝，术者左前臂内侧按压患者右侧骶髂后部，右前臂内侧按压患者左侧肩关节前部，双臂同时发力缓慢按压，以患者耐受为宜，嘱患者深吸气再深呼气，待呼气末时双前臂突然发力按压闻及腰骶部咔嗒弹响声后结束治疗。

四、桡骨远端骨折

女，58 岁。

主诉：因跌倒后出现右侧桡骨远端骨折 1 天。

现病史：1 天前摔倒后到外院骨科就诊，诊断为桡骨远端骨折，行 X 线检查示桡骨远端骨皮质不连续，并向背侧倾斜，轻微嵌顿（图 1）。掌倾角、尺倾角予以手法复位，支具固定。治疗后行 X 线检查示对位不良、倾角未复。患者对治疗效果不满意，今日来诊。现患者腕关节轻度肿胀、瘀斑，外形可见轻微改变，按压疼痛阳性。

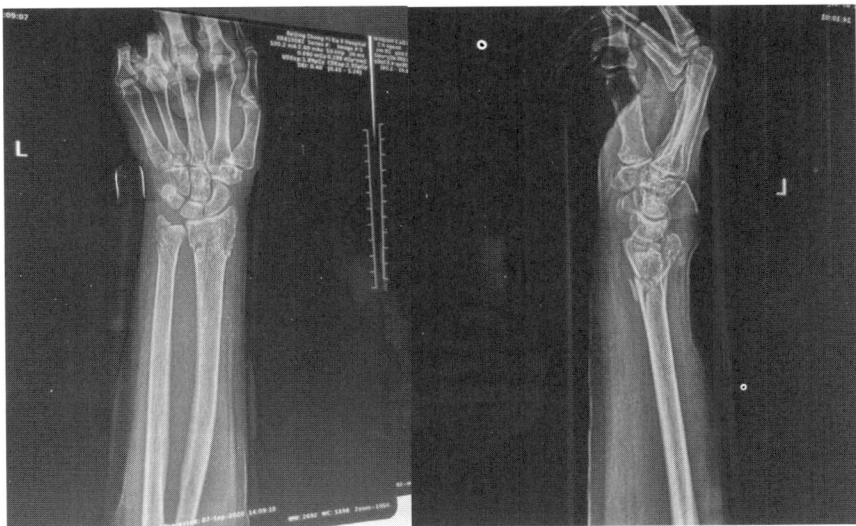

◎ 图1 整复前正侧位X线片

注：整复前桡骨远端骨折向掌侧、桡侧移位，属于不稳定骨折。

诊断：桡骨远端骨折（关节外骨折）。

治法：清宫正骨手法复位，支具固定（图2）。

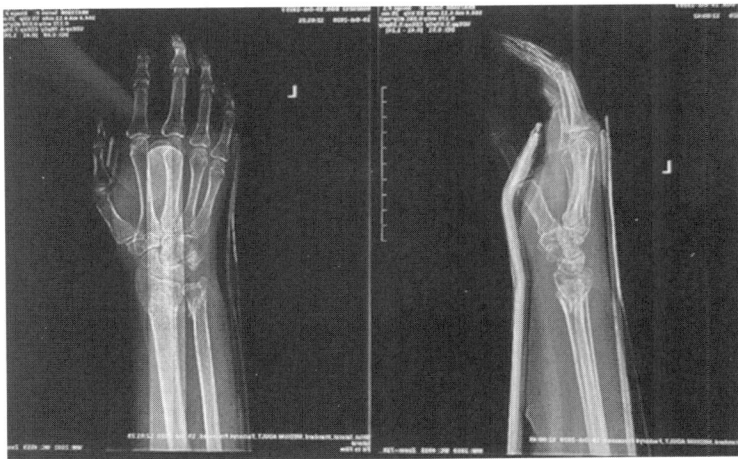

◎ 图2 整复后正侧位X线片

注：整复后桡骨远端骨折掌倾角、尺偏角恢复。

整复后1个月复查，骨折对位、对线佳，位置满意，患者腕关节活动正常。

按语：《医宗金鉴·正骨心法要诀》中载"骨之截断、碎断、斜断……"患者桡骨骨折，X线检查未见碎骨、斜裂，属于"骨之截断"。用正骨八法中的"摸法""提法""端法""接法"，判断骨折的骨断、骨歪，使"下陷之骨，提出复旧""酌其轻重，或从下往上端，或从外向内托""使断者复续，陷者复起，碎者复实，突者复平"，最终做到骨缝即合。

手法复位时，需要判断清晰、指下明了、手法轻柔、瞬间发力短暂快速。做到"一旦临证，机触于外，巧生于内，手随心转，法从手出"才能谓之"两手安置所伤之筋骨，使仍复于旧也"，以支具固定，保证骨的正的特性，使骨正筋柔，才能作为机体的支撑。

虽然在桡骨骨折时，必然会有筋伤，但在治疗时必须要以保证骨正为前提，并未对筋伤有过多的治疗。体现了王教授治疗急性骨折性疾病时"筋骨并重，正骨为首"的学术思想。

五、急性踝关节扭伤

女，51岁。

主诉：因1天前下楼梯不慎扭伤左踝关节，造成左踝部肿胀、疼痛、活动受限。

现病史：跛行，踝关节疼痛剧烈，足踝肿胀明显，不可负重。左踝X线检查未见明显骨皮质连续性改变，核磁共振显示左踝关节距腓前韧带损伤但无断裂。查体可见右踝关节外侧肿胀，按压疼痛剧烈，踝关节前抽屉试验阳性，距骨倾斜试验阳性，无骨擦音及异常活动情形，踝关节稳定。

诊断：急性踝关节扭伤。

治法：清宫正骨"摸法""摇拔戳手法"。

按语：王教授认为，踝关节损伤无论是急性损伤还是陈旧性损伤，均有筋、骨的改变，其主要改变为"骨错缝、筋出槽"。治疗时不能直接应用"摇拔戳手法"，需要先用"摸法"，摸出踝关节周围的细微改变，如骨缝前后错缝的大小、筋粘连时的"结"、指下是否有捻发感、血肿存在的位置，才能更好地应用"摇拔戳手法"。

《黄帝内经》载"先痛而后肿者，气伤形也；先肿而后痛者，形伤气也"，《圣济总录》载"若因伤折内动经络，血行之道不及宣通，瘀积不散，则为肿为痛"。踝关节扭伤既有形伤，又有血道瘀积，"摇拔戳手法"改变"骨错缝、筋出槽"的状态，做到"骨缝合，筋槽入"，使踝关节"形得以复旧，瘀得以荣散"，从而达到快速止痛、消肿的作用。

通过急性非骨折损伤性、陈旧性踝关节损伤的治疗，充分体现了王教授在急性非骨折损伤性和陈旧性疾病"筋骨并重，筋骨同调"的学术思想。

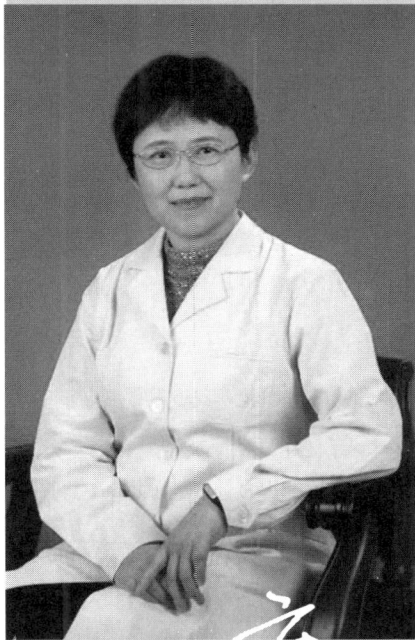

康佳

宗于仲景青主，源于丁氏妇科

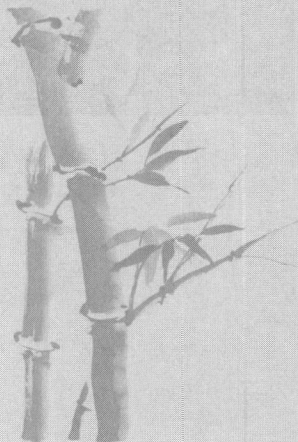

医家简介

康佳（1957年9月生），中共党员，主任医师，北京中医药大学兼职教授。曾任北京市鼓楼中医医院院长。曾荣获全国先进工作者、全国"三八"红旗手、2008年感动东城公德人物、东城区抗震救灾先进个人、全国计划生育工作先进个人、北京市爱国立功标兵、首都抗击非典型肺炎先进个人等荣誉称号。

康教授师从黔贵丁氏妇科流派传人丁丽仙教授，为黔贵丁氏妇科第十一代传人，从事科、教、研工作40余年，承担国家"十一五"攻关科研项目、首都发展基金科研项目及参与其他各级科研项目多项。2016年11月获得北京市第一届东城区知名中医称号并成立工作室。2018年8月其工作室获得"巾帼匠心创新工作室"称号。同年11月北京中医药薪火传承"3+3"工程康佳基层老中医传承工作室成立，康教授获得北京市基层老中医称号。2019年1月在康教授的带领下北京市鼓楼中医医院成立了"不孕不育调理中心"。

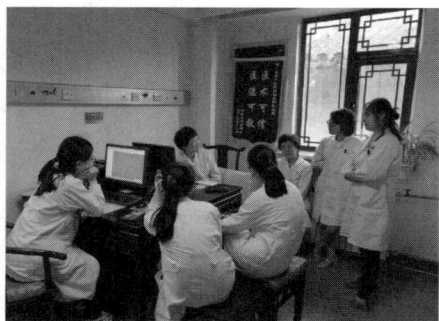

◎ 康佳为工作室成员授课　　　　　◎ 康佳和患者

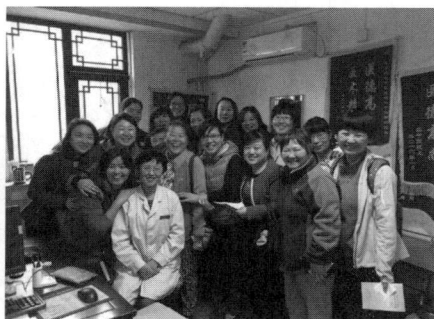

学术思想

康教授1978年毕业于贵州中医药大学中医系，在贵州中医药大学临床轮转至妇科学习时，有幸跟师于黔贵丁氏妇科流派第十代传人丁丽仙教授，得其传道解惑、倾囊相授、受益终身。

黔贵丁氏妇科流派是 2012 年 12 月国家中医药管理局批准的全国 68 家中医流派中贵州省唯一获批的流派。丁氏妇科是近代贵州省著名妇科流派，已历经近 300 年历史（相传 11 代），悬壶济世、医德高尚，医术精湛、名医辈出，热心教育、杏林满园，声誉黔中大地，其流派特色鲜明，学术影响深远。

丁氏妇科的传承教育方式是以家族传承为主，父子相承、祖孙相教、兄弟相学、师承相授，世代业医的"家族链"现象十分明显。同时又打破传统，拜异姓为师。传承历史悠久深远，传承特点鲜明突出，医德医术世代相传，学术思想自成体系，热心教育杏林满园，著书立说流传于世，名医辈出后继有人。丁氏妇科坚守的是精神和信念，传承的是医德和医术。在黔中大地坚守和传承近三百年，就像贵州高原上一股长流不断的山溪水默默无闻地流淌着，生生不息，难能可贵。

丁氏妇科第九代传人丁启后教授，是承前启后、开拓创新最关键的人物，其继承先辈的经验，融会贯通恩师王聘贤的妇科学术观点，又集自己数十年的妇科临证经验为一体，精辟总结了丁氏妇科的学术思想。他提出的"阴血留存论""解郁化滞论"及与之相关的辨证体系是丁氏妇科的学术精华。

丁丽仙教授是全国第一批全国老中医药专家学术经验继承工作指导老师丁启后教授的学术继承人，是黔贵丁氏妇科流派第十代传人。其继承了父亲丁启后的医德医术，创建了丁启后名老中医药专家传承工作室及丁氏妇科流派传承工作室。丁丽仙教授热心教育，杏林满园，弟子遍布祖国各地。1982 年康教授有幸获得良机与恩师相遇，跟师学习多年，受其家族中医文化的浸润和熏陶，跟名师、读经典，对中医文化产生了深厚的情结，毕业后顺利地实现了中医梦的理想，终身从事自己最喜欢的职业——中医妇科医生。康教授从医 40 余年，不断地传承精华、创新理论，对中医学术有较深的造诣，临床经验丰富，治疗效果好，在中医妇科界享有一定声誉。

康教授治疗妇科疾病的思想深受黔贵丁氏妇科流派"阴血存亡论"思想的影响，重视调补肝、脾、肾，认为妇女经、带、胎、产、乳与肝、脾、肾三脏有着密切关系，临证中常常以调补先天、后天为主，同时不忘柔肝、养肝、滋肝以固护阴血，多获显效，尤其对月经失调、不孕症的治疗，效果更佳。在传承中不断创新，衷中参西，辨病与辨病结合，不断扩充中医诊疗的疾病谱，在现代辅助生殖技术中注入了中医药调理的理念，充分体现了中医药治疗的优越性。在临床40余年的实践中，逐渐形成了具有自身特色的理论体系。

一、从"阴血存亡论"至调理月经的关键

月经是女子特有的生理现象。月经的来潮，表示女性生殖功能发育逐渐趋向成熟，具有繁殖下一代的可能。《素问·上古天真论》载"女子……二七而天癸至，任脉通，太冲脉盛，月事以时下，故有子……七七，任脉虚，太冲脉衰少，天癸竭，地道不通，故形坏而无子也"，月事以时下，说明经血泄的时间规律性。多年来康教授不断地学习、研究月经的产生机理和调节系统，有了一些独到的见解。

康教授认为，月经虽然来源于子宫内的血海，但产生机制十分复杂。月经的成分主要是血，血为脏腑所化生，而藏于肝，通过经脉，才能到达子宫。因而月经的产生和它的正常与否，都直接受脏腑经脉盛衰的影响。同时月经成分还包括一些无形的成分，类似于女性激素类物质，即天癸，亦称之肾精。张景岳称之为"无形之水"，即肉眼不能及，又确亦存在，能促进经水来潮的物质。有了这种物质，才能促进子宫发育，冲任盛、经脉通、血海盈满，使月经来潮；有了这种物质，才能促进卵子发育，以致成熟而能排卵。这种癸水样物质内含阴阳两者，形成阴阳消长转化的月节律变化，亦形成月经周期及生殖节律的变化。因此，月经的物质基础即是"肾精（阴）肝血"。

受丁氏妇科"阴血存亡论"学术思想的影响，她深知月经的潮止以肾为主导，并以肾精肝血为物质基础，阴血充盛，下注冲任，血海盈溢，月经如候；妇人摄精成孕，妊娠后胎儿生长发育全赖肾精肝血之荫养；产后"百脉空虚"，只有补益气血阴精，才能使产后虚损得以恢复；精血津液充足，化生的乳汁才够哺养婴儿；带为阴津所化，精血津液均由任脉所司。康教授认为，"肾精（阴）肝血"乃经、带、胎、产、乳重要的物质基础。女子经过"经、带、胎、产、乳"，加之当今社会，女子工作压力大，甚至熬夜、黑白颠倒，可谓饮食无度、起居无偿，暗耗阴津，而"数脱血也"。因此"伤阴耗血"为妇女患病的基本特点，也是调理月经周期的关键点及出发点。在临床治疗由月经后期、闭经、月经过少、月经失调导致的不孕症等常以月经周期的经后期给予"填补肾精肾水、滋养肝血"为切入点，同时给予少许温补肾阳的药物，促进卵泡的募集、生长、优化及排卵，最终获得有排卵的月经，以此治疗月经失调及不孕症屡获良效。

二、调补后天脾胃贯穿始终

《类证治裁》载"一身所宝，惟精气神，神生于气，气生于精，精化气，气化神，故精者身之本，气者神之主，形者神之宅也"。可见人的生命物质与先天（肾）和后天（脾胃）均密切相关，先天精微物质的供给补充，需要依靠后天脾胃，脾胃为"后天之本""气血生化之源"。提高人体的抗病能力、免疫能力，即是提高人体的正气，正如《黄帝内经》中所载"正气内存，邪不可干"，正气即元气，元气是健康之本，脾胃是元气之本。

脾胃为后天之本，脾主运化为气血生化之源，脾虚则血无以生，不能滋肾填精、濡养冲任胞宫，而致月经失调、闭经、不孕。正如著名医家李东垣在其《脾胃论》中指出的"内伤脾胃，百病由生"。素体脾阳不足，水湿内停，久则湿聚成痰，阻滞冲任，经候不调；或恣食膏粱厚味，形体肥胖，痰湿内蕴，冲任胞脉受阻，不能摄精受孕。《女科经纶·嗣育门》载"朱丹溪曰：肥盛妇人，禀受甚厚，恣于酒食，经水不调，不能成孕。以躯脂满溢，湿痰闭塞子宫故也"。因此，康教授在遣方用药中时常加以顾护脾胃之品，倡导补后天以养先天的思想。康教授认为，调补后天脾胃包括健脾补气血、运脾燥湿化痰及醒脾开胃气等法。在生化气血精微物质、祛除体内痰浊湿邪的同时，也促进药物吸收，提高临床疗效。

三、疏肝解郁以畅通气血

肝藏血，女子以血为用，而肝又主疏泄，因此，女子气血的失调首推肝之疏泄功能失常所致。肝喜条达、恶抑郁，肝之疏泄作用除了协调情志、疏泄脾土、调和血气外，在女性主要与冲任关系密切。冲任二脉均起于胞中，肝经环布阴器，前人有"冲脉隶属于肝"的说法。冲脉之气盛而流通有赖于肝之疏泄有序，任冲二脉和调，血海满盈，"月事以时下"，"任主胞胎"正常。再则冲任气调，不上犯脾胃，化源充足，肝有所养，疏泄有度，血海气血旺盛，冲任调和，经、带、胎、产、乳的生理活动方可正常。

朱丹溪曰："气血冲和，万病不生，一有怫郁，诸病生焉。故人身诸病，多生于郁。"傅青主曰："妇人有经来断续，或前或后无定期，人以为气血之虚也，谁知是肝气之郁结乎。"素性抑郁，情怀不畅，肝气郁结，疏泄失常，久而不孕；或因盼子心切，烦躁焦虑，肝郁气滞，冲任失调；或肝血不足，气血不调，冲任失和，不能摄精成孕。正如《景岳全书·妇人规·子嗣类》载"产育由于气血，气血由于情怀，情怀不畅则冲任不充，冲任不充则胎孕不受"。

这些都指出了气机郁滞是妇人发生经、带、胎、产、杂病的重要因素。康教授在临床中善用养肝、疏肝之法，尤其是对月经失调及久治不孕的患者，常常给予少量养血柔肝药（当归、白芍等）、疏肝解郁药（玫瑰花、合欢花、郁金等），或采用中医特色诊治技术（针灸等）疏通肝经气血，或给予心理疏导等，往往获得佳效，正所谓"以通为盛"。

四、衷中参西，扩展中医诊疗思维

康教授从事中西医结合临床工作 40 余年，在传承中医天人合一理论、整体观、辨证论治体系的基础上，灵活的参考西医学的循证医学伦理、还原论、强大的检测体系、精细的疾病谱系，取长补短，不断地扩展中医的诊疗思维，提高临床疗效。

首先，康教授认为，作为一名现代中医医师，不要局限于传统中医望、闻、问、切四诊的手段，要与时俱进，学会借鉴西医学的检测手段，如血液化验、超声检查、核磁检查、病理活检等，让现代的检测手段成为我们的眼睛、我们的手……这样我们才能望到以前所不能望到的，才能切到以前所不能触到的……从而更好地服务于我们的临床工作，这就是所谓的中医望、闻、问、切四诊的延伸。

其次，随着西医学技术的发展，疾病谱系更加的全面、精细化。而传统中医往往强调整体观，以辨证论治为主，通常异病同治、同病异治，这是优势，同时也有一定的局限性，疾病谱简单化，往往遇到新增的疾病不能对号入座。康教授临床中以辨证为主，同时注重辨证与辨病相结合，不断扩充中医学的疾病谱，从而发挥中医标本兼治的优势，取得更满意的效果。如在辨证论治的基础上，不同的引经药在乳腺增生、卵巢囊肿等疾病中的应用，软坚散结药在子宫肌瘤、子宫腺肌病中的应用，以及在西医学辅助生殖技术过程中，发挥中医月经分期调周法及保胎的优势，提高了西医学辅助生殖技术的妊娠率，为不孕患者带来了福音。

五、药食同源，养医同理

中医药膳是中医药学的一个重要组成部分，是中华民族在九州大地上历经数千年不断探索、积累而成的科学应用技术，是祖国宝贵文化遗产中的一颗璀璨的明珠。中医药膳是根据药食同源、养医同理的原则，充分发挥各类食物与药物的功效，达到防治疾病、养生康复、延长寿命的目的。

药膳中药物和食物的配伍组方与临床施膳，都是以中医药学的基本理论为指导，尤其是辨证论治理论的应用，突出中医药学的特点。中医在认识和防治疾病过程中，讲究理、法、方、药，用药治疗如此，辨证施膳也是如此。在正确辨证的基础上，确立治则与治法，针对具体证型，依据药物和食物的性能进行选择、调配、组合成药膳方，运用药食之性能来矫正脏腑功能之偏，使之恢复正常或增强机体免疫功能和抵抗力。

药膳是在中医学、烹饪学和营养学理论指导下，严格按药膳配方，将中药与某些具有药用价值的食物相配，采用我国独特的饮食烹调技术和现代科学方法制作而成的具有一定色、香、味、形的美味食品。它特别能满足人们"厌药喜食"的天性。

康教授在诊疗过程中，重视饮食调养与妇科疾病的辨证关系，根据食性理论，以食物的四气、五味、归经、阴阳属性等与患者的病理密切相关的理论和经验作为指导，针对患者的证候，选择药膳助阵。

如 DOR 性不孕症的辨证从心脾着手时，在用中药治疗的同时，配合予药膳益母饮（莲子、龙眼肉、百合各 15g，黑豆浆、冰糖适量）调理。将莲子、龙眼肉、百合共放砂锅内，加黑豆浆适量，大火煮沸后再煎 20 分钟，去渣入冰糖溶化后饮用，可常服。正所谓"寓医于食"，既将食物赋以药用，又将药物作为食物，食助药威，药借食力，二者相得益彰，既提高了食物的营养价值，又提高了药物的临床疗效。

康教授的学术思想宗于仲景、青主，源于丁氏妇科，结合西医学发展背景，师古而不泥古，在遵循中医药发展规律的基础上，传承精华，守正创新。通过临床 40 余年的努力，不断地推动和发挥了中医药在妇科领域防病治病的独特优势和作用，始终为建设健康中国、实现中华民族伟大复兴的中国梦贡献力量。

临床经验

一、不孕症

不孕症是指育龄女性，婚后未避孕，配偶生殖功能正常，在有正常性生活的情况下，同居 1 年而未受孕。本病分为原发和继发两类。未避孕而从未妊娠者古称"全不孕"，西医学称为原发性不孕；曾经有过妊娠史继而未避孕 1 年以上未孕者，古称"断绪"，西医学称为继发性不孕。不孕症可以是一个独立性的疾病，但更多的是由其他疾病导致的。

1. 病因病机

目前认为，不孕症的病因有女方因素、男方因素或不明原因等。而女性不孕因素主要包括以下两大类，其中以输卵管因素和排卵障碍居多，各占 40% 左右。

（1）盆腔因素及解剖结构异常：①输卵管因素：输卵管有运送精子、捡拾卵子及将受精卵及时运送到宫腔的功能。任何导致输卵管阻塞的因素，都可导致精卵不能结合而致不孕。常见于输卵管异常，慢性输卵管炎症引起的伞端闭锁，或输卵管黏膜受损使之完全闭塞或积水等。②盆腔、输卵管结构和功能被破坏：盆腔粘连、盆腔炎性疾病后遗症、子宫内膜异位症、各种输卵管手术等均可引起盆腔组织局部或广泛的疏松或致密粘连。③子宫因素：子宫内膜炎症、结核、息肉，宫腔粘连、子宫黏膜下肌瘤或子宫内膜分泌反应不良等均可影响受精卵着床。④子宫内膜异位症：子宫内膜异位症引起不孕的原因及发病机制尚不完全清楚，可能由盆腔和子宫腔免疫机制紊乱导致排卵、输卵管功能、受精、黄体生成和子宫内膜容受性等环节异常对妊娠产生影响。⑤生殖道发育畸形：生殖道发育畸形包括子宫畸形、先天输卵管发育异常、阴道畸形等。⑥宫颈黏液量和性状异常：常见的雌激素不足或宫颈管感染、宫颈息肉、宫颈口过小等，均可影响精子穿过而致不孕。

（2）排卵障碍：主要表现为无排卵或黄体功能不足。常见于先天性性腺发育不良，低促性腺激素性性腺功能不良，下丘脑—垂体—卵巢轴的功能失调引起的无排卵性月经、闭经等，多囊卵巢综合征，卵巢早衰和卵巢功能减退，高催乳素血症，未破卵泡黄素化综合征，子宫内膜异位症，希恩综合征，功能性卵巢肿瘤，全身性疾病（如重度营养不良、甲状腺功能异常）等。

《周易·系辞》指出"男女媾精，万物化生"，最早阐述了孕育的基本原理。两千多年前，《黄帝内经》对女性生长、发育、生殖、衰老的生命周期就有明确的论述，《素问·上古天真论》指出"女子七岁，肾气盛，齿更发长；二七而天癸至，任脉通，太冲脉盛，月事以时下，故有子……七七，任脉虚，太冲脉衰少，天癸竭，地道不通，故形坏而无子也"。这是中医妇科理论与实践的重要理论渊源。

对于不孕症的记载，最早见于《周易》所载"妇三岁不孕"，并有"妇孕不育"的记载。当时把"三岁"（三年）作为判断不孕的时间界限。《黄帝内经》有"女子不孕"之病名。唐代《备急千金要方》把从未怀孕者，称为"全不产"；曾经孕育而后不能再怀孕者，称为"断绪"。女性不孕的主要病机是脏腑功能失常，冲任气血失调，胞宫不能摄精成孕。《素问·骨空论》首先提出不孕的病机是督脉为病"督脉者……此生病……其女子不孕"。《诸病源候论》则阐述了"月水不利无子""月水不通无子""子脏冷无子""带下无子""结积无子"等。《医宗金鉴》载"女子不孕之故，由伤其任冲也"。

2. 治疗

康教授认为，不孕症病因复杂，需综合考虑夫妇双方因素，如排卵障碍、输卵管与盆腔因素、子宫因素、男性少弱精等不同情况。在康教授的带领下，我院妇科与男科共同成立了"不孕不育调理中心"。在诊治过程中，需辨病与辨证结合，制定个体化的治疗方案。

首先判断不孕因素是男方因素、女方因素还是双方因素，分而治之。

针对女方因素，首先辨病，需要借助西医的检测手段，如超声、宫腔镜、输卵管造影、激素检测等。其次四诊合参，审脏腑、冲任、胞宫之病位，辨气血、寒热、虚实之变化，辨病理产物之痰湿、瘀血的不同。康教授认为，肾气盛，天癸至，冲任二脉通盛，胞宫定期藏泻，两精适时相搏，则摄精成孕。若肾虚、肝郁、痰湿、血瘀等因素影响肾—天癸—冲任—胞宫生殖轴的正常运行，则导致不孕。女性不孕症的治疗需结合月经周期的阴阳气血变化，采用中医周期治法，因势利导，调经助孕。还可以配合针灸、药膳、外治和情志疏导等多种方法，提高疗效。对于高龄、病情复杂者，可配合现代辅助生育技术，提高妊娠率。

【验案举隅】

案 1 颜某，女，32 岁，已婚，职员，2020 年 3 月 30 日来诊。

主诉：不孕，伴月经量少 4 年余。

现病史：患者既往月经正常，14 岁月经初潮，月经周期 20 ～ 32 天，经期 5 ～ 6 天，量、色正常。近四年月经量逐渐减少，月经周期 28 天，经期 2 ～ 3 天，末次月经时间为 2019 年 3 月 27 日，量较前减少 2/3，色红，伴血块，经前乳胀伴焦虑，经期小腹胀痛。目前婚后 7 年余，3 年余未避孕未孕。刻下症见焦虑，易怒，纳可，眠差，入睡困难，大便偏干，小便调，舌质红，少津，脉弦细。既往体健，否认内科病史，否认药物过敏史。妇科检查示外阴已婚未产型，阴道畅，子宫颈光滑，子宫后位，大小、活动正常，双附件未见明显异常。白带常规未见异常。盆腔超声示子宫大小为 4.8cm×4.2cm×3.9cm，内膜 0.38cm厚，左卵巢大小为 2.9cm×2.5cm，其内可见大小为 1.2cm×0.9cm 的无回声区，右卵巢大小为 2.8cm×2.5cm。FSH 5.83mIU/mL，LH 6.78mIU/mL，P 15ng/mL，E_2 23.0pg/mL，PRL 16.8μg/mL。（月经第 3 天查）月经失血图评分为 20 分。

西医诊断：原发性不孕。

中医诊断：不孕症，月经过少。

辨证：肾虚，肝郁血瘀。

治则：补肾填精，疏肝活血化瘀。

处方：菟丝子 12g，女贞子 12g，覆盆子 12g，沙苑子 12g，补骨脂 10g，骨碎补 12g，熟地黄 15g，黄精 12g，阿胶 12g，郁金 10g，丹参 15g，月季花 10g，合欢花 10g，甘草 3g。颗粒剂水冲服，每日 1 剂。

中医辅助治疗：①电针八髎穴：患者俯卧位，取八髎穴，常规消毒后，用 0.25mm×40mm 毫针刺入 1.5 寸深，当患者得气后（即出现腰骶部有酸、麻、胀感时），用脉冲针灸治疗仪的电极针导联线连接夹持针柄，选择疏密波，慢慢调至最适宜的刺激强度，治疗 20 分钟。月经干净后开始治疗，每周 2 次，经期暂停治疗，连续治疗 3 个月。②耳穴压豆：选用肝、脾、肾、神门、内分泌、下丘脑、子宫、卵巢等耳穴，每周 2 次。

按上述方法，连续治疗 3 个月后，月经于 2020 年 6 月 25 日来潮，行经 4 天，量较前明显增加（月经失血图评分为 40 分），色红，经前乳胀消失。

二诊（2020 年 8 月 8 日）：停经 36 天，偶有小腹隐痛，无阴道出血，HCG 978.0mIU/mL，P 28.6ng/mL。给予寿胎丸加减口服。8 月 25 日，腹痛消失，超声提示宫内孕 7 周加 2 天，可见原始心管搏动。

按语： 薄型子宫内膜属于中医学"月经过少"的范畴。康教授临证多年，认为妇科疾病的特点，不外乎肝肾、血气、冲任之亏损，肝郁、瘀血等为患。因此，对于月经过少的辨证常以肾虚、肝郁、血瘀为主，治疗也常以"盛""通"为重点。

方中熟地黄性温，归肝肾经，具补血滋阴、填精益髓之功，《主治秘要》载"其用有五：益肾水真阴，一也；和产后气血，二也；去脐腹急痛，三也；养阴退阳，四也；壮水之源，五也"；阿胶性平，归肝、肺、肾经，为血肉有情之品，具有补血、止血、滋阴、润燥之功；黄精性平，归脾、肺、肾经，功能养阴润肺、补脾益气、滋阴填精，《本草从新》称黄精"平补气血而润"，《滇南本草》称黄精"补虚填精";女贞子性凉,归肝、肾经,功能滋补肝肾之阴,所谓"壮水之主,以制阳光",《本草纲目》载"女贞实乃上品无毒妙品";此四味为补肾填精之品,共为君药。沙苑子性温,归肝、肾经,功能补肾固精、益肝明目;菟丝子性温,归肝、肾、脾经,具有温补肾阳、养肝明目、固精安胎之功,为平补肝、肾、脾三经之良药;覆盆子性微温,归肝、肾经,功能补肝益肾、固精缩尿,《本草玄通》称覆盆子"强肾而无燥湿之偏,固精而无疑凝之害,金玉之品";补骨脂性温,归肾、脾经,功能补肾助阳、纳气平喘、温脾止泻;骨碎补性温,归肝、肾经,功能补肾强骨、活血止痛,《本草便读》称骨碎补"入肾不虚",《本草经疏》称骨碎补"能不使瘀结者留滞,不使流动者妄行",有补肾化瘀之功;此四味共为臣药,在诸多填补肝肾之阴精的药物中加入覆盆子、补骨脂、骨碎补,兼补肾阳,补而不滞,精血充足,得阳以动,则精血下注胞宫,经水来潮。月季花性温,归肝经,功能活血调经、疏肝解郁;合欢花性平,归心、脾经,功能安神解郁、理气开胃、活血止痛,《饮片新参》载"合欢花,和心志,开胃,理气解郁,治不眠";郁金归肝、心、胆经,有行气活血、疏肝解郁、清心开窍、清热凉血之功;丹参味苦性微寒,归心、肝经,有活血调经、凉血消痈、清心安神之功,《滇南本草》载其"补心定志,安神宁心";此四味药合用,共奏疏肝解郁、清心安神、活血止痛调经之功。炙甘草调和诸药,为使药。总之,诸药合用,补而不滞,通补兼施,体现"盛""通"二法,共奏补肾填精、补益肝肾、疏肝解郁、活血止痛调经之功,使月经量少、色暗、痛经、腰膝酸软、经前乳胀等诸症得以缓解。

八髎穴最早出自《黄帝内经》,分为上髎穴、次髎穴、中髎穴、下髎穴,脊椎两侧各四个。八髎穴五行属水,擅长调节全身的水液,疏通气血,滋养肾精。这个部位是盆腔所在之处,邻近胞宫,而冲脉、任脉和督脉均起于胞宫,督脉主一身之阳气,任脉主一身之血,冲脉则为经脉之海,五脏六腑都要靠他们支配,所以,八髎穴乃支配盆腔内脏器官的总开关,务必通畅无阻。毫针针刺正是从外而内调理胞宫,而电脉冲针灸疗法,选择疏密波刺激八髎穴,使组织内离子分布状况发生改变,调节神经肌肉的紧张度,促进周围血液循环,使机体组织兴奋或抑制的偏胜或偏衰状态得以调节,从而达到独特的治疗效果。

案 2 崔某,女,47 岁,已婚,职员,2017 年 3 月 30 日初诊。

主诉:月经错后 1 年余,有妊娠需求。

现病史:患者既往月经规律,近一年开始出现月经错后,月经周期 27 ～ 40 天,经期 5 ～ 6 天,末次月经时间为 2017 年 1 月 26 日,量少,色淡暗,质稀，少量血块，无痛经。现欲求子，纳可，睡眠差，多梦，易醒，二便调，舌暗、边齿痕，苔白，脉沉细。2017 年 1 月 20 日超声检查示子宫正常大小，内膜 0.51cm 厚，左卵巢大小为 1.4cm×0.7cm，右卵巢大小为 1.5cm×1.1cm，提示双卵巢偏小。PRL 5.7ng/mL，P 0.49ng/mL，T 0.22ng/mL，FSH 40.46mIU/mL，LH 33.05mIU/mL，E_2 21pg/mL。

既往史：既往体健，否认内科病史，否认疫区接触史，否认药敏史。1999 年 4 月 29 日剖宫产 1 男婴（2012 年意外去世），2000 年因带环妊娠行人工流产术和取环术，2014 年 7 月 31 日孕 30 天自然流产，2016 年 12 月 12 日孕 50 天自然流产，后一直未避孕未孕。

西医诊断：卵巢储备功能下降。

中医诊断：月经后期。

辨证：心脾两虚。

治则：补益心脾为主，兼以活血化瘀。

处方：浮小麦 12g，大枣 10g，当归 12g，白芍 12g，党参 12g，炙黄芪 12g，熟地黄 12g，山茱萸 12g，玉竹 12g，丹参 10g，鸡血藤 12g，益母草 6g，黄精 12g，甘草 3g。14 剂，颗粒剂水冲服，每日 1 剂。

中医辅助治疗：①益母饮：莲子、龙眼肉、百合各 15g，黑豆浆、冰糖适量。将莲子、龙眼肉、百合共放砂锅内，加黑豆浆适量，大火煮沸后再煎 20 分钟，去渣入冰糖溶化后代茶饮。②养心汤：猪心 1 个，大枣、黄芪、茯苓各 15g，调料适量。将猪心洗净，余药加沸水浸泡 1 小时后去渣取汁，纳入猪心，食盐、味精、料酒少许，隔水蒸熟，将猪心取出加芝麻油少许调味服食，饮汤，每周 2～3 次。③耳穴压豆：选用心、脾、肾、神门、内分泌、下丘脑、子宫、卵巢等耳穴，每周 2 次。④穴位贴敷：神阙穴进行药物贴敷（丁香、肉桂、细辛、延胡索、川芎、红花各等份），每周 2 次。⑤同时配合心理疏导，嘱患者监测基础体温，指导患者同房。

西药人工周期治疗：戊酸雌二醇片 2mg，每日 1 次，口服 21 天；地屈孕酮片 10mg，每日 1 次，口服 10 天（自口服戊酸雌二醇片第 11 天开始）。

以此中西医结合方案治疗至 2017 年 7 月 13 日。

十诊：于 2017 年 7 月 8 日行体外受精移植，现腰酸，腹胀，二便调，口干喜饮，舌淡红，苔白厚，脉细滑。P 19.08ng/mL，E_2 519pg/mL，HCG 126.99mIU/mL。

西医诊断：先兆流产。

中医诊断：胎动不安。

辨证：脾肾两虚。

治则：补肾健脾，固冲安胎。

处方：菟丝子 10g，茯苓 12g，山药 12g，白术 10g，苎麻根 12g，莲子 10g，续断 12g，桑寄生 10g，桑椹 12g，阿胶 12g，熟地黄 12g，甘草 3g，人参 6g。14 剂，颗粒剂水冲服，每日 1 剂。

西药治疗：地屈孕酮片 10mg，口服，每日 2 次。

以此中西医结合保胎方案治疗至孕 10 周。

十一诊：2017 年 8 月 31 日超声提示宫内早孕，双活胎。P 41ng/mL，E_2 1780pg/mL，HCG>272800mIU/mL。

按语：卵巢储备功能下降是由于年龄、遗传因素、医源性因素导致的卵巢内存留卵子的质量和数量下降，可导致女性生育能力减弱及性激素缺乏，表现为不孕、月经紊乱、经量减少、闭经等，进一步可发展为卵巢功能不全。随着社会节奏加快，卵巢储备功能下降的发病率呈逐年上升的趋势，严重影响着女性的生殖健康。《素问·阴阳别论》载"二阳之病发心脾，有不得隐曲，女子不月"，女子有不得隐曲，忧思过度，精神抑郁，损伤心脾，心脾两虚，影响中焦转运功能，导致二阳为病。脾主运化为气血生化之源，脾虚则血无以生，不能滋肾填精，濡养冲任、胞宫，胞脉者属于心而络于胞中，心脾两伤而致闭经，日久不能摄精凝孕。《景岳全书·妇人规》亦载"凡欲念不遂，沉思积郁，心脾气结，致伤冲任之源，轻则或早或迟，重则渐成枯闭"。以上足以说明心脾两虚不仅使精血不足，亦可致肾气日消，精血渐衰无血可下而致经闭，日久导致不孕。因此，在卵巢储备功能下降导致的不孕症的防治过程中，重视心脾调治是必不可少的重要环节。所以该患者以甘麦大枣汤为主加减治疗，方中浮小麦甘凉，归心经，养心益气宁神；甘草甘平，归心、脾经，补脾和中、养心以缓急迫；大枣甘温，归脾、胃经，补脾益气、养血安神并治心虚；三味甘药配伍，甘缓和中，养心安神亦补脾气。党参补益脾肺之气；炙黄芪性甘微温，归脾、肺经，补中益气固表；黄精补益肺脾肾；丹参、鸡血藤、益母草合用养血活血。同时运用中医多途径疗法（辨证施膳、耳穴压豆、穴位敷贴等）具有整体调节的优势，并且不拘泥于中医治疗手段，采用中西医结合治疗，能改善不孕症患者的内分泌状态，从而改善甚至恢复卵巢功能，提高患者受孕率。此外，卵巢储备功能下降患者由于其本身卵巢功能较差，妊娠后黄体功能多不足，此类患者孕后一定注意继续追踪病情，并予保胎治疗，故该患者予中西医结合方案保胎至孕 10 周胎像稳固。

案 3 金某，女，59 岁，已婚，公务员，2015 年 9 月 17 日初诊。

主诉：绝经 3 年余，有妊娠需求。

现病史：患者既往月经规律，14 岁月经初潮，月经周期 30 天，经期 5～6 天，月经量中，末次月经时间为 2012 年 5 月。现已绝经 3 年余，求子，腰酸，潮热汗出，眠可，二便调，舌淡，苔白，脉沉细。2015 年 9 月 10 日超声检查提示绝经后子宫、双卵巢偏小。PRL 3.84ng/mL，P 0.83ng/mL，T 0.12ng/mL，FSH 56.04mIU/mL，LH 25.4mIU/mL，E_2 36pg/mL。甲状腺功能五项检查均正常。

既往史：既往体健，否认内科病史，否认疫区接触史，否认药敏史。1987 年 7 月 13 日剖宫产 1 男婴（2014 年意外去世）。

西医诊断：围绝经期综合征。

中医诊断：绝经前后诸证。

辨证：肝肾不足。

治则：滋补肝肾。

处方：菟丝子 12g，覆盆子 15g，女贞子 15g，紫河车 10g，阿胶 15g，黄精 12g，熟地黄 12g，枸杞子 12g，山茱萸 12g，陈皮 10g，白芍 15g，山药 15g，白术 12g，杜仲 12g，锁阳 12g，甘草 3g。7 剂，颗粒剂水冲服，每日 1 剂

西药人工周期治疗：戊酸雌二醇片 2mg，每日 1 次，口服 21 天；地屈孕酮片 10mg，每日 1 次，口服 10 天（自口服戊酸雌二醇片第 11 天开始）。

同时配合心理疏导，嘱患者监测基础体温，指导患者同房。

临证根据患者症状及月经周期进行辨证加减。行经期酌加当归、川芎等以养血调经；经后期酌加女贞子、菟丝子等补肾填精之药；氤氲期即排卵之时可加入木香、苏木、土鳖虫等以行气破血助卵泡排出；经前期可适当加入巴戟天、锁阳等温阳助孕之品。以上述中西医结合方案治疗十五诊后行体外受精移植妊娠。后因妊娠合并糖尿病及高血压予中西药调治至病情平稳。2016 年 12 月 1 日患者家属代诉，患者顺利剖宫产 1 子，产后乳汁较少，予益气养血通乳方剂及药膳方调治。

按语：案 2 与案 3 患者病情均较特殊，均在生理年龄较大、卵巢功能减退之时失独而再次求子，本案患者更为特殊，绝经 3 年，卵巢储备功能已属于衰竭的状态仍有妊娠要求，治疗甚为棘手，方案仍以中西医结合治疗为主，必须予西药人工周期治疗恢复月经，中医辨证仍是治疗的重点。中医学认为，肾为生殖之本，如果先天禀赋不足、后天失养耗损太过致使肾气亏虚、冲任失荣，

性腺轴功能低下，卵巢产生卵子和排出卵子的功能发生障碍，肾虚胎孕难成。脾胃为后天气血生化之源，"精血同源"，在卵泡期血转化为精，供卵子生长发育所需。在排卵期，血资助精转化为肾气而触发排卵。故卵巢储备功能下降辨证当从肝、脾、肾着手。患者已年逾七七，肾气渐亏，故腰酸，天癸竭，月事不能以时下，绝经 3 年而无子，肝肾阴虚，虚火旺故潮热汗出。舌淡红，苔白，脉沉细为肝肾不足之征。故治疗以滋补肝肾为主，随证加减。

此外一定要重视心理疏导。早在《黄帝内经》就有"告之以其败，语之以其善，导之以其所便，开之以其所苦"的相关记载，故积极心理疏导能协调人体内分泌，进一步促使卵巢恢复正常排卵，最终为受孕打下良好的基础。这同时也符合现代生物—心理—社会的医学治疗模式。

二、多囊卵巢综合征

多囊卵巢综合征是青春期及育龄期女性最常见的妇科内分泌疾病之一，发病率为 5% ～ 10%，严重影响患者的生活质量、生育及远期健康。本病以持续无排卵、雄激素过多和胰岛素抵抗为主要特征，并伴有生殖功能障碍及糖脂代谢异常。临床表现有月经紊乱、肥胖、多毛、痤疮、黑棘皮、不孕及孕后流产等。中医学无此病名，根据其临床特征及表现，归属于"不孕""月经过少""月经后期""闭经""癥瘕"等范畴。

多囊卵巢综合征因其多态性，涉及多系统的代谢紊乱，病情复杂，缠绵难愈。多数患者病程较长，青春期表现月经稀发、闭经或崩漏，月经不能按时来潮；育龄期因为无排卵而影响生育，孕后容易流产，需早期治疗，孕期保胎治疗。对于多囊卵巢综合征的治疗方法中西医有不同的理念，西医激素治疗效果来得快，能够迅速消除病证并控制病情的进一步发展，但西医激素治疗副作用大，容易产生药物抵抗，停药后容易复发。中医治疗从调理患者的内分泌入手，可以从整体调节机体的内分泌功能，以求长远的疗效。但对于迫切要求生育而中医药促排卵未有明显的疗效时，应配合西医促排卵治疗，以提高临床疗效。

康教授认为，多囊卵巢综合征发病的基本病因以肾虚为主，或合并瘀血阻滞冲任胞宫，或合并痰湿壅塞脂膜，治疗时需辨病与辨证相结合，以"盛""通"为大法，调补肾中阴阳，或疏肝行气化瘀，或健脾燥湿化痰。

【验案举隅】

案 1 王某，女，30 岁，已婚，护士，2017 年 1 月 5 日初诊。

主诉：月经错后 3 年，未避孕未孕半年。

现病史：患者既往月经周期规律。3年前无明显诱因出现月经错后，月经周期60～90天，经期5天，量少、色暗、夹血块，经行第1天腹痛，血块排出后腹痛缓解。末次月经时间为2016年12月13日。未避孕未孕半年，夫妻性生活正常，男方精液常规检查正常。刻下症见腰膝酸软，下腹凉，胸胁时有刺痛，纳可，多梦，舌暗，苔白，脉沉细。妇科检查示外阴经产型，阴道畅，宫颈光，子宫后位，大小、活动正常，双附件未见明显异常。白带常规未见异常。盆腔超声检查示内膜厚0.9cm，双侧卵巢多囊样改变。

既往史：既往体健，否认内科病史，否认药物过敏史。

西医诊断：多囊卵巢综合征，原发性不孕症。

中医诊断：月经后期，全不孕。

辨证：肾虚血瘀。

治则：补益肾气，化瘀通经。

处方：菟丝子12g，覆盆子12g，女贞子12g，生紫石英10g，鹿角霜12g，丹参10g，鸡血藤12g，赤芍12g，当归12g，郁金12g，土鳖虫10g，苏木10g，生甘草3g。14剂，颗粒剂水冲服，每日1剂。

二诊（2017年1月19日）：于2017年1月17日月经来潮，量中，色暗，有血块，伴经行腹痛。腰膝酸软及下腹凉较前减轻，纳眠可，二便调。舌暗红，苔白，脉沉滑。

于原方基础上加泽兰12g、路路通12g、川牛膝12g以活血通经。同时于经期第5天开始口服枸橼酸氯米芬50mg，每日1次，连续服用5天。在神阙穴予温灸器灸法治疗20分钟，以温经散寒、通经止痛。

三诊（2017年1月26日）：超声监测卵泡，提示未见优势卵泡生长。患者仍有腰酸，原方基础上加桑寄生、续断各15g，继续服至月经来潮。

四诊（2017年3月30日）：月经分别于2月22日、3月27日来潮，量中，色红，无明显经行腹痛，腰腹凉较前减轻。在口服原方中药的基础上，于经期第5天开始口服枸橼酸氯米芬100mg，每日1次，连续服用5天。嘱其于月经第10天开始监测卵泡发育。

五诊（2017年4月13日）：患者于4月10日超声检查示内膜厚0.88cm，左卵巢无回声区大小为2.5cm×2.3cm×1.8cm。现基础体温升高2天，患者时有腰酸，疲倦乏力，纳少，无其他不适，予寿胎丸合四君子汤加减以固肾健脾。

六诊（2017年4月27日）：患者停经31天，基础体温升高14天，P 40ng/mL，HCG 285.9mIU/mL，E_2 500pg/mL。2周后超声提示宫内早孕。

按语：多囊卵巢综合征属于中医学"不孕""月经错后""闭经"及"崩漏"的范畴。本案患者以月经错后及求子为主诉。康教授认为，"经水出诸肾""肾主生殖"，肾虚是本病的主要因素，与肝脾肾三脏功能失调相关，肾为先天之本，藏精气而主生殖，故肾虚可导致天癸迟至及不孕。气为血之帅，气行则血行，气滞则血瘀。诸多因素导致气血运行不畅，致瘀血积于胞中或阻滞胞脉，则致月经停闭、稀发甚至难以摄精成孕。故本案患者以补肾活血为治法。

方中覆盆子、女贞子补肾阴、充养天癸；肾为水火之脏，阴阳互根，真阴不足当以火求之，方中用菟丝子补阳益阴、阴阳双补；鹿角霜、紫石英温肾助阳；以上药物合用共奏滋补肾阴、温补肾阳之效，则肾中水火互济，化生不竭。方中以丹参、当归、赤芍、鸡血藤养血活血、祛瘀通经；郁金疏肝理气，气行则血行；土鳖虫入肝经血分，性善走窜，能破血逐瘀而消积通经，与苏木合用，以加强祛瘀通经之效；生甘草以调和诸药。该方寓补益于祛邪之中，组方缜密，药用精当。

古人有云"调经为女子种子紧要也，而经本于肾，调经之法，必先补肾，且贵流不贵滞"。傅青主亦提出"精满则子宫易于摄精，血足则子宫易于容物，皆有子之道也"。故种子必先调经，而调经重在补肾，贵在养血，功在疏通。患者正值经期，中药于原方基础上加大活血力度，同时予神阙、子宫等穴位艾灸以温经散寒活血。患者有迫切生育的需求，对于排卵障碍性不孕的多囊卵巢综合征患者，枸橼酸氯米芬是一线促排卵药物，临床可中西医结合治疗，疗效比单纯中药或西药治疗的效果好。

案2 陶某，女，31岁，已婚，会计，2018年12月27日初诊。

主诉：月经错后5年，未避孕未孕1年。

现病史：患者既往月经规律，5年前结婚后不限制进食，体重半年增加20公斤，之后出现月经错后，月经周期30～90天，经期5天，量少。末次月经时间为2018年9月8日。刻下症见纳佳，眠可，大便质黏，偶有胸闷，舌暗，苔白腻，脉沉滑。妇科检查示外阴经产型，阴道畅，宫颈光；子宫前位，正常大小，活动，双附件未见明显异常，白带常规未见异常。盆腔超声检查示内膜厚0.6cm，双侧卵巢多囊样改变。月经第2天女性激素五项检查见FSH 4.11mIU/mL，LH 10.34mIU/mL，E_2 5pg/mL，T 1.03ng/mL，PRL 11.1ng/mL。

既往史：有空腹血糖高病史，未予诊治，否认其他内科病史，否认药物过敏史。

西医诊断：多囊卵巢综合征。

中医诊断：月经后期。

辨证：肾虚痰瘀。

治则：补肾化痰，祛瘀通经。

处方：菟丝子 12g，沙苑子 12g，覆盆子 12g，黄精 12g，鹿角霜 10g，茯苓 12g，苍术 12g，生薏苡仁 20g，胆南星 6g，丹参 10g，浙贝母 10g，郁金 12g，石菖蒲 12g。7 剂，颗粒剂水冲服，每日 1 剂。

二诊（2019 年 1 月 3 日）：月经未至，胸闷好转，大便成形，纳眠均可，舌暗，苔白腻，脉沉滑。盆腔超声检查示内膜厚 0.8cm，双侧卵巢多囊样改变。于原方基础上加泽兰、路路通、川牛膝各 12g，莪术 10g。服药至经来。同时口服盐酸二甲双胍片 0.5g，每日 3 次。

三诊（2019 年 1 月 10 日）：月经于 5 天前来潮，量较前增多，色红。

之后复诊五次，嘱患者自测基础体温，排卵前用药于初诊方基础上加减，同时予西药枸橼酸氯米芬促排卵治疗，超声监测卵泡，排卵后口服健脾益肾的中药。2019 年 7 月复诊检测激素提示 HCG 升高，孕酮偏低，予收入院保胎治疗。于 2020 年 3 月分娩一健康女婴。

按语： 多囊卵巢综合征好发于肥胖之人，病因多以"痰湿"为主，病机为脾肾功能失调、水液代谢障碍。《女科切要》载"肥白妇人，经闭而不通者，必是痰湿与脂膜壅塞之故也"。痰浊与瘀血是本病的病理产物，往往相互影响，既可因痰致瘀，又可因瘀致痰，最终痰瘀互结，常致癥瘕。肥盛之人，多由脾虚或肾虚，水液代谢失调，水饮内停，湿聚成痰，痰湿积聚，脂膜壅塞，故体肥多毛；痰脂凝聚而致卵巢增大，包膜增厚；痰瘀凝聚日久而成癥瘕，结于胞脉、胞络，形成月经稀发、失调、不孕等顽证。处方以茯苓、苍术、生薏苡仁健脾燥湿，亦奏补后天而养先天之效，胆南星清热化痰，四药合用为臣药，共奏燥湿化痰、行滞调经之功。丹参活血调经，浙贝母化痰散结，二药合用为佐使药，以达活血化瘀、化痰散结之功。诸药合用，标本兼顾，补泻兼施，阴阳和调，使精血充足，冲任得养，经潮有源，痰湿得化，瘀血得散，冲任调畅，经行亦无阻，经调而有子嗣矣。

三、高泌乳素血症

崔某，女，31，未婚，销售，2018 年 3 月 3 日初诊。

主诉： 月经后期，经量减少 1 年余。

现病史： 患者 12 岁月经初潮，月经周期 28～30 天，经期 5 天，量、色正常。2年前开始从事销售工作，常需加班至凌晨2点左右，近1年余出现月经后期，月经周期40～50天，经期2～3天，经量较前减少2/3，色鲜红，小腹胀痛，经前乳胀。间断中医治疗半年效果不佳，2周前查血PRL 73.52μg/mL，头颅核磁共振检查未见异常，拟给予溴隐亭治疗，患者拒绝，遂就诊于我院，末次月经时间为2018年1月24日。刻下症见乳房胀痛，心胸烦闷，难以入睡，多梦，纳可，大便干，2日一行，小便调。舌红，苔薄少津，可见裂纹，脉弦细。双乳未触及结节，轻压痛，按压乳晕可挤出少许淡黄色乳汁。FSH 5.83mIU/mL，LH 6.78mIU/mL，P 0.15ng/mL，E_2 89pg/mL，PRL 76.83μg/mL。B超检查示子宫大小约4.0cm×3.8cm×3.6cm，内膜厚0.7cm，双侧附件未见明显异常。

既往史：既往体健，否认药物过敏史，否认性生活史。

西医诊断：特发性高泌乳素血症。

中医诊断：月经后期。

辨证：肝气郁滞，肝肾阴虚。

治则：疏肝活血，滋肾养肝，抑乳调经。

处方：免怀散合两地汤加减治疗。焦麦芽30g，当归12g，赤芍15g，红花12g，川牛膝10g，生地黄20g，地骨皮10g，玄参15g，麦冬15g，阿胶珠15g，白芍15g，川楝子6g，山茱萸15g，泽兰10g，知母10g，炒酸枣仁15g。每日1剂，水煎，早晚服。

监测基础体温，嘱其早睡，调整作息时间。

耳穴压豆：选用内分泌、卵巢、神门、交感、皮质下、心、肝、脾等耳穴，每周1次。

二诊（2018年3月19日）：月经于3天前来潮，量少，色鲜红，2天净。基础体温单相。乳房胀痛、心烦明显减轻，凌晨一点入睡，多梦好转，纳可，大便畅，每日1次，小便调。舌红，苔薄少津，可见裂纹，脉弦细。治则同前，上方去泽兰，加山茱萸加强固肾益精之功。每日1剂，水煎服。继续给予耳穴压豆治疗，穴位同前。

如此按周期治疗，至五诊时（2018年6月12日），月经于2018年5月28日来潮，量较前明显增多，5天净。经前基础体温呈双相，高温相12天，目前体温升高2天。乳房胀痛消失，情绪平稳，纳眠可，二便调。舌红，薄白苔，脉弦细。PRL 20.42μg/mL，双乳无触痛，按压乳晕未见乳汁挤出。

随访：2018年9月14日电话随访，患者停药后月经规律，月经周期30～35天，经期5～6天，量中。连续监测基础体温，高温相基本维持在

11 ～ 13 天。

按语：引起高泌乳素血症的原因很多，如下丘脑疾病、垂体疾病、甲状腺功能异常、多囊卵巢综合征、长期服用抗精神病药和抗抑郁药、全身疾病（如结核）等。还有一种特发性高泌乳素血症，临床多为特发性，具有典型的临床症状，如月经量少、稀发、闭经、溢乳、无排卵等。本案患者平素工作压力大，肝气不舒，肝郁气滞，气滞血瘀，冲任气机逆乱，气血不下行冲任胞宫化为经血，反循肝经逆上化为乳汁而溢出；日久肝郁化火，且经常熬夜工作，暗耗阴津，致肝阴虚，又肝肾同源，最终肝肾阴虚，冲任亏虚，血海不能按时满溢，至月经量少、后期。证属肝郁气滞血瘀、肝肾阴虚。

以免怀散合两地汤加减治疗。"免怀散"出自武之望的《济阴纲目·卷十四》，由当归尾、红花、赤芍、川牛膝组成，原是一张有效的回乳方剂，主治产后乳汁暴涌不止、食少、欲回其乳者。亦是康教授治疗高泌乳素血症的常用方。"两地汤"出自清代《傅青主女科·女科上卷》，具有滋养肝肾之阴、清郁热之功。全方以焦麦芽为君药，不仅有回乳之功，另有疏肝理气之效；生地黄、地骨皮、玄参、麦冬、阿胶、白芍滋补肝肾之阴、清郁热为臣药；当归、赤芍、红花活血通经为佐药；川牛膝有活血通经、引血下行之功，使气血不得上逆化为乳汁，而下注冲任胞宫，为使药。诸药合用，可实现疏肝活血化瘀、滋阴清热、抑乳通经的功效。

另外，中医学认为，人的五脏六腑均可以在耳朵上找到相应的位置，当人体有病时，往往会在耳郭上的相关穴位出现反应，刺激这些相应的穴位及反应点，可起到防病治病的作用，这些反应点及穴位就是耳穴。耳穴压豆法是在耳针疗法的基础上发展起来的一种中医特色的治疗手法，是以取证候相关穴位贴豆按摩，给予适度的揉、按、捏、压，使其产生酸、麻、胀、痛等刺激感应，能够取得异曲同工的效果。

四、妊娠恶阻

妊娠早期出现严重的恶心呕吐，头晕厌食，甚至食入即吐者，称为"妊娠恶阻"，又称"妊娠呕吐""子病""病儿""阻病"等。正如《胎产心法》载"恶阻者，谓有胎气，恶心阻其饮食也"。若妊娠早期仅有恶心择食，头晕，或晨起偶有呕吐者，为早孕反应，不属病态，一般 3 个月后逐渐消失。巢元方《诸病源候论》首次提出恶阻病名，《景岳全书》指出"凡恶阻多由脾虚气滞。然亦有素本不虚，而忽受妊娠，则冲任上壅气不下行，故致呕逆等证"。清代

《傅青主女科》则认为，"肝血太燥""肝急则火动而逆也""故于平肝补血之中，加以健脾开胃之品……宜用顺肝益气汤"，对妊娠恶阻的病因及治疗增添了新意。

康教授认为妊娠恶阻的发生，主要是冲气上逆、胃失和降所致。常见的原因为脾胃虚弱、肝胃不和，并可继发气阴两虚的恶阻重症。

【验案举隅】

肖某，女，34 岁，已婚，2020 年 5 月 21 日初诊。

主诉：停经 40 天，恶心，呕吐，加重 3 天。

现病史：患者既往月经正常，12 岁月经初潮，月经周期 30 天，经期 5 ～ 6 天，量、色正常。末次月经时间为 2020 年 4 月 12 日，5 月 16 日自测尿 HCG 阳性。1 周前出现恶心，近 3 天加重，食后呕吐，偶有小腹隐痛，无阴道出血。刻下症见恶心，呕吐，食后即吐，反酸，腰酸，偶有腹痛，眠差，大便干，小便色黄，舌红，苔薄黄，脉滑数。盆腔超声检查示子宫增大，宫内可见一妊娠囊，大小约为 1.2cm×1.0cm×1.0cm，可见卵黄囊，未见胎心搏动。HCG 13599mIU/mL，P 20ng/mL，E_2 323.0pg/mL，尿酮体（＋）。

既往史：既往体健，否认内科病史，青霉素皮试阳性。结婚 12 年，2009 年剖宫产一子，体健，2 次人工流产（末次在 2018 年）。

西医诊断：妊娠剧吐。

中医诊断：妊娠恶阻。

辨证：肝胃不和，脾肾两虚。

治则：疏肝和胃，降逆止呕。

处方：太子参 15g，生白术 10g，陈皮 10g，姜半夏 10g，竹茹 12g，紫苏梗 10g，生姜 3g，黄芩 10g，菟丝子 15g，续断 12g，桑寄生 15g，桑椹子 15g。14 剂，颗粒剂水冲服，每日 1 剂。

中医辅助治疗：①耳穴压豆：选用肝、脾、肾、神门、内分泌等耳穴，每周 2 次。②药膳：竹茹粥。取 30g 竹茹煎水取汁，与 50g 粳米一同煮粥，凉后食用。③饮食调摄：妊娠呕吐患者饮食宜清淡、软、易消化。避免油炸、生冷、膏粱厚味及辛辣动火之品。进食可不拘于时，少食多餐，避免过饱伤胃。④精神调摄：给予心理护理，解除对妊娠的各种恐惧、忧虑、紧张心理。告知妊娠反应为正常生理反应，无须过分忧虑。一般妊娠呕吐症状在孕 3 个月后逐渐消失，仅少数患者会持续整个妊娠期。家属及社会给予充分的关怀、体贴、安慰、鼓励，帮助患者度过妊娠呕吐反应时期。

二诊（2020年6月5日）：患者诉偶有恶心，无呕吐及反酸，腰酸、腹痛消失，眠可，大便调，小便正常，舌红，苔薄白，脉滑数。查尿酮体阴性，超声提示宫内孕8周余，可见胎心搏动。停口服中药，继续给予药膳竹茹粥，合理饮食。

按语： 妊娠恶阻的发病机制为冲气上逆、胃失和降，病位主要在胃，与脾、肝、肾有关。而肝胃不和型妊娠恶阻患者平素多烦躁易怒，郁怒伤肝，肝郁化热，孕后月经停闭，阴血下聚冲任养胎，肝血虚，冲脉气盛，冲气、肝火上逆犯胃，胃失和降，以致恶心呕吐。肝胆相表里，冲气夹肝火犯胃，胆热亦随之溢，故口酸口苦；呕则伤气，吐则伤阴，呕吐日久伤津，故口干、便干。《孕育玄机》指出"若呕恶不止，全不进食，其胎或有不能安者"，妊娠病需时时顾护胎元，以安胎为要。康教授认为，脾与胃相表里，脾虚则胃亦虚，肝为肾之子，肾虚则肝气急，胃虚则不降，肝急则火动，故有食入则吐，泛恶吞酸。全方以寿胎丸为基础固肾安胎。姜半夏、陈皮、紫苏梗等和中降逆，为临床经验药对；黄芩、竹茹合用可清肝热、安中、安胎；太子参益气生津，与上药合用，使得行中有补，与桑椹子合用，可补肾滋阴、清热润肠。本方补脾肾以固本，调和肝胃以安中，治病安胎并举，具有清肝和胃、降逆止呕之功效。巧妙结合中医适宜技术，尤其是竹茹粥的应用，口感好，易操作，适用于妊娠早期呕吐酸水或苦水，伴胸满胁痛，头晕目眩，心烦易怒，口干苦，喜冷饮，便结尿赤者。

五、绝经前后诸证

绝经前后诸证是指妇女在绝经期前后，出现烘热汗出，烦躁易怒，潮热面红，失眠健忘，精神倦怠，头晕目眩，耳鸣心悸，腰背酸痛，手足心热，或伴有月经紊乱等与绝经有关的症状。古代医籍对本病无专篇记载，对其症状的描述可散见于"脏躁""百合病""老年血崩"等病证中，如《金匮要略·妇人杂病脉证并治》所载"妇人脏躁，喜悲伤欲哭，像如神灵所作，数欠伸"。

【验案举隅】

杨某，女，51岁，退休，2019年6月17日初诊。

主诉：月经紊乱1年，潮热汗出伴心烦失眠3月。

现病史：患者平素月经尚规律，月经周期25～27天，经期7天，量中。近1年月经紊乱，月经周期15～60天，经期7～15天，末次月经时间为2019年3月1日。近3个月潮热汗出，心烦失眠，急躁易怒，自服坤宝丸症状缓解不明显。刻下症见腰酸，潮热汗出，心烦失眠，急躁易怒，二便调。舌红，苔薄少，脉沉细。PRL 3.84ng/mL，P 0.83ng/mL，T 0.12ng/mL，FSH 20.5mIU/mL，LH 14.8mIU/mL，E_2 36pg/mL。甲状腺功能五项检查均正常。超声检查提示子宫内膜 0.4cm 厚，双侧附件区未见异常。妇科检查示子宫大小正常，活动可，双附件未见明显异常。

既往史：既往体健，否认内科病史，否认药敏史。25 年前顺产一子，儿子体健。

西医诊断：围绝经期综合征。

中医诊断：绝经前后诸证。

辨证：肝肾阴虚，心肾不交。

治则：补益肝肾，滋阴清热，交通心肾。

处方：生牡蛎 30g，生鳖甲 30g，生龟甲 30g，女贞子 15g，旱莲草 15g，生地黄 10g，麦门冬 10g，知母 10g，黄柏 6g，百合 12g，白芍 15g，枸杞子 15g，郁金 10g，合欢花 10g。14 剂，颗粒剂水冲服，每日 1 剂。

中医辅助治疗：①耳穴压豆：选取内生殖器、皮质下、内分泌、肝、肾、神门、交感等耳穴行王不留行贴敷压豆，嘱其每日自行按压以上穴位 3 次左右，每次每穴按压 30 ～ 60 秒。②药膳调理：（以下药膳二取其一）枸杞肉丝，即枸杞子 30g、猪瘦肉 100g、青笋 30g，猪油、食盐、味精、淀粉各适量。先将肉、笋切成细丝，枸杞子洗净备用，再将锅烧热，放油加热，投入肉丝和青笋爆炒至熟，再放入枸杞子和其他调料即成。生地黄精粥，即生地黄 30g、制黄精 30g、粳米 30 克。先将生地黄、黄精水煎去渣取汁，用药汁煮粳米为粥。

二诊（2019 年 7 月 4 日）：潮热汗出缓解明显，心情较前畅快，仍有腰酸痛，睡眠稍好转，二便调。舌淡红，苔薄少，脉沉细。于原方基础上加酸枣仁 15g、茯神 10g、桑寄生 15g、杜仲 12g，14 剂，颗粒剂水冲服，每日 1 剂。

服上药 1 个月后患者腰酸、潮热汗出、心烦失眠诸症悉除。

嘱患者注意休息，忌食辛辣刺激食物，避免情绪剧烈波动。

按语：患者已年近七七，肾气渐亏，故腰酸，天癸竭，月事不能以时下；肝肾阴虚，虚火旺，故潮热汗出，热扰心神，故心烦失眠。舌红、苔薄少、脉沉细为肝肾阴虚之征。故中医辨证为肝肾不足，治疗以滋补肝肾为主。其中牡蛎有重镇安神、潜阳补阴、软坚散结、收敛固涩功效。龟甲有滋阴潜阳、益肾健骨、养血补心、止血之功，擅长滋补肾阴，兼能滋养肝阴；鳖甲有滋阴潜阳、退热除蒸、软坚散结之功；二甲同用，共为君药，具有滋养肝肾、平肝潜阳、养血补心、退热除蒸、软坚散结之功。女贞子、旱莲草、麦冬、生地黄、百合、白芍、枸杞子滋补肝肾，知母、黄柏滋肾坚阴，郁金、合欢花解郁安神。以上药物从心肝肾三脏着手，以滋肾养肝、交通心肾为法则，着重滋补肝肾之精血，使肾水渐充，肝得柔养，水火相济，使潮热汗出、急躁焦虑的不安情绪得以缓解。

六、盆腔炎性疾病后遗症

盆腔炎性疾病后遗症一般是由盆腔炎急性病程未能彻底治愈引起的，因此导致的盆腔广泛粘连、邻近器官损伤，都容易造成盆腔再次感染或者盆腔炎性疾病急性发作。盆腔炎性疾病在古籍中并未明确记载，可归纳在中医病名"妇人腹痛""癥瘕""热入血室""带下病"的范畴里，主要是由于各种致病因素瘀阻于胞宫所导致。

【验案举隅】

陆某，女，28 岁，已婚，银行职员，2018 年 9 月 26 日初诊。

主诉：小腹坠胀痛 2 个月，加重 3 天。

现病史：平素月经尚规律，月经周期 28 天，经期 8 天，量多，色暗，伴血块，轻度痛经。末次月经量中，色红，腹痛明显。患者平素易怒，近两年反复慢性盆腔炎，常因情绪激动或劳累后加重。2 个月前行早孕人工流产，此后出现小腹坠胀，加重 3 天，伴低热，最高 37.3℃。刻下症见易怒，小腹坠胀痛，乏力，纳眠可，大便黏腻，小便黄，带下量多，色黄，伴异味，舌红，苔黄腻，脉滑数。超声检查示子宫增大，大小为 4.8cm×4.5cm×4.4cm，肌层血流丰富，于子宫左后方可见一囊性包块，大小为 4.5cm×3.5cm。子宫直肠窝可见积液，范围约为 3.5cm×2.5cm。CRP 10，中性粒细胞比率 78%。妇科检查示阴道畅，中量黄带，子宫颈光滑，子宫体前位，大小正常，活动差，压痛明显，左附件区增厚、压痛，右附件未见异常。

既往史：既往慢性盆腔炎病史，2 个月前人工流产 1 次，现工具避孕。

西医诊断：盆腔炎性疾病后遗症。

中医诊断：盆腔炎性疾病。

辨证：肝郁脾虚，湿热下注。

治则治法：疏肝健脾，清热利湿，化瘀止痛。

处方：柴胡 10g，白芍 10g，枳壳 6g，黄芩 10g，茯苓 15g，当归 15g，皂角刺 15g，红藤 10g，虎杖 15g，香附 10g，乌药 10g，川楝子 6g，延胡索 15g，党参 10g，白术 10g。7 剂，水煎服，月经前 10 天开始口服，每日 1 剂。

中医辅助治疗：①中药灌肠：红藤 15g、败酱草 15g、土茯苓 15g、车前子 15g、醋三棱 15g、醋莪术 15g、忍冬藤 20g、当归 20g、丹参 30g、皂角刺 15g。7 剂，水浓煎，灌肠。患者排便后取左侧屈膝卧位，臀部垫高，垫上治疗巾，暴露肛门，身体放松，肛管轻轻插入 15cm，将 200mL 25～35℃ 中药液缓慢灌入，灌肠完毕后尽量减少活动，药液在体内保留时间 1 小时左右为宜，每日睡前 1 次。②耳穴压豆：选用肝、脾、内分泌、下丘脑、子宫、卵巢等耳穴，每周 2 次。③嘱其禁食辛辣、羊肉等，清淡饮食，同时配合心理疏导，调畅情志。

二诊（2018 年 9 月 26 日）：如上方法治疗两周后患者小腹坠痛消失，自诉口服中药 3 天后体温恢复正常。刻下症见小腹坠胀痛消失，活动后小腹隐痛，精神可，纳眠可，二便调，舌质红，苔薄黄，脉滑。超声检查示子宫增大，大小为 4.6cm×4.5cm×3.8cm，肌层血流丰富，子宫左后方可见一囊性包块，大小为 2.0cm×1.5cm。子宫直肠窝可见积液，范围约为 1.5cm×1.0cm。CRP 8，中性粒细胞比率 60%。妇科检查示阴道畅，少许稀薄黄带，子宫体前位，活动差，轻度压痛，左附件区轻度压痛，右附件未见异常。继续给予上述方法治疗 2 周。

电话随访：患者诉治疗 2 周后月经来潮，经期及经后已无腹痛及发热。

按语：康教授认为，引起本病该证型的主要原因是湿、热、瘀，而人体发病是体内的"正气"与致病因素"邪气"斗争的结果，因此，本病的发病与患者的体质强弱、正气的充盛与否、邪盛的程度、病程的长短有关。女性有一套特殊的生理系统，胞宫会周期性充盈和亏损，因而身体状况也会经常发生周期性的变化，治疗时需注意经前、经期、经后胞宫的生理特点。本病发病缓慢，迁延日久，患者容易气机郁结，故治疗时加入疏肝解郁之品。

本病案为慢性盆腔炎急性发作，证属肝郁脾虚、湿热郁阻，给予四逆散合金铃子散加软坚散结、清热利湿的药物治疗。

四逆散出自《伤寒论》，原方主要治疗阳郁厥逆证，现代多用来疏肝理脾。原方包括柴胡、白芍、枳实、甘草四味药。柴胡疏肝解郁、清透郁热，芍药养血敛阴，二药相配，一升一敛，郁热得以发散而阴津不受损伤；枳实疏肝行气；甘草健脾和中、调和诸药，与芍药相配，柔肝缓急止痛。全方升中有收，配伍得当，共奏透邪解郁、疏肝理脾和胃之功。慢性盆腔炎的病程较长，病情容易反复，因此，患者更容易产生烦躁、抑郁等情绪，故使用四逆散调节情志、疏散肝郁之气。金铃子散载于《素问病机气宜保命集》，主治气滞疼痛。原方包括川楝子、延胡索，在本方中起配合四逆散调畅气机、行气止痛的作用。患者右附件区囊性包块，康教授加用皂角刺、红藤、虎杖等活血化瘀、清理湿热、消瘕散结之品。患者伴有低热，于方中加用黄芩，与柴胡相伍疏肝退热。

另外，临床中康教授治疗盆腔炎性疾病常常内外联合治疗，在口服中药的基础上给予中药灌肠。中药灌肠是通过将中药煎剂自肛门灌入，保留在直肠结肠内，通过肠黏膜吸收治疗疾病的一种方法，具有清热解毒、软坚散结、活血化瘀等作用。两法同用，异曲同工，增加疗效。

七、子宫内膜异位症与子宫腺肌病

子宫内膜异位症和子宫腺肌病属于子宫内膜异位性疾病，两者均由具有生长功能的异位子宫内膜所致，临床上常可并存。子宫内膜异位症是指具有生长功能的子宫内膜组织出现在子宫腔被覆内膜及宫体肌层以外的其他部位所引起的一种疾病。子宫腺肌病是指子宫内膜腺体及间质侵入子宫肌层中，伴随周围肌层细胞的代偿性肥大和增生，形成弥漫病变或局限性病变的一种良性疾病。其临床表现为进行性加重的痛经，月经量多，子宫增大，继而引发不孕等。

子宫内膜异位性疾病属中医学"痛经""癥瘕""不孕"等范畴，子宫、冲任常为痛经部位。

本病病因病机关键在于瘀，瘀血留阻胞宫，气血不行，不通则痛，故见痛经；瘀血日久，形成癥瘕；瘀血不去，新血不能归经，月经量多，经期延长，甚则漏下不止。如《妇人大全良方》载"妇人腹中瘀血者，由月经闭积，或产后余血未尽，或风寒滞瘀，久而不消，则为积聚癥瘕矣"。康教授认为，瘀血阻滞为本病痛经的关键，而致瘀之本在于肾阳亏虚。瘀血形成之根本原因与阳气不足，温通作用下降，冲任气血运行不畅有直接关系。正如《素问·调经论》所载"血气者，喜温而恶寒，寒则泣不能流，温则消而去之"。肾乃水火之宅，内藏元阴元阳，为人体脏腑阴阳之本。"五脏之阳气，非此不能发"，冲任之本在于肾，肾阳亏虚，机体失于温煦，则气血运行不畅，胞宫冲任得不到温暖而虚寒内生，血液凝涩而成瘀，瘀积日久，则形成癥瘕，故见子宫体均匀增大，临床表现为腰酸、小腹凉感、手足不温、脉沉细等症状。

【验案举隅】

许某，女，37，已婚，职员，2017年6月22日初诊。

主诉：经期腹痛1年，加重半年。

现病史：患者平素月经规律，月经周期21～25天，经期5～6天，量中，色暗，大量血块。末次月经时间为2017年6月16日至20日，量中，色暗，月经前2天小腹胀痛，VAS评分为7分，伴肛门坠胀，无恶心呕吐。刻下症见易怒，经前乳房胀痛，性交痛，纳可，眠差，二便调。舌暗红，舌尖瘀点，苔白，脉弦。妇科检查示外阴未见明显异常，阴道畅，子宫颈光滑，子宫体后位、增大、质硬。左附件区可触及包块，大小约 2cm×2cm，压痛（±），右附件区未及异常。2017 年 5 月 20 日超声检查提示子宫大小为 6.2cm×5.8cm×5.6cm，回声欠均，肌层可见短线样回声，左卵巢内密集点状回声，大小约为 2.6cm×2.3cm，提示子宫腺肌病，怀疑左卵巢巧克力囊肿。CA 125 49.1U/mL。

既往史：既往体健，否认内科病史，否认药物过敏史，否认疫区接触史。孕 2 产 2，现工具避孕。

西医诊断：子宫腺肌病，子宫内膜异位症（内异症相关性疼痛合并卵巢巧克力囊肿）。

中医诊断：痛经，癥瘕。

辨证：气滞血瘀。

治则：行气活血，化瘀止痛。

处方：柴胡 12g，郁金 10g，枳壳 12g，夏枯草 12g，赤芍 12g，丹参 10g，香橼 10g，荔枝核 12g，延胡索 12g，九香虫 10g，浙贝母 10g，生甘草 3g，桂枝 10g，茯苓 12g。14 剂，水煎服，月经前 10 天开始口服，每日 1 剂。

中医辅助治疗：①穴位贴敷：丁香、肉桂、细辛、延胡索、川芎、红花各等分，在神阙穴进行穴位贴敷，每周 2 次。②耳穴压豆：选用肝、脾、内分泌、下丘脑、子宫、卵巢等耳穴，每周 2 次。③同时配合心理疏导，嘱患者调畅情志。

二诊（2017 年 7 月 20 日）：末次月经时间为 2017 年 7 月 10 日至 14 日，量中，色暗，痛经较上月明显缓解，仅月经第 1 天小腹胀痛，VAS 评分为 3 分，无恶心、呕吐。刻下症仍见易怒，但经前乳房胀痛缓解，无性交痛，纳可，眠差，二便调，舌暗红，舌尖瘀点，苔白，脉弦。治宜行气活血、化瘀止痛。

处方：柴胡 12g，郁金 10g，乌药 10g，夏枯草 12g，赤芍 12g，丹参 10g，香橼 10g，荔枝核 12g，延胡索 12g，九香虫 10g，佛手 12g，生甘草 3g，桂枝 10g，茯苓 12g，枳壳 12g，合欢皮 12g。14 剂，水煎服，月经前 10 天开始口服，每日 1 剂。

中医辅助治疗方案同前。

按语：痛经有原发性痛经、继发性痛经之分，前者又称功能性痛经，系指生殖器官无明显器质性病变者，后者多继发于生殖器官某些器质性病变，如盆腔子宫内膜异位症、子宫腺肌病、慢性盆腔炎等。临床需要明确痛经原因，进行针对性治疗。根据患者临床表现及辅助检查可以诊断为子宫内膜异位症，该患者有异位症相关性痛经及子宫内膜异位囊肿，按照《子宫内膜异位症中西医结合诊治指南》，痛经伴附件包块，并且直径＜4cm，中医药为一线治疗。本病的发生与冲任、胞宫的周期性生理变化密切相关。主要病因在于邪气内伏或精血素亏，更值经期前后冲任二脉气血的生理变化急骤，导致胞宫的气血运行不畅，"不通则痛"，或胞宫失于濡养，"不荣则痛"，故使痛经发作。常见的证型有肾气亏损、气血虚弱、气滞血瘀、寒凝血瘀和湿热蕴结，临床需认真辨证。

唐容川《血证论》载"既然是离经之血，虽清血、鲜血，亦是瘀血"。子宫内膜异位症的主要病机是离经之血（即瘀血）阻滞胞宫、冲任。血瘀是贯穿子宫内膜异位症发生发展过程的中心环节，也是子宫内膜异位症最基本的病理基础。瘀血阻滞，气血运行不畅，不通则痛，引发痛经；瘀血内停，阻滞冲任胞宫，不能摄精成孕，故婚久不孕；瘀滞日久，则成癥瘕。本案患者素性抑郁，或忿怒伤肝，肝郁气滞，气滞血瘀，瘀滞冲任，日久结为癥瘕；血行不畅，经前、经时气血下注冲任，胞脉气血更加壅滞，"不通则痛"，故使痛经。治疗以四逆散为主加减以行气活血，化瘀止痛。加香橼、延胡索、荔枝核以疏肝理气止痛；九香虫、丹参活血止痛；桂枝、茯苓、浙贝母以活血化痰消癥。结合中医多途径疗法（穴位贴敷、耳穴压豆、心理疏导等），具有整体调节的优势，并且治疗应当顺应胞宫藏泻的生理功能，即经前10天开始治疗，疗效更佳。本案患者服14剂药后痛经VAS评分由7分下降至3分，药效可见一斑。复诊时效不更方，仍以四逆散为主加减治疗，以期疼痛止、包块消。

八、用药心法

康教授从事妇科临床30余年，她师古而不泥古，在谙知中药四气五味、升降浮沉、归经、毒性等中药药性的基础上，深入研读中医药的现代药理药性研究成果，不断地更新和扩充对中药的认识，积累了丰富的临床用药经验。临床中在辨证治疗时用药独具特色、精妙灵活，常常一药多用，擅长运用五行生克理论进行药物配伍。现遴选取其临床常用药物及药对进行分析。

1. 熟地黄、阿胶、砂仁

熟地黄甘，微温，归肝、肾经，具有补血滋阴、益精填髓之功。《主治秘要》载"其用有五：益肾水真阴一也，和产后气血二也，去脐腹急痛三也，养阴退阳四也，壮水之源五也"，谓其"大补五脏真阴""大补真水"。临床用于气血不足之月经失调、肝肾阴虚之腰膝酸软、肝肾不足精血亏虚之眩晕耳鸣等。

现代药理研究发现其可以增强免疫功能、抗衰老，促进血凝和强心作用。阿胶甘，平，归肝、肺、肾经，为血肉有情之品，具有补血、止血、滋阴润燥之功。临床用于血虚无力、便血崩漏、妊娠胎漏、热病伤阴、心烦不眠等。现代药理研究发现本品有促进造血、降低血液黏稠度、增强免疫、抗癌、抗衰老等作用。二药合用，起到补肾填精、补气养血之功。

砂仁辛，温，归脾、胃、肾经，具有行气调中、和胃醒脾、理气安胎、行气化滞之功。临床中常用于人体出现脾胃虚弱、脾胃气滞、湿阻中焦而表现为腹胀、腹痛、脾胃不和、食欲不佳的状态。西医学认为，它能够增强脾胃的功能，促进胃液的分泌，增强胃肠的蠕动，帮助消化，打开食欲。《本草纲目》按韩矛《医通》载"肾恶燥，以辛润之，缩砂仁之辛，以润肾燥""缩砂仁主醒脾调胃，引诸药归宿丹田，故补肾药用同地黄丸蒸，取其达下之旨也"。因此，临床中康教授在治疗气血不足、肝肾阴虚之月经量少者或薄型子宫内膜所致不孕症者常以熟地黄、阿胶同用补肾填精，同时以砂仁引药入肾，并协助消熟地黄、阿胶的滋腻之性，达到补而不腻的效果。

2. 菟丝子、覆盆子

菟丝子辛、甘，平，归肝、肾、脾经，为平补阴阳之品，具有补益肝肾、固精缩尿、安胎、明目、止泻、外用消风祛斑之功。《本草经疏》载其为"脾、肾、肝三经要药"，《本草汇言》载"菟丝子，补肾养肝、温脾助胃之药也。但补而不峻，温而不燥，故入肾经，虚可以补，实可以利，寒可以温，热可以凉，湿可以燥，燥可以润。非若黄柏、知母，苦寒而不温，有泻肾经之气；非若肉桂、益智，辛热而不凉，有动肾经之燥；非若苁蓉、琐阳，甘咸而滞气，有生肾经之湿者比也。如汉人集《神农本草》称为续绝伤，益气力，明目精，皆由补肾养肝，温理脾胃之征验也"。本品阴阳并补，若与鹿茸、附子、枸杞子、巴戟天等配伍，能温肾阳；与熟地黄、山茱萸、五味子等同用，可滋肾阴，故常用于肾虚腰痛、耳鸣、阳痿遗精、消渴、不育、淋浊带下、遗尿失禁等证。现代药理研究发现菟丝子对小鼠"阳虚"模型有治疗作用，另外有雌激素样作用和抗衰老作用。

覆盆子甘、酸，温，入肝、肾、膀胱经，具有益肾固精缩尿、养肝明目之功。用于治疗肾虚不固之遗精滑精、遗尿尿频、阳痿早泄及肝肾不足之目暗昏花等。《本草通玄》载"覆盆子，甘平入肾，起阳治痿，固精摄溺，强肾而无燥热之偏，固精而无凝涩之害，金玉之品也"。现代药理研究发现覆盆子具有调节下丘脑—垂体—性腺轴功能，有类似雌激素样作用，有改善学习记忆力能力、延缓衰老等作用。

康教授取二者温而不燥、平补肾中阴阳的功效，结合其有类似雌激素样作用，用于排卵障碍性的月经失调及不孕症，相得益彰。

3. 鹿角霜、紫石英

鹿角霜咸、涩，温，归肾、肝、脾经，质轻敛涩，具有补肾助阳、收敛止血之功。《得配本草》载其"入足少阴经血分"，《本草蒙筌》载其"主治同鹿角胶，功效略缓"。主治肾阳不足之腰膝冷痛、阳痿遗精、尿频遗尿，脾胃虚寒之食少便溏，崩漏带下，创伤出血，疮疡久不愈合。张秉成《本草便读》载"鹿角胶、鹿角霜，性味功用与鹿茸相近，但少壮衰老不同，然总不外乎血肉有情之品，能温补督脉，添精益血。如精血不足，而可受腻补则用胶。若仅阳虚而不受滋腻者则用霜可也"。紫石英为氟化物类矿物萤石族萤石，甘，温，归心、肺、肝、肾经，具有温肾助阳、暖宫散寒、镇心安神、温肺平喘之功。《神农本草经》载其"主心腹咳逆，邪气，补不足，女子风寒在子宫，绝孕十年无子。久服温中，轻身延年"。《本草经疏》载"心属阳而本热，虚则阳气衰而寒邪得以乘之，或为上气咳逆，或为气结寒热，心腹痛，此药温能除寒，甘能补中，中气足，心得补，诸证无不瘳矣。惊悸属心虚，得镇坠之力而心气有以镇摄，即重以去怯之义也。其主女子风寒在子宫绝孕无子者，盖女子系胎于肾及心包络，皆阴脏也，虚则风寒乘之而不孕，非得温暖之气，则无以去风寒而资化育之妙"。此药填下焦，走肾及心包络，辛温能散风寒邪气，故为女子暖子宫之要药。现代药理研究发现其有兴奋中枢神经，促进卵巢分泌的作用。

二药配伍温而不燥、补而不腻，康教授常将二药配伍用于肾虚、寒凝胞宫之月经失调及不孕患者，如肾虚寒凝血瘀的多囊卵巢综合征的患者。二药皆入肾经，配伍应用可补肾助阳促进卵泡发育，且紫石英镇心安神、调畅情志，以安抚患者患病多年的焦虑情绪。

4. 北沙参、百合

北沙参甘、微苦，微寒，归肺、胃经，体轻，可升可降，具有养阴清肺、益胃生津之功。《得配本草》载其"补阴以制阳，清金以滋水"。凡胃阴虚兼见肝肾阴虚、肝气不舒者，可与麦冬、生地黄、枸杞子、川楝子等并施，如一贯煎。

百合甘、微苦，凉，归肺、心、胃经，和润滑利，具有养阴润肺、清心安神之功。若心阴亏损、心肾不交而致失眠心烦，可用本品蜜拌蒸食，或与黄连、阿胶等配伍，以清上滋下，交通心肾，现代多借其清心安神之功，用于神经衰弱、围绝经期综合征。现代药理研究发现其有镇静安神、抗疲劳的作用。

康教授在临床中治疗肝肾阴虚、虚火上炎、心肾不交之失眠、围绝经期综合征、月经量少、闭经患者时，常将北沙参与百合相须为用，除了交通心肾、宁心安神之外，还取其能清金滋水、补肺启肾之义，使得肾水充盛，下注冲任，血海盈溢，则月经如候。

5. 当归、白芍

当归甘、辛，温，归肝、心、脾经，具有补血活血、调经止痛、润肠通便之功。补血宜当归身，破血宜当归尾，和血宜全当归，止血宜当归炭，酒制可增活血之力。《本草正》载"当归，其味甘而重，故专能补血，其气轻而辛，故又能行血，补中有动，行中有补，诚血中之气药，亦血中之圣药也"，《辨药指南》载"当归性温能散，带甘能缓，经曰：肝欲散，以辛散之；肝苦急，以甘缓之。缓之散之，肝之所喜，即所为补。故专入肝以助血海，使血流行"。现代药理研究发现当归对血小板聚集有明显抑制作用，有轻度促进纤溶作用，对多种急慢性炎症均有显著的抑制作用。

白芍苦、酸，微寒，归肝、脾经，具有养血调经、敛阴止汗、柔肝止痛、平抑肝阳之功。《药品化义》载"白芍药微苦能补阴，略酸能收敛。因骏走肝，暂用之生肝。肝性欲散恶敛，又取酸以抑肝，故谓白芍能补复能泻，专行血海，女人调经胎产，男子一切肝病，悉宜用之调和血气"。本品酸苦微寒，能养肝血、敛肝阴、疏脾土、缓挛急，而具柔肝止痛之功，凡肝郁血虚、两胁作痛或乳胀者，可与当归等配伍，以养血疏肝，如《局方》逍遥散。

肝藏血，女子以血为用，而肝又主疏泄，因此，女子气血的失调首推肝之疏泄功能失常所致。正所谓肝"体阴而用阳"之义。康教授在治疗肝失疏泄所导致的气血失调之证，常常以养肝血、滋肝阴为主，肝体得养，则疏泄功能正常，即养血柔肝，但不能一味地疏肝以劫肝阴，病情不得缓解，反而加重。

6. 川牛膝、泽兰

川牛膝苦、酸，平，归肝、肾经，具有逐瘀通经、补肝肾、强腰膝、利尿通淋、引血下行之功。适用于经闭癥瘕，胞衣不下，关节痹痛，足痿筋挛，尿血血淋，跌扑损伤。《四川中药志》载其可祛风利湿、通经散血，治寒湿腰腿骨痛，足痿筋挛，妇女经闭及癥瘕，淋病，尿血，阴痿、失溺。《中药志》载其可破血下降。现代药理研究发现牛膝提取物对子宫平滑肌有明显兴奋作用，有明显抗生育、抗着床、抗早孕的作用。另外，牛膝根有较强的抗炎消肿作用。

泽兰苦、辛，微温，归肝、脾经，具有活血调经、祛瘀消痈、利水消肿之功。主治月经不调，痛经，经闭，癥瘕，产后瘀滞腹痛，身面浮肿，腹水等。《神农本草经》载其"主乳妇内衄，中风余疾，大腹水肿，身面四肢浮肿，骨节中水，金疮痈肿疮脓"，《雷公炮炙论》载其"能破血，通久积"。《日华子》载其"通九窍，利关脉，养血气，破宿血，消癥瘕、产前产后百病，通小肠，长肉生肌，消扑损瘀血，治鼻洪吐血，头风目痛，妇人劳瘦，丈夫面黄"。《医林纂要》载其"补肝泻脾，和气血，利筋脉。主治妇人血分，调经去瘀"。现代药理研究发现泽兰水煎剂能降低血液黏稠度、抗凝血及血栓形成，改善微循环，调节血脂代谢。

二药合用，入肝肾经，可补肝肾、利血脉。康教授认为，二者既能补肝肾，又能活血祛瘀，合用既补又通，有补有通，补而不留瘀，活血而不伤正。其将二者合用补肝肾、强腰膝，治疗肝肾不足之腰背酸痛及血瘀造成的经闭、癥瘕、月经失调等。另外，川牛膝兼有引诸药作用于胞宫、胞络的作用，二药均有利水消肿、抗炎功效，因此，临床中也用于子宫内膜炎、输卵巢积水、卵巢囊肿及盆腔积液的治疗。

7. 败酱草、鱼腥草

败酱草辛、苦，微寒，归胃、大肠、肝经，气腐散泄，功效为清热解毒、祛瘀排脓。临床常用于阑尾炎、痢疾、肠炎、肝炎、眼结膜炎、产后瘀血腹痛、痈肿疔疮等的治疗。《药性论》载其"治毒风痹，主破多年凝血，能化脓为水，及产后诸病，止腹痛，除疹烦渴"。《日华子》载其"治赤眼障膜胬肉，聤耳，血气心腹痛，破癥结，产前后诸疾，催生落胞，血晕，排脓补瘘，鼻洪吐血，赤白带下，疮痿疥癣，丹毒"。《药性切用》载其"泻热解毒，破血排脓，为外科专药"。现代药理研究发现其有抗病原微生物作用，黄花败酱草对金黄色葡萄球菌、痢疾杆菌、伤寒杆菌、绿脓杆菌、大肠杆菌、炭疽杆菌、白喉杆菌及乙型溶血性链球菌都有抑制作用；白花败酱草对金黄色葡萄球菌、白色葡萄球菌、伤寒杆菌、大肠杆菌、变形杆菌等亦有抑制作用。

鱼腥草辛，微寒，归肺、膀胱、大肠经，功效为清热解毒、消痈排脓、利尿通淋。《医林纂要》载其"行水，攻坚，去瘴，解提暑。疗蛇虫毒，治脚气，溃痈疽，去瘀血，补心血"。《中国药用植物图鉴》载其"治梅毒、淋浊、便涩、尿道炎、水肿胀满、胃病及各种化脓性疾病，如蜂窝组织炎、中耳炎、乳腺炎、肺脓疡、肺结核及子宫病等，又可作急救服毒的催吐剂"。现代药理研究发现鱼腥草有抗病原微生物的作用，鱼腥草鲜汁对金黄色葡萄球菌、溶血性链球菌、肺炎双球菌、白喉杆菌、变形杆菌及痢疾杆菌、肠炎杆菌等多种革兰阳性及阴性菌都有抑制作用。

康教授临床常两药配伍应用，取其抗病原微生物作用，用于急性、亚急性盆腔炎的治疗。两药皆有清热解毒之功效，相伍为用，增强疗效。妇人盆腔炎症系感染邪毒所致，常见的病因有热、毒、湿、瘀，湿热毒邪直犯胞宫，临床上其病证除发热、小腹疼痛外，还常伴有带下量多、色黄如脓，而败酱草除清热解毒外还有祛瘀排脓之功，鱼腥草除清热解毒外还可利湿、清热利湿止带。两药合用具有清热解毒、利湿排脓、祛瘀止痛之功效。

8. 当归、牡蛎

当归同前所述。

牡蛎咸、涩，微寒，归肝、心、肾经，质重镇降，可散可收，功效为平肝潜阳、镇惊安神、软坚散结、收敛固涩。主治眩晕耳鸣，手足震颤，心悸失眠，烦躁不安，癫狂，瘰疬瘿瘤，乳房结块，自汗盗汗，遗精尿频，崩漏带下，吞酸胃痛，湿疹疮疡。《珍珠囊》载其"软痞积。又治带下，温疟，疮肿。为软坚收涩之剂"。《汤液本草》载其"去胁下坚满，瘰疬，一切疮肿"。《本草纲目》载其"化痰软坚，清热除湿，止心脾气痛，痢下，赤白浊，消疝瘕积块，瘿疾结核"。现代药理研究发现本品有镇静、增强免疫、抗肿瘤、抗凝血、抗血栓等作用。

康教授临证时两药配伍应用，取其活血化瘀、软坚散结的作用，常被用于治疗子宫内膜息肉、子宫肌瘤、卵巢囊肿等癥瘕患者，取其散结消癥之功用。

9. 丹参、三七

丹参又名赤参、紫丹参、红根等，苦，微寒，归心、肝经，功效为活血调经、祛瘀止痛、凉血消痈、清心除烦、养血安神。主治月经不调，经闭痛经，癥瘕积聚，胸腹刺痛，热痹疼痛，疮疡肿痛，心烦不眠，肝脾肿大，心绞痛。《本草纲目》载"按《妇人明理论》云，四物汤治妇人病，不问产前产后，经水多少，皆可通用，惟一味丹参散，主治与之相同。盖丹参能破宿血，补新血，安生胎，落死胎，止崩中滞下，调经脉，其功大类当归、地黄、川芎、芍药故也"。现代药理研究发现丹参能加强心肌收缩力、改善心脏功能，但不增加心肌耗氧量、扩张冠状动脉、增加心肌血流量、扩张外周血管，提高纤溶酶活性、延长出血、凝血时间，抑制血小板聚集，改善血液流变学特性等。丹参制剂中含有隐丹参酮、二氢丹参酮，对体外的葡萄球菌、大肠杆菌、变性杆菌有抑制作用。丹参能明显减少主动脉粥样斑块形成面积，在一定程度上降低血清总胆固醇、甘油三酯。

三七甘、微苦，温，归肝、胃经，功效为散瘀止血、消肿定痛。《本草新编》载其"止血兼补虚"。《医学衷中参西录》载"三七，善化瘀血，又善止血妄行，为吐衄要药。病愈后不致瘀血留于经络……为其善化瘀血，故又善治女子癥瘕，月事不通，化瘀血而不伤新血，允为理血妙品……三七之性，既善化血，又善止血，人多疑之，然有确实可征之处。如破伤流血者，用三七末擦之，则其血立止，是能止血也；其破处已流出之血，着三七皆化为黄水，是能化血"。现代药理研究发现本品能缩短出血和凝血时间，具有抗血小板聚集及溶栓作用，并且有造血作用，可以提高机体免疫力，有镇痛、消炎、抗疲劳、抗衰老及抗肿瘤作用。

康教授利用二药均具活血化瘀、抗血小板聚集及抗纤溶的作用，治疗因血栓前状态导致的复发性流产，从而改善子宫内膜基底层血流状况，提高子宫内膜容受性，降低流产率。

10. 丹参、鸡血藤

丹参同前所述。

鸡血藤苦、甘，温，归肝、肾经，功效为补血、活血、通络。用于月经不调，血虚萎黄，麻木瘫痪，风湿痹痛。《本草纲目拾遗》载其可活血，暖腰膝，已风瘫。现代药理研究发现鸡血藤生药水煎醇沉制剂在一定浓度时，对二磷腺普诱导的大鼠血小板聚集有明显抑制作用。鸡血藤配剂给大鼠灌胃，对甲醛性关节炎有显著疗效。

丹参能养血活血，有"一味丹参，功同四物"之说，鸡血藤既能补血，又能活血通络。二者合用即养血又活血，既补又通、有补有通、动静结合，补血不留瘀、活血不伤正，且丹参性微寒，鸡血藤性温，二者合用后药性较缓和。康教授常用二者配伍治疗血虚夹瘀之月经量少、月经后期、经闭、痛经、肤体麻木等。

11. 合欢花、玫瑰花、月季花

合欢花甘，平，归心、肝经，功效为解郁安神、理气和胃、清肝明目。《医学入门》载其"主安五脏，利心志，耐风寒，令人欢乐无忧"。现代药理研究显示合欢花有镇静、催眠的作用，合欢花煎剂灌胃可明显减少小鼠的自发活动及被动活动，促使阈下剂量的戊巴比妥钠、苯巴比妥钠发生麻醉效应，延长麻醉时间。与酸枣仁、南蛇藤果实水煎剂相比，合欢花镇静、催眠作用最显著。

玫瑰花甘、微苦，温，归肝、脾经，功效为行气解郁、和血、止痛。《本草正义》载"玫瑰花香气最浓，清而不浊，和而不猛，柔肝醒胃，流气活血，宣通壅滞而绝无辛温刚燥之弊，推断气分药之中，富有捷效而最为驯良者，芳香诸品，殆无其匹"。《食物本草》载其"主利肺脾，益肝胆，辟邪恶之气，食之芳香甘美，令人神爽"。现代药理研究显示玫瑰油有促进大鼠胆汁分泌的作用，玫瑰花提取物有抗病毒作用，野玫瑰花可能有抗衰老的作用。

月季花甘，温，归肝经，功效为活血调经、疏肝解郁。《本草纲目》载其"活血，消肿，敷毒"。《药性集要》载其"活血，调月经"。现代药理研究显示月季花提取物能抗氧化，月季花中的有效成分没食子酸有较强的抗菌作用。

"女子以肝为先天""肝性喜条达而恶抑郁"，朱丹溪指出"气血冲和，万病不生，一有怫郁，诸病生焉。故人身诸病，多生于郁"。因此，康教授认为，气机郁滞为妇人发生经、带、胎、产、杂病的重要因素，其在调治妇科疾病中善用养肝、疏肝之法，疏肝时常将此"三花"合用，加强疏肝解郁之功，用于月经失调、乳癖、不孕、绝经前后诸证、带下病等伴有气滞血瘀、情志不舒的患者。

12. 夏枯草、浙贝母

夏枯草苦、辛，寒，功效为清肝明目、清热散结。用于肝热目赤肿痛，肝阳上亢之头痛、目眩，乳腺炎、腮腺炎。《神农本草经》载其"主寒热瘰疬，鼠瘘，头创，破癥，散瘿，结气，脚肿，湿痹，轻身"。现代药理研究发现夏枯草能增强肾上腺皮质及巨噬细胞吞噬功能和增加溶菌酶含量，从而扩张血管，改善循环，促进炎症吸收，提高机体免疫功能，肾上腺皮质功能旺盛有利于抗炎、抗感染，这是其"祛痰消脓""破癥""散瘿结气"的药理基础，同时对炎症反应的抑制作用较显著。

浙贝母苦，寒，归肺、心经，功效为清热化痰止咳、解毒散结消痈。用于治疗痰火郁结之瘰疬结核、瘿瘤、肺痈咳吐脓血、疮毒、乳痈等。《外科全生集》载其"专消痈疽毒痰"，《本草求原》载其"功专解毒，兼散痰滞。治吹乳作痛，乳痈，项下核及瘤瘿，一切结核，瘰疬，乳岩"。现代药理研究显示浙贝母有镇咳、化痰、镇静、镇痛作用。

康教授认为，气滞血瘀、气虚血瘀、气机不利必生痰湿，痰瘀互结，或结于甲状腺，或结于乳腺，或结于胞宫胞脉，而致瘰疬癥瘕，是甲状腺结节、乳腺结节及子宫肌瘤等发生的主要机理。二药合用能祛痰软坚散结、活血化瘀，是康教授治疗上述疾病的常用药对，效果显著。

13. 灵芝、红景天

灵芝甘，平，归心、肺、肝、肾经，功效为补气安神、止咳平喘。《神农本草经》载"赤芝味苦平。主胸中结，益心气，补中，增智慧，不忘。久食轻身不老，延年，神仙""紫芝味甘温。主耳聋，利关节，保神，益精气，坚筋骨，好颜色。久服轻身不老，延年"。《新修本草》载"赤芝安心神"，《本草纲目》载"紫芝疗虚劳"。现代药理研究显示灵芝可增强网状内皮系统的吞噬活性，灵芝多糖对环磷酰胺等多种免发抑制剂所致小鼠特异性的细胞免疫、体液免疫及网状内皮系统吞噬功能抑制有不同程度的拮抗作用。灵芝有抗肿瘤作用，灵芝多糖对肝癌发生有阻断作用，灵芝多糖对小鼠体内黑色素瘤 B 有抗瘤作用，促进小鼠抗肿瘤免疫反应，还可提高小鼠脾 NK 细胞杀伤肿瘤细胞的细胞毒活性。

红景天甘、苦，平，归肺、脾、心经，功效为益气活血、通脉平喘。《西藏常用中草药》载其"活血止血，清肺止咳，解热，治咳血，咯血，肺炎咳嗽，妇女白带等症"。现代药理研究发现红景天酪醇及多糖具有抗病毒、调节免疫和抗肿瘤的作用。

"正气存内，邪不可干"，康教授认为，对于宫颈人乳头瘤病毒感染或肿瘤术后患者，扶正治本乃是根本，临证时常常二药合用，提高机体免疫力，激发正气，达到抗病毒、抗肿瘤、防止肿瘤复发的目的。

14. 紫草、茜草、仙鹤草

紫草甘、咸，寒，归心、肝经，功效为清热凉血、活血解毒、透疹消斑。《本草正义》载"紫草，气味苦寒，而色紫人血，故清理血分之热。古以治脏腑之热结，后人则专治痘疡，而兼疗斑疹，皆凉血清热之正旨……且一切血热妄行之实火病，及血痢、血痔、漫血、淋血之气壮邪实者，皆在应用之例"。现代药理研究显示紫草素、乙酰紫草素口服可明显抑制急性炎症的发生，醚提取物软膏剂紫草素、乙酰紫草素局部用药也有抑制渗出及抗急性炎症的作用，并促进肉芽组织增生和创伤愈合。紫草有抗病原微生物作用，也可显著缩短肝素的凝血时间，使其恢复正常值。

茜草苦，寒，归肝经，功效为凉血、祛瘀、止血、通经。《本草汇言》载"茜草治血，能行能止。余尝用酒制则行，醋炒则止。活血气，疏经络，治血郁血痹诸证最妙，无损血气也"。《本草经疏》载"茜根，行血凉血之要药也。非苦不足以泄热，非甘不足以活血，非咸不足以人血软坚……甘能益血而补中，病去血和，补中可知矣。苦寒能下泄热气，故止内崩及下血"。现代药理研究显示本品有明显的促进血液凝固和抗炎作用，其温浸液能缩短家兔血浆复钙时间、凝血酶原时间及白陶土部分凝血活酶时间，能纠正肝素所致的凝血障碍。

仙鹤草苦、涩，平，归心、肝经，功效为收敛止血、截疟、止痢、解毒、补虚。临床上广泛用于全身各部位的出血证，如咳血、吐血、尿血、便血、崩漏下血。因其药性平和，凡出血而无瘀滞者，无论寒热虚实，皆可应用。《滇南本草》载其"调治妇人月经或前或后，红崩白带，面寒背寒，腰痛，发热气胀，赤白痢疾"，《百草镜》载其"下气活血，理百病，散痞满，跌扑吐血，崩、痢、肠风下血"。现代药理研究显示仙鹤草有止血作用，仙鹤草素钠盐可使血小板数量增加，血清 Ca^{2+} 含量增加，凝血时间缩短。小鼠注射仙鹤草素后，出血时间缩短 65%。仙鹤草的水提物和酸提物均有一定的抗炎收敛作用。

康教授认为，崩漏的病因虽较为复杂，但大抵可概括为热、虚、瘀三个方面，三者可互相兼加、互相转化。因此，康教授治疗崩漏常在辨证施治的基础上，同时加入此"三草"，相须为用，急则治其标，既清热凉血止血，又补虚收敛止血，同时又能祛瘀止血，止血而不留瘀，加强塞流之功，正所谓"留的一分阴血，尚存一分生机"，效果甚佳。

九、常用外治法

1. 中药热奄包（中药热敷法）

中药热敷法是把中草药装入药袋浸湿，蒸热后放在患病局部进行热敷熏熨治疗疾病的一种方法。通过奄包的热蒸气使局部的毛细血管扩张，血液循环加快，利用其药效和温度达到温经通络、调和气血、祛瘀止痛、调和脏腑的作用。通过多年实践，康教授对传统的热敷熏熨法进行了改进，应用于盆腔炎、痛经等的治疗，取得了较满意的效果。

（1）适应证：盆腔炎、痛经。

（2）禁忌证：热敷部位有创伤、溃疡者及对药物成分过敏者禁用。

（3）协定处方：红藤 60g，千年健 30g，透骨草 30g，丹参 30g，追地风 30g，独活 15g，羌活 15g，蒲公英 30g，败酱草 30g，蜂房 15g，红花 15g。

（4）操作方法：把一剂药（300g）装入布袋缝好，放在清水内浸透后放在蒸锅内，开锅后蒸 20 分钟，取出晾至药袋温度 40℃左右将药袋放在下腹部输卵管卵巢对应部位，若药袋过热时可先加垫毛巾隔离降温，待温度适合时再放在皮肤上。室温低时可于药包上加放热水袋，以保持恒温，防止热气散失过快。每次热敷 30 分钟，以后每次将药袋蒸热蒸透即可使用，每剂药连续使用 5 次，每日 1～2 次。

（5）注意事项：①勿使药袋温度过热，以免烫伤皮肤。②热敷时要保持一定的温度及时间。③夏季为防止药物变质失效，用毕放凉后可存放于冰箱。

④避免误服。

2. 中药保留灌肠

中药保留灌肠又称肛肠纳药法，是将中药煎剂自肛门灌入，保留在直肠结肠内，通过肠黏膜吸收治疗疾病的一种方法，具有清热解毒、软坚散结、活血化瘀等作用。

（1）适应证：盆腔炎。

（2）禁忌证：肛门、直肠、结肠术后，严重腹泻、肛门疾病、急腹症者，消化道出血者，女性月经期、妊娠期及产褥期等禁用。

（3）协定处方：红藤 15g，败酱草 15g，土茯苓 15g，车前子 15g，醋三棱 15g，醋莪术 15g，忍冬藤 20g，当归 20g，丹参 30g，皂角刺 15g。

（4）操作方法：患者排便后取左侧屈膝卧位，臀部垫高，垫上治疗巾，暴露肛门，身体放松，肛管轻轻插入 15cm，将 200mL 25～35℃中药液缓慢灌入，灌肠完毕后尽量减少活动，药液在体内保留 1 小时左右为宜。每日睡前 1 次。

（5）注意事项：①调节室温，必要时屏风遮挡。②直肠给药前，嘱患者先排空大小便。③据四季室温及患者耐受程度调节灌肠药物温度。

3. 穴位贴敷

穴位贴敷是以中医经络学说为理论依据，把药物研成细末，用醋调成糊状，再直接贴敷穴位的一种无创外治法。穴位贴敷疗法是传统针灸疗法和药物疗法的有机结合，其实质是一种融经络、穴位、药物为一体的复合性治疗方法。

（1）适应证：盆腔炎，痛经，月经失调。

（2）禁忌证：贴敷部位有创伤、溃疡者，对药物或敷料成分过敏者，孕妇及瘢痕体质者禁用。

（3）协定处方：丁香、肉桂、细辛、延胡索、川芎、红花各等分研末。

（4）操作方法：局部清洁后，将制备好的药糊直接贴压于神阙、关元、气海、子宫、中极、足三里等穴位上，然后外覆医用胶布固定。24 小时后去除，每周 2 次。

（5）注意事项：①应将所贴敷之药固定牢稳，以免移位或脱落。②药物随调配随用，以防溶剂挥发。③贴敷药物后注意局部防水。④贴敷后若出现范围较大、程度较重的皮肤红斑、水泡、瘙痒或全身过敏现象，应立即停药，进行对症处理。

4. 脐中疗法

在所有的针灸穴位中，神阙穴（即肚脐）是结构最特殊、定位最明确的腧穴，其特殊性及与整体联系的广泛性是其他任何体穴所无法比拟的。《医宗金鉴》明确指出了神阙穴能"主治百病"。脐中疗法是以制成一定剂型的药物（如糊、散、丸等）对脐部施以敷、贴、熏、灸等物理刺激，以激发经气，疏通经络，促进气血运行，调节人体阴阳与脏腑功能的一种外治法。临床中将这一理论与妇科疾病的病理生理特点相结合，制定了几种脐中疗法的协定处方，以期调理患者的体质，与内服药联合应用，往往能起到事半功倍的效果。

（1）适应证：痛经、盆腔炎、月经失调、带下、宫寒不孕等。

（2）禁忌证：贴敷部位有创伤、溃疡者，对药物或敷料成分过敏者，瘢痕体质者禁用。

（3）协定处方

痛经、月经后期、月经量少方（孕期禁用）：丁香、肉桂、细辛、延胡索、川芎、红花各等分研末，黄酒调糊。

腹泻、宫寒不孕方：补骨脂、吴茱萸、炒白术、肉桂、五倍子、五味子等分研末，黄酒调为糊。

下焦湿热、便秘、带下、盆腔炎方（孕期禁用）：大黄、枳实、厚朴、芒硝、败酱草、土茯苓等分研末，醋调为糊。

（4）操作方法：局部清洁后，将已制备好的药糊直接贴压于神阙穴上，然后外覆医用胶布固定，24小时后去除，每周2次。或将已制备好的药糊填于脐中，上置艾灸盒，施以灸法，每次30分钟，每日1次。

（5）注意事项：①应将所贴敷之药固定牢稳，以免移位或脱落。②药物随调配随用，以防溶剂挥发。③贴敷药物后注意局部防水。④贴敷后若出现范围较大、程度较重的皮肤红斑、水泡、疹痒或全身过敏现象，应立即停药，进行对症处理。

5. 阴痒外洗

阴痒外洗是用中草药煎剂擦洗外阴，通过清洗或纱布蘸药外敷局部以达到清热燥湿、祛风杀虫止痒的一种方法。临床中针对不同性质的阴道炎，加减应用效果颇佳。

（1）适应证：阴道炎，外阴白斑。

（2）禁忌证：对药物成分过敏者禁用。

（3）协定处方：黄柏10g，苦参10g，蛇床子10g，地肤子10g，白鲜皮10g，薄荷10g，蒲公英15g，紫花地丁15g，百部10g，牡丹皮10g。

滴虫性阴道炎致痒，加乌梅、枯矾；真菌性阴道炎致痒，加紫草、土荆皮、紫荆皮、鹤虱；老年性阴道炎致痒，加补骨脂、山茱萸；外阴白斑致痒，加山茱萸、补骨脂、乳香、没药、丹参、冰片、白及（有破溃者）。

（4）操作方法：中药煎煮至200mL，药液温度20～35℃。外敷时，患者平卧于床上，双腿微曲，取膀胱结石位，将纱布蘸取药液敷于外阴瘙痒处，15～30分钟，自然晾干。外洗时，取蹲位或坐于马桶上，用上诉药液清洗外阴，自然晾干。每日1～2次。

（5）注意事项：①药液不宜过热，以免损伤皮肤，加重病情，温度控制在20～35℃。②清洗时不要搔抓，轻轻冲洗或擦洗，以免抓伤皮肤。

6. 阴肿坐浴

阴肿坐浴是用中草药浓煎成液，患者蹲坐浴药液中以达到清热解毒、化瘀消肿、消肿排脓的一种方法。临床中主要针对急性前庭大腺炎、急性外阴炎等。

（1）适应证：急性前庭大腺炎，急性外阴炎。

（2）禁忌证：已破溃流脓者及对药物成分过敏者禁用。

（3）协定处方：土茯苓30g，野菊花30g，蒲公英30g，天葵子30g，黄柏30g，冰片20g，皂角刺30g，败酱草30g，赤芍30g，紫花地丁30g。

（4）操作方法：中药煎煮至200mL，药液温度25～35℃，患者蹲坐浴于药液中，坐浴15～30分钟，自然晾干。每日1～2次。

（5）注意事项：药液不宜过热，以免损伤皮肤，造成脓肿破溃，温度控制在25～35℃左右。

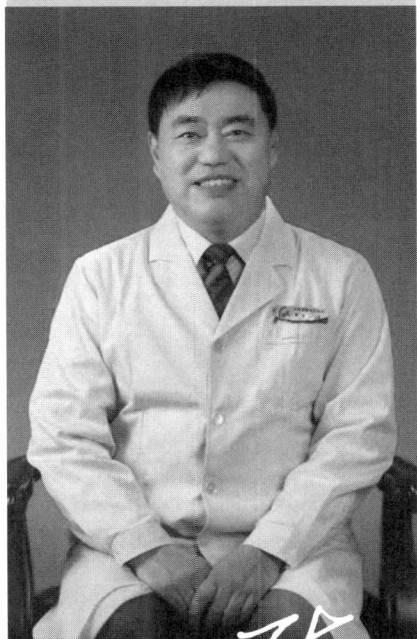

陈生

继承临证路漫漫，融汇各家求其精

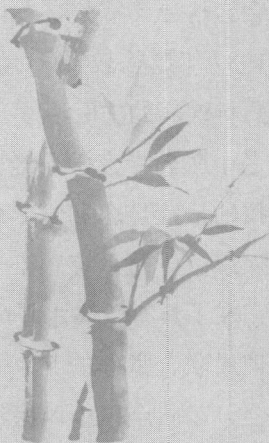

医家简介

陈生（1958年1月生），主任医师，北京中医药大学兼职教授，曾任北京市鼓楼中医医院男科主任。祖父陈慎吾系近代著名伤寒学家、中医教育家、北京中医学院（现北京中医药大学）教授及第一任伤寒教研组组长。父亲陈大启是北京市第二医院中医主任医师、北京市基层老中医药专家学术经验继承工作指导老师、"陈慎吾名家研究室"负责人。陈教授从小受先辈耳濡目染的中医熏陶，希望能成为一名医生。1977年，考进了当时的北京第二医学院（现首都医科大学）中医系，1982年毕业后，一直在北京市鼓楼中医医院从事中医临床工作，直至退休。

陈教授先后被授予"东城区优秀青年知识分子""北京市跨世纪优秀人才""东城区有突出贡献的优秀知识分子""北京市先进工作者"等称号，先后当选东城区第十届政协委员和北京市第十二、十三、十四届人民代表大会代表。曾兼任中华中医药学会男科分会常务委员、世界中联男科专业委员会常务委员、中国民族医药学会男科专业委员会常务委员、国际中医男科学会副主席、中国中医药研究促进会生殖医学分会常务委员、全国中西医结合医师学会中医男科专家委员会委员、北京中医药学会男科专业委员会副主任委员、北京中西医结合学会男科分会常务委员、北京中医药学会传承工作委员会委员等职。

1987年起陈教授开始从事中医男科工作，随著名中医男科专家陈文伯教授专攻男科疾病的中医治疗。1990年和1997年，陈教授分别被确定为北京市和国家级老中医药专家学术经验学术继承人。在此期间，他系统学习并总结了陈文伯教授的治疗经验和学术成就，系统掌握了男性不育症、男性性功能障碍、前列腺疾患、生殖系统感染及男性亚健康状态的中西医有关理论。陈教授与同事共同完成了具有较高水平的论文20余篇，被邀请参加世界卫生组织与国家中医药管理局联合举办的北京国际传统医学研讨会、首届亚洲及大洋洲男性学学术研讨会、首届全国中西医结合男性学学术研讨会及第三、四、五、六届全国中医男性学学术研讨会。陈教授负责和参与了《实用中国男性学》《中医中西医结合不孕不育治疗新进展》《现代难治病中医诊疗学》《五十二种疾病诊断标准》《男科新论》《男性性功能障碍》《中国现代百名中医临床家陈文伯》等有关学术专著的撰写工作，在退休后还在父亲和柴松岩、王文友、王彦恒、王焕禄、王凤岐、李贞吉等前辈医家指导下，编纂再版了《陈慎吾金匮要略讲义》《陈慎吾伤寒论讲课实录》《陈慎吾详解伤寒论方证与药征》《陈慎吾经方要义表解与伤寒心要九讲》4部反映其祖父学术思想的专著。

陈教授主持和参与多项重大课题，其中2项成果被收入"国家中医药管理局科技成果数据库"，与海军总医院合作完成一项有关阳痿的科研课题获得全军科技进步奖三等奖，主持的"抗体平对抗精子抗体阳性男性不育患者精子膜结构的影响"课题先后荣获中华中医药学会科学技术奖三等奖和华夏医学科技奖三等奖。

2003年2月至2005年6月，陈教授先后3次被国务院侨办选定为国家中医专家团成员赴泰国、印度尼西亚和新加坡讲学、义诊及健康咨询，与当地中医界进行了广泛的学术交流，并深入印度洋海啸重灾区泰国为华侨华人提供高质量的中医服务，诊治了大量华人及当地群众，受到了当地群众的热烈欢迎。在此期间，他被泰国曼谷泰纳康宁医院、新加坡同济医院聘为中医顾问，并受邀再次赴曼谷举办学术讲座，部分讲稿在泰国《泰中医药杂志》发表。2003年4月至6月，在北京非典型肺炎流行期间陈教授被确定为中医治疗非典型肺炎专家组成员，直接参加了中医治疗非典型肺炎的科研工作，并出色完成了工作。2006获得"北京市优秀中青年中医"称号。

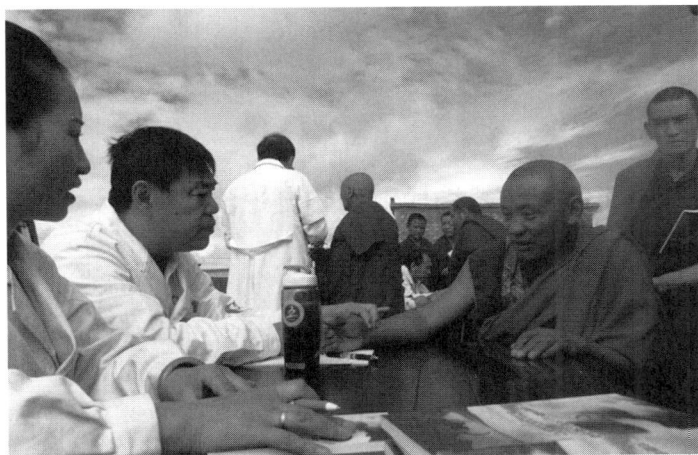

◎　陈生义诊

陈教授担任北京市中医药薪火传承"3+3"工程项目"陈文伯名医传承工作

站"负责人。并参与了陈慎吾名家传承工作室和北京市基层名老中医陈大启传承工作室的工作。在此期间，陈生还被中华中医药学会授予"全国名老中医继承工作高徒奖"。2011年，他领导的陈文伯名医学术传承团队被国家中医药管理局确定为"全国名老中医传承工作室"。

在中医教学方面，陈生努力传承祖父、父亲和陈文伯老师经验，2003年至2013年，连续11年承担北京联合大学特殊教育学院针灸推拿系本科中医外科教学工作。2012年起，连续两届被北京中医药大学聘为兼职教授，并多次担任北京中医药学会继续教育学习班和讲座授课教师。

在中医科普工作方面，他作为特邀专家，在中央人民广播电台和北京人民广播电台举办的系列健康讲座中，讲授男科疾病的中医治疗与预防，先后播出30余讲，深受听众的欢迎。近年来，他还多次在北京电视台"养生堂"、MSN名医讲堂、"魅力中国"网络电视台、搜狐网站、《健康报》《中国中医药报》等公众传播媒体传授中医保健知识，并利用参加"中医名科进社区""中医中药中国行""北京中医药文化节""北京中医药文化宣传周"及国家中医药改革发展试验区地坛养生园中医药咨询等社会公益活动，深入机关、科研单位、武警营区和街道社区，举办中医健康讲座，提供健康咨询，为在社会公众中普及正确的中医知识做出了贡献，先后被中华中医药学会和北京市卫生健康委员会授予"全国百名优秀中医科普工作者"和"北京健康咨询专家"称号。

学术思想

一、坚持中医理论体系指导下的辨证论治

陈教授认为，中医理论体系指导下的辨证论治体系是中医的精华。他常引用祖父陈慎吾先生在自编讲义序言中的一段话"《伤寒论》是一部讲辨证论治的专书，以伤寒命名者，盖因伤寒传变最快，变证最多，治疗最难，善后调理比一般疾病较为完备，故举以为例"。中医必读的经典著作之一《伤寒论》的核心内容为辨证论治，这是中医能够保持生命力的重要原因。陈教授认为，今天距《伤寒论》成书的时代已过去2000余年，许多疾病都是张仲景等前辈没有遇见过的，而今有些原方在今天仍然用之有效，有些稍做改动即可出新，原因即为

有中医理论体系指导下的辨证论治这一科学方法的指导。

例如，男性不育症是指夫妇婚后同居 2 年以上，未采用避孕措施，女方未受孕而原因属于男方的一类疾病的总称。可由于精液异常和性功能障碍两方面原因引起，从染色体异常的克莱里菲尔特综合征到常见的慢性前列腺炎均包括在内。精液异常一般指精液中精子过少、死亡率过高、活动能力低下、畸形精子过多、精子凝集及精液中无精子等。如此复杂，如何治疗？而依据中医理论体系，这类疾病与仲景所论一样，最根本的原因为阴阳不和，体内阴阳两大物质系统失去了动态平衡，有些为先天禀赋不足、发育不良所致，有些则为后天内外诸邪侵害而成，如外感六淫、内伤七情、饮食不节、房室过频、跌打损伤、交妓冶游感染毒邪及食用棉油、接触放射线、误服药物等皆可耗损肾之精气。不采用中医辨证论治的方法对其无从下手，无法进行诊断与治疗。

另外，一个简单证候亦有截然不同的证型。例如，陈教授在总结祖父陈慎吾先生的经验时发现，《伤寒论》中仅桂枝汤证而出现的"喘"就有多种情况，有"医反下之，利遂不止，脉促者，表未解也，喘而汗出者，葛根黄芩黄连汤主之""汗出而喘，无大热者，属麻黄杏子甘草石膏汤""下之微喘者，表未解，桂枝加厚朴杏子汤主之"等，因此，对太阳病桂枝汤证或汗或下或未经治疗的喘证进行全面分析对比，才能了解其在症状、病因、病机、治疗诸方面之不同，全面掌握桂枝汤证兼喘证的治法。再如，《伤寒论》中出现"渴"的条文甚多，具体分为 8 种情况：①白虎汤、白虎加人参汤证之大汗出烦渴，为里热盛、津液伤，治疗方法为清里热、生津液。②五苓散证之小便不利兼渴，为表邪未尽解、水蓄不行之太阳蓄水证，治疗方法为解表利水。③猪苓汤证之渴，为阳明热俱盛，治疗方法为利水生津。④小青龙汤证之表不解或渴，为心下有水气，治疗方法为解表散水。⑤小柴胡汤证之或渴，为邪入少阳、三焦不通、津液不布，治疗方法为和解少阳。⑥大结胸证之渴，为热邪内陷、与水结于心下，治疗方法为除水热结实、破坚镇痛。⑦茵陈蒿汤证之渴，为湿热相蒸、身热发黄，治疗方法为清热利湿。⑧柴胡桂枝干姜汤证之渴，为津液伤且水不行，治疗方法为和解太少、兼治水饮。只有这样，才能深刻理解贯穿《伤寒论》全书的辨证论治思想。

此外，辨证论治过程中还应注意因人、因时、因地制宜，例如，在治疗因阳气不足而致的少精不育症时，多以温阳益肾之剂使用 1 个月，在患者自述症状明显改善、精子数量亦明显升高后，非按一般常法而效不更方，而是逐渐减少温阳之品，适量加入育阴之剂。阳虚患者通过温阳治疗人体阴阳已达到相对平衡，继续用温阳药就会出现阴虚阳亢之势，使病情又趋加重，医者不可不察。再如，一般认为前列腺炎多为湿热下注，多以清热利湿为主法治疗。但有些患者可见畏寒、尿频等寒象，常规治法非但无效，反致症状进一步加重。此乃不审阴阳、机械套用西医学思路之故。诊察任何疾病，虽有西医学诊断，皆应以中医理论指导，辨明寒热虚实，了解其阴阳盛衰，寒者温之，虚者补之，调和阴阳大法贯穿于治疗始终，不能简单仅凭西医学诊断即遣方用药。

因此，陈教授认为，无论是对一个复杂的"病"还是对一个简单的"证"，都应根据其变化，在中医辨证论治的理论体系指导下选择相应的治法，方能效如桴鼓，不可拘泥于一方一药，更不能以一张所谓"秘方"包治百病。有时看似非常普通，谁都了解的经典方药，用得恰当则可治愈顽疾，而其精髓在于具有深厚的中医基本功底，找到病机的关键所在，辨证精确无误，治法选择得当。此时，几乎每张处方都可以成为治愈顽症的"独到经验"，而这些"经验"可能就在最普通的中医教科书中。这才是成为"名医"的关键，也是治疗各类疾病最重要的指导思想，即受之渔而非受之鱼。当然，要想做到这一点并非一日之功，有时甚至须花费毕生精力。因此，脚踏实地，打好中医辨证论治的基本功，学会其基本方法和思路，用之于自己的临床实践，是医者一生都需要做的功课。

二、主张各家学说融会贯通，取诸家之所长

陈教授的祖父陈慎吾先生主张"汇通"的学术思想促使其形成了必须学习吸收各家之所长，将其融会贯通并应用于自己临床实际的观点。他系统学习陈文伯教授"肾为本中之本"的理论，"病证结合"的疾病辨治观，"燮理阴阳"为根本大法的治疗原则，对陈老的男科理论与实践经验有了较深的理解。同时按照陈老的要求，系统总结整理了自《黄帝内经》至民国各主要医家对男科的主要论述，对男科疾病规律有了更全面的认识。例如，一般认为金元时期以前对阳痿的认识多是肾阳虚，但陈生在整理相关文献时发现《素问·阴阳应象大论》载有"年六十，阴痿，气大衰，九窍不利，下虚上实，涕泣俱出矣"，描述了肾气虚馁后的衰竭状态，其中包括了阳痿，并较为明确地提出致阳痿的原因之一为肾气大衰。此外，《黄帝内经》还提出了男性性功能障碍与肝、心两脏有关的论点。《素问·痿论》中有"思想无穷，所愿不得，意淫于外，入房太甚，宗筋弛纵，发为筋痿"，说明人体的情志所伤、肝伤筋痿与纵欲无度、耗精损阳同样是阳痿致病的重要因素。《灵枢经·经筋》和《灵枢经·本神》中有"热则筋弛纵不收，阴痿不用""恐惧而不解则伤精，精伤则骨酸痿厥"，说明邪热内

蕴与恐惧伤精也是阳痿的致病原因。《灵枢经·经筋》又进一步指出"足厥阴之筋……上循阴股，结于阴器，络诸筋。其病……阴器不用，伤于内则不起，伤于寒则阴缩入，伤于热则纵挺不收"，认为阴器不用一证与肝关系密切，精气不足，肝失所养，则不能勃起；肝经感受寒邪，则阴器收缩；肝经感受热邪，则勃起不易消退，指出了肝对维持正常性功能的重要作用。《素问·五常政大论》和《素问·本病论》中有"太阴司天，湿气下临，肾气上从，黑起水变……阴痿气大衰而不起不用""民病大厥，四肢重怠，阴萎少力，天布沉阴，蒸湿间作"的论述，指出寒湿为患亦为阳痿的致病因素。后世医家的学术观点更是不胜枚举，叶天士甚至有阳痿亦有因阳明胃气不足而致的论述，提出治疗宜"通补阳明"，还有因"郁损生阳者，宜从胆治"的观点。

陈教授认为，对于一个疾病的认识，每位医家都有自己独到的观点和实践经验，都有较高的学术价值。以阳痿为例，无论补肾、疏肝、健脾、活血，甚至养心、安神，都是治疗该病的重要法则，应该全面了解掌握，兼容并蓄，在中医辨证论治的理论体系指导下，融会贯通，综合运用，甚至西医学的心理治疗、行为疗法，都可以拿来为中医治疗服务。在临床实践中，陈教授在坚持以陈文伯教授的学术思想为指导辨证治疗男科疾病的基础上，把西医学关于性活动弱势反射、性生活应选择时机、性活动方式需要不断"更新"、性伴侣应积极配合等内容作为辅助治疗注意事项，用于对患者的科普宣传，明显提高了中医药的临床治疗效果。

陈教授认为，中医从医巫分离开始，甚至是在医巫分离过程中，就把当时最先进的天文、地理、气候、植物、药物、人体生理病理变化规律，以及阴阳五行等哲学植入医学。陈教授认为，正是因为具有先进的理念和方法，中医到今天仍然能有一席之地，而与它同源的巫术早已湮没在历史长河之中。而几千年来的发展亦是不断总结新鲜经验，吸收更多发展成果的结果。如外来药物品种的不断扩大、对疾病认识的不断深化、治疗方法及方药的不断丰富完善和创新等。至金元时期以后，刘完素、张从正、李东垣、朱震亨四大家理论的突破更新，明清温病学的诞生和各类疾病治疗日趋多样化，各家学说的出现，清末民初的衷中参西等，无一不是中医对人体生理病理变化规律认识的逐渐提高并与当时科学技术发展相结合的结果。陈教授认为，当前应通过不断引进现代科学技术手段来完善中医、应用于中医临床实践，促进中医的发展。陈教授认为，应该从最简单、最基础、能做到的做起，点点滴滴地逐步积累。实际上，近现代一些中医先贤已经做了许多这方面的探索，如张锡纯试图把阿司匹林视同解表发汗药纳入中医体系等，虽未成功，但其方法不失为一条创新的思路。陈教授的老师陈文伯先生也在这方面做了一些探索，在《中国近代百名临床家丛书——陈文伯》一书中，陈文伯先生提出"中医学要发展必须有'容纳百川'之胸怀"，并结合人体科学研究前沿的进展，探讨了基因组学说与中医学的关系。

陈教授在传承名老中医经验的工作中对此进行了深入思考和探索，他在总结传承工作的文章中写道："对名老中医经验的传承亦必须跟上时代的步伐，把各种现代研究手段和研究方法应用于名老中医经验传承是做好这一工作的重要部分。临床方面，如何把老师的验案以科学手段加以梳理，使之成为可重复、可推广的诊疗方案；理论方面，老师的验案有哪些依据，如何被科学的实验方法所证实，都是推动传承工作不断前进必须深入研究的问题。名老中医传承工作必须把各种能用来促进其发展的现代研究手段全部加以很好地利用，使其上一个新的台阶。"

为贯彻这一思路，陈教授认为，应该做3方面的工作。①借鉴现代科学的方法学，将陈文伯先生的经验进行规范化总结。具体做法是，首先把陈文伯先生的成功个案加以整理，形成一定数量的小样本类案，进行回顾性总结，找出初步规律，以此作为预实验报告，在此基础上，设立前瞻性科研课题，探索其规律，并通过申报各级科研项目的方式，接受通用的科学方法检验，逐步形成可运用于临床的诊疗规范。②主动与科研机构合作，将高新技术检测手段作为陈文伯先生验案总结的观察指标，验证老师的临床经验，客观评价其疗效，并从较深层次探讨名老中医经验的作用机理。③通过引进现代化检测指标，探索中医辨证分型的规律。如中医传统的望诊舌苔黄厚腻可诊为湿热，能否探索利用可视性电子影像丰富湿热的望诊诊疗手段，不一定局限于"望"舌苔，也可根据临床经验"望"某些其他特定部位，还可以以某些化验检查指标丰富切诊的内容，逐步通过资料的积累形成可以诊断湿热的第五诊、第六诊。当然这不是取代自古以来中医成熟的望舌诊法，也不是实现所谓舌诊标准化，更不是取消对中医湿热证候的科学认识。目前，中医研究以现代检测指标证实疗效的项目居多，而将现代检测指标引入中医辨证规律研究的项目较少，常见的精室湿热、肾阴不足等证型除脉证外并没有检测指标可以证实，男科名老中医的辨证分型方法缺少规范的客观依据。为此，他曾以临床病历为依据，研究了血浆睾酮这一西医学检测指标与陈文伯先生"肾阳不足"辨证之间的关系，发现阳气不足证候越严重，睾酮值越低，存在一定的相关性。他们还按照这一思路，申报并完成了北京市中医管理局课题"男性不育的中医证型与精液自由基的相关性研究",在依据陈文伯先生辨证分型经验的基础上,与中国科学院生物物理研究所合作,将其具有自主知识产权的精液自由基检测方法应用于中医辨证分型过程中,通过总结中医各证型精液自由基水平变化规律,探讨陈文伯先生对男性不育辨证分型的机理,进而为丰富和发展中医辨证手段和逐渐改变中医辨证仅依赖望闻问切传统四诊的状况做出了探索。

三、男科疾病调护与预防至关重要

陈教授认为,在《伤寒论》中,张仲景主要阐述了以伤寒病为代表的疾病诊治规律,为后人提出了辨证论治的重要方法,是中医诊治疾病必不可少的重要著作。仲景在介绍疾病治疗的同时,亦十分重视疾病过程中的调护方法,《伤寒论》称之为"将息"。例如,仲景在论述桂枝汤的应用时,不仅详细记述了其适应证、药物剂量、使用方法,而且特别强调了服药期间还应"啜粥"以助发汗,达到最佳治疗效果。而近代以来,中医在治疗学领域有了较大发展,不少医家通过临床实践总结出了很多疾病的中医诊治规律,取得了一定的疗效。但在这些研究中,医生们往往重视治疗方法的研究,而忽视了对于患者的调护与日常不良生活习惯的干预,因而影响了疗效的进一步提高。陈教授认为遵循仲景"将息"法则,重视患者治疗期间的调养,深入研究疾病调护方面的注意事项,对提高临床疗效有着非常重要的意义,他以中医男科的临床实践,结合中医相关理论,总结了以下中医男科疾病调护方面的注意事项,促进了这方面研究的发展。

1. 节制欲望,防止精气耗损

陈教授认为,欲望并非仅指性欲,应包括物欲、权欲、自我价值实现欲等广泛人生目标的追求。在现代社会中,每个人都有自己的人生价值目标,也就是各种欲望,每个人都在为实现自己的目标或欲望而奋斗。男性在社会中的形象是一个强势群体,社会的普遍价值观要求男性在各方面都应优于女性。因此,男性在确定自己的人生价值目标或欲望时,往往相对较高。为了实现自己的各种欲望并获得成功,必须在学习工作等方面投入更多的时间、精力,付出更多的代价,相伴而来的是对人体精气的损耗进一步加大,从而导致包括男科在内的各种疾病的发生。如久坐学习可引起前列腺、腰椎、颈椎等疾患,忧劳过度损伤心脾可致失眠、性功能障碍、亚健康、抑郁,进而导致心脑血管疾病、肿瘤等。

《素问·上古天真论》指出"恬惔虚无，真气从之，精神内守，病安从来"，明确提出了中医防病养生的重要原则之一就是排除各种欲望，使精气固守于内，避免消耗。并进一步指出"是以志闲而少欲，心安而不惧，形劳而不倦，气从以顺，各从其欲，皆得所愿。故美其食，任其服，乐其俗，高下不相慕，其民故曰朴。是以嗜欲不能劳其目，淫邪不能惑其心，愚智贤不肖不惧于物，故合于道。所以能年皆度百岁而动作不衰者，以其德全不危也"。陈教授认为，这只是古人所描述的一种理想状态，和社会现实存在差距，似乎不合时宜。当前我们所处的时代是一个充满竞争的时代，如果不积极努力学习工作，不仅不能实现自己的人生价值，甚至生存都存在一定的危机。但是，清心寡欲作为防止疾病的一条原则确有着十分重要的意义，应当引起重视。从防病养生的角度来看，每个社会成员应该结合自己的不同情况，在清心寡欲和追求奋斗目标之间寻找一个适度的平衡点。其总的原则是，适度节制自己的欲望，在确定期望值时应符合自己的实际情况，防止因欲望过度，期望值过高，心身过劳而耗损精气，对健康带来损害。

2. 顺应自然规律，生活起居有常

一年四季之中阳气变化有其相应的自然规律，一日之中阳气亦有之变化规律，人们在生活中应顺应这些规律的变化，不宜过度逆之而动。《素问·四气调神大论》载"夫四时阴阳者，万物之根本也。所以圣人春夏养阳，秋冬养阴，以从其根"。而现实生活中随着现代科技的不断进步，夏季过度使用空调降温，常致阳气受损导致各种寒证出现，冬季过度追求高室温，引发燥热之证发生，男科的前列腺炎等疾患与此有关。因此，陈教授认为，应注意应避免此种情况，保持夏季微有汗出，冬季略有寒意，对包括男性健康在内的全面健康有所裨益。此外，每日亦应保持良好的作息规律，顺应一日之中的阳气变化规律，白昼阳气旺盛，适宜活动，日西至夜晚，阳气渐入于内，适宜休息。阳入于阴则寐，阳出于阴则寤，睡眠不足时，阳气不得入于阴分潜藏而浮越于外，则可灼耗阴精，出现诸如头晕目赤、口干舌燥、溲黄便干、精神疲惫等一系列阴虚火旺之象。久之可耗伤肾精，出现肾精不足之象。而现实生活中许多男性常夜以继日地努力工作，长期处于紧张状态，脑力体力均大量透支，还有些人过度"休闲"或经常"应酬""娱乐"至很晚，追求所谓"夜生活"，日久必然耗伤精气，出现不育症（精液不液化等）、前列腺炎及性功能障碍。因此，强调保持正常的生活起居对男性健康非常重要，应"规律有常"，即长期保持规律状态。白天应合理安排工作学习，夜晚保持充足的休息时间。

3. 七情适度，保持愉悦

喜、怒、忧、思、悲、恐、惊等情志变化过度是导致疾病的重要原因，特别是怒则伤肝，肝主疏泄，疏泄失常，气机逆乱则可导致性功能障碍、不育症、前列腺炎等多种疾患，甚至可致肿瘤、心脑血管疾病、精神类疾病等。忧思伤脾，脾为后天之本，先天之精需后天之精荣养，方能司其职，过于忧虑可致脾虚而肾失所养，导致多种男科疾病。惊恐伤肾，精却气下，亦可出现遗精、阳痿、早泄等性功能障碍。即使是"喜"亦不可太过，太过则伤心，心为五脏六腑之首，心不安则五脏六腑皆摇，也能导致诸多男科疾病的发生。陈教授认为，目前男性在社会中占据着主导地位，扮演着强者的角色，面临的社会与心理压力亦相应较大。面对这些压力，不可避免地产生紧张、焦虑、烦躁、郁闷等不良情绪，而一旦罹患男科疾病，其"强者"的自尊心与自信心受到伤害，沮丧、恐惧、负疚感等必然接踵而至，其心态多较为恶劣，极端的例子甚至出现男科患者伤害医生的情况。可以说调节情志变化对男性患者来说至关重要。男性应尽量做到心情愉悦，多参加一些积极向上的健康活动，兴趣爱好广泛一些。欲望及期望值不要太高，随遇而安，适可而止，对周边的人和发生的事尽量从好的方面去理解，小事以"难得糊涂"为标准，不要斤斤计较，沉湎于不良情绪而不能自拔。此外，应使患者了解，许多男科疾病均为慢性疾病，并非短期内即可恢复，防止情绪波动影响治疗效果。

4. 合理饮食，避免过度进补

随着生活水平的提高，在饮食方面人们已不再仅仅关注吃饱，往往更多地注意如何吃好，如何吃得舒适、吃得健康。过度摄入高脂肪、高蛋白、高热量食品不利于健康，肥甘厚腻可伤及脾胃，导致湿热内蕴。《素问·脏气法时论》指出"毒药攻邪，五谷为养，五果为助，五畜为益，五菜为充"，强调各种营养需全面均衡摄入。陈教授认为，一般人不必过分强调一定要多吃什么，一定不能吃什么，但结合现代特点，应多吃谷物、蔬菜、水果，减少三高食品的摄入。有些人将补品作为日常食品添加成分，甚至为了健康长期服用补药。但是很少有人注意到，包括药膳在内的各种补药都有相应的性味之偏，只能适用于某些特定人群，如参芪适用于气虚者、鹿茸及动物鞭类适用于肾阳不足者。对大多数健康男性来说，日常饮食足以保证健康，无须药补。前文所述，只有治病（攻邪）时方用药饵，日常所需养助益充，谷果畜菜即可。《儒门事亲》中进一步指出"夫谷肉果菜之属，犹君之德教也，汗吐下之属，犹君之刑罚也。故曰：德教，兴平之粱肉；刑罚，治乱之药石。若人无病，粱肉而已；及其有病，当先诛伐有过。病之去也，粱肉补之，如世已治矣，刑措而不用。岂可以药石为补哉"，说明药物如国家刑罚一样只能针对犯罪（患病）人群，不可作为日常补益之品。过用补剂，易于化热，若蕴结于内，破坏体内阴阳平衡，可致前列腺炎等多种男科疾病，于健康实属不利。总之，不能滥补，应结合个人情况，视需要在医生指导下而进，无固定模式。

另外，仲景学说的重要论点之一是保胃气。有胃气则生，无胃气则死。胃气的充盈与否对于疾病的预后常起着非常关键的作用。陈教授传承父亲陈大启先生的观点，认为注意饮食有节是保胃气防病治病很重要的一个环节，并进一步指出饮食有节主要包括三个方面的意义：①注意食量要有节制。即便对于健康人来说，进食过量亦可损伤胃气，对患者来说更应切记进食不可过量，一般每餐七八分饱即可。然许多人不了解此点，特别是患者有时服药后，症状减轻，胃气初复，常频繁索食，而其家人亦常喜之曰"这下病可好了"，遂常无原则地满足患者要求，殊不知此时正潜藏着食复的危机，必须引起足够的重视。②注意进食的节律。这里又包含两层意思，一是进食应注意细嚼慢咽，以利食物充分消化，便于胃肠吸收；二是进食要有规律，做到定时定量，不应暴饮暴食。总之应帮助患者养成良好的进食习惯。③注意饮食结构的合理性。患者患病后，常有挑食、偏食的习惯，如有些热病患者喜冷饮，常过食寒凉之品。此必损伤胃气，导致病情加重或复发。此时，可嘱患者适当饮用温水，以保护胃气不为寒凉所伤。

此外，过度吸烟饮酒，甚至如《黄帝内经》所言"以酒为浆"，可助湿化热，引起一系列男科疾病。曾有报道，大量饮酒可降低精子质量，大大增加勃起功能障碍、前列腺炎等疾病的发病率，不宜提倡。

5. 虚邪贼风，避之有时

《素问·上古天真论》中提出的另一保健原则是"虚邪贼风，避之有时"。古人认为，外界风寒暑湿燥火过度则为致病原因，如气候的极度异常，非其时而有其气。陈教授认为，如今所处的环境，如空气和水源污染、各种食品的安全性隐患，对人们的健康构成了威胁，应属于虚邪贼风的范畴，现代多称为外界不良因素刺激。更可怕的是有些因素的危害还不全为我们所认识，对男科来讲更是如此。已知的各种物理化学因素，如高温、辐射（包括电脑、电视、手机等微电磁辐射）、接触毒物（镉、铅等重金属，部分农药除草剂、棉酚等化学品）等，可损伤男子生育功能，另外某些药物（雷公藤制剂、部分化疗药、抗高血压药、利尿药、镇静药、激素等）亦对生育功能和性功能有较大影响，都属于中医所称外来之邪耗损肾精肾气。

某些不良生活习惯对肾气的损害同样不能小觑，如许多人热衷于穿紧身裤、经常到桑拿房等高温场所"享受"、过多接触日常低辐射源（电脑、手机、电视等）等，都有可能成为导致生育力下降的危险因素。此外，陈教授认为，装修房屋购置新家具的甲醛等化学物质的刺激也是不良因素之一。因此，对此类广义的"虚邪贼风"也应做到"避之有时"，即远离各种可能的身体损害。有些因素虽不能完全避免，应尽量做到。远离桑拿房等高温场所，少穿紧身裤，非必需时少接触电脑、手机、电视等日常低辐射源，装修房屋购置新家具后不要马上居住，通风一段时间。此外，不宜过分追求"最新成果"的应用，有些新开发的药物、营养品、保健器械等的副作用需要一定时间才能被发现，人们不要盲目成为各种"新产品"试验的小白鼠。

6. 掌握相关知识，交合适度

我国古代房中家认为，适度的性生活，可以使人生活美满、精神振作，保持愉悦的心境，对促进健康有益。但若性交无度，日行数次，则可致使阴精耗伤，日久阴损及阳，导致阳事不举，或举而不坚，或举坚时短，精神萎靡，情绪低落。还可导致气血与湿热之邪搏结于下焦，致前列腺疾病发生。陈教授认为，应根据每个人的身体强弱、工作繁忙程度、营养状况，选择身体、精神状况、情绪及周围环境俱佳的情况下进行性活动，并注意方式方法。此外还应注意洁身自好，抵制所谓"性解放""一夜情"、一人拥有多个性伴侣等不良现象，这种情况一方面会导致性活动无度而损害性健康，另一方面可造成性传播疾病的感染与流行，给自己、家庭和社会均带来不良影响。

7. 锻炼身体应顺天时

锻炼身体、提高机体防病抗病能力已逐渐成全社会的共识，但陈教授认为，锻炼也应顺应自然规律，即顺天时。这里包括3层意思：①不同年龄、不同身体情况者不能千篇一律，对一般普通人来说，每天需要抽出一定时间锻炼，可慢跑（快走）、爬山、打球、游泳、打拳、健身操、健身舞、郊游等，以略感心跳加快，微汗出为度；不宜进行专业运动员式大运动量、高强度的运动。②选择方法应顺天时，即不同季节应选择不同的运动方式，如夏季不宜采取烈日下打球、跑步等致大汗淋漓的方式，冬季室外运动不宜衣着过于单薄，冷水浴与冬泳等除特殊人群外不宜提倡。③应循序渐进，持之以恒，并注意运动保护，防止运动损伤，对男性来说不宜长时间骑自行车，防止长期局部压迫致前列腺疾病。

临床经验

一、精浊

精浊在以往中医教科书中多指前列腺炎。但前列腺炎有急性与慢性之分，现多数专家认为，细考其症状，应与慢性前列腺炎更为接近，急性者为淋浊，此谈精浊，为慢性前列腺炎。西医准确的描述为前列腺的慢性炎性改变及盆底肌群功能紊乱引起的综合征。

1. 病因病机

陈教授认为，精浊可由外感湿热之邪或饮食不节，过食肥甘厚腻、饮酒等，致湿热蕴精室；或肾阴不足，虚火妄动，欲念不遂，心肾不交；或房事过频，致气血瘀滞。日久可耗损肾气，阴损及阳，致肾阳虚衰之象，临床以湿热蕴结、气血瘀滞与肾虚同时兼见为主，各有不同侧重。

2. 辨证论治

陈教授将本病临床表现归纳为三组症状。第一组为排尿改变，包括排尿不畅、尿急、尿频、尿痛，排尿时尿道有灼热感，尿意不尽、尿后余沥，尿道口时有乳白色稀薄分泌物。第二组为以会阴部为中心向周边部位放射的疼痛或不适感，包括腰骶部、下腹部、腹股沟部、阴茎及根部、睾丸、附睾、精索、甚至大腿内侧有不同程度的疼痛、坠胀、麻木或不可名状的不适感。第三组为广泛的全身不适感，包括性欲减退、阳痿、早泄等性功能改变及胸胁胀满、疲倦乏力、头晕耳鸣、失眠多梦、烦急易怒、五心烦热或畏寒肢冷等全身症状。

具体辨证可分为湿热下注、气滞血瘀、肾阴不足、肾阳虚衰。湿热下注证，治以清热利湿为法，少佐行气活血，方用萆薢分清饮、龙胆泻肝汤加减，常用药物包括萆薢、薏苡仁、茯苓、泽泻、龙胆草、黄柏、野菊花、蒲公英、车前子、川楝子、赤芍、苍术、滑石、甘草等。气滞血瘀证，治以活血化瘀、行气止痛为法，方用柴胡疏肝散、少腹逐瘀汤加减，常用药物包括柴胡、郁金、川芎、赤芍、莪术、桃仁、红花、王不留行、川楝子、延胡索、香附、乌药等。肾阴不足证，治以滋补肾阴、清泄相火为法，方用知柏地黄丸、大补阴丸加活血之品，常用药物包括知母、黄柏、生地黄、熟地黄、山药、山茱萸、女贞子、枸杞子、茯苓、泽泻、丹参、赤芍、牡丹皮等。肾阳虚衰证，治以温肾助阳为法，稍佐行气活血之剂，方用金匮肾气丸、右归丸、桂枝茯苓丸加减，常用药物包括附子、桂枝、淫羊藿、巴戟天、鹿茸、熟地黄、山茱萸、茯苓、丹参、赤芍、牡丹皮、桃仁、红花等。

【验案举隅】

黄某，男，37 岁，已婚，2010 年 2 月 10 日初诊。

主诉：会阴部胀痛不适 1 年余。

现病史：患者于去年春节饮酒后出现尿频、尿急、尿后余沥不净、会阴部胀痛不适，自服抗生素（不详）无效。后经某中医予热淋清、八正合剂等治疗，排尿不适症状基本消失，但会阴胀痛不适未见改善，时轻时重，有时可放射至下腹部，伴腰膝酸软、神疲乏力、阴囊湿热、性生活基本正常，无阳痿、早泄等性功能障碍，纳食及二便尚可。面色黄白，精神尚可，体态中等，毛发胡须分布均匀，语言清晰、声音正常，阴茎长 6cm，尿道口不红、无分泌物，双睾丸 15mL、质中、无结节及触痛，附睾亦无结节及触痛，输精管正常、无精索静脉曲张，前列腺体积稍大、质软、无结节、轻微触痛。舌暗红，舌苔白，脉沉弦。前列腺液内卵磷脂小体（++），白细胞 2～3 个/HP。前列腺彩超示前列腺体积为 3.1cm×3.6cm×4.2cm，包膜完整，内部回声欠均匀，有不规则强回声团。

既往史：饮酒，无吸烟史。结婚 10 年，育有 1 女，否认婚外性接触史。无药物过敏史。

西医诊断：慢性前列腺炎。

中医诊断：精浊。

辨证：湿热下注，气血瘀滞。

治则：清热利湿，活血化瘀。

处方：萆薢 15g，生薏苡仁 30g，蒲公英 12g，败酱草 15g，黄柏 6g，车前子 10g，泽泻 10g，茯苓 20g，滑石 30g，延胡索 10g，莪术 12g，川楝子 10g，水蛭 3g，乌药 10g，柴胡 10g，甘草 6g。14 剂，每日 1 剂，水煎服，每次 250mL，每日 2 次。

嘱禁食酒类、辛辣刺激性食品，注意生活起居规律，鼓励患者正确认识疾病，减少焦虑情绪，保持心情愉悦舒畅。另外，性生活不宜过度，每周不超过 1 次。

二诊（2010 年 2 月 25 日）：药后自觉下腹隐痛、阴囊湿热等症好转，排尿较前通畅，但仍感会阴部胀痛，舌质淡红，苔白，脉沉弦细。前方去蒲公英、黄柏，加红花 10g、川芎 10g、生地黄 15g、女贞子 10g，水蛭加至 5g，再进 14 剂，服法医嘱同前。

三诊（2010 年 3 月 12 日）：患者服药后感会阴部胀痛明显减轻，仅偶有不适，但感精神疲惫，腰痛仅较前略减轻。舌淡红，舌苔白，脉沉细弦。复查前列腺彩超示前列腺体积为 2.9cm×3.3cm×3.9cm，内部回声均匀，未见其他异常。改用陈文伯教授补肾活血之清肾增精丸（由蒲公英、薏苡仁、紫花地丁、淫羊藿等组成）和活血生精丸（由黄芪、当归、土鳖虫、水蛭等组成），每次各 1 丸，每日 2 次，再进 1 月。

2010 年 5 月 14 日，患者来院为家人取药，告知服药后症状已消失，1 个月前停药。嘱患者仍应少饮酒及辛辣之物，注意生活规律，以防复发。

按语：陈教授认为，精浊之病，其主要病机在于湿热蕴结、气血瘀滞和肾气不足三者相互纠缠，多三者并存，早期以湿热为主，中期多为气血瘀滞，后期往往有诸邪伤肾、肾气亏虚的情况存在。本案患者初期治疗以热淋清、八正散等清热利湿为法，取得一定疗效，但未兼顾进入中期的气血瘀滞，故遗留会阴胀痛始终不除。此时，陈教授治以清热活血并重，以萆薢、蒲公英、败酱草、黄柏清下焦之热，车前子、泽泻、滑石、生薏苡仁、茯苓、甘草利湿健脾，延胡索、川楝子、莪术、水蛭、乌药、柴胡活血化瘀、行气止痛，取得较明显的疗效。二诊时鉴于其湿热之象已明显缓解，唯气血瘀滞尚存，前方去清热之品蒲公英、黄柏，拟以活血化瘀为主，加红花、川芎，且水蛭加量，另外考虑到诸邪及大量清热破血之品耗伤正气，故加生地黄、女贞子以顾护肾气。再进 2 周后，不仅诸症悉去，复查 B 超，前列腺内部回声不均等炎症影像亦已消除。此时不宜再使用过于峻猛之剂，遂改用丸药缓图之，同时加大补肾之剂，活血与益肾并重，作为善后调理。另外，针对本病易受各种因素影响而复发的特点，嘱患者仍应注意饮食起居，不可大意。

二、阳痿

阳痿是指成年男子性交时阴茎痿软不举，或举而不坚，或坚而不久，无法进行正常性生活的病证。此病相当于西医所指的勃起功能障碍。

1. 病因病机

阳痿的根本病机在于宗筋失养、痿弱不举，其病因可由多方面因素构成，有些为先天发育不良、肾之精气不充；有些为后天内外诸邪影响，如卒受惊恐、抑郁不舒的情志因素，身体劳倦，房事频繁对肾气的耗损，湿热下注、气血瘀滞等实邪的侵扰，误服药物、酗酒等，均可引发本病。本病大致可分为命门火衰、惊恐伤肾、心脾不足、肝气郁结、湿热蕴结、精气不充、血瘀络阻等情况。

2. 辨证论治

阳痿的证型复杂，有虚有实，有寒有热，虽然肾气虚馁、命门火衰者占其大半，但不可忽视其他证型而一味补肾壮阳。应针对不同病因，灵活运用各种治疗方法，使精气充盈、气机和顺、阴平阳秘、宗筋得润。以此作为最终治疗的目的，方可取得满意疗效。

命门火衰者，治以补火育阴为法，方用右归丸、太乙金锁丸加减，常用药物包括熟地黄、山茱萸、枸杞子、附子、巴戟天、肉苁蓉、肉桂等。惊恐伤肾者，治以养心益肾为法，方用宣志汤、远志丸加减，常用药物包括石菖蒲、远志、柏子仁、炒酸枣仁、五味子、阳起石、肉苁蓉、太子参、熟地黄等。心脾不足者治以补脾益肾为法，方用归脾汤、养心汤加减，常用药物包括党参、远志、炒酸枣仁、茯神、白术、生地黄、淫羊藿、肉苁蓉等。肝气郁滞者，治以舒肝振痿为法，方用柴胡疏肝散加通络益肾之品，常用药物包括柴胡、白蒺藜、香附、当归、白芍、川芎、九香虫、蜈蚣、巴戟天、韭菜子等。湿热蕴结者，治以清利湿热坚阴为法，方用五味消毒饮加利湿益肾之品，常用药物包括蒲公英、紫花地丁、野菊花、生薏苡仁、泽泻、车前子、滑石、生地黄、女贞子、枸杞子、甘草等。精气不足者，治以益肾填髓为法，方用人参鹿茸丸加减，常用药物包括鹿茸、雄蚕蛾、人参、淫羊藿、蛇床子、巴戟天、柴狗肾、山茱萸、枸杞子、当归等。血瘀络阻者，治以活血通络益肾为法，方用血府逐瘀汤加通络益肾之品，常用药物包括当归、川芎、红花、土鳖虫、水蛭、蜈蚣、阳起石、蛇床子、雄蚕蛾、熟地黄、女贞子等。

【验案举隅】

李某，男，28岁，已婚，1998年12月12日初诊。

主诉：阳痿1年余。

现病史：患者1年来阴茎举而不坚，逐渐加重，自服"肾宝"等补肾壮阳药效果不显。现感阴茎勃起不坚，性生活不满意，兼见尿频、尿后余沥不尽、尿中时有白浊，会阴部胀痛不适，可放射至阴茎头部，阴囊湿热，腰膝酸软，无明显畏寒肢冷等症，纳可，大便正常。面色红润，精神尚可，体态适中，语音低沉洪亮，毛发胡须分布均匀，阴茎长6cm，双睾丸18mL、质中、无结节及触痛，附睾亦无结节及触痛，输精管正常，前列腺检查体积不大、质地中等、压之稍有不适、未及包块，余未见异常。舌暗红，苔黄厚腻，脉沉弦。前列腺液内卵磷脂小体（＋＋），白细胞 8 ～ 10 个 /HP。

既往史：5 年前曾患慢性前列腺炎，至今未治愈，否认其他疾病史。少量吸烟饮酒，结婚 3 年，未育。无特殊遗传疾病。无药物过敏史。

西医诊断：勃起功能障碍，慢性前列腺炎。

中医诊断：阳痿，精浊。

辨证：精室湿热，闭阻下元。

治则：清热利湿，兼顾肾气。

方药：清热抗炎冲剂（由马齿苋、柴胡、黄芩、黄柏、金银花等组成，每袋 12g，北京市鼓楼中医医院内部制剂）60 袋，清肾增精丸（由蒲公英、薏苡仁、紫花地丁、淫羊藿等组成，每丸重 9g，北京市鼓楼中医医院内部制剂）60 丸。

清热抗炎冲剂每次 1 袋，开水冲服，清肾增精丸每次 1 丸，开水送服，每天均为 2 次，共服 1 月。

注意事项：减少性生活，每周 1 次，禁食酒类、辛辣刺激性食品，保持心情愉快。

二诊（1999 年 1 月 16 日）：药后自觉尿频、尿后余沥不尽、会阴部胀痛不适、阴囊湿热等症好转，排尿较前通畅，阴茎勃起亦较前有力，但仍腰酸，舌质红，苔白、中心厚腻，脉沉弦。前方去清热抗炎冲剂，清肾增精丸增至每次 2 丸，每日 3 次，连服 1 月。服法医嘱同前。

三诊（1999 年 2 月 14 日）：患者服药后，感精神体力充沛，勃起状况继续好转，可有较为满意的性生活出现，但并非每次均达到满意程度，腰酸痛等其他症状已基本消失。舌质仍红，舌苔白、中心仍厚腻，但较前明显变薄，脉沉弦。继服清肾增精丸，每次 2 丸，减为每日 2 次，连服 1 月。

四诊（1999 年 4 月 17 日）：患者因琐事未能及时复诊，自行停药 1 月，勃起基本正常，可维持 20 分钟左右，未诉不适。舌质红，舌苔已转为薄白，脉沉弦。鉴于患者已基本恢复正常，应其要求暂停药，严格禁食酒类、辛辣刺激性食品，保持心情愉快等医嘱，观察 1 月后复诊。

五诊（1999 年 5 月 10 日）：患者再次来诊，称停药后未见不良改变，阳痿已消失，性生活正常，可维持每周 1 ～ 2 次，无明显不适，舌脉均已正常。嘱患者虽阳痿已愈，可停止服药，但仍应少饮酒、少食辛辣食品，以防前列腺炎复发再致阳痿。

按语： 本案患者虽为阳痿，乃肾气不足，但细考此患者证候，并无畏寒、腰膝冷痛等阳虚内寒之象，反见阴囊湿热、尿频、尿后余沥不尽、时有白浊、会阴部胀痛不适、舌暗红、舌苔黄厚腻等湿热蕴结之象，同时有腰膝酸软等肾虚表现，自服"肾宝"等补肾壮阳药效果不显，为湿热内蕴精室在先，外邪戕害肾气所致，且合并精浊，依《黄帝内经》"热则筋弛纵不收，阴痿不用""民病大厥，四肢重怠，阴萎少力，天布沉阴，蒸湿间作"之湿热耗损肾气致痿理论，初期治疗以清利湿热为主、补益肾气为辅，方中马齿苋、蒲公英、紫花地丁、金银花清热解毒，黄芩、黄柏苦寒直折、清利下焦，薏苡仁等健脾利湿，柴胡行气助热邪消散，少佐淫羊藿等补益肾气。考虑到大量清热药可进一步耗伤正气，故每日仅服2次，未及二药最大剂量。1个月后，湿热之邪去其大半，诸证明显改善，但热并未全清而肾虚渐成主要方面，故减专清湿热之清热抗炎冲剂，以清热与益肾并重之清肾增精丸单服，剂量加大至每日3次，再服1个月，湿热见轻，肾气逐步得复，症状明显改善，故进一步减量，每日清肾增精丸仅服2次，巩固疗效，再1个月后，诸症悉去，停药以饮食调补等善后，获得满意效果。说明对肾虚所致阳痿应进一步审证求因，详辨寒热及正气损伤程度。此案患者之治疗原则为先祛湿热这一致虚原因，同时兼顾肾气之本，此后随着热邪渐去，增大益肾药物比重，清湿热与益肾气并重，并视病情走势，灵活加减，直至邪去正安，功能恢复。切不可一见肾虚即以补肾一法通治，此患者初期自服补肾壮阳之品不效即为教训，医者不可不察。

三、不育症

不育症是指夫妇婚后同居2年以上，未采用避孕措施，女方未受孕而原因属于男方的一类疾病的总称。

1. 病因病机

依据古代医家的论述，结合陈文伯教授的经验，陈教授认为，不育症可因以下因素导致。①先天之精未能充实，或后天劳倦过度、精失所养，或食用棉油、接触射线毒物，耗伤阴精。日久肾精匮乏，繁衍生育之物质基础受到损害。②素体肝肾不足、相火妄动，或欲念不遂、心火亢盛、下移于肾、扰动精室，则虚火内炽、阴精暗耗，日久阴衰精少。③素体阳气不足，或房事不节、劳倦内伤而耗损精气，或阴虚液涸迁延日久、阴损及阳。精气虚冷，元阳不振，命门火衰，失其温煦之力。④久处高温环境、过服辛燥之品，灼伤阴液；或常年夜间工作，睡眠不足，使阴液暗耗。日久则阴枯液涸，精液黏滞不化。⑤素体脾胃虚弱、中气不足，或久病体虚、七情劳倦、思虑忧劳太过，损伤生阳之气。中焦运化失司，水谷精微不能化生气血，生化之源匮乏，日久则肾所藏先天之精失其濡养。⑥嗜食醇酒及辛辣之物，湿热内生，或外感湿邪，郁而化热。湿热性重着黏滞难去，蕴于下焦，闭阻下元，一方面使水谷精微不得下润，肾失所养；另一方面，湿邪伤阳，热邪耗阴，使肾之阴阳皆为之所伤。⑦情志不遂，忧郁日久，肝失条达，疏泄无权，则气血不能正常运行；或因跌打损伤后瘀血内阻，郁结于阴器周围，闭阻精脉，使精气无以化生。上述诸因素导致肾所藏之精气受到损害，不能处于充盈状态，阴阳失去动态平衡，阳气不充，阴无以化，精无以成，故而生育能力丧失。

2. 辨证论治

陈教授认为，本病主要病机为肾虚，又多与肝、心、脾等脏有关，且细考其虚，亦可分为精虚、气虚、阴虚、液虚、阳虚等诸种不同，同时又多兼见气滞、血瘀、湿热等各种实邪影响，可呈虚实夹杂之象。治疗时应辨明标本虚实，以仲景精确辨证施治法，分不同情况，或以扶正为主，或以祛邪为主，标本兼顾，并注意证候之动态变化，灵活运用育阴、助阳、益气、填精、清热、利湿、行气、活血、解毒、化痰、散结诸法，使邪去正安，精气充盈，则可使生育能力得复。

精气不足者，治以益精填髓为法，常用药物包括淫羊藿、仙茅、熟地黄、枸杞子、肉苁蓉、女贞子、柴狗肾、巴戟天等。肾阴不足者，治以育阴清热为法，常用药物包括知母、黄柏、生地黄、熟地黄、枸杞子、天冬、山茱萸、女贞子等。肾阳不足者，治以温肾助阳为法，常用药物包括附子、肉桂、仙灵脾、菟丝子、鹿茸、枸杞子、熟地黄、肉苁蓉、巴戟天等。肾液枯竭者，治以滋阴生液为法，常用药物包括天花粉、玄参、麦冬、天冬、生地黄、枸杞子、山茱萸、女贞子、知母等。气血两虚者，治以益气养血为法，常用药物包括党参、黄芪、茯苓、白术、当归、熟地黄、白芍、山药、枸杞子、巴戟天等。湿热蕴结者，治以清热利湿为法，常用药物包括龙胆草、野菊花、蒲公英、紫花地丁、茯苓、车前子、泽泻、枸杞子、女贞子、牛膝等。血瘀络阻者，治以活血化瘀为法，常用药物包括桃仁、红花、当归、土鳖虫、丹参、延胡索、熟地黄、赤芍、淫羊藿、肉苁蓉等。

【验案举隅】

王某，男，32岁，已婚，2008年12月16日初诊。

主诉：婚后不育3年。

现病史：患者结婚 3 年，未采取避孕措施，同居不育。平素性生活正常，性欲旺盛，每周同房 3～4 次，时感头晕、耳鸣，偶有腰酸腿软，神疲乏力，纳可，大便正常，小便黄赤。曾在外院检查，精子浓度较低（数值不详），某医者予补肾壮阳之剂，服后感全身不适症状加重，精液质量未见改善。面色红润，精神稍疲惫，体态适中，语音低沉洪亮，毛发胡须分布均匀，阴茎长 6.5cm，双睾丸 15mL、质地中等、无结节及触痛，附睾及输精管未见异常，未及精索静脉曲张，前列腺检查体积不大、质地中等、未及包块，余未见异常。舌质红，舌苔薄白，脉细数。精液 1mL，乳白色，质地黏稠，1 小时不液化，精子浓度未计算，精子 1 小时死亡率 80%，精子活力Ⅰ级，精液内白细胞 0～1 个 /HP。

既往史：既往体健，否认其他疾病史。大量吸烟，基本不饮酒，从事公交司机工作，经常早晚班，睡眠不规律，尤夜班较多，后半夜才能休息。无特殊遗传疾病。无药物过敏史。

西医诊断：男性不育症。

中医诊断：男性不育症。

辨证：阴液不足，精弱不育。

治则：滋阴生液。

方药：液化丸（由熟地黄、女贞子、制何首乌、知母等组成，每丸重 9g，北京市鼓楼中医医院内部制剂）180 丸。

每次 2 丸，开水送服，每日 3 次，共服 1 个月。

注意事项：忌食酒类、辛辣刺激性及温阳助火的食品，多食汁液较多的蔬菜、水果，保持睡眠充足，生活起居规律有常。

二诊（2009 年 1 月 20 日）：经向单位申请夜班减少，药后自觉头晕、耳鸣稍减，但仍腰酸乏力如前，舌质红，舌苔薄白，脉沉细。精液 2mL，乳白色，仍黏稠，但已液化，精子浓度 1100 万 /mL，精子 1 小时死亡率 70%，精子活力Ⅰ级，改用育阴填精为主的滋肾增精丸（由熟地黄、枸杞子、制何首乌、狗肾、淫羊藿等组成，每丸重 9g，北京市鼓楼中医医院内部制剂），每次 2 丸，每日 3 次，连服 2 个月。服法医嘱同前。

三诊（2009 年 3 月 24 日）：患者服前药后，感精神体力充沛，腰酸腿软乏力等症好转，未见其他不适，舌脉同前。精液 2mL，乳白色，黏稠度中等，精子浓度 3800 万 /mL，精子 1 小时死亡率 50%，精子活力Ⅱ级，较前明显改善。继以前法前方，再服 2 个月。

四诊（2009 年 5 月 28 日）：患者服前药后，除偶有腰酸外，无其他不适。

舌质红，舌苔薄白，脉沉细，但较前有力。精液 2.5mL，乳白色，黏稠度中等，精子浓度 6200 万 /mL，精子 1 小时死亡率 30%，精子活力 Ⅱ 级。鉴于患者诸症悉去，精液已恢复正常，前药改为每日 2 丸，每日 2 次，再进 1 个月，巩固疗效，建议患者选择时机，于女方排卵期前后同房。

2009 年 10 月 9 日，患者再次来院，告知其妻已于 2 月前停经，妊娠免疫检查阳性，为已孕，嘱注意保胎。

按语：男性生育能力之维持，在于肾所藏之精充盈，且阴阳平和、阴平阳秘。喻昌《寓意草》指出"欲阳之秘密，即不得不予其权于阴。正以阳根于阴，培阴所以培阳之基也。今人以峻烈之药，劫尽其阴，以为培阳……尚不知为药所误。可胜悼哉"。本案患者性欲旺盛，头晕耳鸣、腰酸腿软、小便黄赤，一派阴虚火旺之象，而继服补肾壮阳之剂，加重阴精耗损，如喻氏所云"劫尽其阴"，呈现精液黏稠不化、精子死亡率过高且数量亦明显下降之阴虚液涸之象。此时，当尊温病阴液耗伤治法，以增液汤为主方大补阴液，故以液化丸治之。1 个月后效果明显，不仅症状改善，精液检查亦呈初步恢复之象。遂改服滋肾增精丸以益肾填精，体现了陈教授重视肾之阴阳平衡的思想，经数月治疗，使患者生育能力得复，其妻得孕。

此外，陈教授认为，要求患者保证睡眠充足亦是治疗过程中顾护阴精的重要方法。因为依据《黄帝内经》关于睡眠的理论"阳入于阴则寐，阳出于阴则寤"，睡眠不足时，阳气不得入于阴分潜藏而浮越于外，则可灼耗阴精，出现头晕目赤、口干舌燥、溲黄便干、精神疲惫等一系列阴虚火旺之象。久之可耗伤肾精，出现肾阴不足之象，此过程如不能及时得到改变，病因不能去除，则阴液不足的治疗效果将受到严重影响。

四、血精

血精为男性性交时精液呈红色或粉红色，为血性精液的病证，多见于西医精囊炎，亦可见于前列腺炎、精囊结核及肿瘤等。

1. 病因病机

陈教授综合古人及当代医家对此病论述，认为此病可由以下素导致。①素体阴虚或过服壮阳之剂、纵欲无度，致滋生内热。②外感或内生湿热，热邪扰动精室，迫血妄行。③中气不足，脾虚不能摄血，导致血不循经，溢于脉外，混入精液之中。

2. 辨证论治

陈教授认为，血精一证，其本质在于血溢于精室，其治疗目的为止血，但应根据不同病因，有针对性地运用相应的治疗方法。阴虚内热者，治以滋阴降火为法，方用大补阴丸、知柏地黄丸加清热凉血之品，常用药物包括生地黄、玄参、麦冬、知母、黄柏、牡丹皮、山茱萸、女贞子、旱莲草、黑栀子、黄芩炭、茜草等。湿热蕴结者，治以清热利湿凉血为法，方用龙胆泻肝汤、小蓟饮子加减，常用药物包括龙胆草、黄芩炭、木通、大小蓟、蒲公英、野菊花、白茅根、生薏苡仁、泽泻、车前子、滑石、甘草等。脾虚不能摄血者，治以补中益气摄血为法，方用四君子汤、归脾汤加止血之品，常用药物包括人参或党参、黄芪、茯苓、白术、藕节炭、侧柏炭、当归、仙鹤草等。

【验案举隅】

娄某，男，32 岁，已婚，1998 年 12 月 18 日初诊。

主诉：血精 1 周。

现病史：患者 1 周前无明显诱因同房时发现精液中有血，呈暗红色，伴腰酸痛、口苦咽干、下腹隐痛不适、阴囊湿热、小便黄赤，偶有尿道灼热，大便稍干，无发热，无阳痿、早泄等性功能障碍，纳食及精神尚可。面色潮红，体态微胖，毛发胡须分布均匀，语言清晰、声音正常，阴茎长 7cm，双睾丸 15mL、质中、无结节及触痛，附睾亦无结节及触痛，输精管正常，前列腺检查未见异常，左下腹轻度压痛、未及包块及肌紧张。余未见异常。舌暗红，舌苔黄厚腻，脉沉弦。精液深褐色，红细胞满视野，白细胞 4～5 个 /HP，精子浓度 7200 万 /mL，精子死亡率 80%，精子活力Ⅰ级。

既往史：既往身体健康，否认其他疾病史。每日约饮白酒 5～6 两，无吸烟史，结婚 6 年，有 1 男孩。无特殊遗传疾病。无药物过敏史。

西医诊断：精囊炎。

中医诊断：血精。

辨证：湿热下注，热灼精室。

治则：清热利湿，凉血止血。

处方：蒲公英 15g，野菊花 10g，紫花地丁 15g，金银花 15g，车前子 10g，黄柏 10g，茜草 10g，生地黄 10g，白茅根 10g，荷叶炭 10g，牡丹皮 10g，滑石 30g，大小蓟各 10g，三七粉 5g（冲服），甘草 6g。15 剂，每日 1 剂，水煎服，每次 250mL，每日 2 次。

注意事项：暂时停止性生活，禁食酒类、辛辣刺激性食品，多饮水，可多食多汁多液类蔬菜、水果等。

二诊（1998年12月29日）：药后自觉下腹隐痛、阴囊湿热等症好转，排尿较前通畅，涩痛已除，腰痛减轻，但仍感口苦咽干，舌质红，苔白中厚腻，脉沉弦。前方加旱莲草10g、炒栀子10g，再进14剂，服法医嘱同前。

三诊（1999年1月19日）：患者服上药期间曾有1次性生活，精液颜色变浅，为浅粉色，其后未见特殊不适，口干咽燥等症明显好转，排尿通畅，下腹及腰背酸痛等症基本消失，舌质仍红，舌苔白，较前明显变薄，脉沉弦。精液颜色正常，红细胞2～3个/HP，白细胞1～2个/HP，精子密度6800万/mL，精子死亡率50%，精子活力Ⅱ级。前方减栀子、黄柏，野菊花改为15g，加玄参10g、竹叶6g、麦冬12g，再进30剂。

四诊（1999年2月25日）：患者感全身不适症状已基本消失，但略感神疲乏力，期间3次性生活均无血精出现，舌质淡红，舌苔薄白，脉沉弦。精液检查未见红细胞和白细胞。停用前方，改服六味地黄丸2周。

五诊（1999年3月17日）：患者再次来诊，称春节期间曾少量饮酒，但未见血精出现，已无明显不适，舌脉均已正常。嘱患者停药，并注意少饮酒、少食辛辣食品，以防复发。

按语： 本案患者为长期饮酒而致湿热内蕴，久之化火伤及阴络，灼伤精室，致精液中带血而呈血精，虽有腰酸痛症状类似肾虚，但患者见下腹隐痛、阴囊湿热、口苦咽干、小便黄赤等明显热象，属湿热内蕴、热迫血行无疑，故以清热利湿凉血为主法。方中用蒲公英、紫花地丁、野菊花、金银花清热解毒，辅以黄柏苦寒坚阴，大小蓟、牡丹皮、白茅根、生地黄清热凉血，滑石、车前子利水通淋，佐以荷叶炭、茜草、三七止血活血而不留瘀，使以甘草清热调和诸药。一诊后湿热之邪略去，唯热象仍明显，故二诊时加栀子以加强清热之效，恐大量清热药伤及肾气，少加旱莲草顾护肾阴。三诊再进14剂后，主症肉眼血精已除，舌苔变薄，为湿热之邪均已渐去，故减栀子、黄柏等极重苦寒之品，野菊花加至15g，以苦甘寒之五味消毒饮为主清解余热，同时加入玄参、麦冬、竹叶等养阴清热之品。四诊热虽清但阴已伤，故停用前方，用六味地黄丸滋肾阴以善后，取得较为满意的疗效。

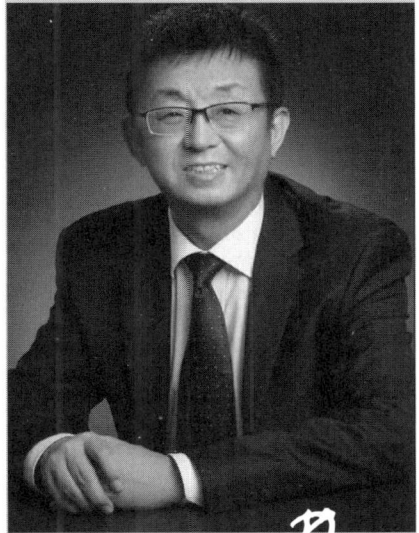

费洪欣

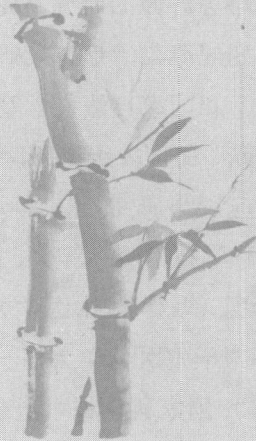

精勤不倦，看硕果累累
良法济世，如春雨膏田

医家简介

　　曹洪欣（1958年2月生），医学博士，二级教授，博士生导师，国务院参事室特约研究员，第十一届、十二届全国政协委员，首批国家非物质文化遗产项目（中医生命与疾病认知方法）代表性传承人，国家有突出贡献中青年专家，享受国务院政府特殊津贴，《中华医学百科全书》中医药学类总主编，《亚太传统医药》杂志编委会主任委员，中国非物质文化遗产协会中医药委员会会长。曾任黑龙江中医药大学校长，中国中医科学院院长、首席研究员，国家中医药管理局规财司、科技司司长，国务院学位委员会第六届（中医学、中药学）学科评议组、第七届（中医学）学科评议组召集人，第五、六届中华中医药学会副会长，第四、五届中西医结合学会副会长，中国中医药信息研究会副会长。兼任香港浸会大学荣誉教授，上海中医药大学教授，黑龙江中医药大学教授等。主持研究的项目获国家科学技术进步奖二等奖2项、国家技术发明奖二等奖1项、国家教学成果奖二等奖1项，获2009年何梁何利基金科学与技术进步奖、中国专利优秀奖，被俄罗斯外交部授予国际合作发展奖，俄罗斯自然疗法协会授予盖伦奖章，2017年被评为当代教育名家。

　　曹教授主要从事中医药治疗心血管病、中医生命与疾病认知方法及中医药发展战略等方面的研究。先后主持国家"863"项目"中医学关于SARS发病、证候演变规律与治疗方案研究"、国家"973"专项"中医各家学说及其理论创新研究"和国家自然科学基金重点项目"中医关键诊断信息获取与处理理论与技术研究"等国家级科研课题10余项。主持完成的"益气升陷法在病毒性心肌炎中的应用与研究"获2005年国家科学技术进步奖二等奖、2004年中华中医药学会科学技术奖一等奖，"中医药类专业实践教学改革研究与实践"获国家教学成果奖二等奖，"中医学关于SARS发病、证候演变规律与治疗方案研究"获2005年中华中医药学会科学技术奖一等奖，"中医瘟疫研究及其方法体系构建"获2006年国家科学技术进步奖二等奖，"人工种植龙胆等药用植物斑枯病的无公害防治技术"获国家技术发明类二等奖。发表学术论文400余篇，出版《中医心悟》《心悟中医》《中医学概论》等著作 50 余部，主编"十五""十一五"国家规划教材《中医基础理论》（七年制）。培养博士研究生、博士后 80 余名。擅长中医药治疗心血管疾病、肾脏疾病、脾胃疾病等疑难病证，诊治患者 30 余万人次，积累了丰富完整的临床资料，高尚的医德医风与显著的临床疗效深受广大患者赞誉。

学术思想

一、阳虚痰瘀是冠心病发病的基本病机

冠状动脉粥样硬化性心脏病简称冠心病，历代医家对冠心病的证候、病因、病机及防治措施早有论述，主要散载于"心痛""胸痹""心痹""怔忡"等疾病，现普遍将冠心病归于"胸痹""心痛""真心痛"等范畴。对其病机的分析，《金匮要略·胸痹心痛短气病脉证治》载"夫脉当取太过不及，阳微阴弦，即胸痹而痛，所以然者，责其极虚也。今阳虚知在上焦，所以胸痹、心痛者，以其阴弦故也"，指出本病主要病机为阳气亏虚，阳气虚则宣发、温煦、推动等功能减退，日久诸邪内生，形成痰浊、阴寒、气滞等病理产物阻塞心之脉络，故本病多为"本虚标实"。通过深入理论研究和广泛临床实践，曹教授提出心阳不足、痰瘀互结是冠心病发病的主要病机。

冠心病常发于中老年人，这与年高者正气不足、脏腑功能减弱密切相关，《素问·阴阳应象大论》载"年四十，而阴气自半也"，《千金翼方·养老大例》亦载"人年五十以上，阳气日衰，损与日增，心力渐退"。心为阳中之阳，君主之官，居于胸中，犹如离照当空，温煦敷化，气血宣畅。若心阳不振，则如云雾阴霾，阳气不得敷布，气血难行，正如《素问·生气通天论》所载"阳气者，若天与日，失其所，则折寿而不彰，故天运当以日光明"。一方面，心阳、心气是鼓动血脉运行的根本动力。心脏正常的舒缩、心律的稳定和心率的正常均需心阳、心气的充足和旺盛，如《医学衷中参西录》载"心者，血脉循环之枢机也""心……其能力专主舒缩，以行血脉"。另一方面，人体水液的生成、输布、代谢也赖于阳气的温煦和推动，若体内阳气不足，温煦、气化功能减退，血液、津液运行和输布障碍易变生瘀血、痰饮、水湿等病理产物，出现阳虚生瘀、阳

虚生痰的病理改变。痰瘀胶着，阻滞气机，脉道"不通"，心脏"不荣"，引发胸痹、心痛。

《素问·痹论》载"心痹者，脉不通"，心之功能与脉道通利关系密切。中医学认为，脉属"奇恒之府"，是气血运行之通道，为心所主。心阳不足、心气亏损，影响推动温煦功能，血行迟滞，瘀血内停，病殃及脉；脉道不利，影响气血循行，机体失养，心必努挣做功，日久心气耗散，损伤更甚。因此，只有心阳充足、心气充沛，血液才能在脉道中正常运行，如黄元御所言："脉络者，心火之所生也，心气盛则脉络疏通而条达。"若心气不足或阴阳失调，脉道壅塞不通，气血运行不畅，无以奉心，心失所养更甚，引发恶性循环，恰如《医林改错》所载"元气即虚，必不能达血管，血管无气必停留而瘀"。冠心病患者发作期与缓解期常交替出现，心阳虚是始终贯穿其中的主要病理基础。心阳虚弱，不能坐镇于上而行阳令，则无权照化阴寒，制阴于下，从而使阴寒邪气上乘阳位，如痰浊、水湿等阴邪最易上犯清阳而致冠心病发生。因此，心阳既是保证心脏本身发挥其生理功能的必要条件，又是心主血脉功能的主要动力。心发生病变，阳气亏虚为先，次则为血脉受损。

结合现代病理生理学认识，冠状动脉病变引发心肌缺血缺氧应包括结构性改变（管腔狭窄或闭塞）和功能性改变（痉挛）。冠状动脉痉挛、动脉粥样硬化时动脉血管舒张功能降低，内皮细胞功能处于低下状态，抗血栓和抗白细胞黏附功能减弱，屏障功能降低，这些表现都类似于中医的"正虚"，也是发病的病理基础。粥样斑块和血栓形成也可从"痰浊""血瘀"生成角度进行认识。脂质代谢紊乱，沉积于血管内皮，造成内皮细胞功能紊乱和血小板活化，引发单核巨噬细胞向内膜浸润和血栓形成，平滑肌细胞向内膜迁移形成纤维帽，阻塞血管，纤维帽破裂引起急性冠脉事件的发生。这与过食肥甘，变生痰浊，壅积脉道，瘀血内停，痰浊瘀血胶结不去，浸淫脉络，脉道枯涩，甚则闭塞的病理过程相类似。

冠心病病位在血脉，属"心"之病变。心阳不足是发病的主要病理基础，痰瘀互结是发病的重要病理因素，而且在病情演变中起到促进和加重的作用。

二、温阳益心活血化痰法是治疗冠心病的主要治法

温阳益心活血化痰法是针对冠心病"阳虚痰瘀"这一主要病机特点而设的，旨在温补心气、温通心脉、畅达心阳、化痰浊、散瘀血、复心用。该法寓温通于补、以温补为通、通补兼施，对改善患者临床症状、防止急性冠脉事件的发

生、提高患者生活质量均有较好疗效，体现了中医治病求本、标本同治的治法。

温阳益心，即温通心阳、补益心气，是针对心阳亏虚之致病特点而设，乃"伏其所主，而先其所因"，为固本澄源、治病求本之法。《素问·刺法论》言"正气存内，邪不可干"，正气亏虚是疾病发生的先决条件，冠心病病机为本虚标实，证属虚实夹杂。由于心阳不振，鼓动血脉无力变生瘀血，津液不得输布聚湿成痰，痰浊瘀血痹阻心阳，临床出现心悸、胸痛痞满、气短乏力、畏寒肢冷，舌质紫暗或暗红有瘀斑，或舌淡胖有齿痕，苔薄白、薄黄或黄腻，脉细弱、弦滑或结代等症状。病机属心阳不足，痰瘀互结，损及脉络，心脉痹阻。温阳益心活血化痰法通过扶助心阳、温通心阳、振奋心阳达到"阳光普照，阴霾自散"的目的，使血液得以运行，津液得以输布，杜绝生邪之源。

痰瘀同治以治标，标实以血瘀、痰阻多见，治疗当以祛除痰浊瘀血等病理产物为要。痰浊瘀血皆为有形之实邪，虽因阳虚而成，仍需辅以活血化痰之品开导，方能涤清血脉之瘀滞。如此治疗相得益彰，阳气斡旋畅达，则阴寒散、痰浊消、瘀血除，实邪尽去，心脉可通，此即"以补为通，补中寓通，通补兼施"含义所在。

温阳益心法常用药物包括人参、麦冬、黄连、半夏、瓜蒌、薤白、桂枝、赤芍等。临床研究表明，温阳益心法治疗冠心病阳虚痰瘀证疗效显著，其降脂、保护血管内皮细胞、抑制血管痉挛、扩张血管、抑制血小板活化、降低血黏度、改善心肌供血等作用是其治疗冠心病的主要机制。此外，温阳益心法在缓解症状、降低血脂、减停硝酸甘油、减少复发率、改善患者生存质量等方面疗效确切，具有明显优势。

三、透邪解毒法治疗呼吸道病毒感染性疾病

透邪解毒法是临床常用的中医治法之一。曹教授于 2003 年针对非典型肺炎的发病与临床特点，提出运用该法治疗，创制金柴抗病毒胶囊，2014 年获中国专利优秀奖。通过实验与临床研究，证实透邪解毒法对呼吸道病毒感染性疾病疗效确切，并深入研究了该法的作用机理。临床常以此法为指导，治疗各种感冒高热、疱疹性咽峡炎等外感性疾病，疗效显著。

（一）透邪解毒法的内涵与理论渊源

透邪与解毒治法，萌芽于《黄帝内经》，成形于金代，升华于温病诸家，经后世医家传承与发展形成透邪解毒法，经过不断深化认识和拓宽应用，其适应证更加广泛。

1. 透邪

所谓"透"，即透达、宣透，引邪外出之意。透邪的含义包括达邪外出与宣畅气机两个方面。《黄帝内经》有"火郁发之"记载，指火热之邪阻碍气机、易致疮痈等特点，宜用透法治疗。《伤寒论》针对厥阴病下利而咽喉不利、唾脓血之证，用麻黄升麻汤透邪。金代医家刘完素结合《黄帝内经》热病理论，认为热病病机关键是阳热怫郁，指出"郁，怫郁也，结滞壅塞而气不通畅也，所谓热甚则腠理闭塞而郁结也"，明确热病入里不仅会闭塞腠理、阻碍气机升降出入，而且会郁伏于里，创立防风通圣散、双解散等透邪清里的方剂。明末清初，随着温病理论不断完善，透邪法被运用于温病和瘟疫治疗。吴有性在《温疫论》中以"邪伏膜原"为论点，指出邪伏膜原的病机特点是"邪气盘踞于膜原，内外隔绝，表气不能通于内，里气不能达于外"，针对膜原伏邪，亦多用透邪之法，引邪出表。叶天士《温热论》重视透邪，提出"透风于热外""急急透斑""战汗透邪""透热转气""清热透表""泄湿透热""养正透邪"等治法。吴鞠通《温病条辨》载银翘散、清营汤、翘荷汤等，体现了透邪法的应用。柳宝诒《温热逢源》指出"热已陷营阴，而邪之走于经者，表气尚郁而不达，宜于凉营中再参透表"，将透邪法运用于瘟邪在表、或表里同病、或气营两燔、或邪盛正虚等病证。

2. 解毒

"毒"本义有指剧烈致病作用的草，《说文解字》载"毒，厚也，害人之草，往往而生"。在中医古籍中，毒邪的含义概括起来有 3 个方面：①泛指一切致病邪气。②特指"疫毒"，是具有强烈传染性并可引起广泛流行的一类致病因素。③指有毒的致病因素，如蛇毒、食物中毒等。解毒，泛指解除体表或体内之毒邪。《黄帝内经》提出寒毒、热毒、湿毒、燥毒、清毒、大风苛毒等概念，并有"五疫之至，皆相染易，无问大小，病状相似……不相染者，正气存内，邪不可干，避其毒气"的论述。《金匮要略》中有阴毒、阳毒病专论，提出了明确的治疗方法。《诸病源候论》有温毒、热毒、湿毒、寒毒为病的记载。《外台秘要》载黄连解毒汤，以"解毒"为方剂名称，拓宽解毒法应用范围。金代医家刘完素以火热立论，善用清热解毒法。明代医家吴有性在《瘟疫论》中论述"疫毒"的致病特点及治疗，开启温病学派解毒法治疗疫病的先河，提出疫气即毒，"今感疫气者，乃天地之毒气也"，后世医家，多宗其理。《吴医汇讲·卷六》中顾祖庚指出"治疫之法，总以毒字为提纲……试观古今治疫之方，何莫非以解毒为主"。邵步青在《温毒病论》中阐发对温毒的认识与解毒法应用，强调"古人治疫，全以解毒为要"。邵根仙在《伤寒指掌·评注》中强调"天行时毒，必以解毒为先"。可见毒邪致病，即可见内伤病，也可见外感病与瘟疫，故解毒法应用十分广泛。

（二）透邪解毒法的病机与遣方用药特点

透邪解毒法由透邪和解毒两方面相辅相成，透邪为先，解毒为要，以透助解，解毒利透，透解兼施。主要用于外邪或疫毒邪气侵犯人体所致的以"郁、毒、虚"为病机特点的疾病，适用于毒邪在表、或表里同病、或正虚邪恋等病证，也可用于以郁毒内发、气机不利为主要病机的内伤疾病。所谓"郁"，即外邪自口鼻或皮毛而入，邪郁于表，或伏于膜原、三焦等半表半里部位，表里气机不通，营卫运行受阻而壅滞；"毒"指的是各种毒邪；"虚"则是正气不足或邪伤气阴。曹教授常以小柴胡汤、升降散、荆防败毒散化裁治疗，主方药物以柴胡、黄芩、半夏、党参、蝉蜕、僵蚕为主。小柴胡汤和解少阳，既有柴胡透邪，又有黄芩清热解毒，用党参益气有利透邪，与"郁、毒、虚"的病机特点相应。升降散为治疫名方，用僵蚕、蝉蜕透达毒邪。热毒盛者，加金银花、连翘以解热毒；毒邪偏寒者，用荆芥、防风、羌活透邪散寒；同时根据病位、病性、病势，随证加减，切中病情，提高疗效。

临床经验

一、冠心病

1. 治病求本，立法温心

温心方是曹教授应用温阳益心活血化痰法治疗冠心病的代表方，该方标本兼顾、通补兼施、寓通于补。不仅针对冠心病心阳虚、心气虚之主要病理基础，同时兼顾痰浊、瘀血等多种病理产物。方中人参、桂枝为君药，人参大补元气、振奋心阳，使气血充畅；桂枝温通经脉、助阳化气、善助心阳，通阳降逆，与人参相合，补阳益气，畅达气机。臣药配以薤白、赤芍、麦冬等，薤白善通胸中之气，温阳散结、行气导滞；赤芍活血行血、散瘀止痛，助心中瘀血消散，气血运行；佐以麦冬滋阴生津，可降人参、桂枝等温燥药内热扰心之弊。甘草调和诸药，益气补脾。诸药合用，温阳通阳、化痰降浊、活血散瘀，寓通于补，通补兼施，故疗效显著。

2. 临床加减，贵乎灵变

冠心病病程较长，且反复发作，治疗时难以速愈，痰瘀之邪在体内郁结日久必然化热，热邪灼津成痰，痰热互结，进一步加重痰瘀阻滞。临床上患者也可见心中灼热，舌苔黄或黄腻，脉弦滑或滑数等症状。此外，温阳活血化痰药物（如半夏、薤白、桂枝等）多为温燥之品，久用伤阴。因此，治疗时常在基础方上加黄连、竹茹等清热化痰或滋阴清热的药物，一是清已化之痰热，二是佐温药之燥性。人体气机，贵乎流通、畅达。气机不畅，一则影响津液输布达散，二则影响血液运行。临床上冠心病患者常可出现心胸满闷，隐痛阵阵，善太息，遇情志不畅则加重，或兼脘腹胀满，得嗳气、矢气则舒，脉弦等气机郁滞的症状。临床治疗中，应佐以柴胡、郁金、枳实等药疏肝理气，气机通畅，痰瘀可消。故运用温阳益心活血化痰法时也要时兼调气、清热，防生他变。

【验案举隅】

案 1 李某，女，51 岁。

2009 年 8 月诊断为冠心病（急性心肌梗死）、房颤，住院治疗半月余，症状缓解。2009 年 9 月 28 日初诊，症见胸闷，心悸，背痛，少寐多梦，头晕，畏寒。心电图检查示频发性室性早搏，三联律。舌淡红稍紫胖，苔薄白，脉沉滑时结时促。每日服用普罗帕酮 600mg。辨证为心阳亏虚、痰瘀互结，治宜温阳益心、化痰活血，选用养心汤合瓜蒌薤白半夏汤化裁治疗。

处方：黄芪 20g，党参 15g，茯苓 15g，茯神 15g，川芎 15g，当归 15g，柏子仁 15g，清半夏 10g，神曲 10g，远志 10g，桂枝 10g，瓜蒌 15g，薤白 15g，甘草 10g，生姜 3 片。21 剂，水煎服，每日 1 剂。

二诊（2009 年 12 月 20 日）：服药后症状明显好转，继服药 60 余剂，自觉早搏减少，心悸、胸闷每日发作 4～5 次，睡眠好转但睡不实，查心电图正常，舌淡紫胖，苔薄白，脉沉滑时促。上方加葛根 20g、生龙骨 30g、生牡蛎 30g，继服 21 剂。服药后症状逐渐消失，随证化裁，守法治疗 3 月余，停服普罗帕酮，随访半年未复发。

按语： 室性早搏是冠心病常见的心律失常。冠心病频发性室性早搏属心阳不足者，根据发病特点多选用养心汤、保元汤等。本案患者病程日久，心阳已虚，心脉失养，则悸动不安；心阳不振，故胸闷、背痛、头晕、畏寒；心失所养，神失所藏，则少寐多梦；阳虚不能运行气血、输布津液，痰瘀内生，故见舌淡红稍紫胖、苔薄白、脉沉滑时结时促。治以温阳益心、化痰活血为法，方选养心汤补心气、养心血、安神定悸，合瓜蒌薤白半夏汤祛痰宽胸、通阳散结。方证相应，复诊时患者症状悉减。药已奏效，守法施治，随证加减，调理治疗 6 月余，早搏消失，停服普罗帕酮，病情稳定。

案 2 龚某，女，50 岁，2011 年 8 月 24 日初诊。

患者有 10 余年冠心病病史，胸憋闷、心前痛反复发作，近半月加重。每于活动或劳累后发作，甚则咽痛，服硝酸甘油 3～5 分钟后缓解，伴心悸、气短、乏力、面色萎黄，月经量多、色淡、有血块，持续 6～7 天，时有手麻、畏寒，舌淡，苔黄，脉弱。心电图检查示 ST-T 段改变。辨证为心脾两虚，治宜益气健脾、养心安神，选用归脾汤加减治疗。

处方：白术 15g，党参 15g，黄芪 20g，当归 20g，茯苓 15g，柏子仁 15g，酸枣仁 15g，木香 5g，牡丹皮 15g，茜草 15g，桂枝 10g，川芎 15g，鸡内金 10g，甘草 10g。

二诊（2011 年 9 月 7 日）：服药 14 剂后咽痛不显，活动后胸闷、心前痛减轻，自觉气力增加，舌淡红，苔白黄，脉弱。守上方，继服 20 剂。

三诊（2011 年 9 月 27 日）：胸闷不显，自觉力气增加，偶有心前痛或心前拘急感，月经量、色正常，舌淡红，苔白黄，脉沉滑，守原方加减，加瓜蒌 15g、薤白 15g、清半夏 15g、川黄连 10g。服药月余，心前痛、拘急感未发作，守法治疗，服药 100 余剂，诸症消失，心电图恢复正常，随访 1 年病情稳定。

按语：劳累性心绞痛的特点是疼痛由体力劳累、情绪激动或其他足以增加心肌需氧量的情况所诱发，休息或舌下含硝酸甘油后缓解。本案患者病程日久，心脾两虚、气血不足则胸闷、心前痛、甚则咽痛、心悸、气短、乏力；气血不能上荣于面，则面色萎黄；脾不统血则月经量多、色淡；手麻、畏寒为气血亏虚，濡养温煦不足而致；舌脉亦为气血两虚之象。治以益气健脾、养心安神为法，方选归脾汤补益心脾，并加桂枝温经通脉、助阳化气；牡丹皮、茜草、川芎活血化瘀；鸡内金消积，使诸药补而不滞。服药后，诸症好转，虑其兼有痰浊，加瓜蒌、薤白、清半夏祛痰宽胸、通阳散结，川黄连清心热，调理月余，心前痛、拘急等症基本消失，遂守法施治，巩固疗效，服药百余剂，诸症不显，病情稳定。

案 3 张某，男，47 岁，2009 年 7 月 13 日初诊。

患者反复阵发性胸闷、心前痛 3 年余，加重 1 周。曾于外院诊治，诊断为"冠心病"，每因情绪波动或劳累等而发，经中西药治疗缓解，但症状逐年加重。1 周前因情绪不畅而见胸闷、心前痛，遂来诊治。现症见胸闷如窒，时感心前及背痛、心悸、气短、烦躁易怒，时感手麻，舌紫，苔薄白略干，脉滑。动态心电图检查示偶发房性早搏、室性早搏，短阵房速，ST-T 段改变。辨证为气滞血瘀、痰浊壅塞，治宜行气解郁、通阳化浊、豁痰开结，选用越鞠丸合瓜蒌薤白半夏汤化裁治疗。

处方：川芎 15g，苍术 10g，香附 15g，栀子 15g，神曲 15g，瓜蒌 15g，薤白 15g，清半夏 10g，茯苓 15g，郁金 15g，赤芍 15g，首乌藤 30g，甘草 10g，生姜 3 片。

二诊（2009 年 8 月 12 日）：服药 21 剂患者心前及背痛不显，胸闷、心悸明显减轻，情绪平稳，舌淡红稍紫，苔薄白，脉滑。继以上方化裁，服药 3 月余，心电图恢复正常，病情稳定，未复发。

按语： 心绞痛发作期或冠状动脉痉挛患者易出现心胸憋闷胀痛、心悸、气短，多因情志不畅而诱发或加重，曹教授多从肝论治。本案属气滞血瘀、痰浊壅塞，肝气郁则血行不畅，痰浊内壅，胸阳失展故胸闷如窒而痛、心悸；气机痹阻则气短；气血瘀滞则手麻。以越鞠丸合瓜蒌薤白半夏汤为基本方行气解郁、通阳开结、豁痰泄浊。方中加郁金活血行气解郁；赤芍活血化瘀；茯苓健脾祛湿以却生痰之源；首乌藤养心安神。全方标本同治，切中病机，奏效甚捷。肝之功能失调，多致情志异常，久而气滞、瘀血、痰浊诸证内生，故治以行气解郁、豁痰散结、通阳泄浊之法，此为从"肝"论治冠心病之例。

案 4 娄某，男，58 岁，2008 年 1 月 7 日初诊。

患者患冠心病、高脂血症 10 余年，出现房颤 3 年余。现时感心前刺痛，胸闷，偶有夜间憋醒，惊悸胆怯，睡眠不实（每夜 4～5 小时），眩晕，盗汗。动态心电图检查示房颤，频发室性早搏，P-R 间期延长 > 0.20 共 14 次。心脏超声检查示双心房扩大，主动脉瓣关闭不全。舌紫，苔薄白，脉结时促。辨证为心脉痹阻、心神失养，治宜活血化瘀通痹、养心安神定志，选用血府逐瘀汤加减治疗。

处方：生地黄 15g，当归 15g，桃仁 15g，红花 10g，枳壳 15g，川芎 15g，柴胡 15g，赤芍 15g，桔梗 10g，川牛膝 15g，党参 20g，茯苓 15g，生龙骨 30g(先煎)，生牡蛎 30g(先煎)，甘草 10g。

二诊（2008 年 2 月 4 日）：服药 14 剂心前刺痛未发作，胆怯易惊、睡眠好转，盗汗减少，时有心悸、眩晕、急躁，偶有夜间憋醒，舌淡紫，苔白，脉滑。动态心电图检查见房颤、室性早搏。守法治疗，原方减桔梗、牛膝、党参，加西洋参 10g、麦冬 15g、珍珠母 30g，14 剂，水煎服。

三诊：患者心前刺痛、夜间憋醒未发作，偶有心悸、气短，时易紧张、胆怯。继续随证调治，服药百余剂，诸症消失，动态心电图检查正常。

按语：冠心病心绞痛发作，患者常自觉心前区刺痛或绞痛，多由痰浊、瘀血痹阻心脉所致，若病情进一步发展，可出现心胸猝然大痛，甚至引发真心痛。本案因瘀血痹阻心脉，则心前刺痛；邪实闭阻气道，气血运行不畅，则胸闷夜间憋醒；心神失养则惊悸胆怯、睡眠不实；舌脉亦是瘀血内阻之象。属心脉痹阻、心神失养之证，当以活血化瘀通痹、养心安神定志为治，方选血府逐瘀汤加减。用桃红四物汤活血化瘀而养血，以通心脉；配柴胡、枳壳疏肝理气，气行则血行；加桔梗引药上行达于胸中；牛膝引血下行；生龙骨、生牡蛎重镇安神定悸。全方共奏活血化瘀、通痹止痛之效。二诊时心前刺痛未发作，胆怯、睡眠不实，盗汗减轻，仍心悸，偶有夜间憋醒，可见药达病所，疗效已显，血脉痹阻得到缓解，但气血仍显不足，继守前法，加西洋参、麦冬取其养心阴、生脉之意。三诊时心前刺痛、夜间憋醒消失，偶有心悸气短等症，随证施治，加减继服百余剂，随访3年，病情稳定。

案5 张某，男性，58岁，2012年4月9日初诊。

患者因胸闷气短、背部酸沉（需服硝酸甘油缓解）1年来诊。现症见胸闷气短、背部酸沉，时畏寒、夜间身热，偶口苦，舌淡有瘀斑，苔黄、少津，脉弦滑。冠状动脉造影检查示第1对角支100%闭塞，右冠状动脉中段狭窄90%，左前降支中段狭窄80%。心电图检查示ST_{II}、ST_{III}、ST_{avF}，ST_{v2-v6}下移。血压为170/100 mmHg。既往高血压病史10年。西医诊断为冠心病，中医诊断为胸痹，辨证为心阳不振、血瘀痰凝、肝阳偏亢，治宜温阳益心、活血化痰、平抑肝阳。

处方：夏枯草30g，决明子20g，党参20g，麦冬15g，黄连10g，清半夏15g，瓜蒌15g，薤白15g，赤芍15g，川芎15g，茯苓15g，生龙骨30g（先煎），生牡蛎30g（先煎），甘草10g。20剂，水煎服，每日1剂，分3次服用。

二诊（2012年4月28日）：胸闷、气短减轻，夜间身热减轻，但时有午后心前区不适、背部酸沉。血压为130/100mmHg。舌淡红稍紫，苔黄滑，脉滑。上方去龙骨、牡蛎，加枳实15g、竹茹15g、桂枝10g、钩藤30g。30剂，煎服方法同前。

三诊（2012年5月27日）：心前不适未发作，停服硝酸甘油，偶有气短、背沉、晨起恶心，时有口角不适。血压140/95mmHg。舌淡红稍紫，苔薄黄，脉滑缓。上方去枳实、桂枝，加黄精15g、仙茅10g、龙骨30g（先煎）。30剂，煎服方法同前。

四诊（2012 年 7 月 1 日）：诸症消失，无明显不适。血压为 130/85mmHg。守法治疗，连服汤药 270 剂。

2013 年 4 月 27 日冠状动脉 CT 检查示第 1 对角支轻度狭窄（25% ～ 49%），右冠状动脉中段及左前降支中段中重度狭窄（50% ～ 89%），心电图大致正常。守法治疗，随诊 5 年，无明显不适，心电图及生化指标均正常，无心血管意外事件发生。

按语：本案患者除典型的心阳不振、血瘀痰凝外还可见血压升高、口苦、身热等肝阳偏亢的症状，在温阳益心、活血化痰的基础上加用夏枯草、决明子、钩藤、龙骨、牡蛎以平肝潜阳。二诊、三诊时血压降低、身热不显，但阳虚痰热的症状凸显，故加桂枝、仙茅振奋心阳，枳实、竹茹清热化痰。守法治疗 1 年余，临床症状、冠状动脉狭窄程度及心电图得到了明显改善。

二、呼吸道病毒感染性疾病

透邪解毒法是治疗呼吸道病毒感染性疾病的有效方法，临床上呼吸道病毒感染性疾病的病机错综复杂，透邪不仅是发汗，解毒并不局限于清热苦寒之品，透邪解毒法需根据临床情况、病因病机特点灵活应用。

1. 透邪解毒退高热

呼吸道病毒感染性疾病有寒、热之别，又有在表、在里、半表半里的差异。毒邪侵袭常表里同病、寒热错杂，症见高热恶寒或寒热往来、头痛身痛、咽痛、鼻塞流涕、喷嚏阵作、苔薄白或薄黄、脉滑数或浮紧等。当明晰高热而腠理孔窍闭塞为毒邪郁伏所致时，可选择透邪解毒法，祛其郁伏之毒邪，则热退身轻。对于表有邪束、内有毒伏的寒热错杂的高热，透邪解毒法尤其适用，如寒邪束表，热邪伏里，外而恶寒发热、内而咽痛口干，透其表邪，解其里毒，高热自退。

2. 透邪解毒消痈肿

痈肿的病因，既有外感温热毒邪，亦有内热伏毒，《素问·生气通天论》载"营气不从，逆于肉理，乃生痈肿"。临床常见的病毒性咽喉炎、疱疹性咽峡炎等，多为外感温热时毒郁伏于肺卫所致，症见发热、恶寒、咽喉痛甚、声音嘶哑、咳嗽、舌尖红、苔薄黄或薄白，常见咽喉部疱疹或痈肿、扁桃体肿大等。多因阳热怫郁于内，灼血耗气伤津，临床常以透邪解毒法治疗，清热解毒的同时，辅以辛凉扶正、透热于表。此外，因毒火引起面部痤疮或皮下痈肿，一般是郁热伏毒内发所致，虽没有发热等外感症状，亦可用透邪解毒法，使里之郁热外达，解其内毒，调畅气血而见效。

3. 透邪解毒截病势

外邪或疫毒邪气侵犯人体，邪郁于表，或伏于膜原、三焦等半表半里部位，病势传变，有达表与入里的差异。把握病势特点，采用透邪解毒法，驱逐秽浊之邪，畅通表里气机，能及时截断病势，防止病情传变加重。临床常见高热反复发作之人，采取透邪解毒法治疗，很快热退身凉，控制病情发展。

三、病毒性心肌炎

病毒性心肌炎通常以心悸、心前痛、乏力等为主要临床表现，与中医多种疾病相关。一般而言，以心悸为主症者，可归属于"心悸"范畴；以心前痛为主症者，可从"心痹"或"胸痹"论治；以乏力为主症者，可归属于"虚劳"范畴；若系急性感染起病者，则可从"温病"论治；危重者可归属于"心水""厥脱"等范畴。

1. 感受外邪是主要病因

病毒性心肌炎多因素体虚弱，感受温热或湿热毒邪，滞而不散，延及脏腑，内舍于心而成。从该病的发病途径来看，多数先有肺及脾胃的损伤，继则出现心经症状。其邪气多由皮毛、口鼻而入。温热毒邪（呼吸道病毒、疱疹病毒、风疹病毒等）从皮毛、口鼻而入，易袭表侵肺，初期多表现为肺卫表证，如咽赤、咽痛、咽中不适、咳嗽、鼻塞流涕等症状，继则出现心悸、气短、胸闷等症状，此因邪毒由肺逆犯心所致。外感湿热毒邪（柯萨奇病毒等肠道病毒）易从口而入，毒邪蕴阻脾胃，脾失健运，症见腹泻、头身困重、恶寒发热、恶心呕吐、腹痛等症，若湿热毒邪郁久不解，进一步侵及心脉则出现心悸、胸闷、气短等症状。

2. 气阴两虚是主要病理变化

正气不足、邪毒侵心是导致病毒性心肌炎发生的重要因素。气阴两伤、气阴两虚是本病发生的内在因素，外感邪毒则是诱发或加重本病的外在因素。气阴两虚极易感受温热邪毒，邪毒内侵势必耗伤气阴。因此，病毒性心肌炎初期多见气阴两伤，后期常见气阴两虚，表现为气短、乏力、手足心热、咽干盗汗等症状。

3. 大气下陷是常见病理特征

毒邪从皮毛、口鼻而入，袭表侵肺或损伤脾胃，肺损或脾虚耗伤宗气，致宗气不足或虚损，或毒邪直中心肺损伤宗气，因虚致陷导致大气下陷。气陷于下，心失所养则咽中拘急、胸前坠胀、气短少气等。病毒性心肌炎以青少年居多，由于先天不足或劳逸、饮食失调，则易形成气虚之体。感受邪毒更易损伤正气而气虚乃至大气下陷。

4. 痰浊瘀血是主要病理产物

在疾病演变过程中，因热毒伤津，炼液为痰；或心肺气虚，肺失治节，气不行津，津聚为痰，均可导致痰浊内生。若热毒壅遏，热灼阴血，血热搏结而成瘀血；或气阴两伤，气不行血，血行不畅，阴血不足，血行滞涩，均可导致血行瘀滞而成瘀血。痰浊、瘀血既是本病常见的病理产物，又是导致病情加重、迁延难愈的主要原因。

【验案举隅】

丁某，女，15岁，1998年3月12日初诊。

患者心悸、胸闷、气短2月余，确诊为病毒性心肌炎，经外院治疗无效，遂来门诊求治。患者心悸，胸闷，气短，自觉时有早搏，乏力，多梦，睡眠不实，少寐，舌淡红、尖赤，苔白，脉促。心电图检查示频发性室性早搏、二联律，心频显示偶发室早、心肌损伤、心肌缺血。辨证为阴虚火旺、心神被扰。

处方：柏子仁15g，酸枣仁15g，天冬20g，麦冬15g，生地黄10g，当归15g，苦参10g，丹参15g，白参10g(先煎)，白茅根20g，茯苓20g，赤芍15g，生龙骨30g，甘草10g。14剂，水煎服，每日1剂。

二诊（1998年3月26日）：服上方14剂，胸闷气短、纳食、睡眠稍好转，力气增加，仍多梦，舌淡紫，苔白，脉滑稍数。

处方：太子参30g，黄芪30g，生地黄15g，当归15g，桃仁15g，红花15g，枳壳15g，川芎15g，柴胡15g，赤芍20g，桔梗10g，生龙骨30g，生牡蛎30g，首乌藤30g，甘草10g。14剂，水煎服，每日1剂。

三诊（1998年4月9日）：服上方14剂，自觉早搏消失，时气短，低热，舌暗红，苔薄黄，脉滑稍数。心电图检查正常。

处方：柏子仁20g，酸枣仁20g，天冬15g，麦冬15g，生地黄10g，当归15g，玄参15g，地骨皮15g，苦参10g，丹参15g，太子参20g，白茅根15g，生龙骨30g，甘草10g。20剂巩固疗效。

按语：据该患者舌脉分析，此案属于阴虚火旺、心神被扰。治宜滋阴降火安神，服药14剂，改方为血府逐瘀汤加减治疗。阴虚火旺，用滋阴降火效果不明显者，可考虑阴虚血瘀并存，用此方。其中生地黄凉血清热、滋阴补肾，当归补血活血共奏凉血养阴之效。

四、失眠

失眠是以经常不能获得正常睡眠为特征的一类病证，主要表现为睡眠时间、深度的不足，既是一种由心理或情志异常引起的常见病，又可见于多种疾病中。临床表现为入睡困难，睡眠时间短，甚则彻夜不寐；睡眠不实，醒后难以再睡；睡眠质量下降，睡时多梦；伴次日头昏、精神不振、困倦等。流行病学研究显示，失眠在全球发病率接近25%，随年龄增加而增加，女性多于男性。最近调查结果显示，我国失眠人群近四成，并有不断增长的趋势。一般而言，暂时的失眠不会引起严重后果，但长期失眠可引起高血压、冠心病、糖尿病、脑血管疾病等慢性病，或导致精神神经障碍乃至抑郁症的发生，同时失眠日久，也常是某些慢性病的表现。西医治疗失眠疗效可靠，但容易产生药物依赖，且长期用药对大脑过度抑制会导致过早衰老，还会加重肾脏的代谢负担。有研究发现，每年服安眠药18～132次的人群死亡的可能性是未服安眠药人群的4.6倍，每年服安眠药少于18次的人群死亡的可能性是未服安眠药人群的3.6倍，服安眠药人群罹患癌症的风险也增加35%。尽管这项研究有些骇人听闻，但西药治疗失眠的副作用应该引起人们的重视。

失眠，中医称不寐。阳入于阴则成寐，故失眠主要由各种原因引起的脏腑功能失调、心神不宁、阳不入阴所致，常见心脾两虚、阴虚火旺、心肾不交、肝郁血虚、心虚胆怯、痰热内扰、胃气不和等证候。中医治疗失眠，通过辨证论治，调节脏腑阴阳平衡，安神定志，疗效确切，不仅无药物依赖性、无明显副作用，而且能逐渐停减镇静剂、抗抑郁制剂的使用，且可避免终生服药的弊端。

【验案举隅】

案1 王某，女，47岁，2011年4月18日初诊。

患者睡眠不实1年余，每于晚饭后困倦欲睡，睡后多梦，醒后难以入睡，纳少，腹胀，腰酸，倦怠乏力，动则心悸气短，活动后头晕，面色萎黄，形瘦。半年来月经后期，35～40日一行，量多，色淡，持续6日。舌淡，苔白，脉沉滑无力。证属心脾两虚、心神失养、脾不统血，治宜补益心脾、养血安神。

处方：炒白术15g，党参15g，黄芪30g，当归15g，茯苓15g，茯神15g，酸枣仁15g，柏子仁15g，木香5g，旱莲草15g，川续断15g，甘草10g，生姜3片。14剂，水煎服，每日1剂，分3次服。

二诊（2011年5月17日）：服药28剂，饭后困倦、睡眠不实等症均明显好转，月经按月来潮，唯经量多，舌淡，苔白，脉沉滑。守法治疗，服药2月余，诸症消失，面色转润，力气增加。

按语： 困倦易睡，醒后不易再睡，或睡眠不实、多梦易醒是心脾两虚失眠的特点，本病例因心气不足，故动则心悸、气短；脾气虚、运化失常，故纳少、腹胀；气血不足则倦怠乏力、活动后头晕、面色萎黄、形瘦、月经后期色淡；脾不统血则月经量多；舌淡，苔白，脉沉滑无力均为虚象。故用归脾汤加减治疗，去远志，免伤胃之弊；加茯神、柏子仁宁心安神；加旱莲草、川续断补肾摄血。诸药合用，切中病机，故效果显著。不仅睡眠正常，月经不调也得以恢复。1年后随访，睡眠、月经均正常。

案2 赵某，女，34岁，2008年4月7日初诊。

患者睡眠不实8年余，睡后易醒，醒后难以再睡，多梦，心悸胆怯，心烦易怒，喜悲伤欲哭，生气后头胀痛，目赤，咽痛，手心黄，舌淡红，苔黄厚，脉弦。辨证为肝郁血虚、心神不宁，治宜疏肝解郁、养血安神。

处方：酸枣仁20g，川芎15g，茯苓15g，知母15g，炒麦芽30g，百合20g，生地黄10g，香附15g，栀子15g，神曲15g，首乌藤30g，柏子仁20g，党参15g，甘草10g。14剂，水煎服，每日1剂，分3次服。

二诊（2008年4月21日）：服药1周后，睡眠逐渐好转，其他症状减轻，舌淡红，苔薄黄，脉弦滑。守法加减治疗，调治3月余，睡眠正常，能睡7小时左右，心情舒畅，诸症消失。

按语： 本病患者睡眠不实、易醒、心悸胆怯提示心肝血虚、神魂失养；醒后难再睡、悲伤欲哭、心烦易怒、生气后头胀痛、目赤、咽痛等由肝郁化热、肝火上炎所致。辨证当为心肝血虚、肝郁化火、扰动心神，故苔黄厚、脉弦。方用酸枣仁汤加减养血安神、滋阴降火、收敛魂魄，川芎、香附、栀子、神曲又有越鞠丸之义疏肝解郁、泻火安神；百合、生地黄养心润肺除烦；首乌藤安神。调治3月余，睡眠恢复正常。

案3 刘某，女，49岁，2008年3月5日初诊。

患者不易入睡，睡眠不实1年余，近1月加重。夜寐3～4小时，甚则彻夜不寐，多梦，易惊醒，口苦，心烦易怒，善太息，现睡前口服劳拉西泮1mg，效果不佳。舌暗红，苔薄白，脉弦。证属少阳经气不利、胆郁而心神不宁，治宜和解少阳、解郁安神。

处方：柴胡15g，黄芩15g，清半夏15g，党参15g，茯苓15g，茯神15g，郁金15g，炒麦芽30g，生龙骨30g(先煎)，生牡蛎30g(先煎)，甘草10g。7剂，水煎服，每日 1 剂，每日 3 次。

嘱停服劳拉西泮。

二诊（2008 年 3 月 12 日）：服药 7 剂后，夜卧 20 分钟内即可入睡，每晚睡眠 6 ～ 7 小时，睡眠不实好转，未有夜间惊醒，时有心烦，舌淡红，苔白，脉弦。守方加减服药 30 剂，睡眠正常，诸症消失，随访半年未复发。

按语： 本案患者为少阳经气不利，转枢失职，郁热内扰心神所致。故选用小柴胡汤加减治疗，以小柴胡汤和解少阳、疏利气机，茯苓、茯神健脾养心安神，郁金、炒麦芽行气解郁、疏肝和胃，龙骨、牡蛎重镇安神，甘草调和诸药。全方使气机调畅，阴阳和调，睡眠自安，诸症消失。

五、心房颤动

心房颤动（简称房颤）是常见的心律失常，其发病率仅次于窦性心律失常和期前收缩，占心律失常的第三位。房颤可见于多种心血管疾病，属中医"心悸""怔忡"等范畴，可出现心动悸、头晕甚至晕厥等症状，并能引起心脏结构和心功能的变化，使血流动力学状态恶化，影响生活质量，甚至危及生命。房颤引起血流动力学改变，易导致心房附壁血栓形成，房颤患者的脑栓塞发生率是窦性心律的 4 ～ 7 倍，严重威胁着人们的健康。在大量临床实践的基础上，曹教授运用温阳益心安神法治疗房颤取得良好疗效。

1. 心阳不足是主要病机

临床研究证实心阳虚是房颤的常见证候。房颤发作状态下，心房收缩功能丧失，心室收缩不规则，心排血量下降，这种病理状态与心的阳气不足密切相关。我们曾对门诊就诊的 30 例房颤患者的证候进行分析，初诊属心阳虚弱、心气亏损与胸阳不振、心气不足这两证者有 19 例，占总数的 63.3%，其主要表现为心悸、气短、胸闷、乏力、动则尤甚、肢冷、畏寒、舌淡胖、苔白、脉沉缓或结代等心阳不足的症状；或胸闷、憋闷疼痛、时有夜间憋醒、四肢不温等胸阳不振的症状。心属火，居于胸，胸为阳，火亦为阳，两阳相合，故心为"阳中之太阳"。由于阳气主动，阴气主静，故心脏能不息的搏动，从生到死，阳气是维护心脏功能的基础。由于感受风寒或寒邪等阴寒邪气，或过服苦寒之品，内伤阳气，或久病迁延日久而耗伤阳气，或因年老体虚，以及禀赋素弱等，皆可损伤心之阳气而导致心阳不足、温煦失职、运血无力。

心阳不足是房颤的主要病机。由于房颤的症状复杂，特别是房颤发作时，心阳不足的虚证被掩盖。心主血脉，阳气不足，气血运行不畅，痰浊、瘀血、水湿、气滞等病邪阻滞，则心房颤动不安。临床观察发现，部分房颤患者初诊时并无明显的阳气虚弱的表现，而往往是痰热、痰瘀、气滞等表现比较突出，如胸憋闷、心前区刺痛、部位较固定、舌暗红或胖大等痰浊瘀血症状。但经过治疗，房颤得以控制后，随着标实症状缓解，心悸、气短、畏寒、肢冷、舌淡苔白等阳气虚弱的病理本质才明显表现出来。

2. 温阳益心安神法是基本治则

基于临床对房颤患者证候演变过程的分析总结，确立治疗房颤的基本原则为温心阳、益心气、重镇安神。结合心脏的病理变化与房颤虚实并见的证候特点，组成温阳益心安神方。方中人参大补元气、补脾益肺、安神益智，《神农本草经》载其有"补五脏，安精神，定魂魄，止惊悸"的功效。现代药理研究证实人参具有强心、抗心律失常的作用。桂枝温经通阳、助阳复脉。薤白理气宽胸、通阳散结。麦冬养阴润肺、清心除烦，《本草汇言》载其"清心润肺之药也，主心气不足、惊悸怔忡、健忘恍惚"。半夏燥湿化痰、降逆止呕、消痞散结，瓜蒌润肺化痰，与半夏合用共奏开胸中痰结而降逆之功，以宣畅心脉。厚朴温中下气、燥湿消痰，叶天士云："其多则破气，少用则通阳。"黄连清热解毒、泻火燥湿，能清郁热，佐制诸药的辛温之性，防劫阴之弊。因心藏神，心房颤动则心神不安，故常伴睡眠不实、入睡难、多梦等症状，故用生龙骨镇静安神，生牡蛎敛阴潜阳，珍珠母平肝潜阳定惊。甘草调和诸药。诸药合用，温心阳、益心气，理气化痰、重镇安神，标本兼顾，扶正以祛邪，邪去则阳复。

房颤患者症状轻重不一，临床表现纷繁复杂，故贵在辨证论治、随证加减。若见心中灼热、胀痛、舌苔黄或黄腻、脉弦滑或滑数等症状则为痰热壅盛，加竹茹、知母等清热化痰；若见脘腹拘急、冷痛则为脾胃虚寒，加吴茱萸、茴香等温中散寒；若见腰背冷痛、四肢冷、自汗等症状则为肾阳虚衰，加巴戟天、仙茅等温肾散寒止痛；若见面虚浮、肢肿、小便不利、舌淡胖苔白滑则为水湿内阻，加泽泻、大腹皮、益母草等利水消肿；若见自汗、盗汗、口干、手足心热、舌红苔少等则为气阴两虚，加五味子、黄精等益气生津；若见心烦易怒则为肝气不疏或肝火上炎，加郁金、柴胡等舒肝气；若见头痛、头晕、血压升高等则为肝阳上亢，加夏枯草、决明子等平肝潜阳。

临床上房颤患者常见促脉、结脉、代脉、疾脉、数脉等，或结、促交替，或如解索、雀啄。结脉多见于心室率较慢的房颤，促脉多见于心室率较快的房颤，特别是阵发性房颤，更须仔细观察脉象变化。常有心律失常与脉律异常表现不尽一致，也有同一种脉象可见于不同种类的心律失常，而一种心律失常又可出现不同的脉象的状况，故应四诊合参，综合辨证。

房颤治疗应益心气、温心阳为主，对痰浊、瘀血、气滞的轻重则应综合施治。中医药治疗房颤的优势在于改善症状、提高生存质量、控制房颤发作，特别对阵发性房颤疗效显著。

【验案举隅】

江某，女，59岁，2009年10月19日初诊。

患者有20余年冠心病、脂肪肝、高脂血症病史，1991年出现心房颤动。现每日房颤发作3～4次，每次持续1～2小时，发作时心悸不宁，气短，心前及背痛，腰酸，时舌痛，目干涩而痒，大便不成形，每日1～2次，睡眠不实，醒后不易再睡。心脏超声检查示心房增大，二尖瓣关闭不全。舌暗红，苔白干，脉促。辨证为阴虚火旺、心神内扰，治宜滋阴降火、养心安神，选用天王补心丹加减治疗。

处方：柏子仁15g，酸枣仁15g，天冬15g，麦冬15g，生地黄10g，当归10g，西洋参10g（先煎），苦参10g，丹参15g，白茅根30g，茯苓15g，五味子10g，生山药30g，生薏苡仁30g，甘草10g。

二诊（2009年11月3日）：服上方14剂后房颤发作次数减少，心悸、心前痛、背痛、舌痛、腰酸等症状明显减轻，目干涩、睡眠好转，但时醒后难以再睡，时头晕，舌淡红，苔白黄，脉沉滑偶促。守方略加减。

三诊（2010年1月17日）：服药50余剂，心悸、心前及背痛不显，病情逐渐好转，房颤消失，继服药30剂，巩固疗效，随访半年，房颤未发作。

按语：对于冠心病快速心律失常患者属心阴虚者，曹教授常采用滋阴降火之法，临床常用天王补心丹、酸枣仁汤等加减。本案患者之房颤与其所患冠心病密切相关，属久病伤阴，虚火妄动，上扰心神而致，所谓"水衰火旺而扰火之动"，故心悸不宁每日发作数次，每次持续1～2小时，心前及背痛，气短，不得安寐。阴亏于下，则腰酸。目干涩，舌暗红，苔薄白干，脉促皆为阴虚火旺之象。遂以天王补心丹加减以滋阴清火、养心安神。方中生地黄，上养心血，下滋肾水；天冬、麦冬清热养阴；丹参、当归调养心血；西洋参、茯苓益气宁心；酸枣仁、五味子敛心气、安心神；柏子仁养心安神；白茅根配苦参利尿而调整心律；山药、薏苡仁健脾利湿。诸药合用，恰中病机，故疗效显著。

六、肿瘤标记物异常

中医学认为，人体以五脏为中心，通过经络气血，将六腑、官窍、四肢百骸、筋、骨、脉、肉、皮毛连接成一个有机的整体。肿瘤标记物异常表达不仅是局部性的病变，还是一种全身性的病理状态在机体局部的反映，其致病因素复杂，各种致病因素均可致脏腑功能失调、阴阳气血失衡，正气亏虚，毒邪留恋，气血津液郁滞而致肿瘤标记物的异常。运用中医理论结合临床实践我们发现，脏腑功能失调是导致肿瘤标记物过度表达的重要原因。中医学认为，脏腑不仅是具有生理功能的实体器官，又是情志活动的载体，更是人体整体活动的中心。脏腑功能活动的盛衰决定着人体的健康状况，其功能健全协调，则人体可进行复杂的生命活动；脏腑功能失调，则导致疾病的发生。反之，疾病的发生又造成脏腑功能紊乱，致使脏腑本身的阴阳气血失调。

毒邪稽留是肿瘤标记物异常的主要病机。先天禀赋不足或后天失养、情志不舒均可导致脏腑失调，正气亏虚，致气血运行不畅，毒邪内生，稽留不去，郁结不散，久蕴而成毒瘤。周之干曰："凡毒，血气不足而成；气血凝滞，毒之所由发也。"而七情失和、脏腑功能失调、气血运行紊乱等原因，致使体内生理和病理产物不能及时排出，蕴积成毒，既能加重病情，又可导致变证丛生，表现为初期肿瘤标记物异常，继则肿瘤病灶形成。辨证论治宜宏观与微观结合，审正虚之部位，察邪正盛衰的程度，依病程病情之轻重，以扶正祛邪为大法，综合调节与标记物异常局部调节相兼顾，及时治疗，防止肿瘤病灶形成，抑制肿瘤发展，提高生活质量。

1. 宏观辨证重脏腑辨虚实

肿瘤标记物作为一种全身性的病理状态在机体局部的表现，治疗时当把握整体观，以宏观辨证为主，以脏腑病机为基础。如心属火，七情内伤，心火亢盛可致毒热内结；肺主气，肺失宣降，水液停滞易生痰化饮；脾为后天之本，运化失司，则气血亏虚、湿浊内生；肝主疏泄，调畅气机，功能失调，易致气滞血瘀；肾藏精，为五脏阴阳之本，肾阴、肾阳失衡亦可导致多种病理产物内生。因此，宏观辨证当详审肿瘤标记物与脏腑功能失调的密切联系，司外揣内，推究病机，详辨病位，把握病性，早期截断病势，防止疾病传变。如患者癌胚抗原升高，症见胁肋胀痛、腹胀、纳少、口苦、口干、大便黏腻不爽、小便黄赤、舌红、苔黄腻、脉数，证属肝胆湿热，乃湿热蕴结，肝失疏泄而致。考虑肝与肺、脾胃、肾之间的相互联系，为防疾病传变，多脏受累，加重病情，在疏肝利胆、祛湿清热的同时，还应以补益脾胃、肺肾之法辅之。

2. 微观辨证重特异明病位

辨证论治肿瘤标记物异常，在宏观辨证的同时还要结合现代诊断技术，运用微观辨证。根据某些肿瘤标记物具有器官特异性的特点，分析其特异性与中医脏腑结构与功能之间的相互联系，把握其病理变化的本质，选择用药，可提高临床疗效。特别是有些患者无明显证候表现，常"无症可辨"，更应结合检测结果而微观辨证。如治疗前列腺特异性抗原增高的患者，在宏观辨证的同时，可将前列腺特异性抗原的特异性与膀胱结构功能特点相结合，针对膀胱"州都之官"，与肾相通，赖肾气化，主排尿、贮尿的生理功能进行分析治疗。

3. 扶正祛邪是治疗大法

扶正祛邪是治疗肿瘤标记物异常的基本原则，重点是分辨邪正之盛衰，行以攻补之法。正不甚弱，邪毒偏盛，当祛邪以扶正；正气亏虚，毒邪与瘀血、痰饮、水湿、热邪相兼为患，耗损正气，当扶正以祛邪；若正虚邪恋，缠绵难解，宜攻补兼施，于祛邪中顾护正气。若癌胚抗原异常升高并伴有腹胀、饮食不当则腹泻等症状者，多是热毒为患，若去之不速，易生它变，宜祛邪以扶正，以攻伐邪毒为主并佐以扶正之品，可用大柴胡汤佐以活血之品泄热毒。若邪毒内陷，毒盛正亏者，宜攻补兼施，如治疗肺癌患者癌胚抗原、糖类抗原125异常增高，并伴呛咳、痰少、胸前拘急、气短、背痛诸症，在清热涤痰、活血散结的同时以益气养阴之品扶正。若肿瘤术后残毒留恋、正气亏损，以补益正气为主，再酌加祛邪之品，使气旺血行，余毒自消，如前列腺癌术后前列腺特异性抗原增高者，可酌情选用滋肾通关法佐以清热解毒之品。

4. 整体调节，引经抑瘤

中医学善于从"患病的人"的整体状态入手来诊治疾病，以辨证论治为主的个体化诊疗模式亦是中医理论与实践的先进性之一。治疗肿瘤标记物异常当因人论证，因证立方，在整体调节的同时兼顾局部病灶，有针对性地选择用药，引经抑瘤，提高疗效。如半边莲、半枝莲、白花舌蛇草、薏苡仁、莪术等药物经现代药理研究发现具有一定的抗肿瘤作用。治疗消化道疾病的肿瘤标记物异常在整体辨证的基础上可选用半枝莲、薏苡仁、白花蛇舌草。若肺系疾病者出现肿瘤标记物异常可酌加半边莲、白花蛇舌草等；若肝部疾病者出现肿瘤标记物可选用莪术、薏苡仁等。甲胎蛋白异常增高者，其病位在肝，且涉及脾、肾、胆、胃，气滞、血瘀、痰湿、热毒蕴积日久，正气耗损，气血逆乱，致其而生。在治疗上当肝脾肾同治并顾护胆胃，前期可破结散肿、化痰活血消积，后期正气耗伤，虚象尽现，再治以扶正祛湿、清热补虚之法肃清毒根，并针对病灶在肝，选莪术、薏苡仁等药，以引经抑瘤。

【验案举隅】

刘某，男，40岁，2011年5月25日初诊。

患者右胁下不适半年余，常因情绪波动、饮酒或劳累等加重。腹部彩超检查示肝内多发低回声结节，较大者1.0cm×1.9cm（部分考虑肝硬化结节，部分性质待定），甲胎蛋白49.58ng/mL。刻下症见右胁下不适，时有腹胀痞闷、口苦。患乙型肝炎、高血压10年余。现血压140/90mmHg，舌淡红稍紫，苔白黄，脉弦。证属肝郁脾虚、湿热内蕴、邪毒壅盛，治宜疏肝健脾、祛湿清热解毒。

处方：柴胡15g，枳实15g，黄芩15g，清半夏15g，白芍20g，郁金15g，茯苓15g，炒白术15g，白花蛇舌草30g，金钱草20g，威灵仙20g，五味子15g，薏苡仁30g，甘草10g。14剂，水煎服，每日1剂，分3次温服。

二诊（2011年11月7日）：服上方40余剂，诸症消失，继因饮酒、劳累后，时卧则右胸胁痛，舌边灼热，睡眠不实，舌淡红稍紫，苔白黄，脉弦滑。

处方：柴胡15g，天花粉20g，当归15g，穿山甲10g（先煎），鳖甲10g（先煎），桃仁15g，红花10g，茯苓15g，炒白术15g，薏苡仁30g，山药30g，川楝子10g，首乌藤30g，生牡蛎30g（先煎），甘草10g。20剂，水煎服，每日1剂，分3次温服。

三诊（2011年11月27日）：服药后，右胸胁痛、舌边灼热不显，舌淡紫，苔白腻，脉弦滑，2011年11月11日复查甲胎蛋白13.21ng/mL。以鳖甲饮子加减治疗，服药40余剂。

2012年3月20日复查甲胎蛋白正常。腹部彩超示肝内低回声结节，最大者为1.1cm×1.0cm。核磁检查示肝硬化。守法调理至今，复检甲胎蛋白阴性。

按语：本案患者患乙型肝炎10余年，肝脾受损，疏泄不利，运化失常，气滞湿阻，郁热内结，久蕴成毒，稽留于肝，故见甲胎蛋白增高及右胁下不适、口苦、腹胀痞闷诸症。曹教授以大柴胡汤化裁治疗，用薏苡仁、白花蛇舌草引经抑瘤，诸药共奏疏肝解郁、健脾祛湿、清热解毒之效。药后诸症大减，然虑瘀毒深伏，损阴伤络，改以复元活血汤"去其去，生其生"，诸症悉退，甲胎蛋白渐至正常，继则以鳖甲饮子散结益气以收功。

七、扩张型心肌病

【验案举隅】

案1 韩某，男，51岁。

2003 年在某医院确诊为扩张型心肌病，心功能Ⅳ级（NYHA 分级），因心率过缓于 2004 年安装起搏器。患者坐轮椅进入诊室，时感胸憋闷、夜间憋醒、腹胀、下肢肿、肢冷、乏力、消瘦、纳少、面色青黄、尿黄赤、舌淡胖、苔淡黄厚、脉弱。血压 100/70mmHg。患者久病，心阳虚衰，无力鼓动气血运行，故胸闷、肢冷、脉缓；后天失养，脾胃失运，水液代谢失常则浮肿、乏力、纳少、面色少华；阳虚不得温化，水液潴留，诸邪内生，郁而化热，气机不畅则腹胀、夜间憋醒。治以温阳强心、补脾利水、痰瘀同治、清化郁热为法。治疗以温心方及枳实薤白桂枝汤为主，通阳化痰开闭治其本，合小陷胸汤涤痰化热治其标。

处方：红参 10g，麦冬 15g，川黄连 10g，清半夏 15g，瓜蒌 15g，薤白 15g，厚朴 15g，枳实 15g，桂枝 10g，茯苓 15g，泽泻 30g，葶苈子 20g，赤芍 15g，甘草 10g，生姜 6g。20 剂，水煎服，早晚温服。

二诊：服药 20 剂后，家属搀扶患者进入诊室，诉夜间憋醒次数减少，下肢肿减，仍腹胀满。舌淡紫胖，苔淡黄厚，脉沉滑偶结。守法治疗。

处方：白参 15g，麦冬 15g，黄芪 30g，川黄连 10g，清半夏 15g，瓜蒌 10g，薤白 15g，桂枝 10g，葶苈子 20g，泽泻 20g，大腹皮 15g，车前草 20g，炒白术 15g，茯苓 15g，甘草 10g，生姜 6g。20 剂，水煎服，早晚温服。

患者系统服药治疗 1 年后，病情好转，能独自由哈尔滨来京诊病，并停服全部西药。

2013 年 4 月患者停药、感冒后出现病情反复。再次就诊诉腹胀满膨隆，纳少不欲食，尿少，下肢肿甚，每日腹泻 4～5 次，咳嗽痰白，时有夜间憋醒，难以平卧，口苦，舌淡红胖稍紫，苔黄，脉沉滑。考虑为脾虚气滞、湿热郁结引起的水饮内停，以中满分消丸健脾行气、利湿清热。

处方：黄芩 15g，川黄连 10g，砂仁 10g，厚朴 15g，枳实 15g，清半夏 10g，陈皮 10g，泽泻 20g，草果仁 10g，茯苓 15g，猪苓 15g，红参 10g，炒白术 15g，车前草 20g，甘草 10g。21 剂，水煎服，早晚温服。

经服用上方 21 剂后，患者腹部膨隆、腹泻、腹胀、咳嗽明显好转，唯下肢肿甚，尿黄，舌淡红紫胖，苔白，脉沉滑缓偶结。

处方：制附子 12g（先煎），白人参 10g，茯苓 15g，炒白术 15g，白芍 20g，赤芍 15g，大腹皮 15g，泽泻 30g，车前草 30g，猪苓 15g，益母草 20g，桂枝 10g，甘草 10g。20 剂，水煎服，早晚温服。

服上方 20 剂后，诉腹泻好转，每日 2 次，腹胀减轻，但咳喘明显、胸满烦躁、下肢肿甚、尿少、咳嗽痰白、面色青白。舌淡紫，苔白，脉沉滑缓右弱。患者饮邪上逆，故见喘逆烦躁，以厚朴麻黄汤宣肺降逆、化饮止咳。

处方：厚朴 15g，当归 10g，炙麻黄 5g，吴茱萸 5g，清半夏 10g，升麻 10g，柴胡 15g，木香 5g，干姜 10g，草果仁 10g，西洋参 10g，黄芪 30g，泽泻 30g，茯苓 15g，川黄连 5g，益智仁 15g，大腹皮 15g，甘草 10g。20 剂，水煎服，早晚温服。

服药后患者胸憋闷明显好转，夜间憋醒、下肢浮肿较前明显缓解，水饮已去大半，继服百余剂中药以温阳强心利水，病情稳定。

按语： 该患者扩张型心肌病日久而致心衰，病情复杂，病势凶险。纵观本案仍属本虚标实之证，心阳衰惫，水气泛滥，痰浊瘀血入里化热，阻碍气机，进一步加重了水肿和阳虚。在治疗的第一阶段，以温阳益气、强心利水、祛除实邪为法，取得了较满意的疗效。患者短暂停药后，病情加重，根据患者临床表现及体征，考虑患者为全心衰竭，存在体循环瘀血及胸腔积液、腹水，是心衰终末期的临床表现，治疗应当机立断，以免贻误治疗最佳时机致病情危殆。因此，治疗的第二阶段，仍以温阳强心贯穿始终，根据患者临床实际，合理应用中满分消丸、厚朴麻黄汤消除位于脘腹、胸肺的湿热、水饮，体现了"急则治标、缓则治本、标本同治"的特色。该患者坚持服药 2 年病情稳定，但因路途遥远，往返不便，以防过度活动加重心衰，建议其病情稳定后于当地医院休养治疗。

案 2 徐某，男，71 岁，2007 年 4 月 9 日初诊。

患者动则心悸、胸闷、气短，近 2 月加重，每于凌晨 3 至 4 时睡中憋醒。房性早搏 20 余年，心房颤动反复发作 10 余年。心前疼痛频作，服用硝酸甘油后可缓解。心悸、胸闷、气短，动则尤甚，肩背痛、腹胀、晨起睑肿、下肢微肿、畏寒，舌淡紫胖，苔白黄，脉微时促。2006 年 7 月超声检查示左心室、左心房、右心房增大，二尖瓣、三尖瓣、主动脉瓣关闭不全。射血分数为 33%，诊为扩张型心肌病。2007 年 4 月 8 日心电图检查示 ST 下移、T 波倒置、房颤。现每日服用呋塞米 40mg、地高辛 0.25mg。诊断为胸痹（扩张型心肌病、冠心病）、房颤、心功能不全，证属阴阳两虚、痰瘀互阻，治宜温阳益心、活血化痰。

处方：西洋参 10g(先煎)，麦冬 15g，五味子 10g，清半夏 15g，瓜蒌 15g，薤白 15g，茯苓 15g，白术 15g，赤芍 15g，川芎 15g，桂枝 10g，枳实 15g，生龙骨 30g(先煎)，生牡蛎 30g(先煎)，甘草 10g，生姜 3 片。14 剂，水煎服，每日 1 剂，分 3 次服。

二诊：服上方 14 剂后，夜间憋醒仅发作 1 次，心前痛明显减轻，未服硝酸甘油即缓解，背痛、晨起睑肿不显，心悸、胸闷、下肢肿减轻，力气增加，睡眠好转。仍气短，略腹胀，舌淡暗胖，苔白，脉沉偶促。嘱停服呋塞米，地高辛减半。

处方：白参 10g(先煎)，麦冬 15g，清半夏 10g，瓜蒌 15g，薤白 15g，厚朴 15g，枳实 15g，赤芍 15g，川芎 15g，茯苓 15g，葶苈子 20g，生龙骨 30g(先煎)，甘草 10g，生姜 3 片。21 剂，水煎服，每日 1 剂。

三诊：服上方 21 剂后，夜间憋醒未发作。心悸、胸闷、下肢肿、腹胀基本消失，略气短，舌淡紫，苔白，脉沉滑。嘱停用西药。2007 年 6 月 3 日心电图检查示窦性心律、T 波倒置。守上方加减，调治 3 月余，房颤未发作，诸症消失，病情稳定。

按语： 本案患者病已日久，本虚之象明显，阴阳两亏，无以养心则发心悸、心前痛。动则耗气，而晨时阳气内敛，阴血运行更缓，心失所养更甚。阳虚不振、痰浊内生则见胸闷、气短、畏寒；气机不畅则见腹胀；影响津液代谢则见睑肿、下肢肿。舌脉亦是阳虚不能行血和输布津液之象。以益气养阴治其本，活血化痰治其标。方用生脉饮补养心之气阴，瓜蒌薤白半夏汤治其"阳微阴弦"，合枳实薤白桂枝汤温通心脉、行气化痰。方中加赤芍、川芎活血化瘀，白术、茯苓健脾宁神，生龙骨、生牡蛎镇惊安神，全方标本同治，共奏温阳益心之效。复诊时症状明显减轻，效不更法。以白参易西洋参增强温通心脉之功，前后加减续服 3 月余，停用西药，复查心电图已恢复并维持窦性心律，至今病情稳定。

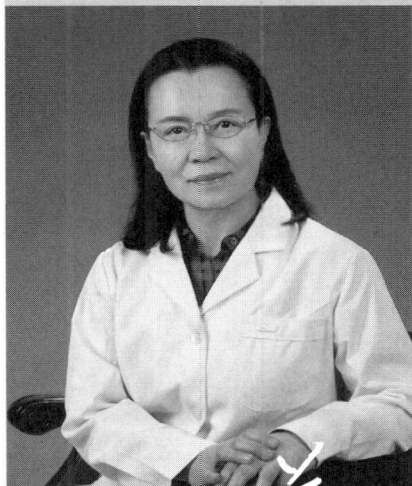

姜坤

辨证论治，病证结合
衷中参西，疗效显著

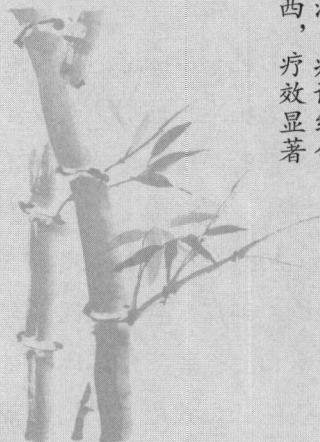

医家简介

姜坤（1958年4月生），中共党员，教授。长春市名中医，北京市鼓楼中医医院京城名医馆特聘专家。历任中华医学会中医药学会风湿病专业委员会常务委员，世界中医药学会联合会风湿病专业委员会常务理事，中国中西医结合学会第五届风湿类疾病专业委员会委员，吉林省中医药学会中医风湿病专业委员会副主任委员，吉林省医学会风湿病学专科分会常务委员，中华中医药学会脑病分会委员。

姜教授出生于吉林省公主岭市，1984年毕业于长春中医药大学中医系，留校后，一直在长春中医药大学附属医院从事心脑血管病、风湿病的医疗、教学及科研工作。曾任长春中医药大学附属医院神经内科医师、心血管内科主治医师、急诊科副教授及风湿免疫科副教授、教授、主任。

姜教授毕业后即从师于国医大师任继学教授，不但学到了任老高尚的医德、医风和敬业精神，而且更学到了任老精湛的医术，并能将任老的学术思想运用于临床，尤其对中风急性期、恢复期和康复期及急性肾风、慢性肾风、消渴、胆心综合征、颈心综合征、热病、头痛等中医急症，能规范地进行诊断及中医辨证论治。工作期间，姜教授参与完成了"八五"攻关课题"脑出血的救治"的研究工作。

为进一步深造，姜教授于1985年在北京中医药大学神经内科进修，从师于王永炎院士和孙朔仑教授，系统学习了神经系统常见病、多发病的诊断与治疗，以及神经系统急危重症的抢救技术与方法，如急性脑出血、高血压脑病、急性脑梗死、癫痫持续状态、格林—巴利综合征等。

2004年姜教授到北京大学人民医院风湿免疫科进修，系统学习风湿免疫学理论，丰富了其中西医结合治疗经验，大大减少了临床误诊率，提高了临床诊断率和治愈率，尤其运用中医药治类风湿性关节炎、强直性脊柱炎、骨关节炎、系统性红斑狼疮、成人斯蒂尔病、痛风等风湿免疫性疾病，取得了非常满意的疗效。2005年至今，姜教授一直从事风湿免疫学相关工作，并成为学科带头人。

姜教授在主抓临床业务的同时，不忘教书育人，从事教学工作20余年，重点主讲中医急症学及中医内科学，累计教学千余学时，临床带教千余人次，并协助硕士研究生导师对本科、硕士学生进行临床实习指导。姜教授的学生都已成为业务骨干，活跃在临床或教学一线。

姜教授擅于总结临床经验，发表学术论文30余篇，主编学术著作3部。

学术思想

一、脾肾为本，气血为治

姜教授致力于风湿免疫性疾病的临床研究，她认为，类风湿性关节炎、强直性脊柱炎、骨关节炎、系统性红斑狼疮、成人斯蒂尔病、痛风等疾病，严重威胁患者的生活质量及生命安全，是西医学面临的难题，而中医学的独特理论及临床经验，可在这些领域发挥重要作用，尤其是中医学有关脾肾和气血的学说，渗透着现代免疫学和血液流变学思想，更为此类疾病的诊治开拓了思路。因此，姜教授以脾肾为本，气血为标，益气活血的治疗原则贯穿风湿免疫性疾病治疗的始终。

姜教授认为，脾肾二脏是生命良性循环的根基。肾为先天之本，性命之根；脾为后天之本，生机所系。《医学衷中参西录》载"盖人之元气，根基于肾……培之于脾"。元气是人体生长发育的物质基础，脏腑功能活动的物质动力。脾肾强健，则元气充盛，生机活跃，脏腑各司其职；脾肾虚馁，必元气虚损，脏腑失养，生机衰减。同时，气血乃元气形之于外的具体体现。《医碥》载"气与血并根柢于先天，而长养于后天"，《医学正传》亦载"夫人身之正气，与血为配，血行脏中，气行脉外……气血并行，周流乎一身之中，灌溉乎百骸之内，循环无端，运气不悖，而为生生不息之妙用也"。气血充盈是机体健康的表现，正如《素问·调经论》所载"血气不和，百病乃变化而生"。

临床上求治于中医的风湿免疫性疾病，多为慢性顽疾及疑难杂病，姜教授认为，虽病因繁多，病情错杂，但大多为本虚标实之证。本虚，以脾肾元气亏损为主；标实，以血瘀入络必见。故气虚血瘀为其最基础的病理机制。首先，年老脏衰可致气虚血瘀，故上述疾病大多发生于中年以后。《素问·阴阳应象大论》载"年四十，而阴气自半也"，《灵枢经·营卫生会》载"壮者之气血盛……气道通，荣卫之行不失其常……老者之气血衰……气道涩，五脏之气相搏"。其次，如《素问·评热病论》所载"邪之所凑，其气必虚"，《医林改错》亦有"元气既虚，必不能达于血管，血管无气，必停留而瘀"之说，故久病难病每致邪稽气伤，"入络为瘀"。西医学研究亦证明，机体器官功能增龄性减退、免疫功能异常、血液循环障碍等因素，均与此类疾病的发生及发展密切相关。而益气活血法，能够通过调节机体免疫、神经、内分泌、循环等系统的功能，达到治疗疾病、维持内环境相对稳定、延缓衰老等的目的。

《折肱漫录》载"胃为水谷之海，六腑之原也。故人生以胃气为本。善养生者，勿轻伤胃气，苦寒之药不可多服，致损化源"。古人之言为姜教授所称道，故其常选药性平和之品，力求温而不燥、补而不滞、滋而不腻，以维护胃气为要。新病者，补偏救弊，宜用其偏；久病者，扶元养正，宜用其平，常取茯苓、白术、山药、焦麦芽、焦山楂等平和之品调理脾胃、消食化滞。

肾为先天之本，善为医者必责根本。先天不足或久病入肾，日久导致肾阳的温煦作用失常，尤其是疾病晚期患者，呈现一派脾肾虚衰之象。《医学心悟》载"若先天祖气荡然无存，虽有灵芝，亦难续命"，《灵枢经·官能》亦载"是故上工之取气，乃救其萌芽，下工守其已成，因败其形"，《类经附翼》中载"所谓真阴之治者，凡乱有所由起，病有所生，故治病必当求本，盖五脏之本，本在命门；神气之本，本在元精，此即有真阴之谓也"，王太仆也指出"壮水之主，以制阳光；益火之源，以消阴翳"。姜教授遵前人之理，治先天根本，有水火之分，水不足者用左归丸，壮水之主以制阳光；火不足者，用右归丸，益火之源以消阴翳。同时配伍补益脾胃、温煦中土之剂，兼顾先天、后天，治脾肾为主。

"久病入络"理论的首倡者是温病大家叶天士。《临证指南医案》中，记载了叶氏治疗痹证的医案，这些医案基本反映了叶氏辨治痹证的学术思想和实践经验，特别是"久病入络"这一认识的提出，发展了中医理论，为痹证的治疗开辟了新的思路，产生了较大的影响。他说："初病湿热在经，久则瘀热入络。"体现在痹证的论治上，他指出："风寒湿三气合而为痹，然经年累月，外邪留著，气血皆伤，其化为败瘀凝痰，混处经络，盖有诸矣。倘失其治，多年气衰，延至废弃沉疴。"在治疗中，姜教授继承前贤观点，认为络虚邪留，痰瘀互结，病势顽固，显然草木之剂难能为功，必用精灵走窜之搜剔动药方能透络达邪。用药主要以辛香、辛咸之味与活血柔润之品相伍，常用当归、桃仁、泽兰、红花等药治疗痹久络滞者；对于寒入脉络之络瘀病证，以辛温、温络、活血之药相合，常用附子、细辛、当归、降香等药；或加用穿山甲、水蛭、地龙、蜈蚣等搜剔动药与当归、桃仁、三七等活血化瘀药配伍应用，治疗结血牢固深入者。

二、辨证论治，病证结合

"辨证论治"这一词语最初见于清代章虚谷的《医门棒喝》，辨证论治的思想在中医学术发展过程中是一脉相承的，《黄帝内经》中就有"谨守病机，各司其属"和"谨察病机，勿失气宜"的说法。张仲景在《伤寒论·辨太阳病脉证并治上》中亦指出"观其脉证，知犯何逆，随证治之"。秦汉以来，历代医家的著作中都体现了辨证论治的原则。可以说，辨证论治是中医学一以贯之的学术思想。

姜教授认为，"辨证论治"的中心词在于"证"，"证"字在古代医籍主要是指疾病的临床表现，即症状和体征，也称为"证候"。而"症状"的"症"字直到明朝时才出现，两者本义并无实质的区别。中华人民共和国成立后，对"证"字的理解逐渐演变成疾病发展的某一阶段的病理概括，包括病因、病位、病性和邪正关系，体现了疾病在该阶段的病变特征，即病机，并可归纳为某个证型。反映某一证的相关的症状，称为证候。由此可以看出，目前中医"证"的内涵，绝非等同于单纯的症状，因而与其原始的涵义有了较大差别，体现的是对疾病在某一阶段的全面认识，更深刻地反映了病变的实质。

"辨"即"分辨、辨别"，《伤寒论》和《金匮要略》的篇目即为"辨某某病脉证治"，"辨"的过程也就是一个对已获取的疾病信息进行分析归纳、整理提炼出"证"的过程，也就是说"辨"的结果是得出"证"。辨证的目的是为了下一步的治疗，辨证和论治就成为前后衔接、密不可分的两个步骤。"论"的过程贯通了理法方药的各个环节，与"辨"的过程同样是整体分析、多方联系的过程。姜教授始终认为，辨证论治是对中医整体审察和治病求本精神的贯彻，体现的是对病变的实质性把握和深层次的治疗，因而具有极高的应用价值和持久的生命力。

"病"即疾病，是对具有特定的病因、病理和一定的发病、演变形式的病变过程的概括。一种疾病会同时存在数种临床表现，也即广义的"症"，包含了症状和体征。中医和西医的病名都是对病变纵向联系、横向观察得出的诊断，具有相对稳定的特点。而"症"则是对临床表现的具体描述，可以表现出轻重缓急的不同，在疾病发展过程中或隐或显，持续时间或长或短。中医对于病因比较单一、病情比较轻缓的疾病，也有采用专方专药治疗的例子，如食积采用保和丸，虫证采用乌梅汤等，但在大多数的情况下，仍需针对疾病的病情，辨证用药，同时做到"病"与"证"的结合。

姜教授认为，在疾病的诊疗过程中，辨病也具有重要价值。在辨病过程中，通过对疾病的发生、发展过程的全面认识，得出病名的诊断，也就有可能深入地理解疾病总的发展规律。从辨证的角度讲，也就是抓住了疾病的基本病机，进而在对现阶段病情的判断上，在随后立法处方的选择上，就会有更全面的动态的把握。而单纯"辨病治疗"运用于中医临床的可操作性不够，疾病的演变、患者的体质、外界的环境都是中医所要考虑的因素，忽略了这些因素，就不是活泼的治疗，而是死板的套用，中医治疗的优势也就难以体现，疗效也就难以提高。因此，姜教授认为，采用辨病和辨证相结合的原则，才可以体现对疾病发展的过程性和阶段性的综合判断。

姜教授特别指出，临床中确实存在着对症用药的情况，如黄疸用茵陈、便秘用大黄。但具体的用药要随着病情的进展、虚实的进退而变化，这就涉及药物的炮制、用量、配伍、服法、剂型等多种因素，而这实质上都是辨证论治思想的贯彻。单纯的对症治疗则是片面地将症与证相割裂，针对某个孤立的症的治疗只能体现出治疗的随意性，无法体现中医治疗的针对性。因为数个症的有机组合才能够体现出当前病变的实质，据此立法处方才能有的放矢，从而有效地消除症状。

综上所述，中医学所讲的辨证论治是在对疾病发生发展的总体把握基础上，形成对当前病变的深刻认识，并进行立法处方的过程。姜教授在临床诊疗过程中，坚持辨证论治，避免单纯的辨病治疗和对症治疗，同时又不忽略病情前后的联系和症状的主次轻重，真正做到病、症、证的兼顾，最大限度地发挥了中医的特色和优势。

三、衷中参西，疗效显著

姜教授从事风湿免疫性疾病的研究和治疗20余年，证明治疗此类疾病，中西医各有优势和不足，而中西医结合治疗，见效快，毒副作用少，值得推广。

风湿免疫性疾病涵盖的范围比较广泛，包括风湿性关节炎、类风湿性关节炎、痛风性关节炎、强直性脊柱炎、系统性红斑狼疮、干燥综合征、白塞氏病、硬皮症、皮肌炎、多发性肌炎、风湿性多肌痛、纤维织炎、反应性关节炎、系统性血管炎等。风湿免疫性疾病主要侵犯人体的关节、肌肉、骨骼及关节周围的软组织，引起多个部位的疼痛和僵硬，严重者还常常伴有全身多系统损害。从西医学的观点来看，尽管风湿免疫性疾病包括几十种不同的疾病，但多数表现出急性和慢性两种不同的病程。一般会以慢性病程为主，出现多个部位的疼痛和僵硬，这主要是由全身肌肉、韧带、滑囊、筋膜的营养供给不良而导致的。这种关节疼痛、肿胀和活动不力，常常表现为反复发作、春冬季加重。一些患者还可因关节严重损伤而导致残疾。

西医治疗风湿免疫性疾病多以"激素＋免疫调节药物＋对症治疗"，优点是见效快，能够在一定程度上控制病情发展。但也不可避免地出现严重的副作用，如脂肪沉积、股骨头血运不良导致股骨头坏死、性功能下降、女性闭经，甚至因骨髓抑制而出现严重的贫血等。

姜教授根据多年临床经验，坚持中西医结合治疗风湿免疫性疾病，取得了显著疗效。姜教授认为，中医治疗疾病的最大特点是辨证论治、整体调节。对于风湿免疫性疾病患者来说，根据患者当前的主要临床表现，首先辨别其虚实寒热，如属实证，当辨明是风痹、寒痹、热痹、湿痹；如体质偏虚，当判断是气虚、血虚、阴虚、阳虚、肝肾亏虚、脾肾亏虚；继而综合辨证、整体调节。若外有风寒湿邪阻滞经络关节，内有气血亏虚、肝肾不足，可见腰膝冷痛、关节肌肉重着麻木、腿足屈伸不利等症，用独活寄生汤加减治疗；若气血亏虚、寒滞经脉，可见四肢关节冷痛、面色少华，用当归四逆汤加减治疗；阴虚夹湿热者，用左归饮合四妙散加减治疗；阳虚夹寒湿者，用金匮肾气丸加减治疗等。辨证论治、整体调节的治疗方法，既抓住疾病的本质，又重视疾病的表象，注重标本同治，邪正兼顾，而不是头痛医头、脚痛医脚。

根据临床经验，姜教授发现，许多患者早期阶段可能局限于关节疼痛、腰痛、身痛等几个症状，西医化验指标正常或轻度异常，没达到某些风湿免疫性疾病的诊断标准，西药选择治疗有困难时，可选择中药治疗，能有效改善患者的临床症状，减轻患者的痛苦。可根据病情采取以中医药辨证论治为主的治疗原则，分别采用疏风祛湿、温经散寒、温寒祛湿、清热凉血、活血通络、补肾壮骨等不同的治疗方法，或散风寒于外，或清热除湿于内，或活血以祛瘀，或温经以通络，邪去络通，"通则不痛"，故能迅速减轻患者的痛苦。研究表明，临床常用的祛风除湿类中药，大多具有与西药非甾体类抗炎镇痛药同样的抗炎镇痛作用，其减轻患者临床症状之力虽稍逊于西药，但副作用很少，临床可结合辨证酌情选用。若属寒者，可选用桂枝、麻黄、乌头、附子、羌活、独活、细辛等药物；属热者，可选用忍冬藤、青风藤、海桐皮、秦艽、牛膝、黄柏、牡丹皮等药物；属瘀者，可选用桃仁、红花、乳香、三七、丹参、蒲黄、血竭等药物；属虚者，可选用人参、黄芪、当归、熟地黄、鸡血藤、淫羊藿、巴戟天、杜仲、骨碎补、肉苁蓉等药物。中药还能通过调节人体的免疫功能，有效地缓解病情，改善体质，减少激素撤减过程中复发的危险性，减少发作次数和发作严重程度，从而能有效地减缓甚至阻止疾病的进程。

中西医结合治疗风湿免疫性疾病目前已成为临床的主要治疗方案，主要是在中医辨证论治的基础上，合并使用西药共同治疗。一是合并使用非甾体消炎药，既可加强其解热镇痛之疗效，又可弥补非甾体消炎药疗效不持久、不能控制病情进展的不足。二是合并使用改善病情的药物，通过调整全身气血阴阳的盛衰，既能改善临床症状，使联合用药能充分发挥药效，又能根据已发生或可能发生的副作用进行辨证治疗。三是合并使用糖皮质激素类药物，在激素减量过程中，往往容易导致疾病的反跳，配合中药治疗能有效减少患者对激素的依赖。目前已发现中药中有许多促进肾上腺皮质激素分泌及类糖皮质激素作用的药物。常用的治法主要是滋补肾阴和温补肾阳，常用的滋阴药物有熟地黄、生地黄、龟板、枸杞、山茱萸、知母等，常用的温阳药物有淫羊藿、巴戟天、补骨脂、附子、鹿衔草、桂枝等，常用的类糖皮质激素的药物有甘草、秦艽、穿山龙、淫羊藿等。姜教授发现，运用中药治疗还可以减轻激素的副作用，如预防感染和骨质疏松的发生等，清热解毒药具有良好的抗感染作用，可以对抗应用激素后感染的诱发和加重；健脾补肾药可提高机体抗感染能力；滋阴清热或温补肾阳药与激素联合应用，可以消除其食欲亢进、情绪激动、心烦失眠等副作用并提高疗效；补肾活血药可以防治激素导致的股骨头坏死；健脾和胃药可减轻免疫抑制剂或非甾体消炎药对胃肠道的刺激；益肾填精药可防止免疫抑制剂对骨髓及机体正常免疫力的过度抑制等。

现代药理研究已经证明，中医药治疗风湿免疫性疾病时，通过调节细胞免疫和体液免疫，从而有效地控制疾病的进展和进程。能提高免疫功能的药物有补气药中的人参、黄芪、灵芝，滋肾药中的熟地黄、黄精、枸杞子，养阴药中的石斛、天花粉、麦冬，活血药中的三七、红花，清热药中的柴胡、鳖甲等，上述药物大多具有提高细胞免疫和体液免疫的功能。姜教授通过临床实践证明，当患者免疫功能低下，或因使用西药免疫抑制剂冲击疗法导致细胞免疫和体液免疫都受到了明显的抑制而处于低下状态时，使用一些能提高免疫功能的中药，不仅能提高免疫抑制剂的疗效，还能改善体质，增进健康，有助于祛邪外出或抵御外邪的再度侵袭。

中医学认为，人体一旦失去平衡就会生病，出现各种各样的疾病状态。治疗上要进行调节，《素问·至真要大论》载"谨察阴阳所在而调之，以平为期"。姜教授认为，很多中药和方剂具有双向调节作用，能使体内失衡状态尽快得到纠正。在风湿免疫方面，中医的双向调节表现为以下几个方面：①双向调节免疫功能，使亢进的体液免疫下降，使低下的细胞免疫上升。②双向调节肾上腺皮质功能，皮质功能失调，有属阴虚者，有属阳虚者，补阴助阳、平调阴阳都能提高皮质激素水平。③双向调节血管通透性，既能降低通透性以消炎、消肿，也能增加血管通透性以促进瘀血吸收；④双向调节血液黏度，既能抗凝、抗栓塞，又能促进循环、加速血流等。姜教授指出，采用恰当的双向调节方法和方药，就能使患者症状消除，病情缓解，并能重新建立正常的免疫功能、内分泌功能、内脏功能、血管和循环功能等，达到消除病证增强体质的目的。双向调节是中医药治疗免疫病的基础。

众所周知，免疫功能紊乱与大多数风湿免疫性疾病的发病密切相关，应用皮质激素或免疫抑制剂治疗后，虽能抑制异常的免疫反应，但同时也可导致正常免疫功能的低下，容易诱发感染等并发症。而中医则重视人体的正气即本身的抗病防病能力，中药本身不是激素或免疫抑制剂，但大量临床报道和实验证实，通过补肾（如金匮肾气丸）或健脾（补中益气汤）等扶正疗法，可以促进机体自身增加激素、细胞因子的分泌，发挥其治疗效应。尤其是组成中药复方后可针对不同证候类型，发挥相应的调节作用，使偏亢的免疫反应得以平息，使不足的免疫功能得到恢复。

姜教授认为，随着中药有效成分和药理研究的进展，发现中药在调节免疫功能、提高肾上腺皮质功能、抗过敏、抗变态反应、抗关节炎、消炎止痛、升高血液细胞等方面的研究都取得了很大的进展。对中医临床应用和研究有很大帮助，可将中医的临床经验提高到理论上来认识。如龟甲补肾，因为其有提高肾上腺皮质激素水平的作用；土茯苓治疗口腔溃疡，因为其有免疫抑制的作用；牡丹皮治疗皮下瘀点，因为其有抗血管炎、抗栓塞的作用；白藓皮、黄芩治疗皮疹、皮炎，因为其有抗过敏的作用；女贞子治疗血虚头晕，因为其有提高白细胞的作用等。姜教授指出，临床上可依据辨证用药、辨病用药、对症用药，还可依据药理用药，如能将这些结合起来，将能使辨证治疗更有针对性，从而使中医的治疗水平达到一个新的水平、新的境界。

姜教授认为，许多风湿免疫性疾病都是慢性病，有些是终身性疾病。大多需要长期治疗，有的甚至需要终身治疗，这只有中医药才能做到。中医药所使用的因人而异、个体化的治疗方案，既能使这些慢性病逐渐得到控制，好转、缓解，也保证了长期服用中药的安全有效性。如红斑狼疮患者，经半年至两三年的治疗后，不但能将泼尼松减量、停用，而且效果会渐渐积累，使病情好转，直至完全缓解。类风湿性关节炎、硬皮病、强直性脊柱炎、过敏性紫癜、结节性红斑、干燥综合征、白塞病、骨关节炎、痛风等疾病有些可单用中药治疗，有些可用中西医结合治疗，但最终均需将西药停用，坚持用中药治疗。

姜教授还非常重视患者的调养，强调在积极进行中西医结合治疗的同时，注重病中及病后的调养，以促进疾病的早日康复并预防风湿免疫性疾病的复发，同时许多康复手段，如运动调理、饮食调理、起居调理、心理调理等，对缓解症状，改善功能，预防疾病加重或复发均有积极作用。

临床经验

一、类风湿性关节炎

类风湿性关节炎是一种病因不明的自身免疫性疾病，多见于中年女性，其特征性症状为对称性、慢性、进行性多关节炎。临床表现为受累关节疼痛、肿胀、功能下降，反复性强，致残率高。其主要病变是发生在关节滑膜的慢性炎症，可增生形成血管翳，侵犯关节软骨、骨、韧带和肌腱等，造成关节软骨、骨和关节囊破坏，最终导致关节畸形和功能丧失。本病属中医学"历节""痛痹""骨痹"等范畴。由正气不足，六淫外袭，经脉痹阻，气血瘀滞，肢节受损引起。

姜教授倡导以中西医结合治疗本病，以祛风除湿、通经散寒、化瘀通络、扶正固本为治疗原则，应用类风湿1号、甲氨蝶呤10mg、柳氮磺吡啶0.75g和非甾体消炎药治疗，取得了满意的疗效。

所有患者均符合1987年美国风湿病学学会分类标准，并排除年龄＜16岁或＞65岁者，合并有心血管、脑血管、肝、肾、造血系统严重原发性疾病者，合并其他免疫性疾病者，合并骨结核及骨肿瘤者，青光眼患者，孕妇，正在服用激素难以停用者，2个月内服用过免疫抑制剂者。

纳入治疗的患者共60例，其中男性16例，女性44例；年龄20～62岁，平均（42.67±7.32）岁；病程 2 个月至 25 年，平均（8.4±3.9）年；患者均有关节肿痛，晨僵时间均大于 1 小时；发病关节区 3 个或 3 个以上；腕、掌指关节或近端指间关节炎中，至少有一个关节肿胀；病程持续 6 周以上。60 例患者 X 线检查均有手和腕骨骨质侵蚀或受累关节及其邻近部位有明确的骨质脱钙，34 例患者有关节变形，34 例患者有关节软骨下囊样破坏或骨侵蚀改变，23 例患者伴有关节脱位畸形。中医辨证参照沈丕安主编的《现代中医免疫病学》，属风寒湿夹瘀证，选用类风湿 1 号。

处方：黄芪 30g，防己 20g，秦艽 20g，桂枝 10g，桃仁 15g，红花 15g，青风藤 30g，海风藤 30g，羌活 30g，牛膝 15g，甲珠 10g（先入），蜈蚣 2 条，生地黄 10g，川乌 6g（先入），老鹳筋 15g，甘草 10g。每日 1 剂，水煎服。

治疗过程中，根据患者病情变化随证加减。手指、腕关节肿痛者，加泽兰 30g、泽泻 30g、豨莶草 30g、土茯苓 50g、僵蚕 10g、穿山龙 30g，以消肿散结、疏通经络；颈部不适者，加葛根 30g、石斛 10g、穿山龙 30g，以疏通督脉之气血；手足冷一派阳气虚者，加淫羊藿 30g、仙茅 10g、僵蚕 10g、细辛 5g、豨莶草 30g，以补肾温经散寒；伴多汗者，加牡蛎 50g、浮小麦 50g、桑叶 30g，以固表止汗。

合用舒林酸片 0.2g，口服，每日 2 次，关节疼痛改善后，舒林酸片随之减量至停用。甲氨蝶呤 10mg，口服，每周 1 次。柳氮磺吡啶 0.75g，口服，每日 3 次。以 1 个月为 1 个疗程，连续治疗 3 个疗程。

观察关节疼痛、肿胀、功能障碍指数，晨僵时间，双手握力等。并根据吴少祯主编的《常见疾病的诊断与疗效判定（标准）》的分级标准评定治疗前后关节压痛指数、肿胀指数、功能障碍指数。并观察血沉、类风湿因子、C 反应蛋白、免疫球蛋白及血、尿、便常规和肝、肾功能等实验室检查指标，上述各项指标均于治疗前及治疗后 3 个月各检查 3 次。

60 例患者中，临床治愈 10 例，显效 27 例，有效 18 例，无效 5 例，总有效率为 91.67%。治疗前后症状、体征均有改善。在治疗过程中出现消化系统症状（如恶心、呕吐、腹泻等）3 例，继续服药后不良反应消失，无患者出现肝、肾功能改变及白细胞减少等不良反应。

类风湿性关节炎属中医学"痛痹""历节""尪痹"等范畴。其主要病机为外感寒湿之邪，内因气血阴阳失调，脏腑亏损，寒湿凝滞，气血运行不畅导致邪盛、正虚、瘀滞夹杂，从而引起关节肿胀、疼痛变形、晨僵等症状。

类风湿 1 号以扶正祛邪、寒热并用，以祛风除湿、通经散寒、化瘀通络、扶正固本为大法。方中防己、秦艽、青风藤、海风藤均有利水消肿、祛风止痛之功效，药理研究表明，其具有抗变态反应、消炎止痛的作用。秦艽有清虚热之效，治疗风湿病引起的低热、关节痛效果较好，同时能提高体内激素水平，长期使用对泼尼松减量有利。四药用于类风湿性关节炎之关节肿痛，既能促进肾上腺皮质代偿而起到消炎止痛的作用，防己、秦艽又有抑制免疫、抗过敏的作用。黄芪甘微温，有补气利水消肿之功，现代药理研究发现其含有黄芪多糖、三皂苷等成分，对细胞免疫均有明显提高作用，用免疫抑制剂的患者，服用黄芪能保护和提高免疫功能，并能全面地提高健康情况。桃仁、红花有活血化瘀之功效，现代药理分析发现其具有扩张血管以加速血流的作用，促进血液循环，改善组织的缺血、缺氧状态，促进组织修复，能降低血管通透性，促进炎症渗出物的吸收而起到活血消肿功效。生地黄、牛膝滋阴补肾，以扶正气。中医学认为，气行则血行，气滞则血瘀，不通则痛，通则不痛。人体正气的强弱，对类风湿性关节炎的演变和预后起着重要的作用，采用急则治标、缓则治本、标本兼顾的治疗原则，予滋阴补肾、益气健脾之法，以固护正气。川乌具有温经通络、散寒止痛之功效，佐桂枝、甘草能松弛肌肉痉挛，对关节具有消炎镇痛的作用。蜈蚣有祛风镇惊之功效，地龙可清热息风、利尿，二者的主要药理作用为抗炎、镇痛、抗栓塞。生地黄具有养阴清热的作用，现代药理分析其有双向调节免疫功能的作用。

姜教授以个人临床经验为主组方，结合中药药理研究成果来提高疗效。对西医没有治疗方法的某些临床表现，如多汗、乏力、手足冷、畏风恶寒等，用中药探索性治疗；用中药处理西药的毒副作用，如甲氨蝶呤、柳氮磺吡啶对肝、肾功能的损害及白细胞减少等不良反应，可配合四物汤、六味地黄丸补肾养血以减少其副作用，使用甲氨蝶呤、柳氮磺吡啶 3 个月后必须逐渐减量至停用，用中药调理康复。

姜教授认为，中西医结合治疗类风湿性关节炎见效快，毒副反应少，取得疗效后，逐渐将西药减撤，用中药辨证巩固疗效。

二、强直性脊柱炎

强直性脊柱炎是一种慢性进行性疾病，主要侵犯骶髂关节、脊柱旁软组织及外周关节，并可伴发关节外表现。严重者可发生脊柱畸形和关节强直。据调查，在我国本病的患病率为 0.26%。本病男性多见，发病年龄多在 10 ～ 40 岁，多迁延不愈，逐渐加重，甚至生活不能自理。治疗上比较棘手，较难获得显著疗效。姜教授采用中西医结合治疗强直性脊柱炎，获得满意疗效。

接受治疗的患者除符合强直性脊柱炎诊断标准外，均有脊柱和（或）骶髂关节痛，并伴有以下任一项目：①晨僵＞2小时。②至少一个周围关节炎。③第一小时血沉＞25mm或C反应蛋白上升20%。

1. 中医辨证论治

（1）肾阴虚型治以滋阴补肾、填精益髓为大法，以左归丸为主方加减治疗。

处方：熟地黄15g，山药20g，枸杞15g，山茱萸15g，牛膝15g，菟丝子15g，鹿角胶10g，龟板胶10g，杜仲15g，白术15g，茯苓20g，细辛5g，狗脊15g，葛根30g，蜈蚣2条，炒水蛭5g，知母10g，黄柏10g，甘草10g。

关节肿者，加泽兰、泽泻、薏苡仁、土茯苓、白茅根；晨僵明显者，加僵蚕、伸筋草；疼痛明显者，加乳香、没药、延胡索、鸡血藤；关节形成骨桥者，加自然铜、骨碎补。

（2）肾阳虚型治以温补肾阳、填精益髓为大法，以右归丸为主方加减治疗。

处方：熟地黄10g，山药10g，枸杞10g，菟丝子15g，鹿角胶10g，附子10g，细辛5g，川乌6g，白芥子6g，降香6g，甘草10g。

手足逆冷者，加巴戟、淫羊藿、仙茅；关节痛甚者，加乳香、没药、延胡索、威灵仙；腰背僵甚者，加狗脊、僵蚕；发热者，加石膏、水牛角、生地黄、知母。

2. 西医常规治疗

甲氨蝶呤10mg，口服，每周1次；柳氮磺吡啶0.5g，口服，每日3次；美洛昔康15mg，口服，每晚睡前1次。

患者经应用上药治疗后，腰背痛、颈肩痛、骶髂关节痛、关节肿、乏力、晨僵时间、胸廓活动度、脊柱活动度、枕—墙距、"4"字试验、Schober试验、骶髂关节定位试验等指标都有不同程度的改善。血沉、C反应蛋白都有不同程度的下降或恢复正常。同时发现患者按上述中西医结合方法治疗后，除少数患者有上腹不适外，未发现其他副作用。说明药物具有很好的抗炎止痛作用且副作用小，能够控制病情，明显缓解患者的临床证候。

强直性脊柱炎是一种自身免疫性疾病，其发病和HLA-B27密切相关，很可能是在遗传的基础上，加上环境因素（包括感染、外伤等）等多方面的影响而发病。

本病属于中医的"骨痹""竹节风""龟背风"等范畴，姜教授认为，本病多以素体阳气虚、肝肾阴精不足为内因，风寒湿热为外因。肝肾不足，邪恋经脉，痰瘀形成，经脉痹阻，气血不行，督脉虚弱，而致脊柱骨变松、变形，不能直立、弯腰、垂颈、突背，身体羸瘦而形成"尻以代踵，脊以代头"的状态。同时，肾藏精、主骨生髓，为先天之本，与遗传因素亦有相同之处。从腰、脊、胯、尻有关的经络看，与肾经、督脉密切相关，又与肝经、任脉、冲脉相互联系。因此，强直性脊柱炎主要是肾经督脉正气不足，风寒湿（寒湿偏重）三邪深侵肾经督脉，督脉受邪，则阳气不得开阖，失于布化，肾经受邪，则骨失淖泽，并且不能养肝，肝失养则血海不足，冲任失调，筋骨失养，肾经督脉两虚，脊背腰胯之阳失化布，阴失营荣，寒则凝涩而致腰胯疼痛，经血不荣，渐致筋脉僵急，督阳失布，气血不化而致脊柱僵直。

中医学论治疾病，强调人体自身整个抗病的功能状态，强调整体阴阳的恒动平衡。因此，在治疗上姜教授主张，急性活动期应以清热利湿、养阴通络为主，慢性期以补益肝肾、活血通络为主。强脊炎1号、强脊炎2号，是基于上述理论而制，有抑制炎症发展、减轻炎性水肿损害、镇痛、提高机体免疫功能的作用。

左归丸具有滋阴补肾、填精益髓之功，方中熟地黄滋阴补肾、填精益髓，为君药。臣以龟板胶、鹿角胶血肉有情之品，峻补精髓，其中龟板胶甘咸而寒，善补肝肾之阴，又能潜阳；鹿角胶甘咸微温，益精补血之中又能温补肾阳，与诸滋补肾阴之品相伍有"阳中求阴"之效。山茱萸养肝滋肾，山药补脾益阴，枸杞子补肾益精，菟丝子平补阴阳，川牛膝益肾补肝、强腰壮骨，俱为左药。现代药理表明，左归丸对肾上腺皮质有明显的保护和预防萎缩的作用，使肾上腺皮质球状带、束状带细胞体积增大，提高肾上腺皮质的代偿功能；能增加小鼠生殖腺（包括睾丸、子宫、前列腺、精囊腺）的重量，促进生长发育；能提高单核吞噬细胞系统的吞噬功能；能对抗免疫抑制剂对细胞免疫的抑制作用，并对白细胞下降有保护作用。故服用左归丸，可大大减少柳氮磺吡啶、甲氨蝶呤抑制精子发育及白细胞减少的副作用。偏于肾阳虚者加附子、细辛辛热入肾，温壮元阳，补命门之火，与鹿角胶相辅相伍有"阴中求阳"之效，同为臣药；菟丝子、杜仲补肝肾、强腰膝；当归养血和血，助鹿角胶以补养精血，使精血互化；甘草有补脾和中之力。诸药合用，补肾之中兼顾补脾，使肾精得充而虚损易复；温阳之中参以滋阴填精，使阳得阴助而生化无穷。

发热及关节肿胀期，基于强脊炎1号或强脊炎2号为主方，加防己、青风藤、白花蛇舌草、土茯苓等清热利湿解毒之品，此类药对关节有较强的消炎镇痛作用，可抑制血管的通透性，减少渗出，并兴奋肾上腺皮质，刺激皮质分泌，提高体内激素水平，松弛肌肉痉挛。诸药合用，共奏补肾壮督、祛风除湿、通络止痛之功。本病病程多迁延日久，姜教授提出，治疗上应抓住补肾壮督之关键，只有肾气充足，才能驱邪外出，达到邪去病复的效果。

三、骨关节炎

骨关节炎是最常见的一种慢性关节炎。在美国有 15% 的人患有关节炎，其中 43% 为骨关节炎。另有资料显示，45 岁以上的人群中，半数以上有膝骨关节炎的放射线证据，75 岁以上的老年人中每人都至少有 1 个关节有骨关节炎变化。骨关节炎临床表现为病变关节疼痛、触痛、晨僵、肿胀、摩擦音、变形和活动受限。骨关节炎的病因和发病机制至今未明，但人们已经认识到遗传、年龄增长、肥胖、体力劳动、外伤及雌激素水平下降等都可能是骨关节炎的诱发因素。骨关节炎的病理学特点为始发于关节软骨的变性、糜烂、溃疡和脱失，软骨下骨硬化和囊性变，即边缘性骨赘形成。组织学上显示软骨表面碎裂、垂直裂隙、晶体沉积和血管入侵，以及骨赘形成，最终软骨全部脱失，软骨下骨硬化及局灶性骨坏死。总之，骨关节炎虽然从关节软骨起病，但也影响整个关节结构，包括软骨下骨、韧带、滑膜、关节囊及关节外肌肉，最终因关节软骨全部脱失而导致关节畸形和功能丧失。本病属中医"骨痹""腰腿痛""痛证"等范畴。风寒湿热病邪入侵为本病的致病因素，正气虚弱为产生痹证的内在因素。姜教授以滋补肝肾、祛风通络化瘀为治疗原则，应用骨关节炎汤（经验方）加常规治疗，治疗骨关节炎，取得满意疗效。

所有患者均符合《中药新药临床研究指导原则》（1993 年）所制定的骨关节炎诊断标准。诊断原则具有典型的骨关节炎临床表现并与影像学所见相符。临床表现为受累关节疼痛、肿胀、晨僵、关节积液及骨性肥大，可伴有活动性骨擦音、功能障碍或畸形。

处方：熟地黄 10g，山茱萸 15g，石斛 20g，石菖蒲 10g，茯苓 20g，远志 20g，牛膝 15g，地龙 15g，苏木 10g，独活 10g，桃仁 15g，红花 15g，鹿含草 30g，补骨脂 10g，木瓜 30g，白芍 30g，防己 15g，甘草 10g。

合并滑膜炎者，加泽兰、泽泻、透骨草、薏苡仁；晨僵明显者，加僵蚕、伸筋草、穿山龙；疼痛甚者，加乳香 10g、没药 10g、延胡索 10g、三七 3g（冲）；多汗者，加桑叶 30g、牡蛎 50g、浮小麦 50g、黄芪 30g、防风 15g、白术 10g；手足冷属肾阴不足者，加附子 10g、肉桂 10g、细辛 5g、炮姜 10g。治疗 3 个月。

常规治疗：萘丁美酮片 1g，口服，每晚 1 次；玻璃酸钠注射液 2mL，膝关节内注射，每周 1 次，连续 3 次。

治疗结果表明，骨关节炎汤有抗炎和修复关节软骨的作用，以地黄饮子为主方，以姜教授临床经验并结合中药药理研究成果来提高疗效。对西医没有治疗方法的某些临床表现，如手足冷、畏风恶寒等，用中药探索性治疗取得良效。

骨关节炎属中医学"骨痹""腰腿痛"等范畴。"风寒湿三气杂至，合而为痹也"强调了外邪为本病的致病因素。正气虚弱为产生痹证的内在因素。外伤、劳损致经脉受损，瘀血积聚，为肿为痛，《素问·宣明五气》载"久视伤血，久卧伤气，久坐伤肉，久立伤骨，久行伤筋"，说明长期慢性劳损是引起骨关节退行性病变的主要原因之一。

姜教授认为，肾为先天之本，主骨、充髓。肾气盛，肾精足，则机体发育健壮，骨骼的外形及内部结构正常。肝为藏血之脏，肝血足则筋脉强健，束骨而利关节，静可以保护诸骨，以免过度活动，防止脱位。然人过半百，正气渐衰，肾气亏虚，导致骨关节发生退行性变。因此，治疗以滋补肝肾、祛风通络为大法。骨关节炎汤基于上述理论而制，以地黄饮子为主方，以滋补肝肾为主，现代药理研究发现补肝肾药可提高体内激素水平，起到补肝、保肾、强壮的作用。熟地黄、山茱萸、石斛可滋补肝肾，现代药理研究发现其可解热、镇痛、扩张微血管、提高免疫功能，长期使用，能起到保护骨质的作用。加防己、独活以祛风除湿，汉防己含生物碱甲素、乙素、丙素等，可通过松弛肌肉痉挛，调节血液通透性，减少渗出，兴奋肾上腺皮质，刺激皮质分泌，提高体内激素水平，对关节有较强的消炎镇痛作用。桃仁、红花具有活血化瘀之功，能扩张血管，降低血管阻力，使血流加快，促进血液循环，改善组织缺血、缺氧状态，促进组织修复，调节血管通透性，促进炎症渗出物的吸收而起到活血消肿、消炎的作用。牛膝、僵蚕含昆虫甾酮衍生物，长期服用能提高肾上腺皮质代偿功能，具有类固醇激素样抑制关节炎的作用。

四、成人斯蒂尔病

斯蒂尔病本是指系统性幼年型类风湿性关节炎，但相似的疾病也可发生于成年人，称为成人斯蒂尔病。本病曾称为"变应性亚败血症"，1987 年以后统一称为成人斯蒂尔病。本病病因并不清楚。临床特征为发热、关节痛和（或）关节炎、皮疹、肌痛、咽痛、淋巴结肿大、白细胞总数增多及血小板增多，严重者可伴系统损害。由于无特异性的诊断方法和标准，需排除感染、肿瘤及其他结缔组织病后才考虑其诊断。某些患者即便诊断为成人斯蒂尔病也需要在治疗中密切随诊，以进一步排除上述疾病的可能。

本病男女患病率相近，散布世界各地，无地域差异。好发年龄为 16～35岁，高龄发病亦可见到。在临床上，成人斯蒂尔病常常成为诊断和治疗的难题，一方面是本病临床表现酷似感染，而治疗该病的糖皮质激素对感染性疾病会造成严重后果；另一方面成人斯蒂尔病缺乏客观的特征性诊断指标，使临床医生面对成人斯蒂尔病患者时，存在着诊断的不确定性和治疗效果的不可预测性。可以说激素是西医治疗成人斯蒂尔病的一张王牌，但因激素诱发感染而死亡的情况并不罕见。姜教授认为，中医的精华在于辨证施治，运用中药治疗成人斯蒂尔病有其广阔的前景。根据其临床表现可归属于中医"热痹""暑瘟""湿温"等的范畴，临床有风热犯卫、气营两燔、湿热蕴毒和阴虚内热等证候。

（一）辨证要点

本病初期以邪实为主，而邪实多是风、湿、热、瘀；后期可致气阴两伤，特别是阴血亏虚的证候。本病的基本病机是感受风湿热邪，或时疫毒邪暑湿，或湿热蕴结，致营卫不和，气营两伤，经络关节痹阻，并内侵脏腑，脏腑积热蕴毒。脏腑积热蕴毒是形成本病的内在根据，亦是外感邪气从阳气化热的主要原因。本病病位可在表、在气、在营，亦可在经络、关节、血脉，与心、肺、胃、肝等脏腑也息息相关，临床证候复杂。

本病发病特点多以卫、气、营、血顺序，先实后虚，辨证应紧紧抓住发热的类型、皮疹的特征、关节疼痛的分布和特点，以此为辨证要点，辨证用药。切勿过用辛热之品，以助其火，又损其阴；亦不可多用行血走窜之药，其燥可伤津，过行可妄血；也不可多用大寒之重药，使热不能外透。

（二）从卫气营血论治

外感风热或时行疫毒之邪，极易致脏腑热毒炽盛，攻注骨节，滞着经络，留滞骨节；或感受风寒湿邪，痹阻经络，郁而化热，亦可形成热痹，循卫气营血，犯及经络、关节、皮肉和筋脉，使血脉痹阻，津液凝聚，表现为关节肿大、发热、局部焮肿、屈伸不利，伴皮疹斑块、瘰疬肿大和结节等症状。《类证治裁》载"风寒湿合而成痹，蕴邪化热，蒸于经络，四肢痹痛""风热攻注，筋弛脉缓"。

1. 风热犯卫

风热犯卫患者临床可见发热恶寒，汗出，头痛，全身酸痛，咽痛，瘰疬肿痛，口干微渴，关节焮肿灼痛，屈伸不利，胸前颈背可见红色皮疹，随热退而消，舌边尖红，苔薄白或薄黄，脉浮数。本证为外感风热病邪，攻注骨节，痹阻经络，犯及关节、皮肉、筋脉，使血脉痹阻，津液凝聚。本证病位在肺卫，为实证。高热、咽痛、关节焮肿灼痛及胸前颈背可见红色皮疹、随热退而消为辨证要点。治宜疏风散热，选用银翘散加减治疗。

处方：金银花30g，连翘15g，生石膏30g（先煎），黄芩15g，知母10g，大青叶30g，虎杖30g，苍术10g，生薏苡仁20g，桑枝15g，荆芥10g，地龙20g，生甘草10g，防风10g，防己15g，秦艽15g，川牛膝15g。

发热不退者，加寒水石30g（先煎）、玄参30g；关节肌肉疼痛较重者，加忍冬藤30g、威灵仙30g、姜黄15g；皮疹较重者，加牡丹皮10g、赤芍15g。

2. 气营两燔

气营两燔患者临床可见高热不退，汗出、不恶寒，渴甚喜冷饮，颜面红赤，烦躁不安，或神昏谵语，红斑红疹，咽痛甚、吞咽困难，关节疼痛较甚，溲黄，便干，舌红苔黄或舌红绛少苔，脉滑数或洪数。本证为热毒炽盛、气营两燔，病位在气营，为实证。高热、神昏及皮肤红疹、瘀点为辨证要点。治宜清热凉血，选用白虎汤合清营汤加减治疗。

处方：生石膏30g（先煎），知母10g，生地黄30g，牡丹皮10g，赤芍10g，丹参10g，玄参30g，竹叶10g，黄连10g，金银花15g，连翘15g，麦冬30g。

高热、神昏谵语者，加犀角粉3g（冲服）、羚羊角粉6g（冲服）、莲子心3g；斑疹较重者，加三七粉3g、白茅根10g、茜草15g；口干咽燥者，加沙参30g、石斛10g、天花粉10g；咽痛甚者，加玄参30g、蝉衣6g、马勃6g。

（三）从湿热蕴毒论治

湿热蕴毒患者临床可见日晡潮热，四肢沉重酸胀，关节灼痛、浮肿或关节积液、以下肢为重，全身困乏无力，咽干口苦，瘰疬不消，纳呆恶心，尿黄赤，大便不爽，舌苔黄腻，脉滑数，证属湿热蕴毒。本证乃为素日过食膏粱辛辣，脾为湿困，湿热内生，脾胃蕴热，复感外邪，内外相引，热毒重可生湿，湿邪盛可化热，湿热毒邪交结，留滞经络、筋脉、皮肉和骨节。本证病位在脾胃，为实证。日晡潮热、关节肿痛积液、四肢沉重酸胀为辨证要点。治宜清热利湿、祛风通络，选用四妙散加味治疗。

处方：苍术10g，黄柏10g，黄芩10g，薏苡仁30g，川牛膝15g，茯苓15g，车前草15g，羌活10g，独活15g，防己15g，木瓜30g，土茯苓30g。

关节明显炽痛肿甚者，加飞滑石30g、川芎30g、牡丹皮10g；日晡潮热难退者，加蒲公英10g、板蓝根30g、苦参30g、龙胆草15g；瘰疬不消者，加生龙骨 30g（先煎）、生牡蛎 30g（先煎）、赤芍 15g。

（四）从阴虚内热论治

感受风湿热邪，或时疫毒邪暑湿，或湿热蕴结日久，以及失治误治均可耗伤津液，致阴血不足，邪气阻滞经络关节，日久也致血脉不利，而致低热、昼轻夜重，盗汗，口干咽燥，手足心热，面色潮红，瘰疬肿痛，腰痛酸软，关节炽痛，腿足消瘦，筋骨痿软或有肌肉萎缩，斑疹鲜红，胸痛心悸，小便赤涩，大便干秘，舌红苔少，脉细数。本证病位在肝、脾、肾，为虚证。潮热盗汗、关节炽痛、腰背酸软、筋骨痿软为辨证要点。治宜养阴清热、化瘀通络，选用青蒿鳖甲汤合大补阴丸加减治疗。

处方：青蒿 15g，鳖甲 15g，知母 10g，牡丹皮 10g，生地黄 30g，麦冬 15g，玄参 15g，黄芩 15g，忍冬藤 30g，虎杖 30g，地龙 15g，桑枝 30g，龟板 30g，秦艽 10g，赤芍 15g，生甘草 10g。

低热重者，加生石膏 30g（先煎）、银柴胡 10g、地骨皮 10g；口干咽燥者，加玄参 30g、芦根 10g、石斛 15g；瘰疬肿痛者，重用玄参 30g、生牡蛎 30g（先煎）、川贝母 10g、青皮 10g。

（五）特殊情况的论治

1. 风湿热痹患者临床可见关节疼痛，炽热红肿，伴发热口渴、烦闷不安，皮疹隐隐，肌肉酸痛，舌质红，舌苔黄燥，脉滑数。本证以关节疼痛为主要症状。治宜清热通络、祛风除湿，选用白虎桂枝汤加减治疗。

处方：生石膏 30g（先煎），桂枝 10g，知母 10g，生地黄 30g，独活 15g，玄参 20g，大黄 6g（后下），威灵仙 15g，虎杖 30g。

2. 寒湿历节证患者曾有过不规则发热，发热前有轻度咽痛，心悸，全身关节痛，时或游走。治宜扶正逐邪、祛寒燥湿，选用乌头汤加减治疗。

处方：川乌头 3g（白蜜同煎），麻黄 3g，生黄芪 15g，白芍 10g、防己 15g，生薏苡仁 30g，虎杖 30g，生甘草 10g。

3. 《金匮要略·腹满寒疝宿食病脉证》载"病腹满，发热十日，脉浮而数，饮食如故，厚朴七物汤主之"，治宜疏风散邪、表里双解，选用厚朴七物汤加减治疗。

处方：柴胡 20g，黄芩 10g，元明粉 10g，川大黄 3g，板蓝根 20g，厚朴 10g，葛根 30g，郁金 15g，荆芥 6g，薄荷 6g，黄连 6g，生石膏 30g，青蒿 30g，白芍 30g，甘草 6g。

姜教授认为，中药治疗成人斯蒂尔病，疗效好，副作用小。临床上，寻求中医治疗该病的患者，多半是经西医治疗而正用激素者，如果加用了中药有利于激素的减量。临床治疗时可同时加用免疫抑制剂（如甲氨蝶呤），必要时亦可加用非甾体消炎药，但必须注意选用肝肾毒性小的非甾体消炎药。

（六）临床案例研究

1. 案例标准

全部病例均符合美国 Cush 标准。

（1）必备条件：发热≥ 39℃；关节痛和（或）关节炎；类风湿因子＜ 1 ∶ 80；抗核抗体＜ 1 ∶ 100。

（2）需具备下列任何 2 项：血白细胞≥ 15×10/L；皮疹；胸膜炎或心包炎；肝大或脾大或淋巴结肿大。

此标准需排除感染性疾病、恶性肿瘤和其他风湿病。符合 5 项或更多条件（至少含 2 项必备条件），按指标确诊为成人斯蒂尔病。

2. 观察指标

（1）临床指标：患者治疗前后发热（38 ～ 40℃），一过性皮疹，关节痛和（或）关节炎，咽痛，淋巴结肿大。

（2）实验室指标：白细胞、血小板、血沉、C 应反蛋白、铁蛋白、类风湿因子、抗核抗体、血细菌培养，治疗前后进行各观察指标的检查，并进行记录。

3. 治疗方案

中医以清热解毒、清营活血为大法，姜教授选用自拟的清热解毒汤进行治疗。

处方：石膏 50 ～ 150g，知母 15g，生地黄 15g，水牛角 50g，牡丹皮 20g，金银花 25g，连翘 25g，柴胡 15g，黄芩 15g，玄参 15g，板蓝根 15g，甘草 10g。

高热不退者，重用石膏 100 ～ 150g，加羚羊角粉 2g；咽痛甚者，加马勃、玄参；咽干燥者，加沙参、天花粉；关节痛甚者，加桂枝、威灵仙、姜黄；烦躁不安者，加莲子心、栀子；皮疹明显者，重用生地黄、牡丹皮，加赤芍；热毒症状明显者，加蒲公英、重楼；大便硬结难下者，加大黄、芒硝；身疲乏力明显者，加太子参、西洋参。同时服用清宫丸 1 丸，每日 2 次；甲氨蝶呤 10 ～ 15mg，口服，每周 1 次。以 1 个月为 1 个疗程，连续治疗 3 个疗程。

4. 结果

患者经此方案治疗 4 ～ 10 天（平均 5.5 天）后症状开始缓解。主要改善指标为患者体温达正常，关节疼痛数、疼痛指数、肿胀数、肿胀指数等体征下降达 75%，血沉下降达 75%，C 应反蛋白下降达 50%，铁蛋白下降达 50%。治疗 6～8 周后症状完全缓解，肝、脾或淋巴结恢复正常，血沉、C 应反蛋白、铁蛋白等指标均恢复正常。

按语： 成人斯蒂尔病在中医文献中无相似的病名，大多数学者及资料报道都认为，本病属于中医"温病"范畴。其辨证与卫气营三个阶段出现的证候颇为相似。本病无明显季节性，病情反复发作，发热时间较长，又不同于四时瘟病。

姜教授根据治病必求于本的理论认为，成人斯蒂尔病之本为热毒蕴结，充斥三焦，温热邪毒入于卫气营分，故治以"清"法为主。具体言之，则为清热解毒、清营凉血，使毒邪去则正气自安。

急性期应根据毒邪产生的各个环节进行针对性治疗。以"热毒气从脏腑出"为主要病因者多为热毒炽盛，热入卫气营血所致，故攘外必先安内，选用清热解毒、透营凉血之品，使内热清则毒无以生。姜教授的自拟方清热解毒汤，将白虎汤中之生石膏、知母，银翘散中之金银花、连翘，犀角地黄汤中之犀角（羚羊角或水牛角）、生地黄，小柴胡汤中之柴胡、黄芩融于一方。患者壮热、脉洪大，属热入气分者，重用生石膏、知母，以清气分邪热。急性期多有"斑疹隐隐"等热入营分的表现，用犀角（羚羊角或水牛角）、生地黄清营凉血透斑，泻营分热毒。同时用金银花、连翘，则取叶天士"入营犹可透热转气"之意，在大量清热凉血药的基础上加入透泄之品，以透邪外达，使营分热邪转出气分而解。柴胡、黄芩则多用于成人斯蒂尔病发病之邪犯少阳，徘徊于半表半里之间，邪正相争，寒热往来等症状明显时。热毒明显时，多选用蒲公英、紫花地丁、重楼、大青叶等清热解毒之品。现代药理研究表明，生石膏、羚羊角、知母具有抑制体温中枢，降温退热的作用。大便不通者，加泄下之品大黄、芒硝，取釜底抽薪之意，腑气得通，里热得泄，斑疹自透。临床证明，清热解毒汤有抗炎和调整免疫的作用，中西医结合治疗成人斯蒂尔病起效快，毒副作用小，拓宽了成人斯蒂尔病的治疗方法。

五、痛风

痛风是与嘌呤代谢障碍和（或）尿酸排泄减少所致的血尿酸增高直接相关的一组异质性疾病，属于代谢性风湿病范畴。临床表现为高尿酸血症、急性和慢性痛风性关节炎、痛风石、痛风性肾病、尿酸性尿路结石等，严重者呈关节畸形和（或）肾衰竭。本病男性多见，好发年龄 40 岁以上。痛风常与中心性肥胖、高脂血症、糖尿病、高血压及心脑血管疾病伴发。

姜教授认为，形成原发性痛风的主要原因在于先天性脾肾功能失调。脾之运化功能降低，则痰浊内生；肾司二便功能失调，则湿浊排泄缓慢、量少，以致痰浊内聚，此时感受风寒湿热之邪、劳倦过度、七情所伤，或酗酒食伤，或关节外伤等，则加重并促使痰浊留注关节、肌肉、骨骼，邪闭经脉、气血运行不畅而致关节、筋脉、肌肉疼痛、肿胀、红热、麻木、重着、屈伸不利。本病久病不愈则血脉瘀阻、津液凝聚、痰浊凝聚，痰浊瘀血闭阻经络而致关节肿大、畸形、僵硬及关节周围瘀斑、结节，严重者可致内脏损伤，并发相关脏腑病证。本病的性质是本虚标实，以肝肾亏虚、脾运失调为本，后及他脏；以风寒湿热、痰浊、瘀血闭阻经脉为标。

痛风急性发作期乃浊毒瘀滞所致，因此，治疗以清热通络、祛风除湿、泻浊化瘀为大法。姜教授基于上述理论自拟痛风汤治疗痛风急性发作期，药物组成包括土茯苓、萆薢、威灵仙、桃仁、红花、泽兰、泽泻、生薏苡仁、全当归、车前子等。土茯苓泻浊解毒、健脾燥湿、通利关节，萆薢分清泻浊，此二味恒为主药，可使血尿酸降低、关节肿痛解除。威灵仙、蜈蚣走而不守，引药力直达病所，通经达络止痛，溶解尿酸。忍冬藤有清热解毒之功，又专主络中之热毒，故善治热痹肿痛，善走经络，与牛膝、黄柏合用可引诸药药力达到病所，提高疗效。泽兰、桃仁、红花、当归活血化瘀，推陈致新；生薏苡仁、泽泻、车前子泻浊利尿，排泄尿酸。诸药相伍，使浊毒得以泄化，瘀结得以清除。山慈菇软坚化石；乳香、没药散瘀消肿止痛。现代药理研究表明桃仁、红花、当归、乳香、没药等活血化瘀药可直接扩张血管壁，降低血管阻力，使血流加快，促进血液循环，改善组织的缺血、缺氧状态，促进组织修复；还能降低血管的通透性，增加免疫细胞的吞噬功能，促进炎症渗出物的吸收而起到活血消肿的功效。诸药合用，共奏清热通络、祛风除湿、泻浊化瘀之效。

姜教授认为，在痛风缓解期，注意中医辨证治疗，泻浊化瘀法贯彻始终。痛风未累及肾脏者，经过有效防治，预后良好。但如果防治不当，不仅急性发作给患者造成极大痛苦，而且容易变成慢性，并导致关节僵硬、变形，形成痛风石、瘘管，此时往往以夹湿、夹瘀、夹痰等虚实夹杂多见，故在本法基础上加用虫蚁搜剔、化痰消瘀之品。防治不当病情严重者还可致肾结石、肾损害等，此时治疗泻浊化瘀法非但不废，而且尚要加强，前者酌加通淋排石，后者酌加健脾益肾，往往屡收佳效。姜教授强调，预防痛风的发生、减少痛风的复发、迅速治疗急性期痛风和防止痛风的肾损害等问题已经成为痛风治疗上的难点。

要加强对痛风的认识，减少误诊的发生。应注意与丹毒、滑膜炎、类风湿性关节炎、风湿性关节炎、红斑指（趾）痛症及骨肿瘤等鉴别。

姜教授应用自拟清热通络、祛风除湿、泻浊化瘀的痛风汤加减治疗痛风急性发作期，获得满意疗效。

所有患者均符合 1977 年美国风湿病学会急性痛风关节炎的分类标准，临床表现与实验室检查、关节液中有特异性尿酸盐结晶及 X 线表现相符：①急性关节炎发作＞1 次。②炎症反应在 1 天内达到高峰。③单关节炎发作。④可见关节发红。⑤第一跖趾关节疼痛或肿胀。⑥单侧第一跖趾关节受累。⑦单侧跗骨关节受累。⑧可疑痛风石。⑨高尿酸血症。⑩不对称关节内肿胀（X 线证实）。⑪无骨侵蚀的骨皮质下囊肿（X 线证实）。⑫关节炎发作时关节液微生物培养阴性。

处方：土茯苓 50g，白茅根 50g，车前子 20g（包煎），萆薢 20g，当归 15g，蜈蚣 2 条，山慈菇 15g，薏苡仁 30g，泽兰 30g，泽泻 20g，防己 15g，乳香 10g，没药 10g，苍术 10g，牛膝 15g，黄柏 10g，地龙 15g，赤芍 15g，忍冬藤 20g，延胡索 10g，甘草 10g。

红肿热痛甚者，加水牛角 50g、牡丹皮 20g；皮下结节者，加天南星 10g、白芥子 10g 等，化痰散结；关节久痛不已甚至强直畸形者，加全蝎 5g、乌梢蛇 10g、炮山甲 10g 等，搜风剔邪、通痹止痛；痰核破溃者，加黄芪 20g 等，补气托毒、排毒生肌；下肢痛甚者，加独活 15g、木瓜 15 等，通达下肢关节；上肢痛甚者，加羌活 15g、姜黄 15g、威灵仙 15g 等，疏通上肢经络；热甚伤津者，加生地黄 15g、玄参 15g、麦冬 15g，滋阴清热生津；发热烦渴者，加生石膏 30～60g、知母，生石膏清热止渴除烦，知母性寒质润，助石膏清热生津。

患者经此方案治疗 2 周后，显效 100%，总有效率 100%。治疗后 12 至 24 小时（平均 15.6 小时）症状开始缓解。患者的关节疼痛数、疼痛指数、肿胀数、肿胀指数、肿胀关节皮肤温度等下降，下降达 75%；全部患者经治疗 2～3 天（平均 2.3 天）后关节红肿热痛等症状完全缓解，血尿酸、血沉正常，复查肝肾功能正常，无不良反应。

随访 1 年，患者注意控制饮食，病情稳定，未复发。表明中药对痛风急性发作期的治疗效果较好，且副作用小，患者易耐受，前景可观；连续治疗，尤其是发作间歇期、慢性期治疗效果好。

姜教授认为，充分利用中药有效方剂，通过有效的给药途径，较快发挥作用，迅速降低血尿酸，消除关节疼痛，是一个值得探索的课题。期盼六久的将来中医药在痛风的防治上有较大的突破。在基础研究方面，应加强病因病机的探讨，从根本上寻找治疗的靶点，减少痛风的发生和复发；在临床研究方面，加强对痛风各阶段的治疗，形成有效的并为世人所认可的治疗方法和手段。建立具有中医特色的行之有效的痛风药品系列和治疗方法。

姜教授经过长期的临床实践，认为对于风湿免疫性疾病的治疗来说，中西医结合是最合理的治疗方向，关键在于中西医药物的合理运用及选时、选药恰到好处。

轻症的患者，可以单纯运用中医药，避免使用副作用大的药物，减少医源性疾病的发生。重症患者则及时运用西药稳定病情，然后在中药的配合下，逐渐地减少西药，让西药的副作用降低到最低点。中药除了能有效地治疗疾病外，还可以促进患者功能的恢复，减轻对激素等药物的依赖。对于病情尚稳定，已经运用激素治疗的患者，则在加用中医药后，尽快地将激素等药物的使用减少到最低限度。

中西医结合治疗风湿免疫性疾病是值得从事这一领域的医务工作者探索的方向，其中用药时机、用药剂量及对中医辨证辨病的掌握，是影响疗效的关键。

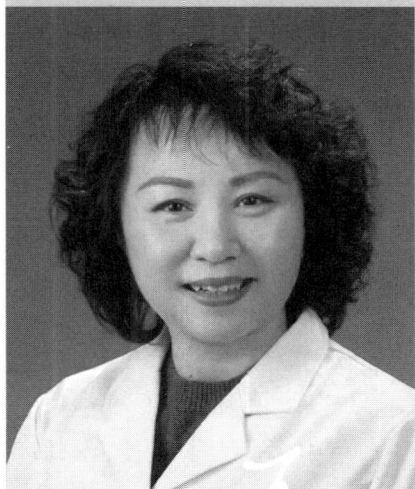

承玄如臻

传承岐黄之术，秉承大医精诚

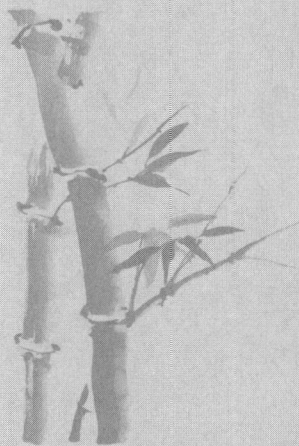

医家简介

耿嘉玮（1962年10月生），北京市鼓楼中医医院院长兼党委副书记，北京中医药大学教授，东城区知名中医，北京名中医在身边工程专家，东城区政协委员。曾荣获全国巾帼建功标兵、北京市先进工作者、首都劳动奖章、首届北京中医行业榜样、感动东城道德模范称号，东城区卫生健康系统"抗疫英杰奖"。

耿教授出生于北京市，1986年毕业于北京联合大学中医药学院中医专业，毕业后参加临床工作。1989年拜国医大师柴松岩教授为师，侍诊五年，得其厚教。30余年来，耿教授秉承柴松岩教授的学术思想，在中医妇科领域颇有建树，尤其对卵巢功能早衰引起的闭经及围绝经期女性相关疾病进行潜心研究，形成了独特的治疗方法。临床上以辨病与辨证相结合，注重药性配伍，辨证准、立法明、用药精、疗效好。治疗闭经时，以柴老"肾之三最"学术思想为原则，青春期患者重在滋阴补肾，生育期患者在滋阴补肾的基础上适当补肾阳以维持生育功能。以柴老脏腑辨证学术思想指导临床用药，如补肺启肾法治疗多囊卵巢综合征及痤疮；脾肾同治法治疗肥胖型闭经与黄褐斑；交通心肾法治疗围绝经期女性相关的不寐、抑郁、肥胖，据此研制的内部制剂"滋肾清心膏"已应用于临床并取得良效。受柴老化浊祛瘀散结法治疗子宫内膜异位症的启发，结合马在山教授的经验，研制了"参芪活骨方"治疗肾虚血瘀型股骨头坏死，获得了"北京市科技计划十病十药项目"资金支持，经临床观察取得了预期疗效。

耿教授从医30余年来，孜孜以求、潜心研究、不断总结，

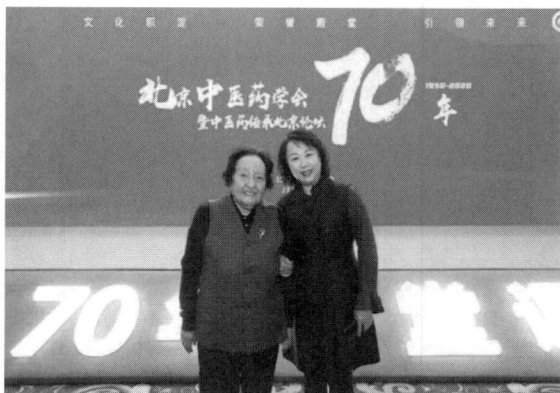

◎ 耿嘉玮和恩师柴松岩

在医疗、科研、教学方面积累了丰富的经验。在中医妇产科的诊疗中注重突出中医"未病先防、既病防变"的治疗原则，从围绝经期抑郁症入手，针对其广泛存在的"四高一重三低"现象，创新性应用中医治未病理论进行防治。围绝经期女性经过经、孕、胎、产、乳阶段，

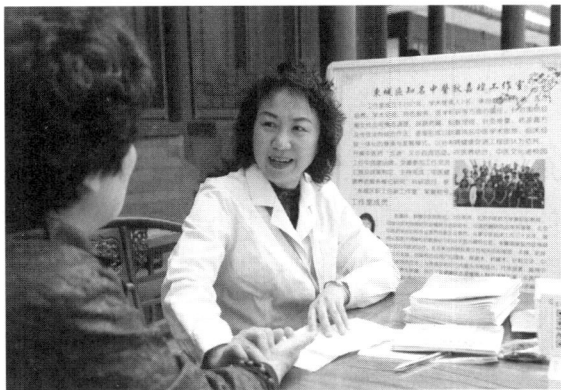

◎ 耿嘉玮为患者诊治

肾气耗损，首先要培养正气，提高抗病能力，达到"正气存内，邪不可干"；其次，因"百病生于气"，要重视精神调养，保持情志舒畅；同时加强运动、增强体质、舒筋活络、调畅气机。通过培养正气、调摄情志、调节运动而未病先防。在既病防变、瘥后防复方面，创新性地应用穴位埋线、踩跷术、药罐术、针刺艾灸、中药熏蒸、养生膏方等中医特色疗法，与传统中药处方内服外用相结合，多途径、多靶点进行治疗，使人体恢复阴平阳秘、脏腑协调的状态。2010年到北京市鼓楼中医医院担任副院长后，更加注重发挥中医治未病的特色，倡导治未病理念，形成融中医文化旅游、未病先防、亚健康调理、中医特色体验、中医药膳、药茶调理、慢病康复为一体的中医特色服务模式，诊疗范围涵盖所有人群和疾病科目，取得了较好的疗效。耿教授善于总结临床经验，主编学术著作及科普书籍10余部，发表论文10余篇，承担或参与国家级、市级、区级等各级科研项目10余项。

耿教授既是一名医生，又是一名管理者，她与时俱进、高瞻远瞩，肩负高度的责任感与使命感。她带领全院职工，全面提升医院综合服务能力，推动中医药文化建设和学科发展，使北京市鼓楼中医医院成功晋升为三级中医医院。她根据《"健康中国2030"规划纲要》《中医药发展战略规划纲要（2016—2030年）》战略目标，落实中医药文化惠民工程，弘扬中华传统医学文化，倡导科学养生，促进全民身心健康。自2016年开始，耿教授积极推进中医药"六进"服务，她的身影遍布社区、校园、驿站、机关、军营、乡村，无论严寒酷暑、风霜雪雨都未阻挡她科普中医药的脚步。作为政府"治未病健康促进工程""北京中医健康乡村建设工作""中医健康养老工程"的领军人，她注重发挥中医药特色优势，带领全院职工，发挥领头雁作用，制作了一系列图文并茂、通俗易懂的中医药科普宣传资料送到社区居民手中，惠及10万余人。其中"中医药文化

进校园实践研究""基于中医养老联合体'医养结合'服务模式研究"2项课题，入选北京市科技发展资金项目。

庚子初春，新型冠状肺炎肆虐全球，中医药全力以赴参与疫情防控，深度介入诊疗全过程，显现出优势作用和独特价值。直面疫情，耿教授一手抓全员部署培训不放松，一手迅速组建名老中医研发小组为疫情把脉，带领专家团队，将中医药"治未病"理论运用于人们日常饮食生活中，研发了防疫茶饮、防疫香囊、药艾条、健康操等系列防疫处方，有效提升了群众防控疫情的意识和能力。与此同时，耿教授带领宣传团队坚持为战"疫"发声，让中医药科普贯彻始终。利用医院微信、微博等新媒体为大众，特别是居家朋友推送多维度、多视角、多篇幅的中医药防控科普文章，还为美国大西洋中医学院编写《COVID-19中医自我康复及防护手册》，助力海内外同胞防疫。

耿教授还积极培育和研发具有防病治病，兼具中医元素的功能性文化创意产品及技术产品，让中医药文化传入寻常百姓家。先后推出香囊、香饰、药枕、药茶及以京城名医馆"皇城御医"文化为主题的"京城小神医——华佗系列""应时养生主题系列""中草药主题系列""针灸拔罐刮痧主题系列"等产品。实现传统与经典互融、保健与时尚共兼，深受大众青睐，其中"华佗U型枕""虎符刮痧板"已完成成果转化，并在各大型展会和国际会议上大放异彩，彰显了中医药文化千年传承的魅力。在传承中创新，在创新中发展，在发展中致敬经典，让国粹中医再谱新篇。

耿教授传承岐黄之术，秉承大医精诚之道，继承治未病之理，通过饮食、起居、情志、运动等生活方式调节，建立健康的生活方式，防病于未起之时。运用食疗药膳、针灸推拿、踩跷导引、中药内服外用等多项中医技法，止病于初起之际，阻截传变于发病之中。30年弹指一挥间，她初心如磐，未曾改变，祈冷暖人间福祉平添，祷苍生大众健康平安，始终坚守，奋勇向前！

学术思想

一、重周期

耿教授认为，妇科疾病与其他病种不一样的地方，在于女性特殊的生理周期特性。根据《素问·上古天真论》中"二七而天癸至，任脉通，太冲脉盛，月事以时下"之说，月经的初潮来临，就标志进入青春发育期。月经来潮，说明性周期活动开始建立，这一期间持续大约35至40年，到绝经年龄，月经停闭、性周期活动逐渐消失。月经的产生是脏腑、经络、气血作用于子宫，使之能定期藏泻的结果。脏腑为气血生化之源，而月经主要表现为血气的流通，定时蓄溢。

五脏是保障气血充盛、调畅的根本，五脏之中，心主血脉，肝藏血，脾统血，肾藏精，精生髓化血，肺主气，气帅血。血是月经的物质基础，气是血脉运行的动力，气血调和，则经候如期。五脏当中，肝、脾、肾三脏对月经最为重要。肝气条达，定期疏泄，则经候如期；脾运化水谷精微，上输心肺化赤为血，为血的后天之源，脾气充盈，统摄血运行于脉中；肾精充足而髓满，则血化生有源，肾气盛，天癸至，促使任脉通盛，冲脉血盈。唯有五脏配合，协调气血，协同冲任、子宫的作用才能完成女性周期性的功能活动。

月经具有周期性、规律性，分为行经期、经后期、经间期、经前期四个时期，是女性生理过程中肾阴阳消长、气血盈亏、肾精藏泻规律的具体体现。行经期冲任旺盛，血海充满而外溢，泻而不藏，排出经血。经间期指月经周期第14～15天，即西医所说的排卵期，此期正是两次月经中间，故称为经间期，是重阴转阳，阴盛阳动之际，正是受孕种子之候。经前期是月经周期第16～30天，此期阴阳俱盛，气血充足，以备怀孕育胎。

1. 经前调气

气顺血和，症状自消。很多女性在行经之前，自觉心烦易怒、乳房胀痛，这是气行不畅、肝郁气滞的典型症状。情志不舒，肝气不顺，经欲行而瘀滞，则乳房胀痛，故以调气为先。

对于痛经患者，经前期阳气盛，肝气易郁结，血海满盈，阴血易于瘀滞而发痛经，在血海满盈，将溢未出之际，治疗当因势利导，以通经引血下行为主，方中加强活血调经之品，如红花、桃仁、泽兰、牛膝等。

经前期亦为阴阳俱盛、血气发动的时机，从"若已受孕，精血原以养胎，则闭不来；若未受孕，则阳盛而动，血气发动，去旧而生新，血涌满溢而泻"中可得知女子在怀孕后每月也有着这种周期性阴精藏满、溢泻的规律，但是不排出体外，而是用以养胎。

在治疗习惯性流产、不孕症患者时，选择经前期这个阴阳俱盛、血气发动的时机，运用安胎、补肾之法直接参与血气发动，补则易补，泻之易泻，用较少的剂量则可达到最大疗效，患者不用再为妇科病的治疗而长期服药，还可以节约经济开支。

2. 经期调血

调和脾胃，引血归经。治血先治脾，脾主生化，脾胃一旦虚弱了，生化之源匮乏，血液来源不足，就会血海空虚，引起月经不调。一般来讲，月经期间不服药，但是痛经、血滞、崩漏的患者必须遵循"急者治标、缓者治本"的原则。脾气虚则血不固，就会出现月经淋沥不断、逾期不净、崩漏等，故需补气健脾、引血归经。

3. 经后温补

滋养肝肾，补气养血。经后失血，气血较虚，要适时而补。肝藏血，女以血为本，肾藏精，是孕育之根。因此，治疗月经不调，要以滋补肝肾、补气养血为本。

治疗不孕症，按卵巢周期性变化规律，结合辨证论治，在月经后期或黄体酮撤退出血后，常用山茱萸、女贞子、旱莲草、鳖甲胶、菟丝子、山药等滋阴补肾、调养冲任，促进卵泡的发育及肾阴的恢复。

治疗虚性多囊卵巢综合征，抓住月经周期第 5～10 天，以滋补肾阴、调养冲任为主，静以生水，方中酌加二至丸、首乌等滋养冲任血海、填精之品，疗效显著。

4. 经间调阴阳

此期属于排卵之后的分泌期，以补肾阳、调冲任为治法，以健全黄体功能。常用巴戟天、仙茅、淫羊藿、补骨脂等药物。

该时期为阳施阴化、静中生动之际，调理月经不调时，方中可酌加助阳调气活血之品，如赤芍、丹参、香附、鸡血藤等。

经间期即是排卵前期及排卵期，治疗不孕症时应以补肾活血、促排卵为重点，使气充血活而功能增强，以促使阴转阳，提高排卵率。常用药物有丹参、桃仁、刘寄奴、䗪虫、赤芍、天花粉等。

对于虚性患者，应随肾阳的变化，在阳气活动旺盛时期，酌加温补肾阳之品，但留意水中补火，阴中求阳。常用小茴香、桂枝、艾叶等药物。

二、重情志

"气血冲和，万病不生，一有怫郁，诸病生焉"，情志疗法亦非常重要。中医学认为，喜能胜悲，正如张子和所言："忧则气结，喜则百脉舒和。"《张氏医通》载"郁证多缘于志虑不伸，而气先受病"。《养生必用论病》中载"若暴怒气遂，经闭不行"。文中强调了青春期女子闭经的主要原因之一是积思宿虑、损伤心脾或暴怒气逆。因此，情志调理是历代医家治疗妇科疾病时的一个重要手段。

傅山在《傅青主女科》中指出"妇人有怀抱甚郁，口干舌渴，呕吐吞酸，而血下崩者，人皆以火治之，时而效，时而不效，其故何也？是不识为肝气之郁结也……治法宜以开郁为主"。傅氏调经，无论经期或先或后，经量或多或少，其病责之肝。

耿教授认为，女子患妇科疾病多因积思、暴怒。积思在心、思虑过度损伤心脾，脾虚则化源不足，冲任失养，而致形体消瘦及闭经。暴怒伤肝而导滞气滞血瘀，冲任受阻，而成经闭。因此，在治疗妇科疾病时，应该注重精神调护，消除患者的不良情绪和精神负担，才能够达到最快最好的治疗效果。其理论依据和治疗方法如下。

（一）疏肝之前健脾以养肝

疏肝的前提为肝血足，而血来源于中焦，受气取汁，变化而赤，是谓血，健补中气以资生化，饮食既充，精血自旺，而后疏肝才不至劫肝阴，是以健脾以养肝。

中医学认为，女子以血为体，以气为用，肝体阴而用阳，如《临证指南》载"肝主藏血……以血为体，以气为用"。善治血者，求之无形之气。血液的物质基础是精，促进精化为血，则以气为动力，因而养血宜先补气，如《医宗必读》载"血气俱要，而补气在补血之先；阴阳并需，而养阳在滋阴之上"，《景岳全书》载"有形之血难以速生，无形之气所当急固"。

"以血为体"是指肝有藏血的功能，必须依赖阴血的滋养才能发挥其正常的生理功能。"肝体阴而用阳"是指肝具有升发、疏泄的功能，其性喜条运，内寄相火，主升主动，从肝的病理变化上看，肝阳易亢、肝风易动，所以临床常见经期患者有暴躁易怒、手足震颤、肢体麻木等表现。"以气为用"的含义有二：①脾为后天之本，气血生化之源，调理脾胃使其运化水谷精微功能正常，则血液生成自然源源不断，所以补血必须先健运脾胃，脾胃强则生化之源不绝。②气为血之帅，气可以推动血液的生成和运行，如果气的功能减退，则血液生成的功能也就减退，故养血补血治在脾胃。

（二）疏肝分舒与疏

耿教授认为，二者所表达的意义应有区别，"疏"有疏泄、疏导、疏散之意，即"清除阻塞使通畅"；"舒"有伸展、宽解之意，即"解除拘束和憋闷状态"。疏肝和舒肝二者之间有力量强弱之分、应用之别。疏肝之品力量较强，而舒肝之品力量较弱。

肝主疏泄、喜条达，这是中医对肝的认识，"疏"即疏通、畅达和舒展、舒畅，从而维护气血平和、情绪畅达，故肝喜条达而恶抑郁。因而从药物应用来说，当用"解郁"之品，而解郁有"疏肝解郁"与"舒肝解郁"。

1. 疏肝之品

柴胡、薄荷、刺蒺藜、橘核、荔枝核、川楝子、八月札为疏肝之药。

（1）柴胡、薄荷二药具有发表之功，柴胡升散力好，薄荷发散力优，此二药临床应用量不宜过大即是此理。"柴胡疏达肝胆之郁，又能芳香疏泄，可以驱邪达表而散，是为正当主治""柴胡能疏泄外邪，则寒郁解，而肝胆之气亦舒，木无畅茂，斯诸证自已"，显然柴胡是以疏泄、疏散为主要功效者。李时珍说薄荷"专于消风散热，故头痛、头风、眼目咽喉口齿诸病，小儿惊热及瘰疬疮疥为要药"，可见薄荷也是以"疏"为主要功效者。

（2）刺蒺藜，亦名白蒺藜，中医学认为，其可祛风明目、平降肝阳、疏肝解郁。因其能祛风，故也有疏散之意。《本草求真》载其"宣散肝经风邪。凡因风盛而见目赤肿翳，并遍身白癜瘙痒难当者，服此治无不效"。但从疏散的力量来说，刺蒺藜较柴胡、薄荷的力量更弱，其疏肝作用亦较弱，但配合柴胡、薄荷后作用加强。

（3）荔枝核疏肝，主治肝郁气滞、肝胃不和之胃脘久痛，且其辛行苦泄，可行散滞气，偏治结块肿大，如睾丸作痛、胃脘作痛。故说其可疏肝，作用特点似橘核。

（4）川楝子作用似橘核、荔枝核，但川楝子疏肝之力胜于二药，这是因为其苦味较重，苦味之降泄与疏泄有相似之处。

（5）八月札为疏肝之品，主治肝郁气滞胁痛及瘿病等。近年来有用其治疗癌症者，按"清除阻塞使通畅"释，八月札当为疏肝之品。

2. 舒肝之品

香附、橘红、橘叶、香橼、佛手、玫瑰花、绿萼梅、合欢皮、合欢花、麦芽为舒肝之药。

（1）香附为舒肝要药，舒肝可使肝气舒畅，情绪稳定，香附虽并无疏散之意，但其行气作用较平和，尤善调经，能使情绪稳定、舒畅，而且通过解除气机郁滞使胀气舒，使人的精神舒，《本草纲目》云香附"解六郁"，李时珍对其有精辟评述"乃气病之总司，女科之主帅"。

（2）佛手舒肝，其性温和而不峻，作用似香橼，《中华临床中药学》载其"舒肝理气"，其义非常贴切。香橼、佛手可互相代用，两者的区别是香橼化痰作用稍强，佛手行气作用稍强。

（3）玫瑰花舒肝解郁，治肝郁犯胃之胸脘胀痛及月经不调、经前乳房胀痛、跌打损伤，玫瑰花兼走血分，故妇科疾病多用。

（4）绿萼梅为舒肝之品，此药专治肝胃气滞之证，如胁肋胀痛、胃脘疼痛、纳食不香及梅核气等，有畅达情志之效。

（5）合欢皮、合欢花均舒肝药安神，善治因肝郁不舒所致神志不宁、情志不遂之忿怒、郁闷，尤以失眠、健忘、多梦、烦躁不宁者多用，因二药尤对情志不畅多用，故云其舒肝，临证多用合欢花。

（6）麦芽舒肝，以张锡纯最善用之，其创立的镇肝熄风汤中即配有本品，《医学衷中参西录》载"虽为脾胃之药，而实善舒肝气（舒肝宜生用，炒用之无效）"，现临床上常用其舒肝而理气。

三、重经方

耿教授认为，中医经方是经过近两千年的洗礼，被历代医家证明疗效可靠的方子。

《伤寒论》载"夫天布五行，以运万类，人禀五常，以有五脏。经络府俞，阴阳会通，玄冥幽微，变化难极。自非才高识妙，岂能探其理致哉"。生命世界十分复杂，病情变化多端，同样的疾病，在不同的患者身上所表现的形式不一样，治疗的方法也不一样，个体化方案的确定非常困难。所幸的是，经方方证相应为我们提供了许多可以借鉴的宝贵经验。经方是应对人体某种特定应激状态的药物调控手段，方证是临床医生把握这种特定应激状态的经验结晶。掌握经方方证，就能以不变应万变，能够处理复杂多变的临床问题。清代医家徐灵胎曾言"盖方之治病有定，而病之变迁无定，知其一定之治，随其病之千变万化，而应用不爽"。

经方中方证思维非常实用。方证相应是一种思维方法，是一种古代质朴的原始思维。但方证绝对不是单一的症状，方证相应绝不是有些人认为的"对症状用药""机械的思维"。恰恰相反，方证相应体现了中医的整体观，是辨证论治的最佳实现途径。胡希恕先生说："辨方证是辨证的尖端。"刘渡舟先生说："要想穿入《伤寒论》这堵墙，必须从方证的大门而入。"

（一）类桂枝方

桂枝在《伤寒论》中运用广泛，可称为张仲景在选药上的第一要药。在外可调和卫气，恢复卫阳功能（如桂枝汤、麻黄汤）；在内上可通心阳（如桂枝甘草系列方），中可通脾阳（如苓桂术甘汤），下可通肾阳（如真武汤）、宣通膀胱之气（如五苓散）。人体病理产物（如瘀血、痰湿、水饮等）的消除亦离不开桂枝（如桃核承气汤、温经汤、桂枝茯苓丸、苓桂术甘汤），后世有医家称其为"桂枝法"。

妇人以血为本，《素问·调经论》载"血气者，喜温而恶寒，寒则泣不能流，温则消而去之"。妇人的胞宫也有喜温怕寒的特性，故此"桂枝法"在妇科疾病中的应用与妇人生理相吻合。桂枝具有发汗解肌、温经通阳之功，可用于风寒表证、风湿痹证、胸痹、痰饮、经闭癥瘕、小便不利等病证。因此，妇科临证时，效法《伤寒论》桂枝的应用，掌握其性能、配伍规律，挈其纲领，灵活应用，治疗上定会有所裨益。

《伤寒论》113方，所用药物有82种，直接运用桂枝者达42方，张仲景灵活广泛地应用桂枝，为历代医家所重视。受其启迪，耿教授在妇科临证中灵活应用桂枝汤方及类桂枝方。

1. 经闭

经闭临床常以未婚和已婚区分，《医学心悟》中载"妇女经闭，其治较易；室女经闭，其治较难"。实证经闭多因肝郁、寒热导致气滞血瘀，胞脉闭阻不通，使经血不得下行之故，治疗以通为用。如《伤寒论》351条的当归四逆汤中，桂枝配当归行血温经、养血通脉；147条的柴胡桂枝干姜汤中，桂枝配干姜通阳散寒。《本草纲目》记载"桂枝辛散，能通子宫而破血"。因此，临床治疗妇科经闭实证者，可用桂枝配以活血化瘀药而温通经脉，使经血得下。

虚证经闭，其治较难，临床治疗常分两型予以论治。一为气阴亏耗，宜滋阴和阳，采用复脉汤加减治疗；一为气血两虚，选用保真汤加减治疗。两型虽都伴阴血虚证，但桂枝仍是必用之品。虚证经闭采用"塞因塞用"的原则，加用桂枝既可防止补益产生阻塞之弊，又符合"血得温则行"的原理。

2. 崩漏

崩漏是指妇女不规则的阴道出血。崩是指来势急，出血量多；漏是指来势缓，出血量少而淋沥不断。历代医家对崩漏一般采取"急则治标，缓则治本"的原则。临证体会，对崩漏的辨证论治，不论其出血急缓、血量多少、时间长短、体质强弱、年龄老少，主要应根据出血之色、质辨证，分有瘀型、无瘀型论治，效果良好。其中对有瘀型，用桂枝法仍是必不可少的。本型患者不论出血急缓、量多少，凡出血色黑质黏而有条块，或下腹胀坠疼痛，或拒柔按者，以逐瘀止崩法治之。以活血化瘀药当归、川芎、赤芍、炒五灵脂、生蒲黄、延胡索、泽兰叶配桂枝、炒小茴香，以通因通用的反治法求治其本，活血行瘀，使瘀血去，新血生而归经，崩漏则愈。

3. 月经病

月经病包括月经失调、痛经、崩漏、经行吐衄、绝经前后诸证及经期发冷、发热等。月经病在经前、经期、经后，由于时间不同，对所伴随的诸证，其辨证论治也不同。总的治疗原则是经前宜疏肝理气，经期应温经活血，经后宜平肝益气。总之，月经病重在"调"，治疗上采用多温少凉的方法，桂枝仍是最佳选择。因妇女以血为主，血属阴，而月经病主要在血，血和其他物质一样，过寒则凝、得温则化、化则通。用温化法使血得温则行，血行气亦行，气为血之帅，二者相辅相成，气血调和，月经病自然痊愈。

4. 产后病

产后病多由临产内伤、元气受损及分娩时带来的创伤和出血引起的气血两虚或恶露瘀滞所致。古人有"产后百虚"和"百节空虚"之说，但在临床实践中亦常见实证，治疗时必须注意辨认产后多虚多瘀的特点。不论是采取补消还是消补兼施，都宜用温性方剂和药物治疗，这是一个基本原则。本类病治疗往往以生化汤为主方，偏血瘀气滞者都应加用桂枝，一则温化瘀血，一则平冲降逆，对产后易发生的"三冲证"可起到防治作用。

5. 慢性盆腔炎

慢性盆腔炎指盆腔内脏与组织（包括子宫、输卵管、卵巢、盆腔腹膜及盆腔结缔组织）的某一部分或几部分同时发生的慢性炎性病变，属中医学"月经失调""痛经""带下""癥瘕"等范畴，大多数病机属于湿热瘀血阻滞。治疗上采用中药保留灌肠法，使药物直接作用于病所。灌肠中药为清热解毒燥湿合活血化瘀药，加之本病属"久病入络"，在此基础上配以通阳的桂枝，既可化瘀通络，又可温化水湿之邪。

6. 排卵异常

临床上常见由不排卵或卵泡发育异常导致的月经失调，甚则经闭、不孕等证，中医学认为是肝脾失调、痰湿阻滞所致。耿教授临证常采用《伤寒论》107条中柴胡加龙骨牡蛎汤来调理，桂枝与柴胡可调理肝脾、通达郁阳。

（二）小柴胡汤

小柴胡汤是《伤寒论·辨少阳病脉证并治》中和解少阳的主要方剂，"伤寒五六日中风，往来寒热，胸胁苦满，嘿嘿不欲饮食，心烦喜呕，或胸中烦而不呕，或渴，或腹中痛，或胁下痞鞕，或心下悸，小便不利，或不渴，身有微热，或咳者，小柴胡汤主之""少阳之为病，口苦，咽干，目眩也"。小柴胡汤的适应症包括"往来寒热，胸胁苦满，嘿嘿不欲饮食，心烦喜呕"及"口苦，咽干，目眩"等症。因其功能特点在于一个"和"字，所谓"随其所伤而调之"，故可用于因阴阳气血失和所致的多种妇产科疾病，耿教授认为，选用此方可解临床之难，收奇功之效。

1. 月经病

（1）经期发热：《伤寒论》144条"妇人中风，七八日续得寒热，发作有时，经水适断者，此为热入血室，其血必结，故使如疟状，发作有时，小柴胡汤主之"。

（2）经期感冒：经水适来适断之时，血窦正开，血海空虚，此时若感外邪，则邪气易留恋不解，肝之经脉络阴器，肝与胆相表里，冲脉为血海而隶属于肝，故用小柴胡汤和解肝胆、扶正祛邪。另外《伤寒论》146条"伤寒六七日，发热，微恶寒，支节烦疼，微呕，心下支结，外证未去者，柴胡桂枝汤主之"，示太阳中风入少阳之时，可用柴胡桂枝汤治疗。

（3）经行泄泻虚者：表现为每值经行，大便泄泻，少则每日2～3次，多则每日4～5次，嗳气肠鸣，腹胀隐痛，痛剧则欲临厕，小便短少，行经色暗不畅，夹有瘀块，胁下满，乳房胀，身微热，口苦，咽干，舌苔薄白，脉缓弦滑。证属少阳之气不和、肝实脾虚，治宜和解少阳、泻肝扶脾，拟以小柴胡汤合痛泻要方加减治疗。

（4）经行情志异常：平素善愁易怒，郁郁寡欢，每于经行之时，乱梦纷纷，常从噩梦中惊醒，神志恍惚，胸胁胀满，心悸不宁，大便秘结，小便短少，行经不畅，夹瘀色暗，舌苔薄，脉弦数。证属肝气郁结、血虚不养肝，以致魂不守舍。治宜疏肝解郁、和解泄热、重镇安神、养血调经。《伤寒论》107条"伤寒八九日，下之，胸满烦惊，小便不利，谵语，一身尽重，不可转侧者，柴胡加龙骨牡蛎汤主之"。

2. 妊娠病

（1）妊娠恶阻：本病是因胎而致病，受孕后经血不泻，阴血下聚，而肝脏体阴而用阳，故肝气偏旺，加之肝脉布胸胁夹胃贯膈，不论是肝气郁遏还是相火偏旺，均可横逆犯胃，夹胃气上逆而作呕。

（2）**妊娠瘙痒**：阴血下聚养胎，肝失血养，其藏血及疏泄功能均受影响。肝血不足则肝气易郁，郁久化火，以致胆热液泄，流入营血，肝病及心，引动心火，心肝之郁火夹胆液入络，火热之性喜散，故外达肌表，致身痒或黄疸。治宜疏肝利胆、健脾利湿，同时应兼以疏风安胎。可用本方去人参、大枣加茯苓、茵陈、地肤子、白术、金钱草、炒赤芍、竹茹治疗。

3. 产后病

（1）**产后发热**：产后营虚血弱易感受外邪或感染邪毒等，邪热与瘀血相结，正邪相争则寒热时作，以午后为甚，因有外邪内瘀之邪实，治疗不宜过于攻邪，也不可纯补其虚，宜以小柴胡汤调气血、解表里为主，可酌加当归、益母草等药物活血祛瘀。

（2）**产后头痛**：产后气血亏虚，伤风感寒，致头痛难忍，伴时热时寒，恶心呕吐，此为邪入少阳，正邪相争。须以本方加藁本或细辛，和解少阳以止头痛。

4. 梅核气

西医病名为"咽部异感症"，多为功能性疾病。《仁斋直指方》指出"梅核气者，窒碍于咽喉之间，咯之不出，咽之不下，如梅核之状是也。始因恚怒太过，积热蕴隆。乃成历痰郁结，致有斯疾耳"。治则以降逆散结、疏肝理气、宣肺化痰为主。方中柴胡、黄芩疏调肝胆之郁；半夏、紫苏叶、厚朴理气降逆化痰；党参、茯苓、生姜、红枣健脾助运。

总之，小柴胡汤既可疏利肝胆、清散郁热、透邪外解，又可调和肝脾胃肠、气血营卫、协调阴阳、畅达气机、通行津液，扶正祛邪，从而达到治疗妇科多种疾病的功效，实为妇科良方。

临床运用小柴胡汤尤应注意人参三两之意，徐灵胎曾云"小柴胡汤之妙在人参"，《神农本草经》载"人参味甘微寒，主补五脏，安精神，定魂魄，止惊悸，除邪气，明目，开心益智"。少者"小"也，少阳的抗邪能力不足，在半表半里，中土脾阳不能清，则少阳气不能生长，所以说如果纾解少阳，必须有人参斡旋中州，补脾土使脾土健旺，杜绝了少阳邪气内传三阴，体现了中医学中"治未病"的思想。

（三）桃核承气汤

《伤寒论·辨太阳病脉证并治中》106条"太阳病不解，热结膀胱，其人如狂，血自下，下者愈。其外不解者，尚未可攻，当先解其外；外解已，但少腹急结者，乃可攻之，宜桃核承气汤"，方由桃仁、大黄、桂枝、芒硝、甘草组成，功可破血化瘀、祛瘀生新，主治由瘀血和邪热互结于下焦所致的蓄血证，症见发热谵语、小便不利、少腹急结等。

张仲景论桃核承气汤主治病证，既论病变部位在"热结膀胱"，又论病证表现在心而为发狂，旨在阐明运用桃核承气汤的核心不在于辨病变部位，而是突出审明病变证机，亦即运用桃核承气汤无论其病变部位在下焦还是在上焦，只要审明病变证机是瘀热，即可以法用之。

1. "热结膀胱"的含义并非局限于膀胱，而是泛指泌尿系统病证，如肾小球肾炎、肾盂肾炎、输尿管炎、膀胱炎、尿道炎等病证；还泛指生殖系统病证，如妇科盆腔炎、附件炎、子宫内膜炎等。

2. "其人如狂"的辨证重点有二：①病以烦躁为主，即病变证机与病变部位在膀胱，病以少腹拘急或剧烈疼痛而致烦躁不安，即如狂状者，如急性膀胱炎、肾结石等病证。②病以狂躁为主，即病变证机与病变部位在心，即瘀热在心而肆虐心神，以此演变为狂躁不安，即如狂状者，如焦虑症、精神分裂症等病证。

3. "少腹急结"辨证重点也有二：①辨识"少腹急结"，应包括少腹疼痛、或胀满、或拘急不舒等。②辨识"少腹急结"，应包括小腹在内，即小腹疼痛、或胀满，或拘急不舒等，不能将病变部位局限于少腹。

4. 桃核承气汤证中明确指出"血自下"，又明确指出药后"当微利"，其辨证重点有三：①病变部位及瘀热病机在肾、膀胱或在男子血室，导致肾、膀胱气化不利而演变为小便不利，服药后瘀热得下，小便得利即"当微利"。②病变部位及瘀热病机不在膀胱而在大肠以演变为大便干结，药后瘀热得下，大便得通即"当微利"。③病变部位及瘀热病机在女子胞宫，服药后瘀热可从前阴而去。对此应辨证地对待，且不可局限于某一方面。

此外，桃核承气汤还可合用其他方剂起到较好的疗效。若瘀热甚者，可与抵当汤合方应用；若夹水气者，可与五苓散合方应用；若大便干结者，可与大承气汤合方应用；若夹气郁者，可与四逆散合方应用；若夹痰热者，可与小陷胸汤合方应用；若夹气虚者，可与四君子汤合方应用等。

临床研究证实桃核承气汤在妇科疾病方面有较为广泛的应用，如桃核承气汤可明显降低子宫内膜异位症患者血浆催乳素、雌二醇水平，不同程度的改善其血液流变学指标。

临床经验

一、月经病

月经病是指月经周期、经期、经量、经色、经质的异常，并伴随月经周期出现症状的疾病。月经病主要是根据期、量、色、质来辨寒热虚实。

（一）月经病的辨证方法

月经病调理复杂，治病首辨阴阳虚实，除了患者舌脉辨证外，耿教授还有自己独特的一套辨证方法。

1. 从热分析

①实热的表现是月经先期，经量多，经色深红，质地黏稠，夹有血块。②虚热的表现是月经先期，经量少，经色红，质地黏稠。③郁热的表现是月经先期，经量或多或少，经色紫红或红。

2. 从寒分析

①实寒的表现是月经后期，经量少，经色紫暗，质地黏稠。②虚寒的表现是月经后期或闭经，经量少，经色淡红，质地稀薄。

3. 从实分析

①血瘀的表现是月经后期或闭经，经量少，经色紫暗，质地稠厚夹血块。②气郁的表现是月经先期、月经后期、月经先后无定期或闭经，经量或多或少，经色暗红，经质稠厚。③痰湿的表现是月经后期或闭经，经量少，经色暗红，质地黏稠。

4. 从虚分析

①脾虚的表现是月经先期或后期，经量或多或少，经色淡红，质地稀薄。②肾虚的表现是月经先期、月经后期、月经先后无定期或闭经，经量或多或少，经色淡红，质地稀薄。③血虚的表现是月经后期或闭经，经量少，经色淡红，经质稀薄。④气虚的表现是月经先期，经量多，经色淡红，质地稀薄。

（二）月经病的临床汇总

1. 月经先期

月经先期指月经周期提前 7 天以上，甚至 10 余日一行，连续 3 个周期以上者，相当于西医学黄体不健和盆腔炎所致的排卵型功能失调性子宫出血病。《景岳全书》称为"经早"，《金匮要略·妇人杂病脉证并治》载"带下，经水不利，少腹满痛，经一月再见者，土瓜根散主之"。

（1）病因病机：月经先期的主要病因是气虚和血热，其中血热又分实热、肝郁化热及虚热3种。饮食不节、劳累过度、思虑伤脾等，致使中气不足，统摄无权，冲任不固，月经先期而下；素体阳盛或过食辛烈助阳之品，热邪伏于冲任，迫血先期而下；郁怒伤肝，郁久化火，下扰血海，迫血下行，致使月经先期而至；素体阴虚或久病伤阴、失血过多、房劳损精，阴亏火旺，扰及冲任，血海不宁，经血先期而下；素体肾虚或久病伤肾、房劳过度、屡屡堕胎，致肾气亏损，封藏失职，月经提前而行。

（2）辨证论治：气虚治宜补气益血，选用补中益气汤加减治疗。心悸、失眠、多梦者，加龙眼肉、酸枣仁、远志养心安神；腰痛、腹冷、尿多、便溏者，加益智仁、补骨脂；月经有血块者，加益母草、茜草温血活血不伤正。实热治宜清热凉血调经，选用清经散加减治疗。心烦不寐、尿黄者，加栀子、麦冬、白茅根。肝郁化热者多见心烦易怒，乳房、胸肋胀痛，口苦咽干，治宜清肝解郁调经，选用丹栀逍遥散加减治疗。失眠者，加生龙骨、生牡蛎以重镇潜阳安神。阴虚血热治则为养阴清热，选用两地汤加减治疗，方中可配伍青蒿、鳖甲滋阴清热，内清外透。

【验案举隅】

张某，女性，20岁。主因"月经不调3年，加重1月"于2004年8月6日初诊。患者13岁月经初潮，初始月经正常。3年前因月经期间考试紧张，经期延长8～9天方净。后月经不规律，周期不定期，经量中等，经色紫暗有血块，伴经行腹痛、腹泻。此次月经周期3天，量多色鲜红，有小血块，无明显腰腹疼痛，倦怠乏力、口苦口干、头痛、小便黄、大便正常，舌红，少苔薄黄，脉沉弦细略数。血红蛋白100g/L。超声检查示子宫前位，大小为5.8cm×3.7cm×3.0cm，子宫内膜0.8cm厚，左侧附件大小为2.8cm×2.7cm，右侧卵巢大小为3.0cm×2.7cm。证属于肝经郁热。

处方：栀子10g，生地黄20g，白芍20g，柴胡10g，黄芩15g，牡丹皮10g，侧柏叶20g，地榆炭20g，乌梅10g，白僵蚕9g，茜草10g，薄荷10g，甘草6g。14剂，水煎服，每日1剂。

二诊：患者月经量较前明显减少，经期6天，头痛缓解，倦怠乏力症状减轻，仍自觉口苦口干。现月经周期第15天，舌质暗红，苔薄黄，脉弦滑细数。

调理后月经经量减少，示血热之势较前减轻，仍自觉口苦口干，属少阳病证，此时以疏肝为主。

处方：栀子 10g，生地黄 20g，白芍 20g，当归 10g，柴胡 10g，党参 15g，黄芩 15g，牡丹皮 10g，知母 10g，乌梅 10g，白僵蚕 9g，薄荷 10g，甘草 6g。7 剂，水煎服，每日 1 剂。

按语： 本案患者的主要病机是气虚血热，气虚则统摄无权，冲任不固；血热则热扰冲任，伤及胞宫，血海不宁。患者经期精神紧张，致情志不舒，气郁日久化火，疏泄太过，疏泄于下，血海不宁而月经先期；郁热上扰则头痛、口苦口干；热郁下焦则小便短黄。本方以丹栀逍遥散疏肝解郁、清热泻火，加乌梅、白僵蚕升达肠气以泄肝；黄芩配伍牡丹皮滋阴清热；月经初期加清热凉血止血之品，如地榆炭、侧柏叶炭等，以减少出血量、缩短出血时间。

2. 闭经

闭经是多种疾病导致的女性体内病理生理变化的外在表现，是一种临床症状而并非某一疾病。按生殖轴病变和功能失调的部位分为下丘脑性闭经、垂体性闭经、卵巢性闭经、子宫性闭经及下生殖道发育异常性闭经。

（1）病因病机：中医将闭经称为经闭，按"辨证求因"的原则，可分为虚实两端。虚者多因先天不足或后天损伤，以致肝肾不足或气血虚弱，导致血虚精少，血海空虚，无余血可下；但也有阴虚血燥而致闭经者。实者多因邪气阻滞，如气滞血瘀、痰湿阻滞等因素，导致脉道不通，阻碍经血下行。

（2）辨证论治：耿教授认为，闭经的治疗，以通经为目的，遵循"血滞宜通，血枯宜补"的原则，虚者宜补，实者宜泻。耿教授对于每一位患者，必寻根问源，审因论治，以下是耿教授研究和总结的诊疗方法。

①若节食减肥后出现闭经，考虑其节食后损伤脾胃，后天补养不足，不能充养先天之精，故经水不行，对于此类患者的治疗，应用当归、菟丝子、女贞子、续断等补肾养血药物的同时，加入白术、茯苓、山药、砂仁等补脾健胃之品，以后天养先天。②对于原发性闭经、子宫发育不良的患者，则从肾入手，在补肾药物之中加入少量蛇床子鼓动肾气。③对于服用雷公藤等药物以后出现闭经的患者，耿教授往往在方中加入一两味解毒之品，如金银花、生甘草等。④一些闭经患者平素喜食辛辣之品，素体有热，可以加入一些清热解毒、凉血养阴的药物，如金银花、石斛等。⑤对于肾气不足型闭经患者主要采用补肾益气调经法，临床常用菟丝子、蛇床子、当归、香附、杜仲、阿胶珠、龙眼肉等药物，以补益肾气为主，稍加养血调经之物，于阴中求阳。⑥肝肾亏虚型闭经

的治疗，则以滋补肝肾为主，辅以活血理气之品，常用女贞子、熟地黄、墨旱莲、丹参、枳壳等，从肝、肾经入手。⑦脉象有力时，说明血海未枯，可加入通利的药物，促进血行，如茜草、月季花。⑧脾胃不足者加鸡内金、枳壳健脾养胃。⑨阴虚血枯者，多由血海空虚所致，故当以滋阴养血为主，临床常用二至丸为主方，随症加减，常配伍当归、熟地黄、丹参等。⑩气滞血瘀型闭经，临床主要应用养血活血的治法。

【验案举隅】

李某，女，22岁，已婚，月经素迟至，经来夹有血块，无腹痛。近两年月经紊乱，常数月不至。经黄体酮等药医治，均未能解决问题。现经停50余天，常怀不孕之忧。其形体肥胖，饮食起居如常，舌苔薄白，脉缓弱。证属于寒凝血瘀，治宜温经化瘀兼益气养血，选用温经汤加减治疗。

处方：熟地黄20g，丹参12g，赤芍12g，香附12g，党参10g，阿胶10g，当归9g，柴胡9g，川芎8g，炙甘草6g，桂枝10g，三棱6g，莪术6g。20剂，水煎服，每日1剂。

二诊：症状同前，上方加桃仁、红花以增强逐瘀通经之力。水煎温服，共15剂。

三诊：月经仍未至，脉缓有力。此前补益之药已服30余剂，刻下阳气已盛，阴血已足。于是去熟地黄、阿胶、黄芪等益气养血之品，而专以活血逐瘀，并加逐瘀通经且引药下行的川牛膝及善窜通经的穿山甲。

处方：丹参12g，赤芍12g，香附12g，党参10g，当归9g，柴胡9g，川芎8g，炙甘草6g，桂枝10g，三棱6g，莪术6g，桃仁10g，红花10g，川牛膝10g，穿山甲10g。5剂，水煎温服，每日1剂。

药服完后，经水畅通。嘱好自将息，待经来之前1周左右时，连服3个月药，以巩固疗效。

1年后偶遇患者，其喜告已有小宝宝。询其月经，云亦正常。

按语： 闭经一病，证分虚实。虚者为阴血不足，无血可下；实者为实邪阻滞，血不得下。本案患者，年轻体胖，又无虚损见证，故应属实证范畴。其苔薄白，脉缓弱，虽有阳气不足之象，但更为寒湿内蕴之征。联系到其素来月经迟至和夹有血块，其病机应是阳气不足、寒凝血瘀，治当温经化瘀、益气养血。寒湿得除，阳气充沛后，血活瘀祛而经通病愈。

分析温经汤，方中吴茱萸、桂枝温经散寒，通利血脉为君；当归、川芎，芍药、牡丹皮养血祛瘀为臣；阿胶、麦冬养阴润燥，人参、甘草益气健脾，半夏、生姜降逆温中为佐；甘草调和诸药为使。诸药相配，共奏温经散寒、养血祛瘀之功。

3. 崩漏

崩漏是指经血非时暴下不止或淋沥不尽，前者称崩中，后者称漏下。崩与漏虽不同，但二者常交替出现，互相转化，故概称崩漏。西医所称的功能失调性子宫出血，可分为无排卵与有排卵两型。其中无排卵型功能失调性子宫出血，其临床表现与崩漏相同者，归本病论治。

（1）病因病机：虚（肾虚、脾虚）热、瘀邪损伤冲任，不能制约经血，以致经血非时妄行。由于崩漏失血耗气，病程日久，导致气血阴阳俱虚。又崩漏日久，离经之血为瘀血。故本病的发生常互为因果，气血同病，多脏受累，虚实错杂。崩漏的主证是出血，故辨证时当根据出血的量、色、质变化，参合舌脉及证候，辨其虚、实、寒、热。一般而言，崩漏虚证多而实证少，热证多而寒证少。然而，即使是火，亦是虚火，非实火可比。崩与漏亦不相同，久崩多虚，久漏多瘀。此外崩漏患者的年龄阶段，亦是辨证的重要参考。如青春期崩漏，多肾虚或血热；育龄期崩漏，多肝郁或血热；更年期崩漏，多肝肾亏损或脾气虚弱；育龄期及更年期崩漏，又多挟血瘀。

（2）辨证论治：崩漏是出血性月经病，其主要发生机理为虚、热、瘀致冲任损伤，不能制约经血而子宫藏泻无度。治疗应本着"急则治其标，缓则治其本"的原则。《丹溪心法》提出治崩三法"初用止血以塞其流，中用清热凉血以澄其源，末用补血以还其旧"。塞流，即是止血。暴崩之际，急当止血防脱，一般多采用补气摄血或回阳救逆之法，也有滋阴固气止血法，常用独参汤、参附汤或生脉散，以塞流止崩；严重者须输血急救。澄源，用于出血减缓后，即正本清源，辨证论治，是治崩漏的重要阶段。复旧，用于止血后调经治本，恢复月经周期，调经促排卵或善后调理。

【验案举隅】

刘某，女，14岁，月经初潮起，至今一年余阴道出血淋沥不净，时而量多如注，时而漏下淋沥难尽，有时持续数月之久，有时一月仅干净几天又来潮。这次月经于3月6日来潮，至今近一月仍未干净，期间曾服止血药无效，家属拒绝激素治疗，色鲜红，量时多时少，无血块，无腹痛，平素大便干、头昏、纳差、口不干、时心烦，追问病史，自幼爱好体育运动，月经来潮后亦未终止，后因长期出血才不得不停止，现每劳累后出血增多、形体消瘦、面色萎黄、舌质红、舌苔中心微腻、脉细数。证属于脾肾亏虚、气血不足，治宜健脾益气、

313

滋肾养精。

处方：太子参15g，生熟地黄各30g，山药15g，旱莲草20g，甘草6g，阿胶15g，白芍15g。

二诊：服药后月经来潮，量多，经期大便溏，欲呕，心慌，乏力，舌稍红，苔薄，脉细数。继服上方加半夏10g、荆芥炭4.5g。

三诊：经行8天干净，经后头昏乏力、心慌、口干喜热饮、恶心感消失，二便正常，但仍稍差，舌质偏淡，苔薄，脉细数。上方去半夏、荆芥炭、太子参，加党参15g、炒酸枣仁10g。

按语：本案患者或血下如注，或淋沥不尽，交错出现，并见头晕、乏力、纳差、面色萎黄，是脾胃虚弱不能摄血归源使然，每动则加剧者，乃动而耗气伤精故也，又患者年方二七，肾精未实，肾气未充，处于生长发育阶段，古人有少女治肾之说。傅青主曰"经本于肾"，崩漏乃乱经之甚也，观其崩漏并见腰酸腿软，肾虚确有之。虽年少之人火炽血热，毕竟崩漏日久天长，气血俱亏，既然脾肾不足、气血俱虚，就应补益脾肾、益气养血。方用太子参、山药、生甘草补脾胃，以其补气而兼能益阴，味甘而无温燥之性；生熟地黄、白芍、旱莲草、阿胶养精血，阿胶、旱莲草又有止血之功。古人治崩漏有塞流、澄源、复旧三法，耿教授治崩虽不尽用此法，亦不违背此旨，不重于止血，而重在澄源固本，又澄源固本不碍于止血。

4.痛经

凡在经期或经行前后，出现周期性小腹疼痛，或痛引腰骶，甚至剧痛晕厥者，称为"痛经"，亦称"经行腹痛"。西医学把痛经分为原发性痛经和继发性痛经，前者又称功能性痛经，系指生殖器官无明显器质性病变者；后者多继发于生殖器官某些器质性病变，如盆腔子宫内膜异位症、子宫腺肌病、慢性盆腔炎等。

（1）病因病机：本病的发生与冲任、胞宫的周期性生理变化密切相关。主要病机在于邪气内伏或精血素亏，更值经期前后冲任二脉气血的生理变化急骤，导致胞宫的气血运行不畅，"不通则痛"，或胞宫失于濡养，"不荣则痛"，故使痛经发作。常见的分型有肾气亏损、气血虚弱、气滞血瘀、寒凝血瘀和湿热蕴结。另外平素调理之时应注意疏肝解郁、理气行滞，而经期重在调经止痛。

（2）辨证论治：古籍有关痛经的论述，最早见于《金匮要略·妇人杂病脉证并治》，其中记载"带下，经水不利，少腹满痛，经一月再见者，土瓜根散主之"。说明了其"经一月再见"的周期性特点。耿教授治疗痛经时分时期，经前期（经前 5～7 天），阳气盛，肝气易郁结，血海满盈，阴血易于瘀滞而发痛经，治疗以调和气血、活血行气为主；经行期（月经 1～5 天），临床以小腹满痛、坠胀为主诉，应以活血、理气、通络为治则；经后期（月经 6～14 天），气血冲任亏虚，应攻补兼施，以补肝肾、疏肝、宁心为主，以增加胞宫细胞血流量、改善血循环。

【验案举隅】

张某，女，21 岁。自 13 岁初潮开始即有经行腹痛，近年来疼痛逐渐加重，每于月经来潮第 3 天开始疼痛，痛时吐绿水，手脚冰凉，经色开始两天淡红，后逐渐转红，经量多，经行 6 天干净。月经周期推后，常 40～50 天一潮，经期大便不稀，平时纳差、精神不好、白带量不多。观其形体消瘦、面色㿠白。舌质淡红，舌苔薄白，脉细。患者因痛经不能坚持工作，曾四处求医，但效果不显。证属于经血不足、胞脉失养，治宜养血滋肾、调经止痛，选用胶艾四物汤加减治疗。

处方：阿胶 15g，艾叶 6g，当归 10g，川芎 9g，熟地黄 15g，白芍 24g，吴茱萸 3g，香附 12g，甘草 6g，山茱萸 15g。

二诊：服上药 10 余剂，末次月经 10 月 10 日来潮，4 天干净，经量较上次减少，经色鲜红，已无腹痛，但仍有少量血块，口干喜饮，舌红，舌苔薄，脉细。上方加太子参 15g、麦冬 15g、鸡血藤 15g。

三诊：服上方 10 余剂，末次月经 11 月 15 日来潮，现已干净。这次月经经量较上次减少，色红无块，已无腹痛，有时口干，余无不适，舌淡，舌苔薄，脉细。仍服上方善后。

按语： 患者不在经前痛，亦不是见红而痛，而是每于月经来潮第 3 天开始腹痛甚，并伴有经期延后、经色淡红、形体消瘦、面色㿠白、月经量多、两脉细弱等，属虚证无疑。此瘀由虚所生，本案乃血虚精亏，治疗突出"补"字，故选用胶艾四物汤加减治疗。胶艾四物汤乃养血固冲任之要方，后世多用于治崩漏，此例痛经选用，主要取其养精血、和气血、暖宫调经之目的。方中四物汤养血和血调经，重用白芍配甘草解痉镇痛，阿胶养血固冲任，艾叶配合香附暖宫行气镇痛，又可制阿胶、熟地黄、山茱萸之滋腻，吴茱萸暖肝止呕。

二、带下病

带下的量、色、质、味发生异常，或伴全身、局部症状者，称为"带下病"。本病可见于西医学的阴道炎、子宫颈炎、盆腔炎、卵巢早衰、闭经、不

耿嘉玮

孕、妇科肿瘤等疾病引起的带下增多或减少。

1. 病因病机

《女科证治》载"若外感六淫，内伤七情，酝酿成病，致带脉纵弛，不能约束诸脉经，于是阴中有物，淋沥下降，绵绵不断，即所谓带下也"。耿教授认为，带下过多的主要病因是湿邪，湿邪有内生与外感之别。外湿指外感之湿邪逢经期、产后乘虚内侵胞宫，以致任脉损伤、带脉失约，引起带下病。内湿的产生与脏腑气血功能失调有密切的关系，譬如脾虚运化失职，水湿内停，下注任带；肾阳不足，气化失常，水湿内停；素体阴虚，感受湿热之邪，伤及任带等。

2. 辨证论治

带下病辨证主要根据带下量、色、质、气味，其次根据伴随症状及舌脉辨其寒热虚实。脾阳虚型带下量多，色白或淡黄，质稀薄，无臭气，绵绵不断，治宜健脾益气、升阳除湿，方选完带汤。若寒凝腹痛者，酌加香附、艾叶温经理气止痛；若带下日久、滑脱不止者，酌加芡实、龙骨、牡蛎、乌贼骨、金樱子等固涩止带之品。脾虚湿郁化热型带下色黄黏稠，有臭味，治宜健脾除湿、清热止带，方选易黄汤。肾阳虚型带下量多，色白清冷，兼头晕耳鸣、腰痛如折、畏寒肢冷、小腹冷感，治宜温肾助阳、涩精止带，方选内补丸。湿热下注型带下量多，色黄，黏稠，有臭气，或伴阴部瘙痒，治宜清热利湿止带，方选止带方。若肝经湿热下注者，烦躁易怒，便结尿赤，治宜泻肝清热除湿，方用龙胆泻肝汤；若湿浊偏甚者，带下量多，色白，如豆渣状或凝乳状，治宜清热利湿、疏风化浊，方用萆薢渗湿汤加苍术、藿香。

【验案举隅】

孙某，女，36岁，已婚。患者既往月经正常，1年前无明显诱因带下量多，后逐步加重，色白、质清稀、无气味，无阴痒，白带多到每天要换两次内裤，伴明显腰痛、腿软乏力。平时经常颜面浮肿，纳差，素大便干，小便正常，月经量偏少，经期推后，每40～50天一潮，经色暗红有血块，经行腹痛不甚。舌质淡，舌苔薄白，脉细。分泌物检查示白色念珠菌阳性，白细胞阳性，阴道清洁度Ⅲ度。外阴已婚已产型，阴道通畅，黏膜充血，阴道内见大量豆渣样白带，宫颈充血，宫体、附件压痛（±）。妇科超声检查未见明显异常。证属于脾肾亏虚、湿浊下注。

处方：党参15g，白术14g，甘草6g，沙苑子10g，菟丝子15g，山药15g，芡实15g，莲须6g，杜仲12g，当归10g，椿根白皮10g。14剂，水煎服，每日

1剂。

外洗方：苦参20g，黄柏25g，蛇床子10g，白鲜皮10g。煎汤先熏后洗，每次15～20分钟，每剂使用3次。

二诊：服药后白带量明显减少，腰痛亦减轻，近几天有时感两少腹隐痛，现月经仍未来潮。继服上方加丹参15g。月经来后，带下症状较前明显好转，间断外用药物治疗后痊愈。

按语： 脾气主升、肾主闭藏，脾阳虚则不能运化水湿，以致水湿内停而下注；肾气虚则不能固涩精气而下泄。患者带下清稀兼见腰痛、腿软乏力乃肾气不足之象，浮肿、纳差乃脾虚之候，辨证观之脾肾不足可以概见。其月经后期、量少、经行腹痛乃血虚气血不和之候。治宜温补脾肾，还要注意，命火必要肾水相济，才能发挥作用。

方中以沙苑子、菟丝子、杜仲温肾添精；党参、白术、甘草、山药、芡实健脾益气；莲须、椿根白皮固涩止带。全方合补脾补肾、固涩、养血活血于一体。肾强脾旺则带下自止，脾健血生则经水自调。

本案外洗方中黄柏味苦性寒，具有清热燥湿、泻火解毒、退热除蒸的功效。《神农本草经》载其"主肠痔，女子漏下赤白"，《珍珠囊》载其"除下焦湿肿"。现代药理研究认为，黄柏对金黄色葡萄球菌、溶血性链球菌等多种致病细菌有抑制作用，对某些皮肤真菌亦有抑制作用。

三、多囊卵巢综合征

多囊卵巢综合征是生育年龄妇女常见的一种复杂的内分泌及代谢异常所致的疾病，以慢性无排卵（排卵功能紊乱或丧失）和高雄激素血症（妇女体内男性激素产生过剩）为特征，主要临床表现为月经周期不规律、不孕、多毛和（或）痤疮，是最常见的女性内分泌疾病。

中医学无"多囊卵巢综合征"的病名，证候及病因病机数见于中医学的"月经病""不孕"等范畴。《临证指南医案》载"凡女子月水，诸经之血，必汇集血海而下，血海者即冲脉也，男子藏精，女子系胞，不孕，经不调者，冲任病也"。

1. 病因病机

耿教授认为，本病以脾肾虚弱为本，痰湿为标，其发病多为肾虚不能蒸腾下焦津液，脾虚不能运化水湿，津液水湿聚而成痰，脾虚与痰湿相互夹杂，脾虚引发痰火，痰湿损伤肾阳，互为因果。痰湿阻滞，则两侧卵巢囊性增大，包膜增厚，无排卵，肥胖多毛，膏脂充满，痰湿壅盛，阻塞冲任而致月经后期，或数月一行，甚则闭经，痰湿内阻是多囊卵巢综合征的重要病因病机之一。

2. 辨证论治

根据现代一些报道，多囊卵巢综合征的中医治疗多采用补肾养血、化痰软坚法治疗。耿教授治疗多囊卵巢综合征亦强调分期治疗。①经后期（月经周期第 5～10 天）：此期以滋补肾阴、调养冲任为主，静以生水，方中酌加二至丸、首乌等滋养冲任血海填精之品。②排卵前期（月经周期第 11～14 天）：此期为阳施阴化，静中生动之际，方中酌加助阳调气活血之品，如赤芍、丹参、香附、鸡血藤等药物。③卵巢增大者：经超声检查卵巢大小为正常卵巢的 1～3 倍者，方中酌加祛湿化痰、软坚散结之品，如夏枯草、昆布、穿山甲、皂角刺、生薏仁等药物。④排卵后期（月经周期第 15～24 天）：此期为阳气活动旺盛时期，应随肾阳的变化，酌加温补肾阳之品，但留意水中补火、阴中求阳，选用小茴香、桂枝、艾叶等药物。⑤经前期（月经周期第 25～28 天）：此期为血海满盈，将溢未出之际，治疗当因势利导，以通经引血下行为主，方中加强活血调经之品，如红花、桃仁、泽兰、牛膝等药物。⑥经闭日久：经闭日久，或经少，舌紫暗、瘀阻较重者，应酌加虫类破血之品，如水蛭、虻虫、䗪虫等药物，或酌服大黄䗪虫丸等；若兼见瘀而化热或痰郁化热之象，可酌加黄柏、制大黄、山栀、牡丹皮、竹茹、全瓜蒌等药物。

【验案举隅】

范某，女，22 岁。主诉闭经 5 月，伴肥胖、多毛。患者 16 岁月经初潮，初始月经每 2 至 3 个月一行，经量不多、色淡质稀、无血块，经期 3～5 天不等，无腹痛。近两年月经紊乱，表现为月经错后、量少加重、渐至闭经，且身体逐渐肥胖，阴毛及腋毛增多。现经停 5 个月，周身倦怠乏力，大便偏稀。舌胖淡，苔薄白，脉细。超声检查示子宫前位，大小为 6.8cm×5.0cm×4.8cm，子宫内膜 1.3cm 厚，左侧卵巢大小为 4.2cm×3.8cm，右侧卵巢大小为 4.4cm×4.6cm，均为混合回声光团。E_2 31.2pg/mL，FSH 7.0mIU/mL，LH 28.8mIU/mL，P 0.82ng/mL，T 7.6nmol/mL，PRL 11.3ng/mL。证属于痰湿壅盛。

处方：熟地黄 12g，丹参 12g，赤芍 12g，香附 12g，党参 10g，阿胶 10g，当归 9g，柴胡 9g，川芎 8g，炙甘草 6g，桂枝 10g，三棱 6g，莪术 6g。21 剂，水煎服，每日 1 剂。

二诊：服上药 20 余剂，仍未来经，但自觉双乳胀痛、小腹轻度坠胀，倦怠感明显好转，余无特殊不适。舌红，苔薄，脉滑。此前补益之药已服 30 余剂，脉象由细转滑，刻下阳气已盛、阴血已足。于是去熟地黄、阿胶、黄芪等益气养血之品，而专以活血逐瘀，并加逐瘀通经且引药下行的川牛膝 10g 和善窜通经的穿山甲 10g。经治疗，患者临床症状均好转，后巩固治疗一月。

四、围绝经期综合征

围绝经期综合征是卵巢功能衰退导致的以下丘脑及自主神经系统功能紊乱为主的症候群，由于性激素分泌降低而促性腺激素升高，导致神经内分泌功能失调。中医典籍中并未有关于"围绝经期综合征"的系统论述，按其症状可归于"脏燥""百合病""郁证""汗证"等范畴，"脏燥"与"百合病"病名首见于《金匮要略》，其中记载"妇人脏躁，喜悲伤欲哭，像如神灵所作，数欠伸，甘麦大枣汤主之""百合病者，百脉一宗，悉致其病也"。对于本病的生理论述，最早出现在《素问·上古天真论》中"七七，任脉虚，太冲脉衰少，天癸竭，地道不通，故形坏而无子也"，由此可见《黄帝内经》将围绝经期妇女的生理机制定位于肾脏。

1. 病因病机

耿教授认为，围绝经期综合征多以肾阴虚立论，主要发病机制有以下 3 种。①女性年届"七七四十九"，肾气渐衰，天癸枯竭，冲、任二脉虚衰，精血不足，导致阴阳失衡。②乙癸同源，肾精不足可引起肝失所养，疏泄失常，肝郁气滞。③肾阴亏损，阳不潜藏，脉失于濡养，脏腑气血不相协调，因此，常常出现忧虑、闷闷不乐、欲哭寡言、记忆力减退、注意力不集中、夜间多梦，或者极易烦躁，或者易多疑多虑，甚至喜怒无常等症状。

2. 辨证论治

本病虽以肾虚（阴虚或阳虚）为本，但女性的"血不足，气有余"体质是加重症状的主要病机。由于既往胞宫定时藏泻功能的紊乱或戛然而止，原本应有的气机疏泄被阻断，故肝郁气滞，甚至肝郁化火，伴随肾虚而发病。肾虚病机亦有心肾不交、脾肾阳虚，且夹杂肝火炽盛、肝血失养的病机影响，因此，在治疗上，在补肾的基础上仍需养肝、柔肝、疏肝、清肝。

【验案举隅】

邹某，女，54 岁，已婚。患者因绝经后伴心悸、盗汗、潮热 1 年来诊，既往月经规律，量、色、质均可。经水停闭后感潮热汗出、心悸，以晨起为甚，眠差，不易入睡，便调，舌质红，舌苔稍黄，脉弦数。辨证为肝肾阴虚、营卫不和，治宜滋补肝肾、调和营卫，选用柴桂龙牡汤以滋阴和阳，在此基础上加

耿嘉玮

百合、生地黄、酸枣仁以安神助眠。

处方：柴胡 10g，黄芩 10g，党参 30g，法半夏 10g，生甘草 5g，桂枝 15g，白芍 15g，煅龙骨 30g，煅牡蛎 30g，百合 10g，生地黄 10g，酸枣仁 25g，五味子 10g，浮小麦 15g，生姜 3 片。14 剂，每日 1 剂，每日 3 次，饭后温服。

服药后，患者诸症减轻，后期以中药代煎长期服用。

按语：本案患者年逾七七，天癸渐竭，病本责之于肾，而乙癸同源，肝肾同居于下焦，君相安位，诸脏调和。肾水上不能济心火，心气被扰，故心悸不安。予柴胡加龙骨牡蛎汤和解枢机、疏肝泄热，百合、生地黄、酸枣仁安神敛气养心，佐以五味子、浮小麦收敛浮越之气，二诊仍守原方，加大炙甘草用量，取自炙甘草汤滋阴复脉之意，《伤寒论·辨太阳病脉证并治下》载"伤寒脉结代，心动悸，炙甘草汤主之"，意图滋阴和阳，炙甘草甘温益脾，脾属土，为心之子，补子而实母，缓心脾之急，全方以调和阴阳为主线，营卫安顺则诸症自解。

五、不孕症

女子未避孕，性生活正常，与配偶同居 1 年而未孕者，称为不孕症。从未妊娠者为原发性不孕；曾经有过妊娠者继而未避孕 1 年以上未孕者为继发性不孕。根据这种严格的定义，不孕症是一种常见的问题，大约影响到至少 10% ～ 15% 的育龄夫妇。引起不孕症的发病原因分为男性不育和女性不孕。

中医历代医籍中均有公元前便对人类生命起源所作的简朴论述。《易经》有"天地氤氲，万物化淳，男女构精，万物化生"的关于人类生命起源的论述。《诸病源候论》专列"无子候"，论述引起妇女不孕的多种原因。《备急千金要方》《千金翼方》广泛地研究了求子、种子、赤白带下、崩中漏下等致不孕的问题，并认识到不孕涉及男女双方，必要时当男女双方求治。

1. 病因病机

①肾气（阳）不足：先天肾气不足，或房事不节、久病大病、反复流产损伤肾气，或素体肾阳虚或寒湿伤肾，肾阳亏虚，命门火衰，阳虚气弱，则生化失期，有碍子宫发育或不能触发氤氲乐育之气，致令不能摄精成孕。②肝气郁结：素性忧郁，或七情内伤，情怀不畅，继发肝气不舒，气机不畅，又肝郁克脾，脾伤不能通任脉而达带脉，任、带失调，胎孕不受。③瘀滞胞宫：瘀血既是病理产物，又是致病因素，瘀滞冲任，胞宫、胞脉阻滞不通导致不孕。④痰湿内阻：素体脾肾阳虚，脾虚则健运失司，水湿内停，肾阳虚则不能化气行水，

湿聚成痰，日久痰阻气机，气滞血瘀，痰瘀互结，不能启动氤氲乐育之气而致不孕。

2. 辨证论治

①肝肾不足，胞脉失养者，治当用补肾调经、养血益精之法，以养精种玉汤治疗。②肝郁气滞，胞脉不畅者，治宜用疏肝理气、养血调经之法，方选开郁种玉汤治疗。③肾阳不足，胞寒经冷者，治宜用温肾暖脾调经之法，以右归丸加减治疗。④脾失健运，聚湿生痰，下注胞宫者，治当用燥湿化痰调经之法，多选《傅青主女科》之化水种子汤。朱丹溪曰："求子之道，当先调经。"因此，经期准时、冲任调和则孕育有机，成胎育子。

【验案举隅】

王某，女，33 岁。主诉结婚 5 年未育，月经不调半年。患者 2013 年结婚，同年 3 月孕 1 月行人流术。术后工具避孕至 2017 年解除，但一直未再孕。月经初潮 13 岁，月经周期 37 ～ 50 天，经期 4 天，量中，色暗红，无血块，无痛经。2017 年 10 月开始月经不调，月经周期 2 ～ 3 个月一行，经期 4 天，量、色同前。2017 年 12 月因宫颈糜烂Ⅲ度外院行手术治疗（具体不详），术后停经 1 个月，之后间隔 3 个月再至。伴周身倦怠乏力、四肢畏寒、腰膝酸软、纳眠可、大便每日 1 ～ 2 次、质偏稀、小便调，舌质淡，舌苔薄白，脉细无力。外阴已婚未产型，阴道通畅，子宫颈光滑，子宫体前位，大小、硬度正常，活动受限；左侧附件增厚，压痛阳性；分泌物量少色白质黏。妇科超声检查未见明显异常。中医辨证属于脾肾气虚。

处方：党参 12g，白术 15g，当归 10g，熟地黄 20g，枸杞子 15g，川椒 3g，龟甲 20g，淫羊藿 10g，丹参 10g，牛膝 12g，香附 10g，白芍 12g。20 剂，水煎服，每日 1 剂。

二诊：末次月经 9 月 22 日来潮，经量、经色正常，无血块，无痛经，大便每日一次、质可，怕冷感明显减轻。基础体温呈双相，双相期 8 天。舌淡红，舌苔薄，脉细。患者便溏、畏寒症状较前明显改善，提示阳气逐渐恢复，检测体温呈双相，示有排卵，但持续时间较短，表明黄体寿命持续时间不长，继续原方温肾填精，加血肉有情之品紫河车 30g，20 剂，水煎服。

三诊：患者无不适，月经第 15 天，舌淡红，舌苔白微腻，脉细。超声检查示双侧卵巢内均可见多个卵泡反射，大的位于右侧，大小为 1.8cm×1.1cm，透声可。上方加菟丝子 15g、桑寄生 10g，以加大补肾填精之功促进卵泡发育，3 剂，水煎服。外治灌肠方 3 剂。

耿嘉玮

四诊：患者月经周期正常，经色、经量正常，无痛经等不适，月经第 16 天，超声检查示右侧卵泡大小为 1.9cm×1.4cm，透声可。上方继续口服巩固治疗。

五诊：患者无不适，2 月 8 日月经来潮，色红，量中，无块，无经行腹痛。舌淡红，舌苔微黄，脉细滑。今日月经第 14 天，超声检查示左侧卵泡大小为 2.0cm×1.5cm。因睡眠欠佳内服上方加酸枣仁 10g，7 剂，水煎服。继外治灌肠方 4 剂。告知患者从今日起隔日同房 1 次。

六诊：2 月 23 日，超声检查示昨日左侧卵泡大小为 2.4cm×2.1cm，今日左侧卵泡消失，子宫直肠陷凹积液 1.5cm。继补肾以促进黄体功能，拟调一诊方加淫羊藿 10g，7 剂，水煎服。嘱患者今日、明日各同房 1 次后暂禁房事，停中药灌肠防动胎，避免劳累。

七诊：3 月 10 日，患者停经 30 天，舌淡红，舌苔薄，脉滑。抽血查 β-HCG 205mIU/mL，孕酮 >60ng/mL，诊断为早孕。嘱患者多休息，加强营养，禁房事 3 个月，建孕产妇保健手册，定期产检。

随诊：于 11 月 10 日剖宫产分娩一女婴，母女健康。

按语： 中医学认为，肾主生殖，其受孕机理主要是肾气盛，精血充沛，任通冲盛，月经如期，两精相搏，方能受孕。西医角度来讲肾主生殖即对应着西医的下丘脑—垂体—卵巢轴，肾气上通于脑，下连冲任二脉而下系胞宫，故下丘脑—垂体—卵巢轴的功能协调与中医"肾气—天癸—冲任—胞宫"间的功能平衡相一致。

患者月经量少，后期渐至闭经，且形体消瘦，可见枯之为病，其来渐也。故治疗上以充为主，肝脾肾三脏同调，方用熟地黄、枸杞子、菟丝子补肾养精；用龟甲养任督；加淫羊藿温肾助阳。茯苓、白术健脾以助生血之源，以养血之中兼以培土之法；丹参、牛膝养血活血调经，充盛之中兼以流通之机；以川椒温督脉；在补肾精同时注意养肝血，以四物汤去川芎加香附，香附入肝经走下焦直达胞宫，有暖胞之功，历来被列为妇科要药。综观全方，重在养精血、温肾益气、阳回阴升，有如春风化雨，万物滋生，即所谓"天地氤氲，万物化醇"。

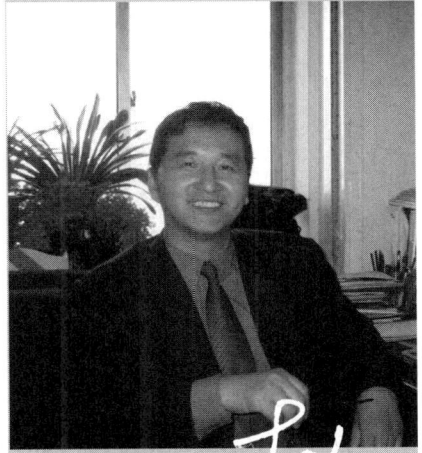

赵进喜

学崇仲景犹采众家，重视理论联系实际

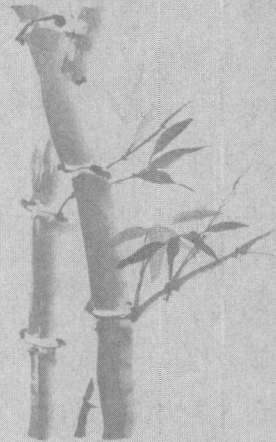

医家简介

赵进喜（1965年3月生），医学博士，主任医师，教授，博士生导师。北京中医药大学东直门医院首席专家、大内科副主任、中医内科教研室主任，北京中医药大学中医学内科临床学系常务副主任，国家中医药管理局重点学科——中医内科内分泌学科建设单位学科带头人，国家中医药管理局糖尿病肾病"微型癥瘕"重点研究室主任，国医大师吕仁和教授传承工作室与北京市薪火传承"3+3"工作站负责人，"北京四大名医"施今墨学派传人，国医大师吕仁和教授学术继承人。兼任世界中医药学会联合会糖尿病专业委员会会长、内分泌专业委员会副会长，中华中医药学会糖尿病分会名誉副主任委员，中国中药协会临床评价专业委员会副主任委员，中国医师协会内分泌医师分会委员，北京中医药学会糖尿病专业委员会副主任委员，北京医学会内分泌专业委员会委员。

赵教授出生于河北肥乡，幼承庭训，刻苦学习，有感于母亲病痛之苦，于1982年以全县榜首考入河北中医学院中医系，得张贵印等前辈指点，私淑李克绍、刘渡舟等名家。毕业后于邯郸市中心医院就职，跟随当地名医杜庆云、韩志和等临证。后考入天津中医学院（现天津中医药大学）随全国名中医

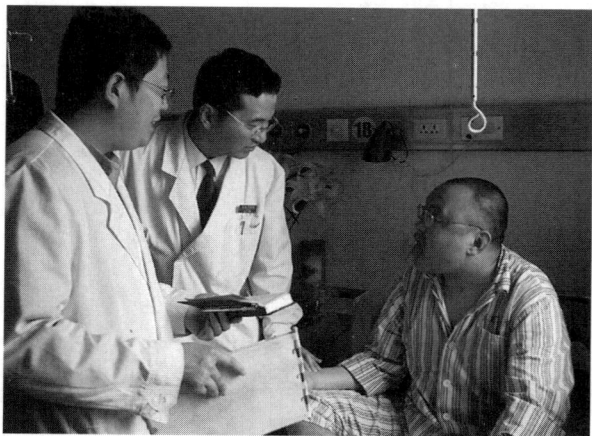

◎ 赵进喜查房

黄文政教授攻读中医内科肾病专业硕士学位，其间遍访津门名宿。后考入北京中医药大学攻读中医内科博士学位，师从中国工程院院士王永炎教授、国医大师吕仁和教授和著名肾脏病理专家魏民教授，从事中医药治疗糖尿病肾病的临

床和科研工作。后长期在北京中医药大学东直门医院肾病内分泌科从事临床教学与科研工作，历任肾病内分泌科科主任、大内科副主任、中医内科教研室主任等职。

赵教授从医 30 余年，始终扎根于临床、教学、科研第一线，继承中医学精粹，充分学习中西医研究成果和方法，重视理论联系实际，学崇仲景而师古今百家之学，重视体质、守病机，强调辨方证、识腹证、选效药。临床擅长治疗糖尿病及其多种并发症、肾脏病、妇女盆腔瘀血综合征、围绝经期综合征、小儿多动症等。患者每以"济世慈航""医道千秋"誉之，颇受称颂。发表学术论文 316篇，第一作者 96 篇，SCI 收录 3 篇，授权发明专利 1 项。著有《四大经典与中医现代临床》（丛书）《糖尿病及其并发症中西医诊治学》《赵进喜临证心悟》等学术著作与科普著作 26 部。获国家科技进步奖二等奖 1 项，中华中医药学会科技奖一等奖 1 项、二等奖 3 项，中国高校科学技术奖二等奖 1 项，北京市科技进步奖二等奖 1 项，天津市科技进步奖三等奖 1 项。霍英东教育基金会高校青年教师奖获得者，国家中医药管理局首批中医临床优秀人才研修项目优秀奖获得者，中国科学技术协会全国优秀科技工作者，北京市高校教学名师。2016 年荣获"人民好医生"称号。主持国家"十五"科技攻关项目、"十一五"科技支撑计划项目，开展了糖尿病肾病中医药分期防治方案的研究。研究成果形成了中医化瘀散结全程干预糖尿病肾病的有效治疗方案。基于该成果建立的《消渴病肾病早中期中医临床路径》《消渴病肾病晚期中医临床路径》，已由国家中医药管理局医政司发布并向全国推广应用。主持国家"十二五"新药重大专项"中药新药临床评价研究技术平台"建设项目"糖尿病肾病中药新药临床试验示范研究"课题，该研究建立了以"中医病—证—症关联评价技术规范"为核心的临床试验方案，开展了CRF 标准化研究和糖尿病肾病相关中药新药临床试验示范性研究。现已培养博士后 1 人、博士研究生 20 余人、硕士研究生 40 余人。

学术思想

一、倡导"三位一体"的诊疗模式

赵教授基于《道德经》"道生一，一生二，二生三，三生万物"的哲学思想，学习张仲景《伤寒论》三阴三阳理论，结合临床实践，提出了"三阴三阳系统论""三阴三阳体质论""三阴三阳辨证方证论"，认为三阴三阳是对人体脏腑功能的一种分类，是不同于五脏系统的另一层次的划分，代表着人体的六大生理系统。太阳系统职司卫外，主调和营卫、运通腠理，与肺经、督脉及膀胱经经络有关。阳明系统职司通降，主传导水谷精微、排泄糟粕，即"胃实则肠虚，肠实则胃虚，更虚更实"者是也。少阳系统职司疏泄，主调节情志、疏利气机，与肝胆相关。太阴系统职司运化，主升清降浊，输布水谷精微濡养全身，与脾胃及大小肠相关。少阴系统职司人身阴阳之固秘，主交济水火，与心肾相关。厥阴系统职司阳气之潜藏，主情绪之控制，与肝肾脾胃相关。因为生理情况下，人群不同个体三阴三阳六系统气血阴阳盛衰有别，所以三阴三阳又代表着太阳、阳明、少阳、太阴、少阴、厥阴六大类体质。而基于"阴阳三分"的思路，对每一类体质根据阳气之盛衰进一步再细分三个亚型，则总共十八型体质。正如薛生白《湿热病篇》载"湿热病属阳明太阴经者居多，中气实则病在阳明，中气虚则病在太阴"。赵教授常说薛生白此论最得仲景心传。人体气血之盛衰，即体质之差异，决定了患者对病邪易感性的不同，以及发病后不同的表现，因此，治疗和调护措施也应有所差别。因为有这种体质，所以才容易发生这种病，这种体质发生这种病，才会表现为这个方证。因此，三阴三阳辨证实际上就是在辨三阴三阳六系统病变的基础上，参照患者体质类型所进行的方剂辨证，也就是辨方证。赵教授强调辨体质、守病机、辨方证、识腹证、选效药，最能体现治病求本的精神，重视解决疾病的基本矛盾，强调"有是证，用是方"，实质上就是一种辨体质与辨病、辨证"三位一体"的诊疗模式。

二、糖尿病的"热伤气阴"病机及清热治法

"谨守病机"出自《素问·至真要大论》，此"机"原指"机括"，决定了箭弩射出的方向。病机即影响疾病发生发展的关键，当然应该认真把握。"有者求之，无者求之"，是指无论是否具备典型临床表现，都要紧紧抓住病机。传统认为糖尿病的病机是"阴虚为本，燥热为标"。赵教授研究发现"热伤气阴"才是糖尿病的基本病机。热为阳邪，性易伤阴，热为壮火，更可耗气，故而气阴两虚，久则阴阳俱虚，变生百病，继发百证。其"热"也不仅仅是"燥热"，可包括胃肠结热、脾胃湿热、肝经郁热等。因此，治疗本病必须重视清热治法的运用，重视内热伤阴耗气的基本病理变化。谨守病机遵经旨，但求外象难为功。治疗本病，其有内热之象当清热而治，无内热之象亦要重视清热之法。典型内

热证候是其"热伤气阴"病机的外在体现，而无典型内热证候时，仍需抓住其"热伤气阴"的基本病机，应该时刻重视清热治法。赵教授基于国医大师吕仁和教授关于糖尿病及其并发症分期辨证的思想，明确"脾瘅""消渴""消瘅"，即糖尿病前期、糖尿病临床期、糖尿病并发症阶段，主张抓住"热伤气阴"的基本病机，结合其标本虚实之证候变化，防治结合，寓防于治，分期辨证，综合治疗，以使未发生糖尿病者不发病，已发病者不出现并发症，已出现并发症者能够免于致死、致残、致盲之苦。

中医自古就非常重视体质在疾病发生发展中的重要地位。在糖尿病发生发展过程中，体质"从化"也是影响其发病及发病后进一步发生并发症的重要基础。对此，早在《灵枢经·五变》就有系统论述。赵教授研究发现，糖尿病多见于阳明胃热、少阴阴虚、厥阴肝旺体质者，而少阳气郁、太阴脾虚体质亦常有所见。所以其治疗者，应用清热治法，当在明辨体质基础上，针对性辨证选方。阳明胃热体质者重在清泄，少阴阴虚体质者重在清滋、清补，厥阴肝旺体质者重在清降，少阳气郁体质者重在清解，太阴脾虚体质者重在清化、清补，具体应用清热治法，应该以辨体质、辨病、辨证选方用药。

三、慢性肾脏病"三维护肾"的治疗思路

"必伏其所主，而先其所因"，中医治病重在整体观念及个体化治疗，而慢性肾脏病多由邪毒瘀滞伤肾所致，所以治疗慢性肾脏病，着眼于肾功能保护，明辨基本病机，详审正邪之盛衰与标本之虚实，从整体调治具有重要意义。赵教授提出的慢性肾脏病"三维护肾"的治疗思路，就体现了这种整体治疗的精神。

1. 内外同治

内外同治即表里双调，内外兼顾。正虚之时，安中健脾不忘固表拒邪；邪盛之际，行水化瘀散邪疏表。肾元衰惫，先天之本已虚，徒补肾元必壅滞气机，诚如《张氏医通》所载"胃气愈伤，浊邪愈逆"。此时宜健运脾胃、调和胃气，少佐培元，以后天养先天，即和胃气以护肾元之意，因"肺手太阴之脉起于中焦"，正气亏损势必伤及肺气，故配以益气固表之药，如黄芪、防风之类。湿浊邪毒内蕴，其早除一日，则人少受一日之害，故常用活血、利水、化痰、散结、泄浊、解毒等法。而邪气久羁，伤及正气，腠理开泄，外邪乘虚而入，故又需配合散邪疏表之药，或祛风散邪，或疏风清热，或祛风除湿，各随其邪之可解处而治。至于风湿病、紫斑、阴阳毒等继发肾脏损害，或慢性肾脏病表现为肢

体酸痛、皮肤瘙痒者，更当用祛风除湿、凉血消斑、疏风止痒等药物，也是内外同治之法

2. 上下同治

上下同治即肺肾同治，上下双解。"少阴属肾，肾上连肺，故将两脏"，肺为肾之母，其为华盖，居上焦而通调水道；肾为水之主，居下焦而蒸腾汽化；喉为肺系，亦被肾经所循。故常见风寒、风热、风湿、热毒等外邪犯肺，循经内陷，而致病情加重。因此，赵教授常用紫河车、冬虫夏草以培肾元，猪苓、茯苓以利水湿，大黄、土茯苓以分消浊毒，紫苏叶、荆芥、蝉蜕以散邪利咽，或降肺气、清肺热、化痰火、养肺阴，随其证而治。

3. 前后同治

前后同治即通利二便，前后分消。《伤寒论》载"哕而腹满，视其前后，知何部不利，利之则愈"，仲景指出关格治疗之要，即前后分消。"肾开窍于二阴"，为"胃之关"，肾病日久，久病入络，形成"微型癥瘕"，肾元受损，肾用失司，气化不行，湿浊邪毒内生，气血阴阳失调，出现大小便异常，而六腑以通为用，二便不利，湿浊邪毒无路以出。故需前后分消，畅小溲而利水开关，通大便而泄浊化毒。肾元无湿浊邪毒之害，则能渐复其正，即泄浊毒以保肾元之意。

四、糖尿病肾病"从风论治"的治疗思路

基于国医大师吕仁和教授糖尿病肾脏病"微型癥瘕"的病机形成理论，赵教授提出"肾络伏风"的病机，认为糖尿病肾病痰湿瘀热诸多病理产物互相胶结，除导致肾之络脉瘀结以外，风邪内伏也具有重要地位。糖尿病肾病常并见的头晕目眩、肢体麻木、挚痛、皮肤瘙痒等都具有"风邪致病"的临床特点。而风邪内伏于肾中络脉，当有外风与内风之分。糖尿病热伤气阴，故日久可阴虚而生风、热极而生风、血虚而生风。内风与外风常合而为病。肾络伏风内动，因风性开泄，正逆肾收藏之性，故致肾不藏精，进而出现大量蛋白尿，尿中大量泡沫；肾络伏风内动，引动肝风，上犯清窍，故出现眼底出血、视物模糊等；肝肾亏虚，络脉风动，故可出现肢体抽搐疼痛、麻木等。

而对于糖尿病肾病的治疗，除了重视益气养阴、补肾化瘀散结等治法以外，赵教授基于"肾络伏风"的病机，强调"从风论治"的治疗思路，重视风药的临床应用。赵教授治疗本病，针对风邪的不同表现而用药，常用风药有三类，一者透风于外，如蝉蜕、桑叶、牛蒡子等，常用于本病见畏热、口干、咽痛等

风热袭表症状者；二者息风于内，如僵蚕、钩藤、全蝎等，常用于本病见舌红少苔、头晕、头痛等症状者；三者祛风除湿，如穿山龙、秦艽、蚕沙等，常用于本病见关节冷痛、僵硬、肢体活动不利等症状者。赵教授除应用风药以祛除风邪外，亦取其升提阳气之效以培元扶正，调畅气机之功以宣畅津液，辛透行血之用以通调络脉，宣发郁热之能以透邪外出，行气化湿之治以散水泄浊。

临床经验

一、糖尿病

糖尿病以多饮、多食、多尿或尿有甜味、乏力或体重减轻为典型表现，属中医学"消渴病"范畴。赵教授认为，"热伤气阴"是其主要病机，虚实夹杂是其证候特点。所以标本虚实辨证的思路比较切合糖尿病临床实际。糖尿病本虚证包括气虚、阴虚、气阴两虚及阴阳俱虚证，而标实证包括胃肠结热、脾胃湿热、肝经郁热、痰火中阻、肝阳上亢、气机郁滞、血脉瘀阻、痰湿阻滞等证。患者具体临床表现，常常既存在本虚证，也存在标实证，往往是两证乃至多证并存，所以治疗常需要标本同治、邪正兼顾。病情急变期，则应治标为主，兼以治本，或先治其标，后治其本。

1. 本虚证

阴虚津亏证，症见口渴引饮，口干咽燥，兼见五心烦热，尿黄便干，或有盗汗，舌红或瘦，苔少甚则光红，脉象细数。治当滋阴生津，主方用六味地黄丸合增液汤加减。

气虚脾弱证，症见神疲乏力，口渴不喜饮，或口不渴，小便频多，兼见气短懒言，腹满，食少，大便不调，或大便溏稀，舌体胖，舌质淡红，苔薄白，脉缓或弱。治当健脾益气，主方用参苓白术散、七味白术散加减。

气阴两虚证，症见神疲乏力，口渴喜饮，口干咽燥，小便频多，兼见气短懒言，五心烦热，腰膝酸软，大便偏干，舌淡红，或嫩红，苔少，脉细数无力。治当益气养阴，主方可用参芪地黄汤、玉液汤合生脉散加减。

阴阳两虚证，症见口干多饮，夜尿频多，兼见五心烦热，畏寒神疲，腰膝酸冷，四肢无力，汗多易感，性欲淡漠，男子阳痿，大便不调，舌体胖大，舌苔少，或有白苔，脉沉细，或沉细数而无力。治当滋阴温阳，主方用金匮肾气丸合右归丸加减。

2. 标实证

胃肠热结证，症见口渴多饮，消谷善饥，兼见大便干结，舌燥口干，心胸烦热，舌质红，苔黄干，脉象滑而数。治当清胃泄热，主方可用增液承气汤合三黄丸加减，药可用黄连、黄芩、栀子、大黄、石膏、知母、天花粉等。

湿热困脾证，症见纳食不香，口干黏腻，兼见头晕沉重，脘腹胀闷，大便不爽，小便黄赤，或尿频涩痛，小便浑浊，舌质红，舌苔黄腻，脉象滑数，或弦滑而数。治当清化湿热，主方可用芩连平胃散合四妙散加减。

肝经郁热证，症见口苦咽干，口渴引饮，兼见胸胁满闷，太息频频，头晕目眩，烦躁易怒，失眠多梦，小便黄赤，舌质红，苔薄黄，脉弦数。治当清解郁热，主方可用小柴胡汤、大柴胡汤合栀子清肝饮加减。

痰火中阻证，症见头晕，心胸烦闷，失眠多梦，体形肥胖，口中黏腻，兼见四肢沉重，脘腹胀满，舌质红，舌苔黄腻，脉象滑数。治当清火化痰，主方可用黄连温胆汤、小陷胸汤加减。

肝阳上亢证，症见头痛眩晕，口苦咽干，兼见颜面潮红，耳鸣耳聋，烦躁易怒，失眠多梦，腰膝酸软，小便黄赤，舌边红，苔黄，脉弦。治当平肝息风、滋阴潜阳，主方可用天麻钩藤饮加减。

痰湿阻滞证，症见体形肥胖，口中黏腻，兼见四肢沉重，神疲嗜睡，脘腹胀满，舌苔白腻，脉象滑或濡缓。治当化痰除湿、健脾助运，主方可用二陈汤合指迷茯苓丸加减。

气机郁滞证，症见情志抑郁，太息频频，兼见胸胁苦满，脘腹胀满，少腹不舒，或妇女月经不调，舌苔起沫，脉弦。治当疏肝理气、柔肝健脾，主方可用逍遥散、四磨汤加减。

血脉瘀滞证，症见口渴但欲漱水不欲咽，夜间为甚，兼见胸痛，肢体麻痛，肌肤甲错，妇女月经不调，经血紫暗，口唇色暗，颜面瘀斑，或腹部有压痛，舌质紫暗，脉弦，或艰涩不畅。治当活血化瘀、通络行滞，主方可用桃红四物汤、桃核承气汤合下瘀血汤加减。

二、糖尿病心脏病

糖尿病心脏病属中医学"消渴病"继发的"胸痹心痛""真心痛""厥心痛""心悸""水肿""支饮"等范畴。赵教授认为，糖尿病心脏病的病因病机，乃消渴病久治不愈，热伤气阴，阴虚液亏，气虚血瘀，心脉瘀阻所致。所以治疗本病首先应明确主症是胸痹心痛、心悸，还是水肿、停饮，进一步应分清标本虚实，但从始至终应重视益气活血治法。

糖尿病心脏病主症为胸痹心痛者，针对其寒、痰、饮、瘀痹阻胸阳的基本病机，赵教授提出"通阳不在温，而在祛其邪"的治疗思路，具体包括"通阳不在温，而在化其痰""通阳不在温，而在化其饮""通阳不在温，而在理其气""通阳不在温，而在活其血"和"通阳不在温，而在清其热"。临床重视活血化瘀治法，常用丹参饮、血府逐瘀汤等；气郁为主，或兼痰阻者，更当重视理气开郁，或兼以化痰，方用四逆散、半夏厚朴汤等加减；痰湿化热，心胸烦闷、时痛，舌暗红，舌苔黄腻，脉滑者，治当重视清热化痰，方可月小陷胸汤加味。

糖尿病心脏病主症为心悸者，临床常用炙甘草汤、生脉散等加减。赵教授常于生脉散中加丹参 15 ～ 30g、甘松 9 ～ 12g，以活血通络。心律失常临床有快慢之别，赵教授临床常根据患者心率快慢分为阳证和阴证，随证施治。快速性心律失常，多见于窦性心动过速、房性早搏、室性早搏等，其病偏于阴虚，证属心火妄动、心神不宁，表现为心烦失眠、心悸不安、舌尖红、苔黄、脉数或疾数者，方可用黄连阿胶汤、当归贝母苦参丸加减，常随方加入黄连、苦参等，其性寒凉，能够减慢心率，一般用量为 6 ～ 15g。缓慢性心律失常，可见于窦性心动过缓、房室传导阻滞、病态窦房结综合征等，其病偏于阳虚，表现为畏寒肢冷、舌苔白腻、脉迟缓者，可用半夏麻黄丸、麻黄附子细辛汤等方加减治疗，常随方加入麻黄、淫羊藿等，药性辛温，能加快心率，一般用量为 9 ～ 15g。

糖尿病心脏病主症为水肿、停饮者，多见于西医学的心功能衰竭。治疗当遵《金匮要略·痰饮咳嗽病脉证并治》"病痰饮者，当以温药和之"的精神，或以温药温补阳气、温化水饮，或用温药通阳化气、利尿化饮。方如升陷汤、木防己汤、真武汤、葶苈大枣泻肺汤等。赵教授临床中常用木防己汤治疗心功能衰竭，并与升陷汤、生脉散等合方使用，并加用桃仁、红花、当归、丹参等药活血化瘀，车前子、石韦、猪苓、茯苓、桑白皮、葶苈子等药泄肺利水。

老年糖尿病继发冠心病者，常见宗气下陷、痰瘀痹阻心脉之证，临床表现为胸闷隐痛、时作时止、心悸气短、倦怠懒言、头晕、舌暗、脉短或弱，赵教授常用升陷汤合丹参饮、瓜蒌薤白半夏汤加减治疗。证属气阴两虚、血脉瘀阻者，临床表现为胸闷隐痛、时作时止、心悸气短、倦怠懒言、头晕咽干、心烦失眠、多梦、舌红少苔、脉细弱，治当益气养阴、活血通脉，多用生脉散合丹参饮加减治疗。证属心肾阳衰突出者，临床表现为畏寒肢冷、冷汗淋漓、脉微欲绝，则当予急救回阳，多用参附龙牡汤加大剂量山茱萸等治疗。

三、糖尿病肾病

糖尿病肾病属于中医"消渴病"并发的"肾消""水肿""关格"范畴，吕仁和教授称之为"消渴病肾病"。赵教授继承吕仁和教授的学术观点，认为糖尿病肾病的发病机制为消渴病日久，伤阴耗气，痰、热、郁、瘀互结于肾之络脉，形成"微型癥瘕"，逐步损伤肾体，肾元按虚、损、劳、衰规律发展，其病位本在肾，兼及心、肝、脾、肺，终成五脏俱病。而风邪内伏也常是影响糖尿病肾病病情进展的重要因素。

赵教授认为，糖尿病肾病病机的关键为本虚标实，在治疗时重视分期辨证。糖尿病肾病早期多见气虚血瘀证候，治当益气化瘀散结，方用补阳还五汤、生脉散、六味地黄丸等加减，并加用鬼箭羽、牛蒡子、夏枯草、海藻、牡蛎、水蛭、地龙、穿山龙等药物活血通络散结，薏苡仁、土茯苓、萆薢、石韦等药物利水解毒。糖尿病肾病临床期在气虚血瘀的基础上，常兼见水湿、停饮，表现为蛋白尿、水肿等，治疗当在益气化瘀的基础上利水化饮，方用五苓散、五皮饮、导水茯苓汤等加减。糖尿病肾病晚期肾元衰败，气血阴阳俱虚，浊毒内生，壅塞三焦，终成尿少、呕逆、不能食的"关格"危候，治疗当益气化瘀、泄浊解毒，方用当归补血汤、二陈汤、升降散等加减，常用陈皮、法半夏等药物和胃化痰，大黄、虎杖、土茯苓、萆薢、六月雪等药物前后同治、分消湿浊。

赵教授在继承吕仁和教授"微型癥瘕"理论的基础上提出糖尿病肾病"肾络伏风"的理论及"从风论治"的治疗思路。病情较轻的患者，多用防风、紫苏叶、鬼箭羽、穿山龙、威灵仙、鸡血藤、青风藤等药疏散风邪、祛风除湿；病情较重的患者则多选用虫类药，如蝉蜕、僵蚕、地龙、全蝎、蜈蚣等，以取得搜风通络之效。

四、糖尿病周围神经病变

糖尿病周围神经病变是由糖尿病引起的周围神经系统疾病，其特征是远端感觉运动神经功能障碍，末梢神经对称变性，其典型表现为肢体麻木、疼痛，并可伴有四肢冷凉、皮肤蚁行感，当运动神经受累时亦可出现肌力减退和肌肉萎缩，导致功能废用。属于中医学"消渴病"继发的"血痹""痿证""厥证"

等病证范畴。赵教授强调其病机，一方面为消渴病日久，伤阴耗气，气虚血瘀，脉络痹阻，气血不能濡养四肢，阳气不能布达四末；另一方面为消渴病久病肝肾亏虚，筋骨失养。络脉痹阻是糖尿病周围神经病变的典型病变。

赵教授基于糖尿病周围神经病变络脉痹阻的病机，提出应以活血通络为基本治法。气虚血瘀者，方可用补阳还五汤等化裁；阳虚血瘀者，方可用黄芪桂枝五物汤、阳和汤化裁；阴虚血瘀者，方可用归芍地黄汤、杞菊地黄汤、补肝汤、芍药甘草汤等化裁；气阴两虚者，方可用生脉散、豨莶至阴汤、顾步汤等化裁；阴阳俱虚血瘀者，方可用地黄饮子、虎潜丸、金匮肾气丸等方化裁。若兼气郁，方可用四逆散化裁；若兼湿热下注，方可用四妙散化裁；若兼肢体沉重、痰湿阻滞者，方可用二陈汤化裁；若兼风寒湿三气杂至之痹证，方可用三痹汤、独活寄生汤加减。肢体抽掣疼痛或伸屈不利者，方可用祝谌予教授的四藤一仙汤加减，重用藤类药物舒筋活络；腰膝酸痛、下肢无力者，方可用吕仁和教授的脊瓜汤（狗脊、木瓜等）加味，补益肝肾、强筋壮骨。同时，常随方加用水蛭、土鳖虫、地龙、蝉蜕、僵蚕等虫类搜剔药物和藤类舒筋通络药物。肢体冷凉、疼痛明显者，可配合应用中药制川乌12g、制草乌12g、细辛9g、白芷9g、追地风30g、透骨草30g、紫苏木30g、红花15g，水煎，适当温度下外洗。皮肤甲错、干燥者，可于上方中加用芒硝15g，同煎外洗，有润燥之功。

五、糖尿病视网膜病变

糖尿病视网膜病变是糖尿病常见的微血管并发症，可出现眼底微血管瘤、出血、渗出、纤维增殖、新生血管形成等临床表现，若失于诊治，严重者可导致失明。属于中医"消渴病"继发的"视瞻昏渺"的范畴。赵教授认为，该病的发病机制，主要是消渴病日久，热伤气阴，久病血瘀，久病入络，瘀血阻于眼目所致。该病的发病规律与患者的体质有密切关系，少阳体质、厥阴体质者，最易发生糖尿病眼病和自主神经病变。糖尿病视网膜病变的病程中，又常有郁怒所致肝火上炎，或风火上灼于目，热伤血络，络破血溢，出现眼底出血等变证。

赵教授治疗糖尿病视网膜病变，重视调肝，临床灵活应用疏肝解郁、清肝泻火、平肝潜阳及养肝、柔肝、敛肝的治法。常用四逆散、小柴胡汤等化裁治疗，常用决明子、茺蔚子等药物，以取得凉肝、养肝明目之效。且中医有"目病多郁"之说，赵教授临床治疗眼病，重视应用柴胡、羌活、防风、薄荷等风药，以开郁，并引诸药上行于头目。糖尿病视网膜病变眼底出血者，赵教授常仿叶天士"入血直须凉血散血"之法，随方加用凉血活血之药，如大黄粉、三七粉，可凉血活血止血，有助于糖尿病视网膜病变眼底出血吸收。

六、慢性肾功能不全

赵教授继承吕仁和教授的"微型癥瘕"病机学说，根据慢性肾功能不全的病机特点，提出肾脏络脉病变"微型癥瘕"形成的病机，其常表现为肾元衰惫、湿浊邪毒内留。所以，根据"治客当急，治主当缓"精神，慢性肾功能不全的治疗，应该注意处理好培补肾元、益气扶正与化瘀散结、泄浊解毒的关系。

赵教授在治疗本病时重视通络散结法，临床上喜用大黄、姜黄、牡蛎、鬼箭羽等化瘀散结的药物，亦常用虫蚁搜剔通络之法，酌选僵蚕、水蛭、土鳖虫、地龙等药物。此外督脉主一身之阳，膀胱主气化，赵教授继承吕仁和教授的用药经验，也常用通壮督脉、利水通阳的治法，临床常用狗脊、木瓜、杜仲、续断等通壮督脉，猪茯苓、泽泻、石韦、车前子等利水通阳。

除强调辨体质、抓病机以外，赵教授还强调从整体观念出发，时刻以保护肾功能为中心，以"三维护肾"为特色治疗思路。内外同治、上下同治、前后同治，各有特色。其中，通利二便、前后分消湿浊邪毒的治法尤其常用。临床常用大黄、虎杖等泻下通便、泄浊解毒；增液汤、桃（杏）仁等润下通便；茯苓、猪苓、土茯苓、萆薢、石韦、白茅根、牛膝、泽泻、车前子等利水消肿；或加以白术、黄芪益气利水，丹参、桃仁化瘀利水，枳壳、大腹皮行气利水等，均可提高临床疗效。总的来说就是要重视泄浊解毒，可采用芳香化浊、辛开苦泄、淡渗利湿、通腑泄浊等不同方法，其根本在于给湿浊邪毒以出路，使其排出体外，其中以通腑泄浊最为常用，可酌选大黄、土茯苓、六月雪等药物。湿浊毒邪内蕴，最易阻塞中焦气机，导致脾胃升降失常，所以和胃调中至关重要，具体又包括散寒和胃、清热和胃、辛开苦降和胃、化痰和胃、蠲饮和胃等方法。同时，肾元虚损，是肾之真脏元气已衰，徒行补肾无益，当重视健脾和胃，以后天养先天，即"补脾胃则所以补肾，和胃气则所以扶肾元"。临床上常用升降散加味治疗慢性肾功能衰竭，取其既可泄浊毒以祛邪，又可顺升降以和胃。

慢性肾功能不全发展到晚期气血阴阳俱虚，肾元衰败，气机逆乱，此时扶肾培元治法是其基本治法。具体而言，元气不足者，当补肾培元、益气；肾精不足者，当滋肾培元、养精；肾阳虚者，当温肾培元、益气温阳；肾阴虚者，当滋肾培元、益气养阴；气血阴阳俱虚者，当益气养血、滋阴助阳、补肾培元。病情进一步变化，可迁及他脏，若肾病及肝，肝肾阴虚者，又当滋补肝肾、精血同补；肾病及心，心肾阳衰者，当温补心肾、益气温阳。同时需要注意脾胃为后天之本，补脾胃则所以补肾，和胃气则所以扶肾元。浊毒累积，肾元受伤且肾精不足，致髓不生血，浊毒内停，可耗气伤血，因而慢性肾功能不全普遍存在气血虚损病机，益气养血治法普遍适用，临证常以当归补血汤化裁治疗。

在调护方面，慢性肾功能不全患者饮食注意热量要足够，每公斤体重30～40千卡能量，以优质低蛋白饮食为主，提倡高钙低磷饮食、低脂高纤维素高维生素饮食。运动则量力而行，避免劳累，可习练中国传统"内养功"等，以提高生活质量。

七、肾脏病水肿

水肿是指肺脾肾功能失调，三焦气化不利，水液内停，泛溢于肌肤，临床表现以眼睑、颜面、四肢、腹背，甚至全身浮肿，或伴胸腔积液、腹水为特征的病证。《黄帝内经》称本病为"水"，并提出了"风水""肾风"等相关病名，认为发病与劳倦、外感导致肾、脾胃、肺及三焦水道不利有关。论其治法，《素问·汤液醪醴论》提出"平治于权衡，去宛陈莝……开鬼门，洁净府"。《金匮要略》称本病为"水气病"，设专篇论述，将水气分为风水、皮水、正水、石水等，同时又有"五脏水"分类法。并有"血不利则为水"之论。论其治法，重视通阳化气利水，主张上下分治。赵教授结合西医学对于肾脏病的认识，临证常以祛风、解毒、理气、活血、补气五法治疗肾脏病水肿。

1. 治肾需祛风，风去水自轻

肾脏病水肿多因感受外邪加重，尤其是肾炎患者常因反复发作的上呼吸道感染而加重病情，运用祛风治法治疗肾脏病水肿除可减轻水肿之外，还能阻止或延缓肾脏病的发展。肾炎属于中医学"肾风"的范畴，其病位在肾，病因为风，故临床需重视祛风治法。具体而言，若感受风寒，症见恶寒发热、无汗、鼻塞、流清涕，治当祛风散寒，方用荆防败毒散加减；若感受风热，症见发热、汗出、咽痛、鼻流黄涕等，治当祛风清热，方用银翘散加减；若感受风湿，症见四肢沉重、关节痛、受寒或雨天加重，治当祛风除湿，方用羌活胜湿汤、五藤饮加减，也常用雷公藤多甙取效，但须注意其可能造成生殖系统功能损伤；若风邪入络，症见肢体麻木不仁，治当搜风通络，多用虫类药，药物常用蝉衣、僵蚕、蜈蚣等。此即"治肾需祛风，风去水自轻"。

2. 治肾需解毒，毒去水自除

肾脏病的发生、发展与"毒邪"密切相关，并且"毒邪"常与水湿互结，使得病情缠绵难愈。解毒一法具体可分为疏风清热解毒、清热解毒、利湿解毒、泄浊解毒、清利湿热解毒。若感受风热邪毒，治不得法，诱发急性肾小球肾炎，表现为咽痛、蛋白尿、血尿、水肿等，治当疏风清热解毒，方用银翘散加减；若热毒伤及肾络，旁及皮肤血脉，可出现狼疮肾、紫癜肾，表现为皮肤红斑或紫癜，治当清热解毒，方用五味消毒饮加减；若肾脏病治不得法，病情迁延，发展至慢性肾功能衰竭，表现为乏力倦怠、恶心纳差、皮肤瘙痒，大便干、小便多沫，治当益气养血、利湿解毒、泄浊解毒，方用当归补血汤、萆薢渗湿汤、升降散加减；若肾脏病并发泌尿系统感染，表现为尿频、尿急、尿痛等，治当清利湿热解毒，药物常用白花蛇舌草、生薏苡仁、土茯苓、虎杖、金钱草、车前草等。此即"治肾需解毒，毒去水自除"。

3. 治肾需行气，气行水不聚

肾脏病水肿经常伴有气滞症状，如嗳气、呃逆、胸脘痞闷、腹胀、大便不畅等，另外理气亦可助水肿消退，正所谓"气行则水行，气滞则水停"。临床应辨证应用理气法。若情志不畅、肝气郁滞，症见善太息、胸胁苦满、急躁易怒、胸闷气短等，治当疏肝理气，方用四逆散、柴胡疏肝散加减；若气郁化热，症见口干、口苦、心烦，治当清解郁热，方用柴芩汤加减；若饮食不节，伤及脾胃导致脾胃气滞，症见脘腹胀满、纳呆食少、嗳气呃逆、大便不畅，治当和胃通降，方用香苏散、五皮饮加减；若三焦气滞，即上、中、下三焦均有病变，一般水肿较为严重，治当疏利三焦，方用导水茯苓汤加减，赵教授临床常分三焦用药，病在上焦常用紫苏叶、紫苏梗、瓜蒌、炒枳壳、苦杏仁、桑白皮、葶苈子等药物，病在中焦多用陈皮、半夏、大腹皮、木香、砂仁等药物，病在下焦多用木香、槟榔、荔枝核、乌药、土茯苓、萆薢、石韦、泽泻等药物。另外尚需注意，气滞兼有阳虚者，加用桂枝、肉桂、炮附子等温阳化气之品；气滞兼有阴虚者，使用行气药物要中病即止，因行气之品多辛温香燥，可耗伤阴液，加重病情。此即"治肾需行气，气行水不聚"。

4. 治肾需活血，血行水自灭

肾脏病水肿常伴有血瘀症状，可表现为面黑唇暗、肌肤甲错、舌质暗、有瘀斑、月经错乱、色暗、有血块，使用活血化瘀治法治疗此类水肿，常收到较好效果。《素问·汤液醪醴论》载"平治于权衡，去宛陈莝"，赵教授认为，"去宛陈莝"为活血化瘀治疗水肿之滥觞。临床症见面黑唇暗、肌肤甲错、舌质暗、有瘀斑，治当活血化瘀，方用桃红四物汤加减；若肾脏病水肿兼见甲状腺结节、乳腺结节、脂肪肝等，治当活血散结，方用牡蛎泽泻散加减，药物常用牡蛎、鬼箭羽、海藻、昆布、三棱、莪术等；若症见唇暗、舌质暗、左侧少腹有压痛、失眠、健忘或精神失常者，治当活血通络，方用桃核承气汤、抵挡汤加减。此即"治肾需活血，血行水自灭"。

5. 治肾需补气，气足水自去

肾脏病水肿普遍存在气虚表现，肺主通调水道，脾主运化水湿，肾主水液蒸化，三脏气虚均可出现水肿。临床症见乏力、气短、自汗、易外感、纳差、大便溏等，治当补益脾肺之气，方用玉屏风散加减。方中黄芪为治疗肾脏病气虚水肿的主药，一者补脾肺，脾肺气足则水液得运；二者固表以防外邪入侵，如《本草备要》载黄芪"补气，固表，泻火"；三者利尿以治标，如《医学衷中参西录》载"黄芪善治胸中大气。表虚自汗者，可用之以固外表气虚。小便不利而肿胀者，可用之以利小便"。赵教授临床常用生黄芪，常用量为 30 ～ 120g。若症见乏力、腰腿酸痛、夜尿频多等，治当补肾气，方用吕仁和教授的经验方益气固肾汤加减，药物常用黄芪、淫羊藿、金樱子、芡实、猪苓、炒白术、川芎、丹参等。气虚又常兼有阴虚、阳虚，气虚兼有口干、手足心热、盗汗等阴虚表现者，方用清心莲子饮加减，药物常用太子参、莲子、地骨皮、黄芪、车前子、茯苓等；气虚兼有畏寒肢冷、小便清长等阳虚表现者，方用玉屏风散合桂附地黄丸加减，药物常用黄芪、炒白术、苍术、防风、桂枝、炮附子、山茱萸、山药、莲子、芡实、生地黄、土牛膝等。此即"治肾需补气，气足水自去"。

当然，出现肾脏病水肿的患者，饮食应该注意限制钠盐摄入，并根据肾功能及尿蛋白情况调整饮食中蛋白摄入。配合中医食疗方法，如玉米须饮、乌鲤鱼汤等，也有疗效。

八、IgA肾病

IgA肾病在我国发病率比较高，属于循环免疫复合物肾炎，与外邪侵袭及进食虾蟹等发物有关，多有风热、湿热留恋于肾，影响肾气固摄精微功能或灼伤肾络，可表现为蛋白尿、血尿等。相当于中医学"肾风病"的范畴。

根据实际病情可分为急性期及稳定期，急性期患者发病特点类似温热病卫气营血传变规律，因而可参照温病学家卫气营血辨证思路选方用药。风热外袭、肺卫不宣、热灼营血者，方常用银翘散、清营汤；湿热外侵、邪毒伤肾、热灼营血者，方多用小蓟饮子、导赤散；湿热外犯、脾胃受困、气营同病者，方多用三仁汤、白头翁汤、槐角丸。稳定期当区别虚损证与尿血证临床表现的差异，参照中医脏腑气血阴阳辨证思路进行治疗。其中虚损证属脾肾气虚、精微不固者，方可用参苓白术散、金锁固精丸；肺肾阴虚、虚火瘀滞、精微不固者，方多用沙参麦冬汤、养阴清肺丸；肝肾阴虚、虚火瘀滞者，方多用一贯煎、补肝汤；气阴两虚、湿热留恋者，方多用参芪地黄汤、清心莲子饮。尿血证属肾阴亏虚、热毒瘀滞者，方多用知柏地黄丸；肾阴不足、心火下移者，方多用导赤泻心汤；脾肾气虚、邪毒瘀滞、气不统血者，方多用参苓白术散、二至丸；气阴两虚、热灼血络者，方常用清心莲子饮。

对于 IgA 肾病的治疗，除上述基本辨证及治法外，赵教授的"从少阳论治"及"从风论治"疗法独具新意又贯彻始终，常在临床中获得良好疗效。

IgA 肾病具有本虚标实的病机特点，其多有肾虚的一面，可表现为肾阳失用，水气不化，此时盲目补肾，尤其是温阳补肾，常可助热留邪。少阴肾藏元阴元阳，主温化水液、蒸腾汽化，而一身阳气启动在于少阳，少阳亦主疏利气机。少阳枢机不利则气为之郁、火为之郁、水为之郁，可致脏腑功能失调，三焦水道不利，水肿、淋浊、尿血、癃闭、关格等变证丛生。因此，疏利少阳可清解郁热、疏调气机，有利于恢复肾阳蒸腾汽化的作用。此即"少阴属肾，肾上连肺，故将两脏"之意。赵教授继承全国名中医肾病大家黄文政教授的经验，强调益气养阴、活血解毒、疏利少阳的治法，临床常用清心莲子饮、柴苓汤进行治疗，常取得较好疗效。

同时风邪与肾脏病有密切的联系，《素问·奇病论》中有"帝曰：有病痝然如有水状，切其脉大紧，身无痛者，形不瘦，不能食，食少，名为何病？岐伯曰：病生在肾，名为肾风"。赵教授临证时强调"从风论治"，时刻重视祛风除邪解毒治法，或疏风清热解毒，或利湿清热解毒。常用解表药治疗外风，祛风湿药、息风止痉药治疗内风。临床症见怕热、口干、咽痛者，常用牛蒡子、桑叶、菊花等，使风邪从卫表散出。临床症见关节冷痛僵硬、肢体活动不利者，多用羌活、桑枝、威灵仙等，以祛风除湿通利关节。临床症见舌红少苔、头晕、头痛等诸多症状者，选用钩藤、僵蚕等药物平抑肝阳、平肝息风。临床应用时亦常配合祛风肾宁胶囊，即祛风散邪"从风论治"之意。

九、甲状腺功能亢进症

甲状腺功能亢进症，相当于中医学的"瘿气""气瘿""食亦""中消"等病证范畴。但由于本病常伴有颈部的瘿肿，其病情变化受情绪因素影响较大，临床表现又以性急易怒、心悸、汗出等肝旺证候为突出表现，故中医病名称之为

"瘿气"最为合适，属于广义"瘿病"的范畴。

赵教授通过临床观察，发现本病多见于少阳气郁体质或厥阴肝旺体质之人，尤其是女性患者，若遇情志内伤、饮食失宜，最容易导致气郁痰结、气滞血瘀、肝郁化火等，故女性易患瘿病。少阴阴虚体质之人，痰气郁结之后，已容易化火伤阴，导致瘿病迁延不愈。

赵教授认为，本病的发病以肝为中心，与心、肾、脾胃皆有关系，可"从肝论治"，应重视疏肝、清肝、平肝、柔肝、敛肝等多种方法。疏肝的同时，应注意化痰散结或化瘀散结；清肝的同时，常兼以清心泻火或清心化痰；平肝、柔肝、敛肝的同时，则兼以滋阴补肾或养阴安神。

在临床治疗中结合患者不同临床症状侧重，随证治之。若临床表现为颈前轻度或中度肿大、柔软、光滑，性情急躁、烦热汗出、面部烘热、口苦、手指颤抖、舌质红、苔薄黄、脉弦数，辨证属肝火炽盛者，常以四逆散、栀子清肝汤等化裁治疗，常用柴胡、白芍、黄芩、龙胆草、连翘、浙贝母、夏枯草、当归、玄参、黄药子、甘草等药物，此时一般不用海藻、昆布等药，待肝火症状缓解后，可酌情应用含碘中药，如香附、夏枯草、川贝母、玄参、牛蒡子、黄药子、丹参、龙骨、牡蛎等以软坚消瘿。应当注意的是，黄药子清热凉血、消瘿散结的作用虽好，但有肝毒性，应用时从小剂量开始，根据病情需要酌情增加，长期应用时更当慎重。其中，心肝火旺之心烦失眠、口舌生疮、小便色黄者，可合用导赤散、黄连阿胶汤等清心泻火；肝胃火旺之多食易饥、烦热口渴者，可合用白虎汤、清胃散，加用生地黄、黄连、生石膏、知母等清泻胃热；肝风内动之手指颤抖者，可加用鳖甲、石决明、生龙骨、生牡蛎等潜阳息风，同时又可软坚散结、镇心安神，一药而多用；痰火内结之眼球突出，即"鹘眼凝睛"者，可酌情选用桑叶、菊花、枸杞子、生地黄、薏苡仁、车前子、白蒺藜、决明子、谷精草、密蒙花等清肝泻火、化痰散结。

若临床表现为瘿肿或大或小、起病缓慢、心悸不宁、心烦少寐、易汗出、手指颤抖、眼干、目眩、舌质红、脉弦细数，辨证为阴虚火旺者，赵教授常用经验方"加味当归六黄汤"治疗。当归六黄汤原用于治疗阴虚火旺所致的盗汗，祝谌予教授将其作为治疗甲状腺功能亢进症的首选方剂，赵教授依据甲状腺功能亢进症患者颈部瘿肿、汗出较多的具体表现，加入清热散结、收敛止汗之品以使治疗更具针对性，常用当归、生黄芪、生地黄、熟地黄、黄芩、黄连、黄柏、连翘、浙贝母、夏枯草、煅龙骨、煅牡蛎、浮小麦等药物。兼有心悸、气短者，可配合生脉散益气养阴；手指颤抖者，可加用白芍、钩藤、石决明等柔肝镇肝以息风；脾气不足，大便稀溏者，可酌情减少当归、生熟地黄用量，加用炒苍白术、莲子等健脾止泻。

若临床表现为颈前肿大、目突手颤、心悸、动则尤甚、胸闷气短、咽干、疲乏少力、舌红少苔、脉沉细无力，证属气阴两虚者，赵教授常用五参汤化裁治疗，常用太子参、沙参、丹参、玄参、苦参、麦冬、五味子、黄连、连翘、夏枯草、浙贝母、生龙骨、生牡蛎、甘草等药物。兼有心烦失眠、舌红苔黄腻者，可合用黄连温胆汤治疗；宗气下陷、气短不足以息者，可合用升陷汤治疗。

因本病与患者情志变化密切相关，调畅情志也是治疗甲状腺功能亢进症的重要环节。赵教授临床上常嘱患者保持精神愉快，防止情志内伤，常练疏肝理气一声"嘘"功法，同时保持充足睡眠，减少工作压力。

十、高尿酸血症

高尿酸血症是嘌呤代谢障碍所引起的代谢性疾病，多数患者表现为急性关节炎，发作时以周身关节尤其是跖趾关节红肿热痛为典型症状，属于中医学"痛风"的范畴。本病不同于《黄帝内经》中"风寒湿三气杂至，合而为痹"的痹证。朱丹溪在《格致余论》中指出"彼痛风也者，大率因血受热，已自沸腾，其后或涉冷水，或立湿地，或扇取凉，或卧当风，寒凉外搏，热血得寒，污浊凝涩，所以作痛。夜则痛甚，行于阴也"。此处的"夜则痛甚"，即常在夜间突然发作，而且疼痛特别严重，这种发病特点，与普通痹证之肢节疼痛、沉重、伸屈不利是不同的。至于发病机理，龚廷贤在《万病回春》中指出"一切痛风肢体痛者，痛属火，肿属湿……所以膏粱之人，多食煎炒、炙、酒肉、热物蒸脏腑，所以患痛风，恶疮痈疽者最多"，认为是过嗜膏粱厚味，内生湿热，痹阻经络气血而成，此为痛风病饮食所伤、内伤发病之说。

根据临床观察分析，素体脾虚之人，容易内生湿热，故太阴脾虚体质是本病最为多见的发病体质。此外，阳明胃热体质者，平素过嗜肥甘，易导致湿热内蕴；少阳气郁体质者，气机不畅，津液停聚，日久湿热内生，亦均为常见的发病体质。由于湿热黏滞，不易祛除，容易反复；日久则煎熬尿液，砂石内生，可变石淋；病久伤及肾元，加之湿邪浊毒，可成关格之变。故赵教授认为，痛风的治疗与一般痹证所重视的祛风散寒除湿不同，应该重视清利湿热或泄浊解毒，治疗上分急性发作期、缓解期与并发症期三部分进行辨证论治。

赵教授治疗本病，首倡结合体质用药，太阴体质者应注意健脾和胃，阳明体质者则应通便泄热，少阳体质者则应疏肝泄热。其次，对本病自身特点用药，可选用金钱草、虎杖、萆薢、土茯苓、威灵仙等清热利湿。

急性发作期，表现为关节红肿热痛，发病急骤，疼痛剧烈，夜间为甚，或兼有头晕困重、腰腿沉重、大便不爽、小便黄赤，舌红，苔黄，脉滑数，辨证为湿热痹阻者，赵教授常用经验方"分消湿热痛风方"治疗，常用炒苍术、炒白术、黄柏、薏苡仁、川牛膝、怀牛膝、金钱草、虎杖、秦艽、秦皮、蚕沙、防己、土茯苓、萆薢、威灵仙、赤芍、白芍、白芷、鸡血藤、忍冬藤、甘草等药物。缓解期，表现为关节局部时有肿痛，局部色暗，兼有头晕耳鸣、食少纳呆、腰膝酸痛、肢体麻木，舌质暗，苔腻，脉沉弦滑，辨证属湿浊痰瘀、肝肾不足者，可用身痛逐瘀汤配合独活寄生汤化裁治疗。并发症期，表现为尿中突然中断，腰痛，牵引少腹疼痛，伴尿下砂石、尿血等，辨证属湿热下注、尿石阻滞者，可用四逆散配合三金二石汤化裁治疗，常用柴胡、枳壳、赤芍、白芍、郁金、鸡内金、金钱草、薏苡仁、滑石、石韦、土茯苓、萆薢、王不留行、甘草等药物；若伤及肾元，表现为头晕耳鸣、神疲乏力、恶心呕吐、夜尿频多或浮肿尿少之关格症状时，可用当归补血汤、升降散、左归丸化裁治疗，常用黄芪、当归、熟地黄、山药、山茱萸、川芎、丹参、白术、茯苓、土茯苓、萆薢、紫苏叶、香附、陈皮、法半夏、金钱草、虎杖、僵蚕、蝉蜕、姜黄、熟大黄等药物。以上三期，又可根据临床具体症状加减用药，如因饮酒发作，可加用葛花、枳椇子等醒酒化滞；久病血瘀、肌肤甲错、舌质暗或舌下瘀者，可选土鳖虫、三七、莪术等活血化瘀；腰膝酸痛、腿脚抽筋者，可选狗脊、杜仲、续断、桑寄生、木瓜、牛膝、赤白芍等强筋健骨、缓急止痛。

本病发病多因饮食不节，改善饮食结构在本病的治疗中占有重要地位，须控制豆制品、动物内脏、海鲜、肉汤、啤酒等的摄入，多饮水。症状缓解或消失后，也应注意控制饮食，尽量不用浓茶、咖啡、辣椒等，以免诱发痛风发作。

十一、外感咳嗽（风嗽）

咳嗽是指外邪犯肺，或内伤脏腑功能失调，导致肺失宣降，肺气上逆，以咳嗽，或伴咳痰为主症的病证，又称咳证。《素问·太阴阳明论》提出"伤于风者，上先受之"，而肺为华盖，居上焦，所以最容易被风邪所伤，而引发外感咳嗽等。外感之初，表证未解，应遵《素问·阴阳应象大论》"其在皮者，汗而发之"之论，应用辛味宣散，甚至偏于辛温的药物，发汗解表。赵教授认为，此时如果早用寒凉，如应用双黄连口服液、清开灵口服液等寒凉清热解毒药物，反而容易冰伏邪气，引发咳嗽久治不愈。《素问·咳论》中提出"感于寒则受病，微则为咳，甚则为泄为痛"，《灵枢经·邪气脏腑病形》中也提出"形寒寒饮则伤肺，以其两寒相感，中外皆伤，故气逆上行"。强调在外受寒邪、内有饮冷的情况下，最容易直接伤肺，引发或加重咳喘诸疾。因此，无论是面对风寒感冒还是风热感冒，都不可早用、过用寒凉，当因势利导，邪气散，肺气利则咳嗽自止。

临床上赵教授在治疗外感咳嗽时辨证论治贯彻始终。风寒咳嗽，方可用三拗汤；风热咳嗽，方可用桑菊饮；燥热咳嗽，方可用桑杏汤；外受风寒且内有停饮，恶寒、发热、身疼痛的同时，兼见胸闷脘痞、咳嗽、痰白清稀、舌苔白水滑、脉弦滑者，则当用小青龙汤加减解表散寒、温肺化饮。

在临床实践中，常见外感咳嗽，因早用寒凉，或进食生冷，导致咳嗽久久不愈，或愈而复发，咽痒即咳者，此所谓"风嗽"，亦称"风咳"。对于此类咳嗽，赵教授则常在止嗽散的基础上，组成疏风止嗽方，灵活加减，屡有效验。

处方：荆芥6g，防风6g，桔梗6g，甘草6g，薄荷6g（后下），钩藤15g，紫苑9g，款冬花9g，陈皮9g，枳壳9g，蝉蜕12g，僵蚕12g。每日1剂，水煎服，餐后服药，首次服药可以温覆取微汗。

恶风、头身不适等表证突出者，加紫苏叶等疏风散邪；咽干而痒、咳嗽痰稠或痰黄者，加黄芩、连翘、桑叶、菊花、牛蒡子等兼清肺热。吴鞠通在《温病条辨》中提出"治上焦如羽，非轻不举"，故临床中多选用有升散作用、质地轻清灵动的药物，而且用量也一般不宜过大。其中，薄荷、钩藤，为祝谌予教授常用的药对，治疗咽痒咳嗽，乃肝肺同治、内外风同治、解痉止嗽之意。

十二、过敏性鼻炎

过敏性鼻炎，中医称为"鼻鼽"，典型表现为阵发性喷嚏、清水样鼻涕、鼻塞和鼻痒，部分患者可伴有嗅觉减退。患者常在晨起或者夜晚或接触过敏原后立刻发作。部分花粉症患者可伴眼痒、耳痒和咽痒等。

赵教授认为，其发病与体质因素及外感风邪、药毒所伤、花粉刺激等有关。赵教授研究发现，本病常见于太阳卫阳不足，或太阳卫阳太过，或太阴脾虚，或少阳气郁体质之人。太阳卫阳不足体质者，感受外邪，则容易发生营卫不和、肺卫失宣，故可见恶风、头痛、汗出、鼻塞、流涕等症状，方可用桂枝汤加减；太阳卫阳太过体质者，除可见鼻塞流涕外，还常有咽干咽痛、舌尖红、舌苔薄黄，方可用麻杏石甘汤加味；少阳气郁体质者，情绪波动，气郁化热，则可表现为鼻塞流涕、口苦咽干、心烦失眠等症状，方可用小柴胡汤加味。

至于病情稳定期，赵教授强调治疗应肺脾肝同治。此时患者多既存在肺脾气虚，抵抗力差，又存在肝气郁结。仅就治肺而言，肺热内郁者，治当清肺热，方可用麻杏石甘汤、桑菊饮、桔梗甘草汤、泻白散、辛夷散等加减，药可用桑叶、菊花、黄芩、连翘、板蓝根、山豆根、桔梗、甘草、辛夷、苍耳子等。肺气不足者，治当益肺气，方可用玉屏风散、过敏煎、麦味地黄丸等加减。临床最常用者，还是玉屏风散配合过敏煎、小柴胡汤加辛夷花等，屡有佳效。

十三、类风湿性关节炎（尪痹）

"尪痹"即类风湿性关节炎之类，与系统性红斑狼疮、皮肌炎、硬皮病、强直性脊柱炎、干燥综合征等，同属结缔组织病，即所谓的自身免疫性疾病。临床常表现为肢体肌肉、筋骨、关节疼痛、肿胀、伸屈不利等，甚或出现关节畸形、功能废用等，或可表现为皮肤红斑、发热、四末厥冷等，或兼有心悸、水肿等脏腑损害。

赵教授治疗尪痹强调首先应明辨病因，外邪究竟是风邪、寒邪、湿邪、热邪，还是有所兼杂。从病机关键出发，外邪侵袭，肢体经络气血闭阻，应重视活血通痹治法，适当应用温热之药，如桂枝、附子等，以温通经脉、活血止痛。同时，重视三阴三阳体质辨证，体质因素常是痹证发生的基础。阳盛体质者或少阴阴虚体质者，感受外邪，容易从阳化热；太阴脾虚或少阴阳虚体质者，感受外邪，则容易从阴化寒。临床上常出现无明显外感表证，而见发热，甚至高热不退、肢节疼痛症状加重者，赵教授认为，其本质为风寒湿邪内伏，或热毒内伏。

赵教授强调辨证论治，随证治之。若风寒湿邪外受，久痹不愈，肝肾亏虚，气虚不足，表现为久痹不已、关节疼痛时轻时重、遇疲劳加重、关节屈伸不利或畸形、形体消瘦、腰膝酸冷、脉沉细或弦细者，常选用独活寄生汤加味治疗。

处方：独活9～12g，杜仲12～15g，桑寄生12～15g，当归9～12g，白芍12～30g，党参9～12g，黄芪15～30g，肉桂3～6g，威灵仙12～15g，白芷6～9g，苍术12～15g，白术12～15g，茯苓12～15g，炙甘草6g。

若外受风寒湿之邪，日久化热，久病伤正，阴阳两伤，表现为肢节疼痛、足踝肿胀、身体虚羸、头眩短气、咽干乏力、恶心欲吐者，可用桂枝芍药知母汤加减治疗。

处方：桂枝9～12g，赤白芍各15～30g，知母12～15g，制附子9～12g，防风6～9g，麻黄6～12g，苍术12～15g，白术12～15g，防己12～15g，

威灵仙 9～12g，白芷 6～9g，秦艽 9～12g，青风藤 15～30g，忍冬藤 15～30g，鸡血藤 15～30g，生姜 6～9g，炙甘草 6g。

若寒重于热，肢节疼痛明显者，可重用桂枝、附子，或加骨碎补、补骨脂、淫羊藿甚至川乌、草乌等，以温阳散寒，提高温经止痛之力；若热重于寒者，可重用知母，或加生石膏、金银花、重楼等，以清热解毒通痹；若湿热下注，表现为下肢关节肿痛、腰腿酸困、大便不爽、小便黄赤、舌根部苔黄厚腻者，可加苍术、黄柏、薏苡仁、牛膝、萆薢、土茯苓，以清热除湿通痹，或选用加味二妙散方治疗；更有寒热错杂，或上热下寒，表现为口苦、咽干、头晕目眩、心烦失眠与肢节冷痛、腰腿酸冷、脘腹不舒、大便溏者，可用柴胡桂枝汤加味治疗。鹤膝风，久病痹证，气阴两伤，下肢关节肿大畸形，乏力咽干，舌苔少者，则常用四神汤加味治疗。大剂量生黄芪、石斛、制远志、川牛膝、怀牛膝、金银花，或更加忍冬藤、鸡血藤、青风藤、秦艽、威灵仙、白芷、赤白芍、甘草等，治疗类风湿性关节炎及强直性脊柱炎等，常有卓效。

赵教授临床上还常用柴胡桂枝汤治疗类风湿性关节炎。若患者肢体关节肿胀疼痛、屈伸不利，兼见口苦、咽干、心烦等症状，腹诊表现为心下支结、痞结或硬满，或支撑两胁，或脘腹畏寒，舌苔黄白相间，脉细弦，辨证属于风寒湿邪阻痹肢体经络气血兼有郁热者，用此方常有佳效。临床常配合祝谌予教授的四藤一仙汤，加用青风藤 15～30g、络石藤 15～30g、忍冬藤 15～30g、秦艽 12～15g、威灵仙 9～12g、白芷 6～9g；肩背不舒、上肢关节痛为主者，加姜黄 9～12g、桑枝 15～30g；下肢关节痛为主者，加川怀牛膝各 12～15g、木瓜 12～15g；腰腿痛、畏寒肢冷者，加狗脊 12～15g、续断 12～15g、桑寄生 12～15g、杜仲 12～15g；睡眠差者，加合欢皮 12～30g、首乌藤 12～30g、生龙牡各 15～30g。

十四、围绝经期综合征

围绝经期综合征在中医称为"绝经前后诸证"，临床表现为月经周期紊乱，性格改变，烦躁易怒，失眠多梦，烘热汗出，胸闷气短，腰膝酸软，水肿，腹泻，高血压，咽喉有异物感等一系列复杂症状。

赵教授认为，围绝经期综合征首先责之于肾虚，其典型脉象是沉脉。女子年近七七，肾气虚衰，天癸将竭，实际上类似于雌激素分泌功能减退。西医学认为，内分泌紊乱可以继发神经功能紊乱，故出现烦躁易怒、失眠多梦、烘热汗出等复杂症状。同时中医学认为，肝主情志，古人有"女子以肝为先天"之说。如出现烦躁易怒等精神症状，多属肝郁，肝郁化火，又可表现为头晕眼花、心烦失眠、高血压等；气郁痰阻，可表现为梅核气的症状，咽中如有物梗阻、吐之不出、咽之不下；肾虚水气不化，可表现为水肿；肝郁脾虚，可表现为腹泻，故围绝经期综合征的病位主要在肝肾。

围绝经期综合征的治疗，主要在于调补肝肾。补肾有滋肾阴、温肾阳、固肾气之分，调肝有疏肝、柔肝、清肝之别。滋肾阴可用六味地黄丸，温肾阳可用金匮肾气丸，固肾气可用五子衍宗丸，疏肝可用四逆散，柔肝可用芍药甘草汤，清肝可用小柴胡汤、龙胆泻肝汤等。但赵教授临床观察发现围绝经期综合征的肾虚，很少为单纯的肾阴虚、肾阳虚，经常是阴阳俱虚，滋阴清热伤阳，温阳补肾伤阴，故治疗需要调补阴阳。二仙汤应用淫羊藿、仙茅温肾可以散寒，知母、黄柏滋阴可以清热，巴戟天温肾，当归养血，共成调补阴阳之剂。赵教授在临床中发现常有腰痛、乏力、易寒易热而应用六味地黄丸、金匮肾气丸无效的患者，以及咽中有物梗阻而用半夏厚朴汤无效者，投用二仙汤即应手取效。

此外赵教授认为，围绝经期综合征的治疗仅仅补肾是不够的，还需要调肝，随方加用柴胡、黄芩、赤芍、白芍、龙骨、牡蛎、合欢花、首乌藤、浮小麦等疏肝、清肝、平肝、柔肝、敛肝的药物，肝肾同治，对于烘热汗出、急躁易怒等症屡有佳效。

十五、儿童抽动秽语综合征

儿童抽动秽语综合征，又称"多发性抽动症"，中医文献中无抽动秽语综合征这一名词，但根据其临床特征，可隶属于中医学"肝风""瘛疭""筋惕肉瞤""痉病""慢惊"等的范畴。

中医学认为，"风胜则动"，因此一般中医治疗常给予具有息风解痉、安神定志等功效的药物，可起到一定的作用。赵教授创新地指出，息风宁神仅为治标之法，只有调整五脏功能，才是治本之法。因中医虽有"灵机记性在脑"的说法，但更强调五脏藏神，所谓心藏神、肝藏魂、肺藏魄、脾藏意、肾藏志。"五脏藏神"理论指出，五脏各有所主，各有其不同的物质基础。肝藏血功能正常，则神魂内守，情绪得到正常控制；脾藏营功能正常，则注意力正常；心主血脉功能正常，则神明有主；肺主气功能正常，则魄定神安，意志力正常；肾藏精功能正常，则记忆力正常。病理情况下，五脏功能失调，各种精神活动的物质基础发生改变，会发生相应的精神意识活动障碍。所以，临床治疗精神心理相关疾病（包括儿科精神心理疾病），必须重视"调整五脏"的治法。

临床观察发现，儿童抽动秽语综合征发病与遗传、性格、病毒感染、微量元素失衡等因素有关，即与肾虚、心火、肝火、肺热、脾胃不和等均有关系。

1. 治肾

肾藏志，抽动秽语综合征常具有遗传性，与小儿先天不足有一定联系，临床表现为神疲嗜卧、遗尿、健忘、呆钝等，治疗当温肾益气，可选用桑螵蛸散、孔圣枕中丹等加减治疗，常用人参、白果、益智仁、桑螵蛸、龟板、枸杞子、菟丝子、五味子、龙骨、牡蛎等药物。肾阴虚火旺，心神不宁者，常表现为心烦、失眠健忘、男子梦遗、女子性早熟，治疗当滋阴清火，可选用黄连阿胶汤、知柏地黄丸加减治疗。

2. 治心

心藏神，小儿睡眠不足，易内生心火，常表现为心烦失眠、烦躁如狂、喜笑不休，治疗当清心安神，可选用朱砂安神丸、牛黄清心丸、凉膈散等加减治疗。心气不足或心血两虚者，常表现为心悸胸闷、失眠多梦、乏力气短，治疗当益气补血、养心安神，可选用生脉散、归脾汤加减治疗。赵教授认为，小儿神经性遗尿，夜间睡眠深沉，呼喊不醒，或有畏寒者，为心阳不振，治当温通心阳，可选用三拗汤加减治疗，常用麻黄、石菖蒲、远志等药物。

3. 治肝

肝藏魂，小儿娇生惯养，易生肝火，最常见性急易怒、夜卧不宁，治疗当清肝火，可选用龙胆泻肝汤加减治疗；性格急躁、容易抽动、口出秽语，甚则胡言乱语、挤眉弄眼、摇头耸肩者，多肝火内郁或阴虚风动，治疗当清肝火、养肝阴、息肝风，可选用羚角钩藤汤加减治疗，常用黄芩、桑叶、菊花、夏枯草、生地黄、木瓜、白芍、甘草、珍珠母、磁石、龙骨、牡蛎、全蝎、珍珠粉、羚羊角粉等药物。

4. 治肺

肺藏魄，小儿受邪易发生鼻炎、咽喉炎、扁桃体炎、肺炎等呼吸道疾病，而外感常导致抽动秽语综合征症状加重。肺热内郁，热扰心肝，可致神躁风动，最易表现为多动，或有咽痒干咳、喉中呃呃有声，治当清肺热，可选用桑菊饮、桔梗甘草汤、泻白散等加减治疗，常用桑叶、菊花、黄芩、连翘、板蓝根、山豆根、桔梗、甘草、辛夷、苍耳子等药物润肺解毒兼调诸脏。肺气不足，魄不得养，表现为敏感脆弱、情绪波动较大、汗出易感，治疗当益肺气，可选用玉屏风散、过敏煎、麦味地黄丸等加减治疗。

5. 治脾

脾藏意，小儿脾胃容易受伤，脾虚失于健运，内生痰火、湿热，常见注意力不集中，此正为儿童抽动秽语综合征的思维障碍特点。同时可见神疲乏力、失眠多梦，治疗当健脾和胃，或兼以化痰火，或兼以清湿热，可选用健脾丸、保和丸、黄连温胆汤、芩连平胃散等加减治疗，常用党参、白术、茯苓、炙甘草、陈皮、半夏、黄连、黄芩、炒神曲、炒麦芽、鸡内金等药物。读书用心过度，思虑伤脾，心脾两虚，常见心悸失眠、注意力不集中、健忘、食少，从而水谷精微不足以供养，可表现为微量元素不足，治疗当补益心脾，可选用归脾汤、人参养荣汤加减治疗。

十六、经验药对

1. 虎杖、金钱草

虎杖味苦，性微寒，入肝、胆、肺经，具有利湿退黄、清热解毒、散瘀定痛、止咳化痰的功效。金钱草味甘、淡、咸，性微寒，入肝、胆、肾、膀胱经，具有清利湿热、通淋、消肿的功效。二者均可清利湿热、利湿退黄，具有排石之功，且虎杖通利大便，金钱草通利小便，二者并用，前后同治，分消走泄，湿热自除。赵教授临床常用此药对治疗湿热内蕴型的泌尿系统感染、高尿酸血症、痛风急性发作、慢性肾功能衰竭及胆石症、阻塞性黄疸等。一般用量虎杖、金钱草各 15 ～ 30g。

2. 蝉蜕、僵蚕

蝉蜕味甘，性寒，入肺、肝经，具有散风除热、利咽开音、透疹、明目退翳、息风解痉的功效。僵蚕味咸、辛，性平，入肝、肺、胃经，具有祛风定惊、化痰散结的功效。蝉蜕、僵蚕药对，出自杨栗山《伤寒瘟疫条辨》之升降散，原方遵《黄帝内经》"火郁发之"之法，用以透达郁热，配合姜黄、大黄升清降浊。由于慢性肾功能衰竭存在浊毒内停、阻滞气机升降的病机，故赵教授临床常应用此药对治疗慢性肾功能衰竭，也常用于治疗脑血管疾病、胆囊炎、胆石症等。一般用量蝉蜕、僵蚕各 9 ～ 12g。

3. 鬼箭羽、牛蒡子

鬼箭羽味苦，性寒，入肝经，具有破血通经、解毒消肿、杀虫的功效。牛蒡子味辛、苦，性寒，入肺、胃经，具有疏散风热、宣肺透疹、解毒利咽的功效。鬼箭羽走血分，牛蒡子走气分；鬼箭羽治下焦，牛蒡子治上焦；二者并用，内外同治、上下同治、气血同治，正合赵教授所提出的"三维护肾"的治疗思路。鬼箭羽功可活血通络，针对"微型癥瘕"的病机；牛蒡子功可利咽，且有润肠通便之效。故赵教授临床治疗糖尿病及多种慢性肾脏病，每多用之。一般用量鬼箭羽25～30g、牛蒡子12～15g，若大便秘结症状突出者，牛蒡子可用至30g。

4. 土茯苓、萆薢

土茯苓味甘、淡，性平，入肝、胃经，具有除湿解毒、通利关节的功效。萆薢味苦，性平，入肝、胃、膀胱经，具有祛风、利湿的功效。二药并用，利湿祛浊之效尤佳。慢性肾功能衰竭患者存在湿浊邪毒内停的病机，赵教授认为，"泄浊毒即所以保肾元"，故临床常用此药对治疗多种慢性肾脏病，如泌尿系统感染、慢性肾炎、肾病综合征及慢性肾功能衰竭等。大剂量应用土茯苓治疗慢性肾功能衰竭尿毒症，配合大黄等，可分消湿浊邪毒。一般用量土茯苓、萆薢各30g。

5. 紫苏叶、香附

紫苏叶味辛、甘，性温，入脾、胃、肺经，具有解表散寒、行气和胃的功效。香附味辛、微苦、微甘，性平，入肝、脾、三焦经，具有行气解郁、调经止痛的功效。紫苏叶、香附配伍使用，为《太平惠民和剂局方》香苏散中所用药对，用以治疗外感风寒、内有气滞之证。紫苏叶入气分，香附入血分，二者并用，气血同治，肝、肺、胃同调，董建华院士即常用香苏散治疗脾胃疾病。赵教授常用此药对理气活血、行气消胀，用以治疗各类胃脘部疾病、糖尿病性胃轻瘫、慢性肾功能衰竭具有呕吐、嗳气、腹胀、纳差等表现者，且往往以香橼、佛手代香附，以缓其药性。一般用量紫苏叶9～18g、香附9～15g。

6. 黄芪、生地黄

黄芪味甘，性温，入肺、脾经，具有补气固表、利尿、托毒排脓、敛疮生肌的功效。生地黄味甘，性寒，入心、肝、肾经，具有清热凉血、养阴生津的功效。施今墨教授常用黄芪、山药配伍治疗糖尿病，因山药含淀粉量多，恐其升高血糖，祝谌予教授将山药改为生地黄。赵教授治疗糖尿病，也常将二药相伍，共奏益气养阴、脾肾双补之效，治疗糖尿病气阴两虚之证，具有降低血糖的功效。一般用量黄芪25～30g、生地黄25～30g，若出现糖尿病肾病蛋白尿等，黄芪用量宜大，可用至30～150g。

7. 苍术、玄参

苍术味辛、苦，性温，入脾、胃、肝经，具有燥湿健脾、祛风散寒、明目的功效。玄参味甘、苦、咸，性微寒，入肺、胃、肾经，具有凉血滋阴、泻火解毒的功效。施今墨教授认为，苍术能够"敛脾精"，常用其治疗糖尿病。苍术、玄参为施老治疗糖尿病的常用药对。赵教授继承施老的经验，临床亦用之治疗糖尿病，苍术健脾燥湿，玄参滋阴降火，一燥一润，相互制约，脾肾同治。临床上，赵教授还常苍术、白术同用，提出健脾除湿的治疗思路。一般用量苍术 12 ～ 15g、玄参 25 ～ 30g。

8. 葛根、丹参

葛根味甘、辛，性凉，入脾、胃经，具有解肌退热、生津、透疹、升阳止泻的功效。丹参味苦，性微温，入心、肝经，具有活血祛瘀、安神宁心、排脓、止痛的功效。葛根、丹参相伍，为祝谌予教授常用的活血对药。赵教授继承祝谌予教授的经验，用葛根疏散风邪、生津止渴、滋养筋脉、改善血液循环，丹参活血化瘀、清心凉血，二者配伍，可增强活血化瘀的效果，针对具有瘀血病机的糖尿病，能够降低血糖。临床常用以治疗糖尿病及糖尿病各种并发症，以及冠心病、高脂血症、颈椎病等具有瘀血表现者。一般用量葛根、丹参各 25 ～ 30g。

9. 薄荷、钩藤

薄荷味辛，性凉，入肺、肝经，具有宣散风热、清头目、利咽、透疹的功效。钩藤味甘，性凉，入肝、心包经，具有清热平肝、息风定惊的功效。薄荷、钩藤配伍，为祝谌予教授治疗咽痒咳嗽的常用药对。薄荷可疏散外风、利咽止咳，钩藤可平息内风、解痉止咳，二药相伍，肝肺同治、内外风同治，止咳效果尤佳。赵教授继承祝谌予教授的经验，临床常用之治疗咽痒干咳。一般用量薄荷 6g（后下），钩藤 15g。

10. 狗脊、木瓜

狗脊味苦、甘，性温，入肝、肾经，具有补肝肾、强腰脊、祛风湿的功效。木瓜味酸，性温，入肝、脾经，具有平肝舒筋、和胃化湿的功效。狗脊、木瓜为吕仁和教授经验方脊瓜汤的核心配伍。吕仁和教授认为，冲、任、督、带四脉均行于腰，二药配伍，能够补肾通督，配合杜仲、续断，可固摄冲任及带脉，适用于治疗腰腿疼痛。赵教授继承吕仁和教授的经验，临床常用以治疗腰膝冷痛、下肢无力之症，如糖尿病周围神经病变、糖尿病合并骨质疏松症、老年退行性骨关节炎等。一般用量为狗脊 12 ～ 15g、木瓜 15 ～ 30g。

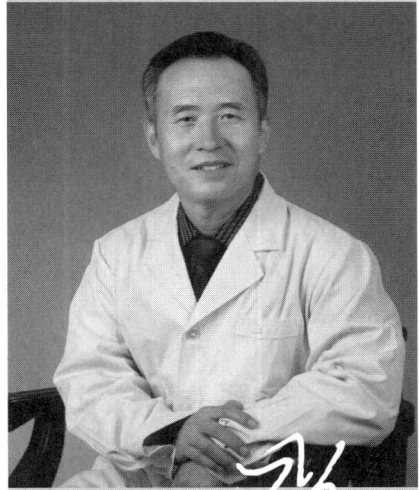

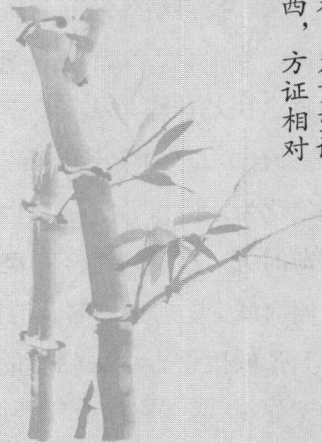

医家简介

张林军（1968 年 10 月生），字慎行，号悟圆山人，北京中西医慢病防治促进会专职副理事长，主任中医师，疑难病专家，著名中医肿瘤专家。北京大学肿瘤医院南院区、北京中医药大学附属医院肿瘤科（名医馆）、北京市鼓楼中医医院京城名医馆特聘专家。《基础医学理论研究》杂志、《中华医药》杂志副主编，作为主编、副主编出版了医学专著 5 部，发表学术论文 30 余篇，研发的"中西医肿瘤精准防治一体四元医疗体系"获中国精准医学科学技术进步奖。

兼任北京中西医肿瘤防治技术创新联盟副会长，全国中西医肿瘤防治专家委员会理事长，全国中西医肿瘤诊治规范专家委员会理事长，中医肺癌防治全国专家委员会主任委员，中医乳腺癌防治全国专家委员会主任委员，中医消化肿瘤防治全国专家委员会主任委员，全国中医慢性病防治专家委员会副主任委员，全国肝胆病医学专业委员会副主任委员，全国高血压专业委员会副主任委员，中国中医药研究促进会仲景医学分会副会长，中国民族医药协会传统医药特色评鉴专业委员会副会长，白求恩精神研究会智慧中医分会副会长，世中联一带一路标准与健康产业工业委员会副理事长兼健康丝路专家指导委员会副主任委员，世中联一技之长专业委员会副会长。

张教授自幼受经方治病的熏陶，年长又跟随刘渡舟、焦树德、田乃庚、高濯风、夏锦堂、李恩复、李士懋、田淑霄、路志正、薛芳、赵玉庸、倪蔼然等京冀名医临床学习多年，勤求古训，博采众家。经 30 年的临床实践，形成了"四诊合参、尤重望诊、衷中参西、圆机活法、方证相对"的诊疗特点。常以六经气化为理论指导，临床上重视六经辨证和肝、脾、肾等脏腑辨证，推崇经方、不薄时方，擅从"奇经和痰瘀"论治内科、妇科、男科、皮肤科疑难病，尤其对癌前病变、恶性肿瘤及消化系统疾病有丰富的临床经验。

张教授结合中医临床的实际情况，探索出了"三结合、二选择、一效果"的工作模式。"三结合"即西医辨病与中医辨病相结合、中医辨病和辨证相结合、宏观辨证与微观辨证相结合。"二选择"即根据病情轻重缓急选择中医、西医、中西医结合治疗方案，根据中医、西医、中西医结合三种医学理论对患者病情的疗效和治疗费用进行综合预测，并根据测评结果进一步选择治疗方案。"一效果"即以临床疗效来评价用药得失、总结医疗经验、提高诊疗水平。

经多年的临床实践，张教授在业内首先提出了"虚、邪、郁、毒""三因致瘤"和"毒结窠囊"的中医肿瘤病因病机学说；提出了中西医肿瘤精准防治一体四元医疗体系，该体系寓有五行生克制化、一气周流如环无端、阴平阳秘的传统中医思维，开创了肿瘤未病先防、欲病截断、既病治病的未病学治疗原则，具有融合肿瘤中西医医学治疗方法的精准靶向治疗特色。一体四元疗法不仅可促进术后康复还对放化疗起到减毒增效的临床疗效，不仅能抑制肿瘤复发转移还能起到抑瘤消瘤的临床疗效。张教授在肿瘤一体四元疗法的指导下，研制了抗癌消瘤的天龙酒、斡旋胸中大气的温阳定痛汤、阴阳双调的益精生阳定痛汤等抗癌验方。

张教授诊治内科、妇科疑难病常另辟蹊径而其效多捷。首次提出从残留的湿热疫毒与内生的湿、痰、瘀胶结成的混合物"中医复合物"假说治疗肝胆疾病，并成功地将此理论推广应用到肾脏疾病、风湿疾病等疑难病的诊治中，研制了降酶汤、清肝方、清纤方、通脉活络丸、补肾消白汤等行之有效的经验方。探索出了治疗胃肠疾病的"虚、湿、郁（瘀）、火、毒"的治疗新思路，研制了愈萎汤、益气养胃方等经验方。从"气虚痰瘀阻络"着手治疗咳喘、心脏之顽疾，研制了止咳平喘汤、冠心通络汤等经验方。根据神经精神疾病"肝风携痰瘀扰脑"的病机提出治疗思路，研制了红日再造丸、息风通络汤、顺气舒心汤等经验方。从肝、脾、肾及奇经治疗妇科和男科疑难疾病，研制了起痿和合汤、加味养精种玉汤、调经毓麟汤等行之有效的经验方。临床中除了善于运用中医的传统思维治疗各种疑难病外，处方尚善用传统对药、角药、药队以增强临床疗效。

学术思想

一、喜用草药，慈悲济世

药王孙思邈在《大医精诚》中指出"自古明贤治病，多用生命以济危急，虽曰贱畜贵人，至于爱命，人畜一也。损彼益己，物情同患，况于人乎！夫杀生求生，去生更远，吾今此方所以不用生命为药者，良由此也。其虻虫、水蛭之属，市有先死者，则市而用之，不在此例。只如鸡卵一物，以其混沌未分，必有大段要急之处，不得已隐忍而用之，能不用者，斯为大哲，亦所不及也"。孙思邈在治病救人之时，以慈悲为怀，时时以维护生命为重。受道学、佛学及先人的影响，只有在万不得已的情况下，选用一二味动物药来治疗疾病，即使在饮食中，鸡蛋我也尽量避免。古之修行人，以茹素为主，赵州、虚云和尚在世 120 年，药王孙思邈享年 101 岁，张三丰在世亦 140 余年。植物药大多价格低廉，而动物药一般情况下则属于贵重之品，而大多数疾病只要辨证准确用草药就能治愈。从人爱惜生命而动物亦怕死的慈悲心出发，亦应多用植物药来治病救人。一般情况下植物药就可以解除的病痛，我会拒绝用动物药，这样既可以减轻患者的经济负担，也不影响临床疗效。孙思邈在《大医精诚》中论到"医人不得恃己所长，专心经略财物，但作救苦之心，于冥运道中，自感多福者耳。又不得以彼富贵，处以珍贵之药，令彼难求，自炫功能，谅非忠恕之道"。

二、学宗经典，辨病辨证相结合

疑难杂症病位涉及多个脏腑，寒热湿火等六淫之邪与痰饮、郁瘀等病理产物夹杂致病，病患虚实相兼，难用固定之法治疗，《伤寒典》所述"今时皆并病合病"是当今中医疾病谱的真实写照。诊治癌前疾病及恶性肿瘤等顽疾，当宗张景岳"医不贵于能愈病，而贵于能愈难病；病不贵于能延医，而贵于能延真医。夫天下事，我能之，人亦能之，非难事也；天下病，我能愈之，人亦能愈之，非难病也。惟其事之难也，斯非常人之可知；病之难也，斯非常医所能疗，故必有非常之人，而后可为非常之事；必有非常之医，而后可疗非常之病"之古训，故应深研《黄帝内经》《难经》《伤寒杂病论》《温病条辨》等经典，学习传承东垣、丹溪、郑卢医学等诸流派的精华，方能"问渠哪得清如许，为有源头活水来"。

学术研究应以精专为主，临床诊治应汇百家之长而愈病。《医医病书》中载"唐以后之医，多为门户起见，欲天下患者，就其学术，并非以我之学术，救天下之疾苦。甚至某医内伤、某医外感，各由人定，医亦自夸。岂知内因、外因、不内外因，疑似甚多……学者能兼众人之长，以《内经》《难经》、仲景为主，知用法而不仅于用方，参考百家，出于至诚之心，如天道浑似太和之气，庶不背于道矣"。故欲愈难病，则需摒弃门户之见，而必辨中医之病与西医之病，再结合中西医之长而辨证之，方能提高临床疗效。

当前每当提到辨病辨证，多指辨西医之病与中医之证，而对中医之病多重视不够，究之因则可能中医杂病多以症状命名之故也。然丰富的中医药文献中有诸多以伤寒、温病、中风、风温、春温、秋燥、疟疾、肺痈、肺痿、胸痹、痰饮、水气等能反映病因及病情演变的疾病名称。"阴胜则阳病，阳胜则阴病""阳虚则外寒，阴虚则内热""气血不和，百病乃生"，此中医论疾病病机之总纲，言简而意赅。中医疾病不仅能通过四诊而确诊，而且还可辨病位之深浅、识治疗之难易。如《素问·阴阳应象大论》载"善治者治皮毛，其次治肌肤，其次治筋脉，其次治六腑，其次治五脏。治五脏者，半死半生也……善诊者，察色按脉，先别阴阳；审清浊，而知部分；视喘息、听音声，而知所苦；观权衡规矩，而知病所主；按尺寸，观浮沉滑涩，而知病所生"。伤寒论六经病是中医辨病与辨证施治的典范，徐荣斋先生论曰"《伤寒论》六经是辨证施治与辨病施治相结合，进而探索辨病施治之比较明显的有 30 条，其叙述都是以经统病，按病析证，随证出方……凭证候以定病的有 21 条，审病情以辨证的有 27条。以上 78 条都突出辨病程式……太阳病在别证候、审病情的原则下，又分出中风、伤寒、温病、风湿、湿痹五种病……中风宜桂枝汤，伤寒宜麻黄汤，兼痰饮在肺则桂枝加厚朴杏仁汤降肺气以化痰，如水饮犯心茯苓甘草汤助心脾而化水饮……寒湿在表治宜麻黄加术汤，水湿互阻五苓散温阳而逐水饮"。《重订通俗伤寒论》论其治疗曰"太阳之为病，寒水之气为病也。寒为病故宜温散，水为病故宜利水，总以发汗为出路，利水为去路。若非水蓄而血蓄，则又以通瘀为去路"，揭示辨太阳病及辨证论治的部分内涵。

因此，中医诊病，不仅要辨西医之病，还要辨中医之病，最后才是辨证处方，以方证相对。张景岳"诊病施治""今时皆合病并病"乃中医辨病画龙点睛之笔。辨证固然是中医的一个特点，辨病也有丰富的内容，不可忽视！而辨病辨证之关键是抓住疾病之肯綮，用《矛盾论》的方法就是要善于处理三次要矛盾和矛盾的主次要方面。如以补阳还五汤治疗糖尿病及并发症为例，在临床治疗过程中，应通过辨证首先抓住 2 型糖尿病及并发症的气虚血瘀这一主要矛盾，这是采用补阳还五汤的首要条件；其次在中医整体观、恒动观和辨证观的理论指导下，辨别气虚、瘀血的主次，根据矛盾的主次要方面调整黄芪与活血药的剂量，从而更好地解决主要矛盾；最后根据兼夹的阴虚、燥热、阳虚、痰湿等次要矛盾随证加减，以便为解决主要矛盾奠定基础，亦提高了糖尿病及并发症的临床疗效。若病机以肾阳不足或阴虚燥热等为主要矛盾时，应据证另选良方，否则不顾病机而名方滥投亦难取效。

三、一气周流

中气左右旋转而分生脾胃，阳气上行而为肝心，阴气下降而生肺肾，则为人之五行。"中气旺，则脾升而胃降，四象得以轮旋"则化生气血精神、皮毛筋肉骨节及五官九窍，中气为升降之原，脾胃为升降之枢纽，脾升胃降则坎离交媾、龙虎回环而化生五味、五情……十二正经及奇经八脉。营行脉内，卫行脉外，营卫相随，瘟寐有度。脾升胃降四象轮旋则化生风、寒、暑、湿、燥、火（脏腑为本而化生）六气，以少阳、少阴为枢互根转化并宣发输布气血精津液而布达四肢百骸、五官九窍矣。《灵枢经·决气》载"黄帝曰：余闻人有精、气、津、液、血、脉，余意以为一气耳"。

《素问悬解》载"阴阳升降以化五行，以太少而化三气，太阳阳明少阳为三阳，太阴少阴厥阴为三阴。是其生以五，其气为三。以此三气而成天，三气而成地，三气而成人，天地人虽殊，不过此三阴三阳而已"。可以看出，阴阳、五行、六气皆可以三阴三阳统论之，言六经气化，阴阳五行之化亦在其中。《四圣心源》言"水、火、金、木，是名四象。四象即阴阳之升降，阴阳即中气之浮沉。分而名之，则曰四象，合而言之，不过阴阳。分而言之，则曰阴阳，合而言之，不过中气所变化耳……土合四象，是谓五行也……阴阳之间是谓中气，中者土也，土分戊己，中气左旋则为己土，中气右转则为戊土。戊土为胃，己土为脾。己土上行，阴升而化阳，阳升于左，则为肝，升于上则为心；戊土下行，阳降而化阴，阴降于右则为肺，降于下则为肾。肝属木而心属火，肺属金而肾属水。是人之五行也"。可见阴阳、五行、六气、五脏是一气循环从不同的角度对其运动状态所进行的不同划分。虽然划分方法不同，但是任何一种划分都包含了一气变化的完整状态，所以六经气化规律是统一的、完整的变化规律，对天地、人体的运动具有普遍的指导意义。

《素灵微蕴》论曰"知皮毛则知经脉，知经脉则知脏腑，表里一气，内外合符，察微洞幽，不逾迹象，此亦精义入神之事也"。人体脏腑表里，经脉皮毛，无不是一气贯通，内外同气。气化正常则人体无病，疾病皆缘于气化不能正常循环。黄元御从一气的角度对标本定义进行解析，认为标本是一气由于所处结构层次的不同所展现出来的现象。即所谓"标本不同，气应异象"，一气在标即展现出厥阴、少阴、太阴、少阳、阳明、太阳六种现象，一气在本即展现出风热暑湿燥寒六种现象。在人体，标本分别是外在的十二经络和内在的五脏六腑，而十二经络和五脏六腑是六气在表里因为位置不同所展现出的形质上的不同。

四、宗六经气化，演疾病发展态势

（一）六经气化

陈修园有"不明标本中气，不可以读《伤寒论》"之训，《简明中医辞典》解释"气化"是指阴阳之气化生万物。气化通常表示生理性的气机运行变化，如脏腑的功能、气血的输布、经络的流注。张教授认为，六经气化是指经气的化生及运动变化，六经气化概括了脏腑、经络、运化的功能。《素问·离合真邪论》载"真气者，经气也"，《灵枢经·刺节真邪》载"真气者，所受于天，与谷气并而充身也"，《灵枢经·脉度》载"气之不得无行也，如水之流，如日月之行不休，故阴脉荣其脏，阳脉荣其腑，如环之无端，莫知其纪，终而复始。其流溢之气，内溉脏腑，外濡腠理"。清代张志聪用标本中气、开阖枢来阐述人体六经生理病理的内容，揭开了运用标本中气、开阖枢论述人体六经生理病理的先河，"太阳、阳明、少阳、太阴、少阴、厥阴，乃人身经气也"。刘渡舟先生论曰"气化学说有机地与六经辨证论治结合，反映六气阴阳的幽微玄妙变化难极。使人读之如饮甘露陈酿，沁人心脾，拍案叫绝"。中医的一切理论无不和气化有着密切的关系。气化理论是运气学说的核心理论，更是中医学的核心理论，六经气化从属于气化理论。冉雪峰认为，在气化理论方面，《黄帝内经》与《伤寒论》可以相辅相成，前者可指导后者，而后者可证实前者。

《素问·六微旨大论》载"少阳之上，火气治之，中见厥阴；阳明之上，燥气治之，中见太阴；太阳之上，寒气治之，中见少阴；厥阴之上，风气治之，中见少阳；少阴之上，热气治之，中见太阳；太阴之上，湿气治之，中见阳明。所谓本也，本之下，中之见也，见之下，气之标也。本标不同，气应异象"。《素问·至真要大论》载"少阳太阴从本，少阴太阳从本从标，阳明厥阴不从标本从乎中也。故从本者化生于本，从标本者有标本之化，从中者以中气为化也"。《素问·阴阳离合论》载"三阳之离合也，太阳为开，阳明为阖，少阳为枢……三阴之离合也，太阴为开，厥阴为阖，少阴为枢"。《黄帝内经》给出了六经气化标本中气及开阖枢的基本内涵。

唐容川论曰"六经出于脏腑，脏腑各有一经脉，游行出入，以布其化……谓六经之上，其主治者，皆其本气也，本气根于脏腑，是本气居经脉之上也"。张景岳亦曰"三阴三阳者，由六气之化为之主。而风化厥阴、热化少阴、湿化太阴，火化少阳、燥化阳明、寒化太阳，故六气谓本，三阴三阳谓标弋。而兼见于标本之间者，是阴阳表里之相合，而互为中见之气也，其于人之应之者亦然。故足太阳、少阴二经为一合；而膀胱与肾之脉互相络也。足少阳、厥阴为二合，而胆与肝脉互相络也。足阳明、太阴为三合，而胃与脾脉互相络也。手太阳、少阴为四合，而小肠与心脉互相络也。手少阳、厥阴为五合，而三焦与心包络之脉互相络也。手阳明、太阴为六合，而大肠与肺脉互相络也。此即一表一里，而阳中有阴，阴中有阳之义"。故六经气化以六气为主，而本气根于脏腑，故六经之本在脏腑，关键在经气的游行运化，经气有行于经脉之内，亦有流溢于经脉之外的，故以经脉统领周身则血气运行无处不到，从而形成以脏腑组织为主体，与经络、经筋、经别、皮部、五官九窍为一体的全身气化体系。将人体按表里之手足经划分为六个功能单位，即风化厥阴、热化少阴、湿化太阴，火化少阳、燥化阳明、寒化太阳。唯恐后人不解六大系统，唐容川再论曰"今人言太阳只曰膀胱，言阳明只曰胃，言少阳只曰胆，三阴亦然，是以有传足不传手之说。不知藏府有形者也，三阴三阳无形者也，无形可以概有形，而有形不可以概无形。故一言三阳而手足三阳俱在其中，一言三阴而手足三阴俱在其中，所以六经首节，只提太阳之为病，而不言足太阳、手太阳之为病，其义可思矣。况论中厥阴心包、少阳三焦、太阴肺之证颇多，又阳明燥结有不涉于大肠者乎？传足不传手非也"。而《伤寒悬解》单立六经称"人身十二经，仲景伤寒，但立六经者，少阴、少阳、阳明，手经司气，而足经从化者也；厥阴、太阴、太阳，足经司气，而手经从化者也"，既完善了六经从化关系，提出"两经同气"的观点，又确立了六经这六个单元系统。《素问悬解》载"少阳与厥阴为表里，阳明与太阴为表里，太阳与少阴为表里，三阴三阳之上，六气之下，各见其所相表里之气，是谓中气，中气之上，六气为本，中气在下，三阴阳为标，本标不同，故人气之应，其象亦异也"。少阳厥阴火风相助为一系统，阳明太阴燥湿相济为一系统，太阳、少阴水热互济为一系统，三者均互为表里经主气，相互制约、相互促进而维持着本系统阴平阳秘的健康态。《伤寒说意》论"人感天之六气而生六腑，故六腑为阳，感地之五行而生五脏，故五脏为阴……经气内根于脏腑，外络于肢节……经有十二，六气统之，两经一气，故亦曰六经。太阳与少阴为表里，阳明与太阴为表里，少阳与厥阴为表里也"。从脏腑、十二经的关系，首次提出两经一气而成六经的六个单元系统，即太阳与少阴为表里、阳明与太阴为表里、少阳与厥阴为表里的三大系统，指出经气根于脏腑，六经是脏腑、经络、四肢百骸、五官九窍的统一。韩世明认为，"六经标本中气从化理论是对于六经两两相合的三个系统的认识""太阳少阴系统可称之为气立与神机系统""阳明太阴系统可称之为水谷精微化生系统""厥阴少阳系统可称之为相火发生系统，即体内物质分解化生能量的基础系统"。雒晓东将这三大系统分别命名为"相火系统、胃气系统、元真系统"，可以参考。《伤寒论类要注疏》论之大义曰"太阳、少阴相为表里，阳明、太阴相为表里，少阳、厥阴相为表里，此《素问》经气表里之说也。惟太阳本寒而标阳，少阴本热而标阴。寒为水腑之本气，热为离坎之真阳。水腑得火热之蒸动，而气化以出；火热则标阳之布护，而真气常存。此太阳少阴乃以寒热水火互为表里，而互见功用者也。若阳明之与太阴，则互相制化、互相调适。如胃主散津以外出，是燥为本也。其中又有热化以鼓之，使能宣行网膜。即阳之为用也；然非脾脏右津以济之，则胃阴之涸。脾脏以膏油为体，是湿为之本；又主散布津液，以润利全体，是阴为用也，然无胃经燥化以运之，则脾阳立困。即肺之与大肠，或主润或主燥，手从足化，仍是一燥一湿，相制适以，以成表里之气化焉。至于少阳厥阴，一司相火一司风木，火得风则能宣扬疏泄，故胆与三焦，有升阳泄浊之能；风得火则能温煦和畅，肝及心包，有濡血敷荣之运化也。惟二经风火内膏、相资而不能相制，故少阳以火化偏胜。伤寒之在少阳，有清疏而无温补，厥阴则下根肾水，而上承君火，风水相值，则宜温宜摄；风火相乘，则宜清宜泄，此乌梅丸之所以合寒温补泻而为方也。总之六经六气，人得禀赋之以为钅成。一逢客邪之陷入，则正化、对化，变逆无端"，将太阳少阴、阳明太阴、少阳厥阴三大系统的相互制化之功阐述得淋漓尽致。

《黄帝内经》之六经气血多少，黄元御之六气从化、偏见、本气的衰旺理论及张景岳的太过与不及等名家论述，对六经气化指导人体疾病的发生发展均做了科学合理地有机阐述。六经气化可以说是伤寒的基础，它是开放的，并不反对伤寒的错简、类方、治法、辨证等流派，而是能融于六经气化之理论中来。六经病变中气化运动的规律，正体现《伤寒论》中的辨证论治的思想，掌握它对于研究理论和指导临床均有非常重要的现实意义。正如黄元御所说"内外感伤，百变不穷，溯委穷源，不过六气。六气了彻，百病莫逃，义至简而法至精也"。

（二）病情演变迹可循

《伤寒论集注》中载"本论太阳、阳明、少阳，三阳也；太阴、少阴、厥阴，三阴也。三阳三阴谓之六气，天有此六气，人亦有此六气，无病则六气运行，上合于天。外感风寒，则以邪伤正，始则气与气相感，继则从气而入于经"《四圣心源》载"人之六气，不病则不见，凡一经病是一经之气见……病则或风、或火、或湿、或燥、或热、或寒，六气不相交济，是以一气独见……足太阳虽以寒化而最易病热，手少阴虽以热化而最易病寒，厥阴原以风化而风盛者固多，少阳虽以火化而火败者非少，金性本燥在手太阴从土化湿者常有七八，土性本湿而足阳明从金化燥者未必二三也"。六经病证的发生是由六气的特性所决定的，可根据每一经所属脏腑经络的禀气性质并结合病因特点，总结出每一经病的相应脉证，以此作为整体规律，进行辨病分经。

《素问·天元纪大论》载"阴阳之气各有多少，故曰三阴三阳也"。标气代表六经之气的阴阳盛衰问题，又分别有一阳、二阳、三阳、一阴、二阴、三阴之称，通过数字形象地说明少阳、阳明、太阳、厥阴、少阴、太阴之六经标气的阴阳盛衰。《灵枢悬解》载"太阳，阳之将衰，在表，为开；阳明，阳之正盛，在里，为阖；少阳，未盛未衰，在中，为枢……太阴，阴之将衰，在外，为开；厥阴，阴之交尽，在内，为阖；少阴，未衰未盛，在中，为枢"。气化本来就是脏腑经络功能活动的概括，六经病候的产生，实质上大都是气化活动失常的反映。三阴三阳气化失常，则形成六经病，从属性上来讲，标气为阳，太阳、阳明、少阳病均为正气盛、抗病力强、邪气实的热证、实证，病情一般呈现为亢奋状态。标气为阴，太阴、少阴、厥阴病均为正气衰、抗病力弱、病邪未除的寒证、虚证，病情呈现衰弱状态。刘老渡舟先生曰"治少阳病要抓住火，治太阴病要抓住湿。至于少阴、太阳从本从标的道理，因为少阴本热标阴，太阳本寒而标阳，两经的特点是'标本异气'难求一致，不能归于一方。所以就有或从本或从标的两种证性先后出现"。故将六经气化理论应用于临床，主要是在六经体质、误治等致病因素状态下，总体把控疾病发展变化之趋势。以太阳病本证及病情的演化为例，示六经气化在临床总体把控病情发展变化之趋势。太阳病不解，因少阴中气热化不足则可有寒、湿之变，而有入太阴、少阴、厥阴之变；如少阴热化太过则可有入阳明、少阳之变。

太阳一经外而统摄营卫、固护体表，标气为阳；内而膀胱藏津液、化气，为寒。故大阳受邪为病，不外发热恶寒并见的麻桂表证和小便不利的五苓蓄水证。"太阳之上，寒气治之，中见少阴"。少阴作为太阳的中见之气，对太阳的标本气化，起着调节和控制的作用。若少阴中气虚弱，病起即可呈太阳少阴两感证；或者病虽发于太阳，却不胜正常汗法，稍汗则过，伤及阳气，而出现一系列变证，如肾阳虚的真武汤证、干姜附子汤证，心阳虚的桂枝甘草汤证等，脾阳虚的小建中汤等入少阴、太阴之变证。

《伤寒悬解》太阳病坏病篇给出了阳明、太阴、少阴之去路，可明晓六经标本中气气化之临床运用。"太阳风寒，有正治之法，桂枝、麻黄是也。阳偏盛者，恐异日之入阳明，则有大青龙、白虎汤，早清其燥热。阴偏盛者，恐异日之入三阴，则有小青龙、五苓散，预去其湿寒……阳明从燥金化气，阳旺之人，表郁则燥动……虽不如三阴之险，然阴亏阳亢，亦伏危机，未可率然也"（太阳病阳明去路）。太阳入里化热之肿瘤等疑难病的治疗常用竹叶石膏汤、麻杏石甘汤、葛根芩连汤、栀子豆豉汤、栀子厚朴汤、清络甘桔杏冬汤、清络杏薏滑石汤、宣痹汤，甚至可用调胃承气汤，挟痰瘀则用苇茎加滑石杏仁汤、小陷胸加枳实汤、三香汤等。"太阴以湿土主令，阴盛之人，病在太阳，表郁则湿动……阳亡阴旺，湿邪勃兴，土败水侮，危证叠出，防微杜渐之法，不可不亟讲也"（太阳病太阴去路）。脾阳虚体质或误治导致脾阳不运、内生水湿则易寒化、湿化，肿瘤等疑难病阳虚的治疗常用桂枝加厚朴杏子汤、桂枝去芍药汤、桂枝新加汤、甘草干姜汤、理中汤、四逆汤，阳虚湿蕴则有五苓散、桂枝去桂加茯苓白术汤主之，湿阻而升降失常则用厚朴生姜甘草半夏人参汤治疗，中虚郁热则用栀子干姜汤、栀子生姜豉汤、栀子甘草豉汤治疗。"少阴以寒水而化君火，平人水火交则肾水温。阴盛之人，水旺火衰，肾气原寒。病在太阳，表阳外郁，内寒已动……阳亡土败，寒水无制，水邪泛溢，死不旋踵。扶阳明而抑少阴，良工当思患而预防也"（太阳病少阴去路）。肿瘤等疑难病如见阳气不足则凭脉证选用桂枝加附子汤、桂枝加桂汤、芍药甘草附子汤、桂枝甘草汤、桂枝龙骨牡蛎汤、桂枝去芍药加蜀漆龙骨牡蛎救逆汤、桂枝去芍药加麻黄附子细辛汤治疗，脾肾阳虚选用干姜附子汤治疗，阳虚生饮选用苓桂术甘汤、苓桂甘枣汤、真武汤、茯苓四逆汤等治疗。《伤寒论类要注疏》概太阳病之演化规律曰"伤寒之为病，始由皮毛而伤卫，继由肌肉而伤营……故其病也，则拂逆内攻，即无在不可以为病。于是各随经络之脏腑之本气，正化、对化、或相因而互见，或偏实、偏虚而致害，病象屡更，纷见杂陈。此六淫之病皆然，而伤寒特其一例也。仲景作集结，本六经而列方证，推演病邪、经气之穷变，脏腑地位之沿并。举其义例，而纬之于六经；针定指南，而东西方隅之位向不乱。凡营卫膀胱而外，旁见侧出之变象，举列之于太阳。其余分经辨证，分见互见，各标举其内例焉。犹曰：病邪之传变有如是，而方治之经权当如是也。其书以经气为定线，示人以按经辨证之法程"。

五、重脾胃中气升降之枢

标本中气、开阖枢谈六经经气运化及内外出入的转输规律，脾胃中土上下升降、龙虎回环、水火既济谈脏腑之气的运动规律，六经气化与中气升降皆一气周流之理，二者又以中土升降为根本。中医理论在临床实践中，不能只是侧重其中一种，应根据疾病之肯綮有机地运用出入升降之法，条分缕析地化解病因病机。

《素问·阴阳应象大论》载"清阳为天，浊阴为地。地气上为云，天气下为雨"。《素问·六微旨大论》载"出入废则神机化灭，升降息则气立孤危。故非出入，则无以生长壮老已；非升降，则无以生长化收藏。是以升降出入，无器不有"。《素灵微蕴》载"五脏之部，心位于上，肾位于下，肝位于左，肺位于右，脾位于中。谷气为阳，生于心肺，谷精为阴，入于肾肝。肾为纯阴，阴极则阳生，故上亦有精下亦有气。下之气，阳之根，上之精，阴之根也……阴根于阳，阳根于阴，阴生则浊，阳生则清，清则必升，浊则必降。盖水为纯阴而内含阳气，此气左升，则化木火，是清阳出于浊阴之中也，以为纯阳而中含阴精，此精右降，则化金水，是浊阴生于清阳之内也。肾水之内，一阳常升，心火之中，一阴常降"。黄元御通过研读《黄帝内经》而悟得中气真谛，在《素灵微蕴》中直言"中者，坎阳离阴交構之媒，此义得之《灵》《素》，读唐宋以后书，未易生兹妙悟也"。

《素问·玉机真脏论》载"五脏者皆禀气于胃，胃者五脏之本也"。《灵枢经·五味》载"胃者，五脏六腑之海也，水谷皆入于胃，五脏六腑皆禀气于胃……故谷不入，半日则气衰，一日则气少矣"。《景岳全书》载"脾为土脏，以灌四旁，是以五脏中皆有脾气，而脾胃中也有五脏之气，此其互为相使，有可分而不可分在焉"。金元四大家的李东垣提出"内伤脾胃，百病由生"的观点，形成了独具一格的脾胃内伤学说。至黄元御《四圣心源》的中气学说，提出"清浊之间，是谓中气，中气者，阴阳升降之枢轴……中气左旋则为己土，中气右转则为戊土。戊土为胃，己土为脾。己土上行，阴升而化阳，阳升于左，则为肝，升于上则为心；戊土下行，阳降而化阴，阴降于右则为肺，降于下则为肾。肝属木而心属火，肺属金而肾属水……肺金即心火之清降者也，故肺气清凉而性收敛……肝木即肾水之温升者也，故肝血温暖而性生发……使坎离交姤，龙虎回环，则火下炎而不苦，水上润而不咸，木直升则不酸，金从降而不辛。金木者水火所由以升降也。木直则肾水随木而左升，金从则心火随金而右降。木曲而不直故肾水下润，金革而不从故心火上炎，而交济水火、升降金木之权，总在于土……脾为己主，以太阴而主升；胃为戊土，以阳明而主降。升降之权，则在阴阳之交，是谓中气……脾升则肾肝亦升，故水木不郁，胃降则心肺亦降，故金火不滞。火降则水不下寒，水升则火不上热。平人下温而上清者，以中气之善运也。中气衰则升降窒，肾水下寒而精病，心火上炎而神病，肝木左郁而血病，肺金右滞而气病。神病则精怯而不宁，精病则遗泄而不秘，血病则凝瘀而不流，气病则痞塞而不宣……盖足太阴脾以湿土主令，足阳明胃从燥金化气，是以阳明之燥，不敌太阴之湿。及其病也，胃阳衰而脾阴旺，十人之中湿居八九而不止也。胃主降浊，脾主升清，湿则中气不运，升降反作，清阳下陷，浊阴上逆，人之衰老病死，莫不由此。以故医家之药，首在中气，中气在二土之交。土生于火而火死于水，火盛则土燥，水盛则土湿。泻水补火，扶阳抑阴，使中气轮转，清浊复位，却病延年之法，莫妙于此矣"。至此立于阴阳中气的五脏升降的生理病理学说已臻完备。《医学求是》论曰"人以中气为主，脾胃居中，水火金木赖以运行，脾升则化木火，胃降则化金水，乃四象之父母""中气旺，则脾升而胃降，四象得以轮旋；中气败，则脾郁而胃逆，四象失其行矣"，指出"中气为升降之原，脾胃为升降之枢纽"。

六、以升降浮沉论治疑难杂症

尤在泾言"中者，四运之轴，而阴阳之机化。故中气立，则阴阳相循，如环无端，而不极于偏……是故求阴阳之和者，必于中气，索中气之立者，必以建中也""中气既痞，升降失常。于是阳独上逆而呕，阴独下走而肠鸣。是虽三焦俱病，而中气为上下之枢，故不必治其上下，而但治其中……以为交阴阳通上下之用也"。彭子益进一步引申为圆运动"中气如轴，四维如轮"，所以人体之生理运动即为"轴运轮行，轮运轴灵。轴则旋转于内，轮则升降于外"。若圆运动不灵光，就会出现"轴不旋转，轮不升降"的病理观。对于治则彭子益提出"运动轴的旋转，去运动轮的升降。运动轮的升降，来运动轴的旋转"。由轴而轮，是由中气而化升降；由轮而轴，是由升降而化中气。无论哪种形式，总的治则就是使圆运动流畅而不瘀滞。彭子益认为，内伤病无论是哪一经的病证，仍然是圆运动的，因此，治疗大法仍为调理升降，使圆运动灵光。如脾土湿寒、中土不运，用理中丸调运中土、燥湿温寒；肺胃不降、燥邪伤肺而见火逆，用麦门冬汤补中润肺降逆；寒邪侵袭肝脉，用当归生姜羊肉汤温润肝经；肾水不升、肝木失养而肝气不及或横逆，出现小便过多或不及，可用肾气丸滋肝补肾除湿；火亢不降甚而动血，可用大黄黄芩黄连泻心汤泻心火。以上五方是调轴轮运动的基础方，临床病证虽百千变化，但以调中气圆运动为立法准则选方加减用药定会取得良效。

脏腑气机之升降浮沉失常可引起精、神、气、血之病，因此，临床加减用药亦应采取升降浮沉之理。脾胃中气之药，以甘草、大枣、党参、蜂蜜温补中气，以干姜、炮姜、生姜散中寒，以神曲、麦芽、山楂、槟榔、草果理食滞，以砂仁、豆蔻仁、淡豆豉理中焦气滞，以白术、山药、白扁豆、薏苡仁、苍术、茯苓、猪苓健脾除湿，以半夏、藿香平降胃气，以黄连清湿热。

肺大肠右路之药以敛降为主，以山药、百合、红枣、麦冬、糯米补肺阴，以马兜铃、桔梗清肺降热排脓，以旋覆花、枇杷叶、桑叶、杏仁、款冬花、紫菀降肺，以瓜蒌、贝母清肺祛痰。葛根升大肠、薤白降肺金，二者合用则使肺大肠升降有序。五味子敛肺补肾，能把肺气从上焦直接敛到肾水之中，用量少降肺气，用量大补肾气。黄芩、知母、石膏清肺，竹叶降肺胃。肺气虚无力敛降则用黄芪、蜀椒；肺燥阴虚无力下降则用麦冬、百合润补肺阴；肺气不降、腑气不通而形成有形之实邪则可斟酌选用厚朴、枳实、大黄、芒硝、巴豆以通降六腑。

肝胆左路为生长之药，以当归、川芎、地黄、芍药补肝体，当归、川芎补木气之阳，地黄、芍药补木气之阴，温升凉降使木气升降周旋；以山茱萸、乌梅、生枣仁、何首乌、黄芪、羊肉、艾叶、吴茱萸、细辛温肝散寒；以牡丹皮、白头翁、秦皮、龙胆草、苦参、川楝子清热；以防风、柴胡、桂枝、麻黄协助肝气上升。若郁结甚堵上了，甚至成肿块了，则用当归、牡丹皮、延胡索、红花、土鳖虫、鳖甲以破左路之郁结。

心火不降而上炎扰心则用栀子、朱砂以直折心火或导热下行。黄连是清君相二火之主药，但大苦大寒用之不当则苦寒败胃，应慎用以保胃气，可用栀子代之。柏子仁清降心火，龙骨、牡蛎潜降心神，均使离火下济肾水为事。肾水主收藏，以补骨脂、韭菜子、肉苁蓉、巴戟天、葫芦巴、菟丝子、枸杞以补肾气，熟地黄、首乌、海参以补肾精，女贞子、旱莲草、龟板以滋肾阴，肉桂、附子以鼓动肾阳生发。

《本草备要》载"凡药寒热温凉，气也；酸苦甘辛咸，味也。气为阳，味为阴。气厚者阳中之阳，薄者阳中之阴；味厚者阴中之阴，薄者阴中之阳。气薄则发泄，厚则发热；味厚则泄，薄则通。辛甘发散为阳，酸苦涌泄为阴，咸味涌泄为阴，淡味渗泄为阳。轻清升浮为阳，重浊沉降为阴。阳气出上窍，阴味出下窍。清阳发腠理，浊阴走五脏；清阳实四肢，浊阴归六脏。此阴阳之义也。凡药轻虚者浮而升，重实者沉而降；味薄者升而生，气薄者降而收，气厚者浮而长，味厚者沉而藏，味平者化而成。气厚味薄者浮而升，味厚气薄者沉而降，气味具厚者能浮能沉，气味俱薄者可升可降。酸咸无升，辛甘无降，寒无浮，热无沉，此升降浮沉之义也。李时珍曰：升者引之以咸寒，则沉而直达下焦；沉者引之以酒，则浮而上至巅顶。一物之中，有根升梢降，生升熟降者是升降在物亦在人也……质之轻者上入心、肺，重者下入肝、肾。中空者发表，内实者攻里"。枯燥者入气分，润泽者入血分。上下内外，各以其类相从，此临床升降浮沉临床用药之总义。

七、保胃气，扶阳抑阴

张教授以一气周流、六经气化、中气转旋（脾升胃降）、龙虎回环、水火既济的神机出入升降之理论指导临床实践，也是据其诊治的临床疾病而言。由于其临床诊治的疾病以癌前疾病、癌症及久治不愈的疑难病为主，多为久治不愈之顽疾，已经多人诊治，多为三阴证或虚中夹实、寒热夹杂或寒中兼热（此热多为脾肾阳虚、水湿痰饮而有伏阳之患），故门诊尤重保胃气，扶阳抑阴。但临证之时，如遇到湿热及三阳证，则用药不离寒凉，亦喜用石膏汤、三黄汤、清营汤、大柴胡汤、承气类随证加减。

中医的疗效取决于中医独特的理论体系和思维方式，但由于西医观念的渗透和影响，在辨病辨证理论指导下过多注重辨西医疾病而忽略了中医病的辨证，不知不觉陷入了中医药与西医疾病对号入座的简单思维模式。遇高血压就平肝息风，遇发热即清热泻火，见肿瘤即解毒散结；或根据现代药理实验，如天花粉、黄精、地骨皮等有降糖作用，遇到糖尿病随手拈来；如白英、重楼等寒凉药能抗癌解毒，遇到肿瘤患者用量则30g，甚至更大量，更有甚者即使是阳虚寒凉之人也会在温阳之中略加一二味寒凉的抗癌之品。中医研究的是"人"，西医研究的是"病"，二者区别很大，故而临证处方脱离中医思维，无中医疾病及中医证候的辨治，必然导致疗效的下降。若据西医学药理指导用药或单纯据实验室的研究成果用药而忽略患者寒热虚实或药性的寒热温凉，则有虚虚实实、寒者寒之、热者热之的流弊。经探索多年，临床为达到扶阳抑阴、护胃气、保肝肾之精液的治疗目的，临床对于三阴夹火热或阴虚夹脾胃虚弱之证，多选用药性平和之金雀根、五指毛桃、石见穿、金荞麦等民间草药，远离苦寒泻火、寒凉滋阴，以保胃气，扶阳抑阴。

李东垣认为，"脾胃不足之源，乃阳气不足，阴气有余，当从六气不足，升降浮沉法，随证用药治之。盖脾胃不足，不同余脏，无定体故也；其治肝、心、肺、肾，有余不足，或补或泻，惟益脾胃之药为切"。黄元御亦指出"胃主降浊，脾主升清，湿则中气不运，升降反作，清阳下陷，浊阴上逆，人之衰老病死，莫不由此，以故医家之药，首在中气"。张教授临证治疗疑难杂症，首先将慢性病开胃纳谷放在首位，尤其是久病正衰之人及大积大聚之肿瘤患者，遵古训则衰其大半则止，而不可一味地辨证论治而忽略胃气的重要性。对于舌淡苔不腻者则予香砂六君子汤加减治疗，苔腻者则以温胆汤加减治疗，苔腻而黏者则以藿香正气散等加减治疗。其次，临床用药非确为阳明之热证，均远离苦寒。三阴夹杂热证则选用性平或性凉之品，多选用生薏苡仁、石见穿、石上柏、五指毛桃、岗稔根等民间草药；郁火则选用升降散或风药胜湿以解郁散火。对于阴虚证的治疗，用药以助精血阴津之化生为主，而慎用滋腻之品。张教授据中气旋转升降理论认为，阴虚证的产生源于中气之虚衰。黄元御曰"人知其金水之亏，而不知其胃土之弱。胃以阳体而含阴魄，旺则气化而阴生""金水之收藏，全赖胃土之降……胃土不降，金水失收藏之政，君相二火泄露而升炎，心液消耗而病阴虚"，甚至"脾气不升，则精血驰走而阴脱"。故对阴虚之病，张教授不仅重视金水不足，更重视胃土之虚弱，胃气旺则阴精自生，而不可滥用滋阴降火之剂损伤中气。对于确有肺阴肝血肾精不足较甚者，张教授遵"精不足者补之以味"之意，多在扶中土、调气机的基础上酌情加用麦冬、沙参、五味子、当归、白芍、熟地黄、何首乌、枸杞子、肉苁蓉等一二味。

中医用药是以偏纠偏，以其达到"阴平阳秘"之理想的健康状态。为保机体之胃气阴津，张教授用药期间，慎用当下流行的各种保健品，多提倡不挑食而合理饮食之食补。其中，尤忌辛辣伤阴上火之品，以防其伤阴耗津；慎用大寒大凉之品，以防其戕伤脾胃之阳气。引导患者食用肉类之品之时，不以满足口腹之欲，而是满足身体生理需要量。饮食应以五谷杂粮为主，但不可因自己喜好而过量食用一种，以防单一食物产生阴阳偏颇之弊，应平衡饮食。此正是张从正"盖汗下吐，以若草木治病者也。补者，以谷肉果菜养口体者也。夫谷肉果菜之属，犹君之德教也；汗下吐之属，犹君之刑罚也。故曰：德教，兴平之粱肉；刑罚，治乱之药石。若人无病，粱肉而已；及其有病，当先诛伐有过。病之去也，粱肉补之，如世已治矣，刑措而不用。岂可以药石为补哉？必欲去大病大瘵，非吐汗下未由也已"之明训矣。

八、四诊合参，尤重望诊

《黄帝内经》云"察色按脉，先别阴阳"，又云"能合脉色，可以万全"。《四诊秘录》开篇载"能合色脉可万全，切以指参问以言，耳听音兮目察色，明斯诊道识根源"。《素问·疏五过论》载"凡未诊病，必问常贵后贱，虽不中邪，病从内生，名曰脱营；尝富后贫，名曰失精……凡欲诊病者，必问饮食居处，暴乐暴苦，始乐后苦，皆伤精气，精气竭绝，形体毁沮。暴怒伤阴，暴喜伤阳……从容人事，以明经道，贵贱贫富，各异品理，问年少长，勇怯之理，审于分部，知病本始……决以明堂，审于终始，可以横行"。斗胆以此补《十问歌》之不备矣。

《难经》云"望而知之谓之神"，望诊在《灵枢经·五色》之明堂藩蔽图、面部色诊分属部位图及《素问·刺热》五脏面部划分均有明确之定位，《望诊遵经》之"浮沉、清浊、微甚、散搏、泽夭"十法通过取类比象使人易于理解学习。除重面部望诊外，还与舌部望诊互参。《医镜》载"凡病俱见于舌……舌尖主心，舌中主脾胃，舌边主肝胆，舌根主肾"。《舌鉴辨正》载"舌根主肾、命、大肠，舌中左主胃、右主脾，舌前面中间属肺，舌尖主心、心包络、小肠、膀胱，舌边左主肝，右主胆"，此一分属五脏法和寸口脏腑脉法一致。医均重舌质及舌苔色泽主病、舌之润燥之辨则。苔黄而水滑欲滴则为郁热，此时大剂附桂温阳渗利之药放心用之，则水去而郁热不治自消。舌燥甚则津乏干枯，需辨阴虚不濡还是阳虚不能布津。

望诊一法较于脉诊的"心中了了、指下难明"更适于疾病的病位、病性、病势等定位。虽然我们理论娴熟，但临证之时，欲将望、切二诊用之精难矣！究之原因，无静默之功矣！须烂熟于心，常思常用，达古人所云"思之思之，鬼神通矣"之境时则有豁然开朗之妙，此时望、切二诊方可运用自如。吾学望诊曾遵师命于马路旁，观人之面色逾数万人次，方有"睹其面则心中了然"之苗头，究其不能烂熟于心之因，乃定功不逮也，脉诊之诀窍亦然。

《治病法轨》载"仲景《伤寒论》序例有云'阳盛阴虚汗之则死，下之则愈。阳虚阴盛汗之则愈，下之则死'。此乃治病紧要纲领，不特伤寒之治法已也"。而脉诊之象及主病诸多书籍亦载。此以先贤之经验为依据，结合临证略述心得于下。

聚类比像脉秘诀，阴阳道路是左右，左手为阴亦为血，右侧为阳又主气，阴虚阴盛察左脉，阳虚阳盛看右端。左手分部心肝肾，右侧便是肺脾命，寸关三部定脏腑。病急不分寸关尺，但看浮中沉三部。内寓水木火土金，五行制化理俱备，相生顺矣克则逆。浮数动滑大为阳，沉弱微涩弦主阴，阴病阳脉有转机，阳病阴脉须慎重。浮沉弦紧涩与滑，六脉残贼为诸病，迟脉主脏数主腑，右三部脉气分病，左三部脉辨血分，脉微细濡为虚证，浮大而散亦主虚，实证脉洪且又长，脏腑气血虚实辨。弦为痰饮细为湿，紧为宿食涩为瘀，滑脉主热与痰积。浮脉主表沉主里，迟缓为寒滑数热，风寒浮紧缓中风，湿脉沉细燥细涩，火脉滑数暑浮虚，痰饮瘀滞六淫辨。关尺忽洪左大右，女人月经必将至，滑数冲和无他疾，育龄妇女喜脉至。脉无定体证为要，阴阳内外须确辨，深入脉诀得三昧，方究脉理决生死。

九、衷中参西，方证相对

西医学利用现代自然科学研究成果，通过解剖学、微生物及生物化学等方面，从器官到组织、细胞，又从细胞进入基因、分子等超微结构水平以探知人体的生理病理机制，对疾病的发生发展从微观层面有一个相对客观的认识。从微观角度来看，西医在疾病的定性、定位、诊断上确有长处，辨西医之病有利于掌握疾病局部的病因、病理及发展变化规律。当前随着自然科学技术的发展，西医分科越来越细，外科不仅分胸外、普外等，又进一步分为介入、微创等科室。在面对急性的单一的疾病时，西医有中医不可比拟的优势。就是在危重症病患的各项急救措施方面，也有着快速有效的治疗效果。但毋庸置疑，面对病因复杂得多脏器功能紊乱的慢性病，因疾病的发生、发展变化受多种因素的影响和牵制，西医又显得有些无能为力。而中医的理论核心是气一元论的整体辨证的恒动观，人体的五脏六腑通过经络与全身各大部的器官、组织联系为一个整体，互相协调、相互制约，发挥着生理功能。中医通过四诊六经八纲之功，以经统病、按病析证、随证出方或凭证候以定病、审病情以辨证，以审因论治、因势利导，将人体全方位的信息综合起来，根据主次矛盾和矛盾主次方面的辨证法理论，抓住疾病发展过程中的某一阶段的主要症状、主要证候，所得出的结论与个体所患疾患阶段性的病理实质基本一致。中医对脏腑功能紊乱及气血津液生成与输布异常而致邪正交争、升降失常、虚实并见、寒热错杂等复杂的慢性病，通过条分缕析，而显得游刃有余，临床多能弥补西医疗法之不足。如西医肺癌某阶段，中医辨为太阳病，辨证为表寒挟饮证，此时大胆运用小青龙汤加减治疗，会有效如桴鼓的临床疗效。而随着表散饮去，则脾肾阳虚或肺肾气虚之证又突显出来，则临证又需证变方随、方证相对、随证治之，可用补肺汤、参蛤散等加减以固本，可提升患者的生活质量，从而实现带瘤生存和益寿天年的慢病管理理念。

衷中参西绝不是机械地按照西医的诊断套用中药、方剂。我们衷中参西，应守正而不保守，在掌握西医对病因、病理的认识和生化、影像学等检查资料的基础上，帮助我们运用传统中医思维去认识病机，观察疾病的进退和临床疗效。如中医没有前列腺这个器官，但我们根据前列腺具有控制排尿及内分泌功能，分泌物又参与构成精液，分泌活动受雄性激素调控，则将前列腺归结到中医的肾、膀胱、三焦的功能，以此指导前列腺癌、前列腺增生、前列腺炎的诊治均取得了较为满意的临床疗效。在选方用药时，在坚守中医理论及思维的基础上，借鉴西医疾病生理和病理及中药药理研究成果，辨证用药，以提升用药与疾病宏观和微观层面的契合性，以取得最优的临床效果，从而实现"一病必有一主症、一症必有一主证，一证必有一主方，一方必有一主药"的衷中参西、方证相对地精准论治。

临床经验

一、一体四元疗法防治肿瘤

张教授继承中医前贤及传统中医理论论治的精粹，结合近年来中西医对肿瘤病因病机的研究成果，认为"三因致瘤""虚、邪、郁、毒"和"毒结窠囊"是肿瘤形成的中医病因病机。此学说通过阐述痰瘀与肿瘤形成的关系，明确提出以痰瘀为主的物质胶结形成的"窠囊"是正常人体细胞变异生成"癌毒"的微环境，从而科学地区别了痰瘀致病的广泛性与"毒结窠囊"引发恶性肿瘤的独特性。张教授认为，正气亏虚为肿瘤发病的内在条件，气机郁结是肿瘤产生的重要因素。气机郁结进而导致火、痰、瘀等病理产物的形成，气机郁结及火、瘀、湿、痰等病理产物与残留的外邪、食积所产生的局部失调的微生态——窠囊是孕育很多异质性肿瘤细胞（癌毒）的土壤，癌毒是肿瘤形成的必要因素，癌毒胶结窠囊凝聚成瘤是肿瘤的基本病机。从而科学地阐释了痰瘀胶结致病的广泛性与毒结窠囊的特异性。

在这一病因病机学说的指导下，结合西医学治疗肿瘤的科研成果，其研发团队研究出了中西医肿瘤精准防治一体四元治疗体系（图3）。①一元疗法：即增强患者与病魔做斗争的信心。通过介绍佛、道、儒等我国传统文化和循证医学成果，让患者建立战胜疾病的信心，以实现肿瘤患者"带病延年、带疾终天"的慢病防治理念。②二元疗法：即中西医融合、多学科综合治疗。根据中西医运用传统文化理念疏导患者心理，使其树立科学的世界观、生命观，养成良好的生活、工作习惯。通过了解肿瘤临床治疗效果，树立战胜疾病的信念和力量。

一体四元疗法简图

为配合西医手术、放化疗、靶向等治疗，以中医药治疗为主，配合食疗、气功导引、针法、灸法、脏腑按摩等综合疗法以调气机、通经络、理气血，起到恢复脏腑功能、扶助人体正气、促进体能恢复和肿瘤易感体质修复的作用。

一元疗法
增强患者战胜病魔的信心

二元疗法
促进术后康复，为放化疗减毒增效

阴平阳秘整体辨治为核心，通过六经、脏腑、经络、三焦等辨证，采用"一病必有一主症，一症必有一主证，一证必有一主方，一方必有一主药"并结合"引经和归经传统用药方法"，对患者进行精准化、个体化、综合性中医靶向治疗。

针对肿瘤患者术后存在的残癌、癌灶，用剔邪、搜络、力雄、毒小、安全的虫类药，以瓦解肿瘤生成的病理基础"窠囊"，同时清除残留之癌毒。

三元疗法
减少肿瘤术后及放化疗后复发的可能

对于因有心肌梗塞等严重基础病不能接受西医治疗，或高龄中晚期，或因西医毒副作用而拒绝西医治疗的患者，根据"无毒不成瘤"的病机，采用半夏、狼毒、马钱子、蟾蜍等以毒攻毒的疗法。

四元疗法
杀伤癌细胞，以期抑瘤消瘤、带瘤生存

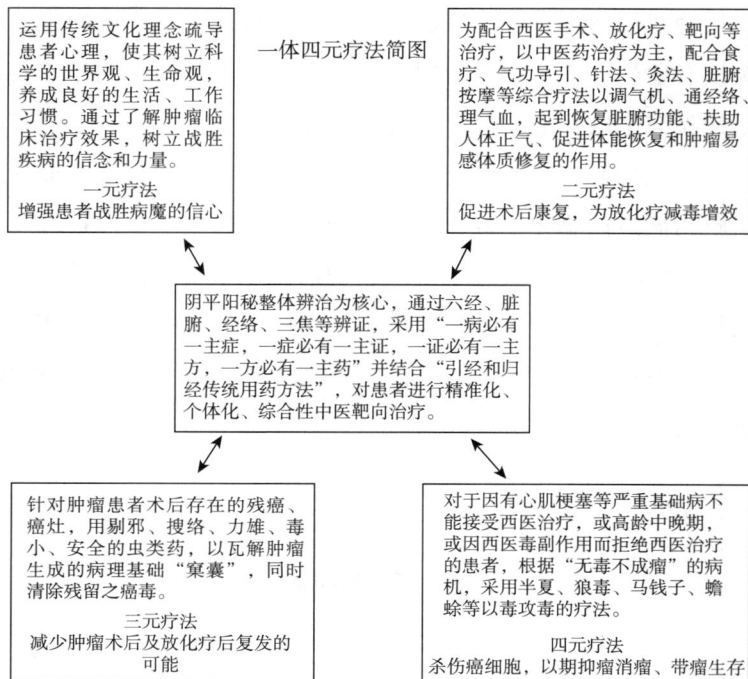

◎　图3　一体四元疗法简图

医学理论指导患者进行西医学多学科综合治疗，治疗前后及治疗中积极运用促进术后康复和对放化疗减毒增效的中西医融合之多学科综合治疗方法。由医院多学科专家团队根据肿瘤 TNM 分期、分子分期及 PS、ADL、QOL 评分等依据，指导患者及时进行综合性个体化治疗。西医学综合运用外科、放疗及内科进行多学科治疗，在根治和缩小瘤体方面具有明显优势，是当前肿瘤治疗的主要手段。西医学治疗中和治疗前后及时介入中医药，不仅对肿瘤导致脏腑和气血津液等功能紊乱的产生机制有很好的修复作用，而且还有促进患者术后康复和对放化疗的减毒增效作用，从而为下一步改善体质、防治肿瘤复发转移提供强大的前期支撑。③三元疗法：即整体辨治、改善体质，虫类搜剔、减少复发转移。此期主要针对肿瘤手术后尚存在残癌病灶，术后及根治性放化疗后易于复发或转移的现象，为巩固稳定期。在二元治疗的基础上，运用中医的整体观和恒动观进行辨证论治，以恢复紊乱的脏腑功能和失调的气血津液运行机制，从而最大限度地减少肿瘤复发转移所依赖的窠囊之病理基础，从而改善易产生窠囊及癌毒的患者体质。充分运用剔邪、搜络、力雄且多有小毒的虫类药物祛除肿瘤生成的"窠囊"，同时虫类药大多均有清除残留的癌毒之能力，从而最大限度地减少了肿瘤的再次转移和复发的可能。④四元疗法：即以毒攻毒、抑瘤消瘤。对于肿瘤晚期或因患心肌梗死等其他病证而不能采用手术治疗及放化疗，或因不能耐受西医学毒副作用而拒绝治疗的患者，根据"无毒不成瘤"的这一根本病理机制，在前三元治疗的基础上，采用斑蝥、狼毒、半夏等以毒攻毒疗法杀伤癌细胞，以期减轻或消除临床症状，提高生活质量，延长生存期，最终实现抑瘤消瘤及带瘤生存、带疾终天的晚期肿瘤治疗目的。

张教授认为，肿瘤患者在仅有窠囊形成之际，一般是癌前病变，而非肿瘤细胞已形成，此期处在西医学的结节、肝硬化、胃肠息肉、肠化、异生等癌前病变阶段，只有通过较长时间窠囊的孕育，使癌毒逐渐形成，才有可能进入肿瘤的早期，此时肿瘤标志物阴性或某项肿瘤标志物异常，但影像学尚不能查到瘤体。这就为中医未病学防治肿瘤提供了一定的学说指导。窠囊形成前未病先防，应运用中药治疗结合食疗、气功、导引、针法、灸法、脏腑按摩等的综合疗法，通过祛外邪、调气机、通经络、理气血，达到脏腑功能恢复、气血通畅的阴平阳秘之机体健康状态，从而截断窠囊的形成。如窠囊已成，但尚无癌毒孕育产生，此时人体已建立了形成肿瘤的病理基础，我们就需要积极采取欲病截断的未病防治思想。此时西医学治疗肿瘤的手段尚不能充分运用，而中医的治疗关键应当是在祛除三因之邪、调整脏腑功能、调理气血、蠲湿化痰、软坚散结、活血祛瘀、消食攻积的基础上，酌加搜剔通络的虫类药以瓦解窠囊、截断病势。癌毒一旦孕育且凝结成形，则肿瘤已成，即进入影像学显形阶段，此时多为肿瘤早期，患者体质多壮实且耐受攻伐。此时，若尚无西医学手术及放化疗指征，则应及早运用大毒之品以毒攻毒剿灭癌毒，以截断肿瘤的发展为第一要务，需根据病情，辨证地采用三元、四元疗法进行治疗。若已有西医学的手术指征，则应以首选手术切除肿块为急务，以二元疗法进行中西医结合治疗。若患者发现既为中晚期，则应辨证综合运用二、三、四元疗法，或单独运用某一疗法，进行中西医临床医学治疗。

对于已形成肿块且确诊为肿瘤的患者，采用一体四元治疗体系根据疾病的病位、病势、轻重、分期确定是否采用手术、放化疗、靶向、免疫及中医治疗方案。西医治疗手段见效快，这为中医改变窠囊这一肿瘤细胞生长的环境创造了前期的条件，让我们有时间去改变患者的易患体质；也为中医运用相对霸道的以毒攻毒之品防治肿瘤的复发与转移，创造了一个较长时间段的用药时间。因手术、放化疗和靶向、免疫治疗均有一定的毒副作用，这与中医大毒药物治疗疾病会给人体带来一定的不适相类似，所以我们把西医的手段视为以毒攻毒的剧毒之品。传统中医通过其他药物与大毒之药配伍消除大毒之药引起的全身及脏腑的不适，而目前临床实践也验证了运用中药、针灸、刮痧、脏腑按摩、食疗、导引气功等调节脏腑及全身功能的方法作为配伍，可以减轻西医治疗的副作用，使西医学治疗手段顺利完成其"以毒攻毒"的治疗作用。对于因各种原因不能运用西医治疗的肿瘤患者，中医传统的五行生克制化、一气周流、如环无端、阴平阳秘的理论，对运用生半夏、狼毒、斑蝥等大毒之品进行中医药的"化疗"有指导作用。

张教授认为，一体四元治疗体系中医药治疗肿瘤的关键环节是充分运用辨证论治思维，结合归经和引经理论对肿块及脏腑功能紊乱和气血失常的病机进行精准靶向治疗。即通过六经、六淫、脏腑、经络、三焦等辨证，以"一病必有一主症，一症必有一主证，一证必有一主方，一方必有一主药"的选方用药原则为主，以整体观念指导下辨证运用的针灸、拔罐、刮痧、脏腑按摩、食疗、体疗等综合疗法为辅，结合引经和归经传统用药理论，使主方、主药和综合疗法对患者癌块所在的脏腑、经络、皮部等病所进行精准化个体化的中医靶向治疗。通过纯中医药治疗，或配合西医的手术治疗、靶向治疗及放化疗等治疗手段，可以提高患者机体免疫功能、稳定瘤体、改善症状，同时可以促进术后康复、减轻放化疗毒副作用、增强放化疗效果。中西医融合治疗显著提高癌症患者的生活质量、延长其生存期，这也是当今中西医临床肿瘤界追求的带瘤生存的目标。在此基础上通过运用搜剔、通络的虫类药及半夏、狼毒等有毒之品以减少复发和转移，从而实现提高生活质量，带瘤生存和益寿天年的慢病管理理念。

【验案举隅】

刘某，女，59，农民，河北省石家庄市人，2017年6月26日初诊。

患者咽痒咳嗽3个月。2017年6月23日CT检查（图4）示两侧锁骨旁、纵隔、两肺门多发增大淋巴结；左肺门增大，左肺门及左肺下叶可见软组织肿块影，周围可见片状模糊影，大小为5.0cm×4.0cm×4.5cm；双肺多发结节，两肺纹理增粗紊乱；左侧胸腔可见新月形液体影。骨扫描示骨转移。癌胚抗原351.40ng/mL，CYFRA 5.79ng/mL，NSE 25.63ng/mL。肺穿刺涂片找到癌细胞。病理学检查找到癌细胞，确认为低分化鳞癌。CK（＋），Ki67阳性细胞数30%，P40（＋）、CK5/6（＋），CK7（＋），EGFR-L858R（＋＋＋）。河北省肿瘤医院确诊为肺栓塞溶栓治疗后，低分化鳞癌，左肺癌Ⅳ期（T4N2M1b）骨转移，双下肢深静脉血栓形成，癫痫。西医给予低分子肝素钠注射液0.5mL皮下注射以抗凝治疗，每12小时1次；给予唑来膦酸治疗骨转移。患者因有肺栓塞，住院期间及出院后均未予西医的抗肿瘤治疗。

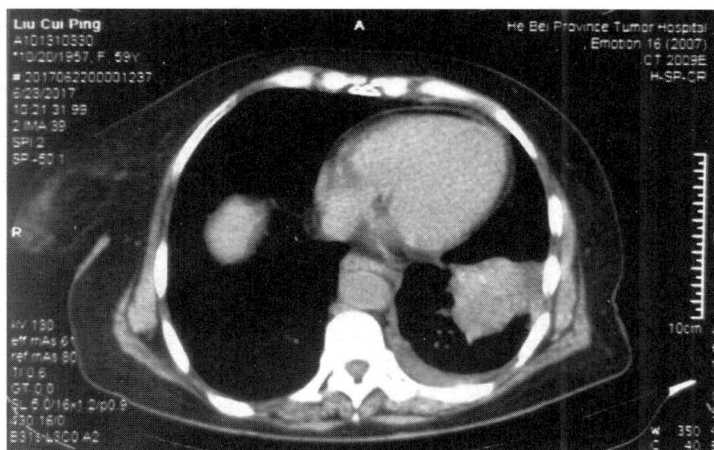

◎　图4　2017年6月23日治疗前CT检查结果

初诊时症见咽痒咳嗽，甚至喘憋胸闷，喉中哮鸣音，以夜晚较重，痰多色白质黏，咳甚则遗尿，伴咽干咽堵，口干欲饮，口黏，时恶心干呕，时有肌肉瞤动，头沉、首如裹，乏力，易疲劳，懒散不欲动，双下肢沉重，右下肢乏力、外侧走串疼痛，大便每日1次，小便黄，夜尿2次，舌淡暗，苔薄白稍腻水滑，脉弦滑尺沉中。

西医诊断：左肺癌Ⅳ期（T4N2M1b）骨转移。

中医诊断：痰饮。

辨证：风寒束肺，痰饮阻肺。

治疗：小青龙汤加减治疗。

处方：炙麻黄10g，桂枝10g，干姜5g，细辛3g，生半夏10g，生天南星10g，天龙10g，葶苈子20g，黄芩10g，射干15g，白英30g，冬凌草30g，橘红10g，炒白术30g，僵蚕15g，骨碎补30g，党参15g，炒白芍30g，炒枳实10g，生黄芪30g。

十八诊（2017年10月15日）：乏力、咽痒、晚上大便干消失，仅晚上咳嗽1～2声，大便每日2～3次、不成形，纳可，寐安，已恢复家务及轻微的田间劳作。舌淡暗，苔薄白黄润，脉弦缓尺沉无力。低分子肝素钠注射液已在十三诊（2017年9月15日）时停用。2017年10月13日复查CT（图5）示肿瘤大小为4.3cm×3.0cm×3.5cm，与6月23日比较变小，伴少量积液，其他表现无明显变化。癌胚抗原75.65ng/mL，CYFRA 1.69ng/mL，NSE 21.94ng/mL。

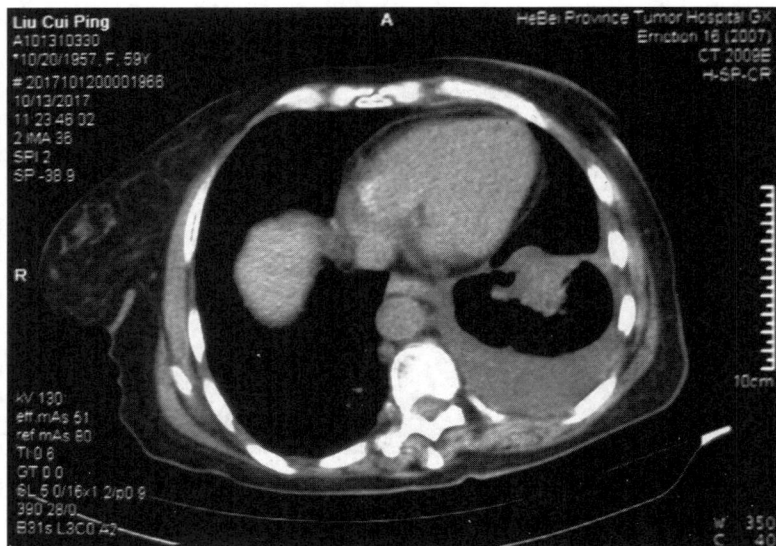

◎ 图5 2017年10月13日CT检查结果

处方：炙麻黄10g，桂枝15g，干姜10g，生半夏30g，生天南星30g，夏枯草30g，冬凌草30g，厚朴15g，炒枳实10g，浮海石50g，猫爪草30g，仙鹤草30g，生黄芪70g，骨碎补50g，生白术50g，茯苓30g，白英30g，半枝莲50g，水蛭15g，酒大黄10g，山茱萸30g，当归30g，车前子20g，生内金30g。

按语：患者因有肺栓塞没有采用西医学抗肿瘤治疗，故患者仅知道有肺栓塞而不知有肺癌，从而减少了情绪上对肿瘤的恐惧感，结合一元疗法，让患者树立了战胜疾病的信心。目前单纯采用中医药治疗。根据一体四元疗法用药原则，综合运用三元、四元疗法。中医辨为痰饮病，主症为咳嗽、吐痰涎，主证为风寒袭肺引动宿饮。主方为小青龙汤，主药是宣肺开结、破癥坚积聚的肺经专药麻黄。麻黄一药临床多用作风寒解表药，而麻黄实为一治疗肺癌的专药及引经药。《神农本草经百种录》载其"止咳逆上气，轻扬能散肺邪……破癥坚积聚，散脏腑之内结。麻黄，轻扬上达，无气无味，乃气味之最清者，故能透出皮肤毛孔之外，又能深入积痰凝血之中。凡药力所不到之处，此能无微不至，较之气雄力浓者，其力更大。盖出入于空虚之地，则有形之气血，不得而御之也"。《本经疏证》言"麻黄气味轻清，能彻上彻下，彻内彻外，故在里则使精血津液流通，在表则使骨节肌肉毛窍不闭，在上则咳逆头痛皆除，在下则癥坚积聚悉破也"。李时珍在《本草纲目》中指出"麻黄乃肺经专药，故治肺病多用之"。故张教授治疗肺癌，常用麻黄作为第一位中医靶向药，直指肺中由痰、瘀、癌毒胶结之窠囊；同时又借用麻黄轻扬上达、气味最清之性能，外则引邪透达皮肤毛孔之外，内则深入积痰凝血之中，其性无微不至而引诸药出入于空虚之地，至有形气血痰瘀胶结的窠囊之处以祛胶结之痰、瘀、毒，故临床又常把麻黄作为肺癌的引经药应用。在一体四元疗法的指导下，以小青龙汤为主方加减治疗 3 个月，不仅使患者症状基本消失，而且达到了抑瘤消瘤的目的。

二、扶阳抑阴诊治肿瘤

《素问·调经论》载"血气者，喜温而恶寒，寒则泣不能流，温则消而去之"，张教授上宗《黄帝内经》《金匮要略》等经典之旨，认为肿瘤及其疼痛多是由阳气不足，外受寒湿之邪，或体内阳气不能蒸腾及运化水湿导致痰饮内生，寒凝血脉，痰瘀胶结而成肿块；或痰瘀胶结阻滞经脉，不通则痛而致疼痛。《灵枢经·百病始生》载"积之始生，得寒乃生，厥乃成积也"，《素问·生气通天论》载"因于气，为肿，四维相代，阳气乃竭""阳气者，精则养神，柔则养筋。开阖不得，寒气从之，乃生大偻……营气不从，逆于肉理，乃生痈肿"，充分说明机体阳气不足与感受寒邪是导致肿瘤形成的重要病因。寒邪侵袭、饮食失调、居处失节、七情内伤，皆可导致脏腑功能紊乱、气机升降出入失常，阳气不行，导致经络阻塞，痰饮瘀血蕴里胶结不去，渐聚而成积，正如《灵枢经·百病始生》所载"卒然外中于寒，若内伤于忧怒，则气上逆，气上逆则六输不通，温气不行，凝血蕴里而不散，津液涩渗，著而不去，而积皆成矣"。《金匮要略·水气病脉证并治》载"寸口脉迟而涩，迟则为寒，涩为血不足……寒气不足，则手足逆冷；手足逆冷，则荣卫不利；荣卫不利，则腹满胁鸣相逐，气转膀胱，荣卫俱劳；阳气不通，即身冷，阴气不通，即骨疼；阳前通，则恶寒，阴前通，则痹不仁；阴阳相得，其气乃行，大气一转，其气乃散"。故张教授临床多采用温通阳气，使大气一转则痰凝血瘀豁然消失为治疗大法，临床多用桂枝去芍药加麻辛附子汤加减以温阳定痛、斡旋胸中大气，使胸中大气能够"统摄营卫、脏腑、经络，而令充周无间，环流不息，通体节节皆灵"，使一身阳气得复，痰瘀等阴霾消除于无形之中，疼痛自止，瘤块渐缩，此加减方经临床验证不仅可减轻痛苦提高生活质量，而且还有抑瘤缩瘤之功用。

桂枝去芍药加麻辛附子汤出自《金匮要略·水气病脉证并治》，原方治疗"气分，心下坚，大如盘，边如旋杯，水饮所作"之心肾阳虚、水饮凝滞证的正水病，而其中"心下坚，大如盘，边如旋杯"乃是痰饮与瘀血胶结的有形之物，部分腹部癌症可表现为此证，方用桂枝去芍药加麻辛附子汤之妙在于无一味利水除饮化痰、活血通脉之药，却有温经散寒、通阳化气、蠲饮化痰、活血通脉之功，此正是《素问·调经论》所曰"温则消而去之"的临床实践，故本方有抑瘤消瘤、蠲痰通络止痛之功。临证之时，张教授常根据病情加减以增强温阳化饮祛痰、益气温经通脉之力，使方药促使胸中大气得转、其气乃散之力雄，从而起到更好的止痛和抑瘤消瘤之作用。不论何系统肿瘤，凡表现为阳虚寒凝、血瘀痰阻所致的身痛、骨节疼痛或胸痛、腹痛或胸、腹部肿瘤，舌暗淡或紫，苔薄白或水滑，脉沉细无力，或浮弦但沉取无力者，均可用此方随证加减。

处方：桂枝 10g，细辛 5～10g，附子 10～30g，生（炙）麻黄 10～30g，炮姜（干姜）10g，灯盏花 10g，制吴茱萸 5～10g，胆南星 10～20g，浮海石 30～50g，制乳香 6～10g，制没药 6～10g，生晒参 5～10g，炙甘草 10～20g，生黄芪 30～120g，威灵仙 20g，生姜 10 片，大枣 20 枚。

在桂枝去芍药加麻辛附子汤温经散寒、通阳化气的基础上，加干姜、吴茱萸以加强温中散寒之力。方中生晒参、制附子相配以加强温阳益气之力；炙甘草、生姜、大枣与温阳散寒之品辛甘相伍以益阳，以助温经通阳、化气行血之功；胆南星、浮海石化痰软坚，同时反佐温阳益气药之燥性；乳香、没药活血止痛、消肿生肌；灯盏花散寒通络、活血止痛、消积；威灵仙蠲痰、化瘀、散结、通络，能引领诸药直达病所，《药品化义》谓其"宣通十二经络……以此疏通经络，则血滞痰阻，无不立豁"。诸药共奏益气温经、通阳止痛、化痰软坚、活血通络之功，从而逐渐消除肿瘤阳虚寒凝、痰血胶结之机，随证加减化裁，久用则可止痛消瘤。方中药物多益阳助热，禁用于阴虚火旺或热邪致瘤的患者，否则会加速肿瘤的发展和转移。

【验案举隅】

陶某，女，50 岁，农民，河北省廊坊市人，2015 年 6 月 1 日初诊。2015年 5 月 12 日因咯血在解放军总医院经 CT、电子支气管镜及病理检查诊断为小细胞肺癌。CT 检查结果肺窗显示右中肺叶透过度增强，左上肺支气管闭塞，左肺门处见不规则软组织肿块影，大小约 5.0cm×4.5cm，密度均匀，增强扫描其远端及周围见片状、斑片状高密度影，增强扫描部分明显均匀强化，右中肺叶、右下肺胸膜下见索条、网格影。纵隔窗显示左肺门增大，主肺动脉窗、隆突下见多个淋巴结影，最大短径约为 1.2cm。CT 检查诊断为左上肺中心型肺癌并左上肺不张、阻塞性炎性病变，右中肺叶、右下肺胸膜下慢性炎性病变并间质性改变，纵隔肿大淋巴结。电子支气管镜检查示左肺主支气管开口可见小结节，管腔通畅；左肺上叶支气管可见新生物阻塞管腔，被覆白色坏死物；左肺下叶背段及基底段支气管开口正常，黏膜光滑，管腔通畅。电子支气管镜检查诊断为左肺上叶新生物性质特查。病理检查报告（左肺上叶）低分化癌，考虑为小细胞癌。

初诊时症见肩背疼痛、背部恶寒 20 天，伴左胸及胸骨后闷痛，咽部痰堵，咳嗽痰多，色白质稠，呼吸困难、动则加重，口苦，口干不欲饮，恶心干呕，大便黏腻不爽、每日 1 次，舌淡暗，苔薄白，脉沉细迟无力。据症辨为胸中大气不转，阳不化水聚为痰饮，痰饮痹阻胸中而胸闷、喘息咳唾；血水同源，饮聚而血滞难行，形成痰瘀胶结阻于络脉引发肩背疼痛，阳气不达于背则恶寒。治宜温阳祛寒、蠲饮通络、清解癌毒，药用桂枝去芍药加麻辛附子汤合枳实薤白桂枝汤加减治疗。

处方：制附子 10g，桂枝 10g，制吴茱萸 5g，姜黄 10g，瓜蒌皮 30g，姜半夏 15g，厚朴 10g，生牡蛎 30g，煅瓦楞子 30g，天花粉 20g，浙贝母 10g，猫眼草 10g，猫爪草 30g，黄连 10g，沉香 5g，炒白芍 30g，柴胡 10g，川牛膝 30g，生甘草 15g，合欢皮 30g。7 剂，每日 1 剂，水煎服。

二诊（2015 年 6 月 6 日）：经温阳祛寒、蠲饮通络、消解癌毒治疗 6 周后，恶心干呕、大便黏腻不爽消失，肩背痛、恶寒、左胸及胸骨后闷痛、咽部痰堵、咳嗽有痰明显缓解，口苦、气短、呼吸困难缓解，仍动则疲劳，喘息加重，晨起咳嗽较重，项背强几几，头晕头痛，舌暗，苔薄白，脉沉迟无力。药虽已中的，但患者复感寒邪引发太阳经脉痹阻之症。

处方：制附子 10g，桂枝 10g，制吴茱萸 5g，姜黄 10g，瓜蒌皮 30g，姜半夏 15g，厚朴 10g，生牡蛎 30g，煅瓦楞子 30g，天花粉 20g，浙贝母 10g，猫爪草 30g，沉香 5g，柴胡 10g，川牛膝 30g，生甘草 15g，合欢皮 30g，麻黄 10g，干姜 5g，细辛 5g，生炙黄芪各 30g，露蜂房 10g，全蝎 3g，冬凌草 30g，石斛 60g，麦冬 50g，黄芩 10g。7 剂，每日 1 剂，水煎服。

五诊（2015 年 6 月 27 日）：患者疼痛完全消失，已能参加轻体力劳动，故在桂枝去芍药加麻辛附子汤基础上加减，以期通过温阳化湿、通络祛瘀、攻毒散结之法以带瘤生存。

处方：制附子 30g，桂枝 10g，制吴茱萸 5g，细辛 10g，干姜 10g，生晒参 10g，瓜蒌 30g，姜半夏 15g，壁虎 15g，猫爪草 30g，猫眼草 10g，露蜂房 10g，冬凌草 30g，土茯苓 30g，沉香 10g，乌梅 60g，浮海石 30g，仙鹤草 50g。7 剂，每日 1 剂，水煎服。

按语：患者脾肾阳虚、痰饮内生，浊邪乘虚侵犯胸阳之位引发肩背恶寒疼痛，伴左胸及胸骨闷痛、呼吸困难动则加重、咽部痰堵、咳嗽痰多、色白质稠、恶心干呕、口干不欲饮等症状，实乃胸部阳气不足被痰饮浊邪乘虚痹阻的"阳微阴弦，即胸痹而痛，所以然者，责其虚极也……喘息咳唾，胸背痛、短气"之胸痹病。张教授用桂枝去芍药加麻辛附子汤温经散寒、通阳化气、蠲饮化痰、通络止痛以治本，枳实薤白桂枝汤针对上犯胸中的有形痰饮浊邪以治标，标本同治以达一身之阳气上下交通，使痰瘀浊邪消散于无形之中而病愈。随证加用壁虎、露蜂房、猫爪草、猫眼草、冬凌草等治疗肺癌专药以清解癌毒，加牡蛎、浮海石、瓦楞子加强化痰软坚之力，加黄芩、黄连、天花粉针对积阴之下必有伏阳之病机，加白芍、石斛、乌梅、麦冬防附桂等温燥之品劫津动血之弊。张教授临证之时，针对肿瘤多有痰瘀胶结之病机，喜用花蕊石、合欢皮各30g，《本草纲目》记载花蕊石有"能使血化为水，酸以收之……去恶血"之功；合欢皮有解郁宁心、和血消肿止痛之效，《千金方》以一味合欢皮治肺痈名为黄昏汤，《本草求真》指出"合欢，气缓力微，用之非止钱许可以奏效，故必重用久服"。此患者经1个多月的治疗疼痛消失，并能从事轻体力活动，可谓效如桴鼓，继而坚持门诊用药以期带瘤生存。究其取效之因是处方用药紧紧抓住"胸中大气"这一病机肯綮，以温阳之法振胸中大气为主，兼化痰通络以祛除胸中痰瘀之阴霾。《医学衷中参西录》载"胸中之气独名之为大气者，诚以其能撑持全身，为诸阳之纲领……身之阳气振奋，阴寒之气散"，故曰"大气一转，其气乃散"，言简意赅地说明了此病用药之妙谛。

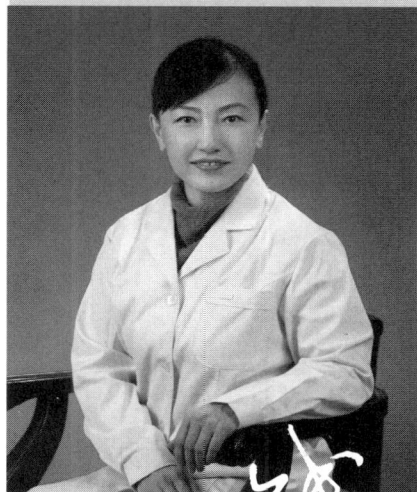

钱进

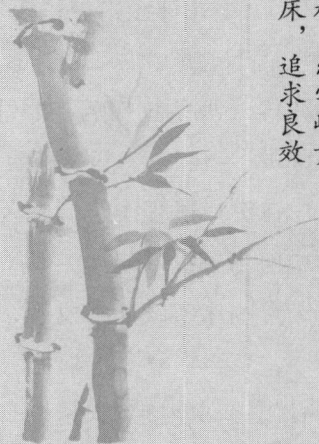

躬耕杏林，乐学岐黄
潜心临床，追求良效

医家简介

钱进（1970 年 4 月生），女，共产党员，中医儿科学硕士，1993 年毕业于首都医科大学中医药学院，毕业后分配到北京中医医院儿科，从事临床医疗、教学、科研工作 20 余年。1999 年至 2002 年在北京中医药大学攻读中医儿科临床医学在职硕士研究生，全国老中医药专家学术经验继承工作指导老师儿科著名专家王应麟的国家级学术继承人和亲传弟子。

努力进取，工作期间曾到北京儿童医院急救室进修，曾参加儿科疑难病学习班、第三届全国儿童多动症专题学术会议、中华医学会呼吸及变态反应性疾病研讨会、中华中医药学会儿科分会与中高等教育儿科研究会全国学术交流大会、儿童哮喘和变态反应性疾病高研班等，不断提升自己。

工作认真负责，对待患者耐心细致，得到患者及家属的好评。每年诊治患者 8000 余人次。担任夜班急诊工作，指导下级医师进行急、危、重症患者的抢救治疗，使很多患者转危为安。

在长期的临床工作中积累了大量的临床经验，尤其对小儿呼吸系统疾病（反复呼吸道感染、发热、咳嗽、哮喘、肺炎、过敏性鼻炎、鼻窦炎、腺样体增生）、小儿消化系统疾病（厌食消瘦、生长发育迟缓、胃腹疼痛、腹泻、习惯性便秘）、小儿神经精神系统疾病（多动症、抽动症、高热惊厥、癫痫）、小儿肾脏疾病（遗尿、尿血）、小儿皮肤疾病（湿疹、荨麻疹、青春痘、皮肤过敏）、小儿内分泌系统疾病（假性性早熟、夹腿综合征）及小儿传染性疾病（水痘、腮腺炎、猩红热、肠炎痢疾、手足口病）等疾病的治疗有良好的效果。

在医疗过程中坚持中医思想、中医理念，对于能用中医药解决的问题尽量用中医药解决。比如。对于儿科常见病腺样体增生，西医要求手术治疗，我通过大量临床实践探索发现，腺样体增生可以通过中药治疗，使增生的组织逐渐缩小，直至恢复到正常范围，现已治愈腺样体增生患儿数万名，通过口碑相传，每日门诊都能接到大量来自全国各地的腺样体增生患者。平时工作中对患者及家属宣传中医思想及中医饮食调护理念。一方面通过中药治疗的确切疗效让患者信服中医，另一方面通过中医理论的阐述，使患者家属掌握育儿方法。

先后在全国核心期刊杂志上发表儿科专业学术论文 20 余篇，参与编写《中医儿科学》，常年担任《学前教育》健康专栏专家顾问。多次在中央电视台"宝贝一家亲""健康之路"栏目及北京广播电台进行科普讲座。

国家中医药管理局"冯氏捏脊手法治疗小儿缺铁性贫血"课题的主要参与者，北京市中医管理局"滋水涵木法治疗注意缺陷多动障碍综合征临床疗效评价"课题的负责人。承担北京中医药大学及首都医科大学中医药学院中医儿科教学工作 10 余年，获得首都医科大学优秀教师称号。

学术思想

一、四诊合参，掌握儿科特殊望诊方法

儿科疾病的诊断手段也不外乎是四诊，其中问诊要全面，争取准确，临床上有的家长不是把患儿的病情说得非常严重，就是认为很轻，或者忽略掉某个非常重要的症状，这就需要医生分析家长描述的准确性，掌握问诊中正确的部分，作为分析病情的依据。闻诊包括听和闻。在儿科，听诊器是医者耳朵的外延，医者要依靠听诊器来听诊心脏、肺和气管，只是听外在的声音，而听不到相关内脏的声音会耽误重要的病情。如发烧时，要注意心肌炎、肺炎、气管炎、哮喘的存在和发展，对于治疗是非常重要的。切诊包括脉诊和按诊，在儿科，脉诊主要把握浮、沉、迟、数、有力、无力即可，按诊比较重要，可通过按诊了解局部冷热、润燥、软硬、压痛、肿块或其他异常变化等。儿科在中医界被称为"哑科"，究其原因，概因小儿幼小，无法正确表述身体之不适，无法为医者提供直接的诊断依据，更不用说辨别疾病的寒热属性，而且在脉诊时儿童很难心平气和坐定让医生细细把脉，经常会哭闹不止，影响医生的判断。作为中医立身之本，望闻问切缺一不可，但由于儿科本身的特殊属性，在问诊、切诊环节出现了大幅度缺失或不准确，这就需要中医儿科医生有超强大的望诊能力来充分弥补临床上问诊和切诊的不足，进而更好地辨证施治。我系统地学习了全国老中医药专家学术经验继承工作指导老师王应麟教授三代家传的儿科望诊秘诀（望头顶"污垢"和上腭望诊），配合舌诊及自身 20 余年儿科临床望诊经

験，逐步形成了一套临床行之有效的望诊方法，用于指导临床辨证施治，收效颇大。下面就一些特殊的儿科望诊方法进行论述。

（一）望头顶"污垢"

1 岁以内的婴儿在头顶前囟部生有泥垢样疤块，此为"头垢"，水洗不脱，即使洗掉又会很快复生。在长期临床观察过程中发现，此种"污垢"是头顶前囟分泌物结成的疤块。该污垢的产生与循行头顶前囟部位的经脉有关，而前囟部位循行经脉所主的脏腑与脾胃关系甚密，与脾胃消化、吸收及营养输布、代谢物排泄有关。临床可用于辅助诊断消化不良、腹泻、便秘等脾胃病变。

患儿头顶污垢常见的形状有圆形、鱼鳞形、条形和点形，常见的颜色可分为浅黄褐色、深黄褐色、暗褐色及黑色。污垢色黑，多为便秘或食积所致，此类患儿先天体质较好，发病多为实证，患病也容易康复。污垢呈褐色（3 种），多见于慢性病反复发作的体质较弱的患儿，其中深褐色多为实证，浅褐色多为虚证。污垢呈正圆形或鱼鳞形，且量多，多病程长、病情重。污垢呈条形、点形，且量少，多病情轻、病程短。

头顶为颠，与脏腑、经络关系极为密切。《黄帝内经》载"膀胱足太阳之脉，起于目内眦，上额交巅""肝足厥阴之脉……上出额，与督脉会于巅""手少阳之正，指天，别于巅""督脉者……与太阳起于目内眦，上额交巅上，入络脑""营气之道……其支别者，上额循巅下项中"。说明头顶部位与膀胱、肝、三焦、营气都有密切关系。肝主疏泄，能调节脾胃之气的升降，故肝气疏泄，则脾胃消化功能正常，水谷化生精气，精气进入脉道之中，成为血液的组成部分，随血脉运行周身，达到营养全身的作用。三焦总司人体气化，是水谷精微生成和水液代谢的通路，食物的受纳、腐熟，精气的输布，代谢物的排泄，都与三焦有关。

综上所述，循行头顶部位经脉所主的脏腑都与脾胃消化、吸收及营养输布、代谢物排泄有关。患儿头顶部位的"污垢"是由油性的泥垢样分泌物结疤而成的，且局限于头顶部位，此类患儿的临床症状亦以消化不良、腹泻、便秘等脾胃消化功能病变为主，故可将循行头顶部位的经脉和头顶"污垢"的产生及患儿临床所出现的病证三者联系在一起，而得出头顶"污垢"的产生与循行头顶部位的经脉和患儿所患病证有关的结论。所以，望患儿头顶"污垢"的形、色，可作为小儿体质虚实（即营养状态）、胃肠强弱、病情轻重的部分判断依据。一般头顶有"污垢"的患儿，多见腹泻、消化不良或便秘、厌食等消化系统疾病，但有消化不良的患儿头顶不一定都有"污垢"。头顶有"污垢"的患儿，经过中医调理脾胃等方法治愈消化系统疾病后，头顶"污垢"可逐渐消退。若不消退，则说明该患儿今后仍易患消化系统疾病，医生应提醒患儿家长平时养护中多加留意。

（二）上腭望诊

以观察3岁以内幼儿为主。脏腑之色，皆荣于面，有诸内必见于外，故望之可知疾病的起始，决预后之吉凶。临床上可通过观察患儿口腔内上腭部位颜色的变化，以及是否有出血点或小凹点来判断疾病。一般来说，幼儿患病后，与病患所在脏腑相应的上腭部位的颜色会出现相应的变化。临床中可以根据患儿上腭不同部位的颜色变化进行辨证施治。

1. 上腭位置与脏腑相对应的关系

上腭指口腔内上部软腭与硬腭部分，上腭可分为腭前、腭后、中柱、分线和臼齿共5个部分。腭前位于上腭前部，门齿后部；腭后位于上腭后部，靠近咽喉处；中柱指上腭中间从前到后的一条线；分线位于上腭中柱前端分线处；臼齿位于上腭两边臼齿处（图6）。上腭各个部位，分别对应不同脏腑，腭前对应上焦（心肺）；中柱对应肝；腭后对应肾；臼齿对应脾胃、大肠（图7）。幼儿患病后，其上腭与脏腑相对应的部位也会发生相应变化，这为病情诊断提供了依据。

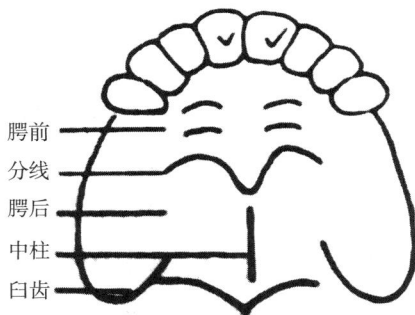

◎ 图6 上颚各部分位置示意图

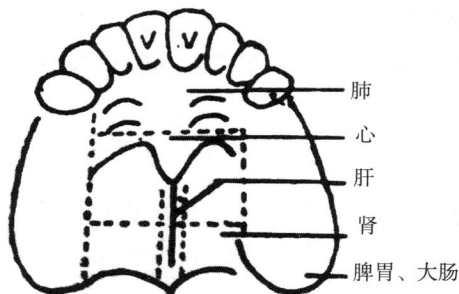

◎　图7　上腭位置与脏腑相对应的关系

2. 上腭颜色与病情相对应的关系

医者望上腭时，应让患儿面向自然光线充足的方向，抬头张口，医者从口腔望上腭部位。上腭望诊时，应力求迅速，避免患儿因时间长产生痛苦而不配合。上腭望诊前应避免饮用过热或过冷的食物和饮品，排除影响上腭黏膜发生一时性颜色改变的因素。

正常幼儿上腭黏膜湿润光泽，为粉红色。患儿上腭颜色以红、白、黄为主。通过望患儿上腭颜色及黏膜表面的变化，可诊断患儿脏腑虚实、气血盛衰、病患位置、病位深浅及病邪轻重。

上腭颜色发白，如蒙乳皮状，此为虚证，一般病程较久，多为脾胃虚弱、腹泻、厌食、消化不良，或为肺气不足、易感、久咳，或为遗尿等。上腭颜色紫红一般为实热证，症见发热、痰火咳嗽、胃炎、牙龈肿痛、便秘等。上腭颜色为深紫、暗紫色，多为瘀血，表现为尿血、过敏性紫癜等症状。上腭颜色为黄色，则深黄为脾胃实热，黄为脾胃气虚。通过望颜色变化的位置，即可对应出相应脏腑的虚实。例如，腹泻患儿在臼齿处颜色深黄多为实热型肠炎痢疾，治宜清热通利；在臼齿处颜色粉红发白，如蒙乳皮状，则多为虚证，治宜温脾固泻。又如，咳嗽患儿在腭前处颜色深红或紫红，则属肺热实证，多咳嗽、痰多，以新咳居多，治宜清热宣肺、止咳化痰；腭前处颜色浅红甚至发白，则为虚咳、久咳，治宜补肺止咳；上腭白而干燥多为阴虚咳嗽，治宜养阴润肺。

另外，在临证中发现，遗尿患儿在腭后、中柱旁会出现几个针尖大小的针孔，且上腭颜色一般偏淡红、发白，上腭出现这种表现时一般为先天肾气不足，肾虚而不能固摄从而导致遗尿、尿频等症状，治宜温肾固摄。

（三）指甲望诊

《黄帝内经》载"肝者，罢极之本，魂之居也，其华在爪"，故诊指甲可见疾病征兆。正常指甲粉红润泽、饱满发亮。若甲下色淡或指甲菲薄，多为脾气不足、气血两亏；若甲下青紫，多为肝热肝瘀，此类患儿易出现高热惊厥、抽搐等症状；若甲面凹凸不平，甚至爪甲扁平或出现竖条状纹络，多为肝阴虚之证。临床观察中发现有很多患儿的指甲上出现许多白色小斑点，以前的理论认为是由于患儿体内有蛔虫，寄生虫大量吸收患儿体内水谷精微造成患儿气血不足而致患儿指甲上出现白色小斑点。尽管目前仍有个别患儿感染寄生虫，但临床上大部分指甲上出现白色小斑点的患儿化验大便并无蛔虫，甚至驱虫后指甲上仍有白色小斑点出现。究其原因，仍然是患儿水谷精微不足，不能够营养四肢末端，此类患儿多脾胃虚弱，常伴有厌食挑食、腹泻或疳积的症状。

另外，部分患儿指甲上可见红色、深红色、紫红色及紫黑色竖条状色素沉着，通常为等宽笔直，少则一条，多则两三条，或见于一甲，或数甲并见。一般这类患儿都会伴有气滞血瘀的情况，且血瘀程度越重，指甲上的紫、红或黑色的竖条纹越多。随着应用行气活血药物治疗，患儿指甲上的条纹会逐渐减少，最后消失。

患儿指甲颜色、厚薄的变化及出现的白色小斑点或色素条纹，都会随着疾病的好转逐渐改善、消失，恢复原先红润饱满光泽的状态。若疾病复发，则指甲上的不良现象会再度出现，在临床中常以此为据来判断疾病之轻重及预后。

二、儿科用药的原则和特点

（一）用药少而精

儿科用药讲求少而精，这是由小儿的生理特点所决定的。小儿乃稚阴稚阳之体，发育迅速，所需水谷精微较成人更加迫切，且脏腑娇嫩，脾常不足，所以在临床用药上以保护患儿脾胃为重，用药不可过量。儿科用药稍呆则滞，稍重则伤，因此，临床用药尽量少而精。此外，过多的药味，势必会增加煮出的药量和药液的苦涩感，增加患儿服药的难度，因此，儿科临床用药注重药味少的同时，在同等药效下尽量选用药性平稳且口感不太苦的药。

（二）不用大热大寒之品

小儿脏腑娇嫩，乃稚阴稚阳之体，临证用药时，应时时以保护元气为主，尽量不用辛散攻伐之品。如外感发热时，尽量不用经方中的辛温之品（麻黄、桂枝、细辛等），因过用辛散温热之品极易伤阴，此外辛散太过亦易伤阳气，从而耗伤小儿本来不足之正气。

另外，慎用大热、大寒之药。小儿稚阴之体，极易化热，因此，不宜用大热大补之药，如附子、肉桂、红参、党参、黄芪等。小儿稚阳之体，阳气极易受损，因此，不宜用大苦大寒之药。大苦大寒之药，最易克伐生生之气，最易峻伤其胃气，主泻其脾气，所以临床尽量不用生石膏、知母等大寒之剂及黄连、黄柏等大苦之剂。

（三）注意顾护脾胃

小儿脏腑娇嫩，临床见小儿脾胃气虚十之八九，在辨证施治中重视养护脾胃是儿科临床的一项重要原则。脾胃这一脏腑，无论从生理方面还是病理方面来看，在人体中都占有极其重要的地位，尤其对于尚处在生长发育过程中的小儿来说，脾胃的重要性更为突出。小儿的生长发育需要大量的水谷精微，而这更需要健全的脾胃来运化精微气血，供小儿五脏六腑生长发育之需。只有依靠健全的脾胃，才能使小儿的五脏六腑发育完善。脾胃弱，气血不足，小儿的内脏都得不到足够的供养，小儿的心肝脾肺肾就都不能健全发展，从而影响小儿的整体生长发育。因此，在治疗小儿各类疾病过程中，均需时时注意顾护脾胃，尽量不使用大苦大寒之剂损伤小儿本就虚弱的脾胃。虽然临证中注意调护脾胃的功能，但补药的应用则是次要的，脾胃脏腑功能尚未恢复，再多补药亦无法吸收，正所谓"治病必求其本""正气存内，邪不可干"，注重调理脾胃自身的功能，而非重用大补之剂。大补之剂非但不能使小儿受益，反而使小儿脾胃壅滞，运化不利，造成欲速则不达的局面。儿科临床治疗应杜绝头疼医头、脚疼医脚的片面思维模式，应充分体现中医整体观、大局观的优势。

在长期的儿科临床探索中，我发现随着社会的发展，时代的进步，人民生活水平大幅提高，临床上亦出现很多新的病证，这需要每位医者在原有知识体系下不断调整，拓宽思路，不拘泥于原有模式，以适应时代的需求。我在儿科疾病用药中会尽量少用补肾药物，以免过多、过早地应用补肾阳的药物使得小儿出现性早熟的现象。当前临床中常见五六岁的女童乳房发育，出现乳核并伴有疼痛，甚至内裤上出现分泌物，B超检查可见较大卵泡。这与小儿摄入含过多生长激素的动植物食物或家长给孩子服用补品有关。因此，在儿科临床用药时，即使面对脾肾不足之患儿，我也尽量从调理脾胃功能气机着手，避免使用温补脾肾的药物。在现有外部环境下，已经很难避免摄入动植物性食物中外来的过量激素，过多过早地温补肾阳会促使孩子加速出现性早熟现象。

在儿科临床实践中，经常见到有些医生开具的处方药味多、药量大。我认为，开具处方时应根据患者当前的身体状况，把每味药的药量尽量做到恰当，剂量大小与疗效好坏不成正比。临床实践中会出现某些药物在使用不同剂量时呈现不同的治疗效果，甚至会出现相反的效果。例如，小剂量的桑叶能起到疏散风热、宣肺发汗的作用，而大剂量的桑叶却有敛阴止汗之效；小剂量的红花可以养血活血，大剂量的红花则会破血散血。小剂量治病，大剂量也治病，剂量大小是根据病证需要，结合患者体质深思而定。一味地开具大处方或随意开具所有药物均为 10g 剂量的处方，都是不科学的，尤其对于儿科临床来讲，小儿用药剂量更应轻减。

我在临床实践中发现，对于慢性虚损性患儿，切不可急功近利，应小剂量慢慢补虚，患儿才能受用，剂量过大患儿就会出现上火、咽痛、牙龈肿痛，甚至发烧等症状。而对于邪实壅盛、病情危重的患儿，用药剂量应加大，比如高热不退、神昏抽搐的患儿，针对病机，仔细辨证，大剂量用药，力求一剂而止。大剂量用药时一定要中病即止，不可过长时间用药，以免损伤元气。

总之，作为医者，处方用药一定要根据患儿体质、病情、辨证分型及药物性质、配伍情况等多方面因素，做全面的考虑，仔细开方并斟酌药量，用药要轻巧，用量需准确，力求恰到好处，不可一味地增大剂量。另外，儿童服药困难，尽量选择同一疗效中口感偏甜的药物，免得方子开得再好，因口感过于苦涩，患儿拒服或服后呕吐，而起不到治疗作用。

（四）重视调和气血

儿科临床诊治中既强调重视脾胃，同时也要重视调和气血。只有气血调和，脾胃的功能才能健全，调和气血是手段，脾胃功能健全是目的。气血是脏腑功能活动的重要物质基础，在生理上互为因果，在病理上也互相影响。概因久病必瘀，所以在治疗儿科慢性病的过程中，更应重视应用活血化瘀之法。比如，在治疗慢性肾炎伴水肿之时，既需要清热解毒利湿，同时还要活血化瘀、调和气血，才能使浮肿消退更快。

三、儿科疾病的脾胃论治

脾胃在人机体所处的位置和功能是非常重要的，被誉为"后天之本""生化之源"。而对处于生长发育阶段，生机蓬勃旺盛的小儿来说，"后天之本"更显得尤为重要。在临床上小儿脾胃功能正常与否，关系至大，历代医家都十分重视对小儿脾胃的调理。

（一）脾胃的生理和病理特点

1.脾常不足

脾常不足是小儿正常的生理现象，是生长过程中的一种不平衡，这种不平衡是由于生长发育对于营养物质的大量需要与主观运化水谷精微的脾胃始微所造成的。与此同时，小儿生机蓬勃，发育旺盛，脾胃功能不断臻于完善，以达到平衡。这种平衡与不平衡经常出现在小儿的生长发育阶段，而称为"脾常不足"。针对这种情况，在临床上，应予调理，而不能壅补。所以在儿科临床中经常会看到医生用药，会以调理脾胃为主。

2. 脾湿

脾为湿土，主运化水谷精微，六淫之气或饮食内伤均易伤脾，而六淫中又以湿邪伤脾为主。故《黄帝内经》载"诸湿肿满，皆属于脾"，脾湿是脾病的重要病机。

3. 胃热

"胃之腐熟水谷"就是胃中具有属阳的燥性，六淫之邪伤于人，在小儿则为热化，而燥热最为伤胃。

由此可知，脾湿与胃热直接影响着脾胃的受纳与运化。湿性凝滞，阻碍气机；热性蒸腾，扰乱气机，故脾湿与胃热是小儿脾胃功能失调、气机升降失司的主要原因。

（二）调理脾胃在儿科临床上的应用

1. 呼吸系统疾病的脾胃调理

①表邪外感，兼夹食滞者，治宜宣散肺卫以解表，消食导滞以和里。消导以保和丸，或先解表后和里，或表里双解，肺胃同治。②表里俱热，胃热熏蒸者，可症见高热汗出、喘促气粗、咳嗽痰黄或痰中带血、咳即作呕作吐、口渴、纳呆，治宜清解肺胃。这种肺胃同治之法在儿科临床应用十分广泛，毛细支气管炎、肺炎、肺脓肿、胸腔积液及上呼吸道感染等常用之，其他热性病也常用之。③邪退正伤或正虚邪恋：邪热渐退、正气被伤，或正气虚损、邪恋不去，这种情况多见于肺部感染性疾病的后期，症见低热稽留、咳嗽无力、气短软弱、面色㿠白、食欲不振，治宜养胃润肺，方可用沙参麦冬汤。④肺炎极期出现循环衰竭、呼吸衰竭时，症见高热烦躁、唇舌绛、面色发灰、呼吸微弱、四肢厥冷、汗出欲脱，是阴竭阳脱之候，急予生脉散、独参汤以益气育阴，对于小儿肺炎的抢救能起到积极的作用。⑤对于有先天性心脏病、先天性脑发育不全，以及营养不良等易患呼吸道疾病的患儿，用玉屏风散治疗体虚感冒。⑥咳痰：寒痰咳嗽，治以二陈汤和中健脾；热痰咳嗽，治以凉膈散、千金苇茎汤清热化痰、养胃存阴。⑦哮喘：小儿哮喘与脾虚有关，脾气旺则痰不生。治疗时，已发以祛痰散邪为主，未发则以补脾为主。祛痰以二陈汤为基础，补脾用人参五味子汤加减。

2. 消化系统疾病的脾胃调理

①胃肠道疾病:主要包括消化不良、呕吐、重积、疳证等疾病,主要表现为吐泻,中医学认为,"胃伤则呕吐,脾伤则腹泻,脾胃俱伤则吐泻并作"。造成脾胃受伤的原因是多种多样的,有外感,有内伤,其治则是"损有余,补不足",此是调理脾胃的正治之法。②肝胆疾病:中医有"治肝病,实脾土"的论述。脾胃的调理在肝胆疾病的治疗中是非常重要的。黄疸是肝胆疾病的主症,也是脾胃疾病的一个主症,临床以利水和脾法治黄。同时肝胆疾病会有脾胃见症,更应调治脾胃,特别是黄疸退后,脾胃见症更为突出,如何调理脾胃,就成了防止疾病迁延和复发,促进其早日痊愈的关键。

3. 泌尿系统疾病的脾胃调理

肾炎和肾病是儿科多发病、常见病,属中医学"水肿"的范畴。中医学认为,"其本在肾,其标在肺,其制在脾",无论是急性期还是恢复期,都必须调理脾胃,夏禹铸在《幼科铁镜》中指出"治宜实脾利水为主"。

(1)水肿:《黄帝内经》载"诸湿肿满,皆属于脾"。病之初期或急性期,临床常用越婢汤、防己茯苓汤、防己黄芪汤、五皮饮、五苓散等从不同角度调脾胃,或清胃,或利湿,或调气,或健脾,或补中。水肿消退后,则应着重调补脾肾,以巩固疗效,促进早愈。

(2)蛋白尿:中医学认为,肾虚不能固摄封藏,脾虚元气下陷,均可出现蛋白尿。尤其是病程日久,蛋白尿长期不消者,用固肾健脾、益气举陷之法治疗,能收到较好的效果。大剂量的健脾补气药(如人参、黄芪、白术、茯苓等)对肾功能的恢复有促进作用,黄芪、人参合用对于肾性蛋白尿的作用已被临床证实,红参(补气)、石苇(利水)能缓解改善蛋白尿,这都说明调补脾胃对肾性蛋白尿的恢复有可靠的作用。

(3)血尿:湿热灼伤血络,当清而利之;久病脾虚,气虚不能摄血,当温补统摄,方可用归脾汤。

(4)高血压:由于脾肾虚损,致使肝木亢旺,脾肾虚损是本,肝木亢旺是标,治当平肝镇逆、滋补脾肾,六味地黄丸、杞菊地黄丸都可兼顾补脾。

(5)尿毒症:尿毒症是肾病的危重症候,因脾肾衰败、阴阳两遏,以致湿浊内泛。中医用和胃降逆、升清降浊法治酸中毒呕吐,方可用小半夏加茯苓汤,可酌加生稻芽、代赭石、伏龙肝等,吐止后继服陈夏六君子汤以扶养胃气;用温阳益气、通利湿浊法治尿闭,方可用肾气丸或真武汤合大剂量人参、黄芪;用大补阴阳、镇摄通窍法治昏迷抽搐,方可用地黄丸合大定风珠加减;用通泻秽浊救阴法急下存阴,方可用承气汤类。以上都关乎脾胃,所谓"有胃气则生,无胃气则死"。

4. 血液病的脾胃调理

脾为生化之源,"脾土旺而血自生""五脏六腑之血,全赖脾气统摄"。脾胃功能的正常与否,直接影响造血及血液的流行。因此,临床上脾胃的调理,成了治疗血液病重要的一环。血液病种类很多,从中医辨证角度统而观之,它们有某些阶段性的共同病理病机,可以归纳为热毒型、正虚型和血热型。在治疗时都要照顾到脾胃。

(1)热毒型:多见于急性白血病、再生障碍性贫血的急性期及各种血液病合并感染者,治疗以清热解毒为主,再随证施治。邪热伤气耗血,最后伤伐胃气,越当邪热炽盛之时,越应顾护胃气,胃气旺盛,才能抗御病邪、扭转病机。

(2)正虚型:多见于各种贫血、血小板减少症、白细胞减少症、血友病、急性白血病末期或缓解期、慢性白血病等。以贫血为主症,证属心脾两虚者,用补益心脾法治疗;证属脾肾两虚者,用脾肾两补法治疗,补火以生土,亦须兼顾脾胃,土生万物,脾旺则五脏得其濡养,"脾旺则血自生"。结合现代的许多研究认为,健脾益气药对造血系统有良好的作用。正气虚弱,不能统摄,以致血不归经,以出血为主症者,可用大补脾气收敛统摄之法治疗,方可用归脾汤、当归补血汤等。血液病以低热为主症,病机属脾虚生内热者,可用甘温除热法治疗,方可用补中益气汤等。缓解期症状不多的,可着重调补脾胃,多用甘淡养脾、和温健脾之法,"脾旺而血自生""脾旺而不受邪",防止再感染。

(3)血瘀型:临床多为血瘀气滞痰结,以肝脾淋巴结肿大为主症者。此型正虚邪实、虚实互见的较多,治疗时无论是解毒散结还是化瘀理气法,都应注意攻削勿克伐胃气,必要时,配合扶正祛邪之法,脾旺可以化痰,气盛可以散结,气行则血行,瘀滞可除。

5. 神经系统疾病的脾胃调理

《明医杂著》载"小儿病,大率属脾土、肝木二经。肝只是有余……脾只是不足……肝木自旺,则为急惊……脾胃虚而肝木乘侮,亦见惊搐动摇诸症,但其势微缓,名曰慢惊"。"癫痫,小儿惊风搐搦,悉属痰疾",而痰由脾生。小儿惊风、癫痫发作期,无非治风、治痰、清热、开窍几大法。治肝则须平肝,平肝则须健脾(扶土抑木),治痰即是治脾,清热则当清胃,开窍则用芳香逐秽,都关系到脾胃。

6. 循环系统疾病的脾胃调理

小儿心脏疾病，如心肌炎、风湿病性心脏病、先天性心脏病等，治疗时都要注意调和脾胃。《黄帝内经》载"心生血，血生脾"，薛立斋指出"心虽主血，肝藏血，亦能统摄于脾，补脾和胃，血自生矣"。在临床上调理脾胃对心脏疾病的治疗是很重要的。李东垣说"善治斯疾者，唯在调和脾胃"。临床常用的"炙甘草汤""生脉散""归脾汤"均可用于治疗小儿心脏疾病，正如薛立斋指出的"病气即见，行气已虚，必当惟其所由，而以助胃壮气为主，佐以治病之剂为善"。对于先天性心脏病患儿，调补脾胃以增强抵抗力，具有积极的意义。不仅如此，对于"五迟""五软""解颅""鸡胸""龟背"等先天不足、后天失养的患儿，都应从调补脾胃着手进行治疗。

7. 传染病的脾胃调理

小儿脏腑娇嫩，易感受时疫病邪的传染，导致温热疾病，在各个阶段均须兼顾脾胃的调理，若初起兼夹食滞当佐以消导；若热甚伤及胃气阴津，当顾其津液，护其胃气；至后期一般均需调养脾胃以助恢复。

8. 其他疾病的脾胃调理

（1）夏季热：患儿脾胃虚弱，湿热内蕴，又因诸邪相引为病，更需调理脾胃。初期以祛暑和胃为主，暑邪所犯，法当祛暑，而暑热伤胃，又宜和胃。后期由于久热稽留，气阴受伤，当以益气养阴为主。"清暑益气汤"从气阴两个方面立法，可用于治疗小儿夏季热。

（2）小儿遗尿：小儿遗尿为水道不约所致，与肺、脾、肾三脏有关系，亦当补脾。治疗时常于补脾固肾方中加石菖蒲、藿香等一二味芳香之品，以化浊健脾、醒神通窍，脾土健则水受其制，脾土健则心肾交通，水道约束有权而不致遗尿。

临床经验

一、外感发热

外感发热对于小儿来说是常见病、多发病，一般家长看到孩子发热都很着急，急忙带孩子去输液。其实，外感发热 80% 是病毒感染造成的，只有 20% 是细菌感染造成的，也就是说，只有五分之一的患者用消炎药治疗有效。病毒性感冒用消炎药治疗是丝毫起不到治疗作用的，相反用中药抗病毒治疗效果明显，退热很快。临床我善用青黛、寒水石退热。

【验案举隅】

男，3岁，症见发热，恶寒，最高体温39.7℃，体温夜甚，白天略降，流涕，咽喉肿痛，偶咳，纳呆，呕恶，大便干，两日未行，舌质红，苔厚，脉细数。

处方：青黛3g（包煎），寒水石10g，白茅根10g，白薇10g，玄参10g，银柴胡10g，地骨皮10g。

患儿服药1剂后体温降至最高37.2℃，服药2剂后热退身凉，嘱家长将第3剂药让患儿喝完巩固疗效。

按语： 小儿高热，多由外感所致。幼儿脏腑娇嫩，形气未充，抗病力弱，加上寒暖不能自调、乳食不知自节，则外易为六淫之邪所侵、内易为饮食所伤。尤以季节交替之时，邪毒盛而壮热不已，且邪毒入里迅速，故小儿发热证候短暂而不显著，不如成人外感寒热辨证清晰，临床所见小儿高热可表现在卫气营血各阶段。热必耗津，故邪毒壅盛、阻遏气机、灼营耗津就成为小儿高热病情重、发病急、发展快的主要病机。因小儿高热，邪实为本，脏腑娇嫩难以抗邪，邪毒不去，气血津液更易耗伤，易见热扰神明之惊悸、神昏或引动肝风而惊厥，甚者脏腑衰败六症亦会出现。故对高热患儿，邪毒内侵和正气受损二者均应极度重视，否则会造成邪毒内陷，而出现病势转危之候。治疗小儿高热应以祛除邪毒为主并兼顾正气阴液不使受伤为大法。临床用药，首先考虑小儿稚阴稚阳之体，不宜过用解表发汗、宣散辛燥及苦寒降泻之药，以防过于耗营伤气。而应以清解邪热、育阴和中，兼用清肺肝之药以达祛邪退热之目的。因此，选用青黛、寒水石清解邪热，又因幼儿发病传变迅速，热邪易迅速入里，进入营血，加清营之白薇、银柴胡、地骨皮。

二、习惯性便秘

正常情况下，小儿1～2天大便一次，大便为条形，软硬适中。如果出现大便性质和时间的改变等异常，就是便秘了。大便变硬，排便时间延长，或者三五天不便，或者每日都大便，但是大便干结、不通畅，难以排出，甚至有出血或肛裂的现象，这都属于便秘。小儿便秘主要是由于吃粗粮或吃青菜少，或者喝的白水较少、甜水过多，以及不按时排便造成的。若便秘未能及时调治，长期累积，一个月甚至一两年，就成了习惯性便秘。临床中我经常会向患儿家长介绍避免习惯性便秘发生的日常生活注意事项。

1. 喂养不当造成习惯性便秘

由于喂养不当导致小儿上火而出现便秘，家长就给小儿吃些青菜，便秘好了。家长就觉得既然好了，就行了，而不会去关注孩子的饮食习惯。如果总是这样喂养，日久孩子就会形成习惯性便秘，而习惯性便秘一旦形成，就需要较长时间才能改善。

2. 让小儿多喝白水，少喝甜水

中医学认为，热属阳，小儿为纯阳之体，喝甜水会增加小儿体内的热量，增加小儿的"阳热"，从而导致阴阳失衡，出现上火、便秘等症状。从西医方面来说，喝甜水过多，如一些甜味或碳酸饮料等，容易造成肠胃产气、胀气，影响肠蠕动，而且有些饮料含有添加剂等化学原料，不利于小儿健康。另外，从生物化学角度来讲，人体需要水分代谢掉蛋白质，如果用甜水代替白水，水分缺乏，就无法有效代谢掉蛋白质了。

3. 小儿多吃肉，更要多吃菜

小儿处在生长发育阶段，需要大量的营养，虽然需要肉，但蔬菜也不能缺少，只吃肉最终会造成小儿偏食。从中医来讲，肉吃得太多，给肠胃造成负担，容易引起积食上火，从而导致肠道里的津液减少，肠道干燥，形成便秘，最终导致小儿胃口变得不好，甚至厌食。因此，家长要有意培养小儿好的膳食习惯。

4. 让小儿多吃粗粮促进消化

有的家长认为，粮食越精细越有营养，更容易吸收，这也是不正确的。因为精细粮食中缺少纤维素，而肠道的蠕动恰恰需要纤维素。如果缺少了纤维素对肠道的刺激，肠道蠕动将会减弱，很容易引起便秘。因此，家长准备三餐时要注意粗细搭配，纠正小儿不爱吃粗粮的习惯，如可吃玉米、红薯等富含纤维素的食物。对于小儿不爱吃的粗粮，家长可将粗粮做细致，变换着花样，培养起小儿爱吃粗粮的习惯。

如果小儿便秘了，家长可以在小儿晨起时，让小儿空腹喝一杯淡盐水。中医学认为，盐具有清热润燥、解毒凉血的作用，在《本草纲目拾遗》中有记载盐能"调和脏腑、消宿物、令人壮健"，且咸入肾，可以软坚散结，故喝淡盐水可以益肾降火，维持大便通畅。平日可以多选择食用火龙果、猕猴桃。火龙果味甘性平，具有清热润肺通肠的功效；而猕猴桃味甘酸性寒，入胃、肾经，可以解热止渴、调中下气，阴虚有热的患儿可以适当吃些。此外，还可以每日清晨顺时针按摩腹部 300 下，促进肠蠕动，促进排便。

总之，预防便秘，要多吃青菜、粗粮，多喝水，有了便意要及时排便。如果小儿一段时间（如一周）出现便秘，排便干或 2～3 日排便一次，就应及时纠正，以免病情迁延引起习惯性便秘。

【验案举隅】

案 1 女，4 岁。

大便每 3～4 日一行，大便极干，需靠开塞露才能勉强排便。口干，形体偏瘦，口渴，纳食一般，盗汗，手足心热，烦急易怒，舌质红，苔花剥，脉细。属阴虚便秘，治宜养阴润肠通便。

处方：麦冬 6g，玄参 3g，肉苁蓉 10g，郁李仁 10g，白茅根 10g，生地黄 10g，枳壳 4g，莱菔子 10g，瓜蒌 15g。

患儿服药 7 剂后，大便略干，可以不靠开塞露每日排便，继续服药 2 周巩固疗效。

案 2 孙某，女，6 岁。

平素大便每 6～7 日一行，已 4 年余，大便干球状如羊粪，纳呆，夜不安。家长口述自患儿三岁上幼儿园起，因害怕在幼儿园内大便，每欲大便时，故意憋着不便，希望回家再便，由于憋久回家后反而没有便意，日久而致习惯性便秘。家长用尽方法也无法使患儿每日正常排便，除非每日使用开塞露，家长又担心日日使用开塞露对孩子肠道造成损伤，故前来求医。患儿舌质红，苔白，脉细滑。

处方：钩藤 10g（后下），麦冬 10g，白茅根 10g，枳壳 6g，青黛 3g（包煎），全瓜蒌 6g，肉苁蓉 10g，郁李仁 10g。

患儿服药 7 剂后，未用开塞露可每 3 日一行大便，大便干结程度缓解，如香蕉状，纳量较之前略增，夜寝较前安稳，继续按前方思路加减治疗。调理一周，患儿可日行一次香蕉样大便，纳食增加。继续前法治疗 2 周，巩固疗效，1 个月后停药，患儿仍可每日大便，家长喜出望外，长达 4 年的习惯性便秘总算痊愈了。

按语：便秘是由胃肠传导失常，津液不足所致。饮食入胃，经过脾的运化，吸收水谷精微，剩余的糟粕再经大肠传导而排出，因此，大便是否正常传导，必须依赖于气机的推动及津液的濡润。小儿"脾常不足"，易为饮食所伤，往往实邪留置于大肠，津液不得输布而形成湿浊，与燥屎搏结于肠道，造成腑气不通，气机失调，阴津不足，肝阳偏盛，克伐脾土，使脾阳不足，津液缺乏而形成便秘。案2患儿因为害怕在幼儿园大便,长久憋便使得肠道气机失调,腑气不降,燥屎内结,耗伤津液,导致习惯性便秘。

通常治疗便秘,易用苦寒泻下之品,如大黄、芒硝等。但我认为,使用上述苦寒泻下之品容易克伐小儿正气,更加损伤小儿的脾胃功能,停药之后会再出现便秘或引发小儿出现腹泻之症。我认为,小儿便秘虽多为腹内燥热引发,但便秘已成,脾气已伤,此时使用苦寒之品,会加重损伤脾胃,应尽量避免使用。理应从根本上调理气机,兼顾津液的养护,则可使小儿便秘逐渐缓解,直至彻底痊愈。案2患儿方用钩藤、青黛以清肠胃积热、清热除烦、通调经络;气机壅滞用枳壳降腹气;用瓜蒌、肉苁蓉、郁李仁养阴血、降肺气、润肠通便。上述诸药,具有调理脾胃、舒肝快膈、调理脏腑气机之功效,致浊气下降,津液自生,而便秘自通。尤其对于小儿习惯性便秘,用之最为有效。

三、咳嗽

咳嗽是小儿常见的一种肺系疾病,一年四季均可发生,以冬春两季发病率较高。任何年龄小儿皆可发病,以婴幼儿为多见。

小儿咳嗽主要是由呼吸道问题引起的,预防小儿咳嗽就要重视和解决呼吸道问题。适宜的温度和湿度是保持小儿呼吸道清洁的重要因素,当室内温度过高、湿度过低时,会大大降低小儿呼吸道纤毛运动功能,使呼吸道抵御病菌的能力下降,反复遭受致病菌的侵袭,呼吸道内膜受到损伤,小儿就会反复出现咳嗽,并且咳嗽会经久不愈。所以北方干燥寒冷的冬天小儿容易出现咳嗽,而南方气候湿润且温暖的冬天小儿咳嗽就会少很多,因此,北方有暖气的情况下要开加湿器。

孩子出现咳嗽相当于西医的感冒、咽炎、气管炎、支气管炎、过敏性咳嗽,西医会相应地应用抗生素、抗过敏药,甚至激素治疗。

从中医角度而言,咳嗽的病变部位在肺,肺为娇脏,喜温而恶燥,进入秋冬季节,空气干燥寒冷,感受风邪后,肺的清宣肃降功能受则影响出现肺气上逆而咳嗽,通过中药治疗可以使患儿恢复肺的正常宣发肃降功能而咳嗽自止。按中医理论,把咳嗽分为热咳、寒咳、伤风咳嗽和内伤咳嗽,选用中药止咳糖浆时,因药性不同,也有寒、热、温、凉之分,须对证服用。如果孩子可以服用汤药,更可因人而异、辨证施治,效果会更加显著,一般一周到两周可以痊愈。

（一）小儿咳嗽的注意事项

1. 不要随便使用抗生素

感冒就是急性上呼吸道感染，引起急性上呼吸道感染的病原菌主要是病毒，占80%以上，细菌的原发性感染只占少数。因此，感冒咳嗽就服用抗生素，甚至使用高级抗生素的做法是不对的。而且，抗生素有许多副作用，如杀伤白细胞，使白细胞下降，会进一步降低机体的抗病能力。

2. 小儿咳嗽要及时治疗

患儿出现咳嗽要及时治疗，越早治疗，用药效果越好。小儿咳嗽迁延不愈，可发展为小儿过敏性咳嗽或哮喘，治疗起来难度加大。小儿过敏性咳嗽发作有以下两个特点：①咳嗽只在夜间、清晨或运动时发作，对同一患儿来说，发作时间比较固定，白天完全没有症状或极少咳嗽，多数家长认为，是受凉所致的呼吸道感染或支气管炎，使用抗生素或止咳化痰药治疗，收效甚微。其实，这就是过敏性咳嗽，如不及时治疗，可能会发展成典型的支气管哮喘。②患儿多有反复咳嗽的特点，若反复咳嗽一个月以上，吃一些抗菌药效果不好，又无特殊体征，就要考虑是否是过敏性咳嗽。不过，过敏性咳嗽患儿通常有家族或个人过敏史，服用抗过敏药物，症状会有所缓解，停药后咳嗽又会再次出现，这也是辨别的一种方法。

3. 咳嗽期间不要吃发物

患儿咳嗽期间不要食用鱼、虾、蟹、羊肉、香菜、茴香、韭菜。孩子咳嗽期间食用这些食物会使咳嗽加重，辛辣甘甜食品也会加重患儿的咳嗽症状。患儿家长常常喜欢给咳嗽的患儿煮冰糖梨水，如果冰糖放得过多，不但不能起到止咳作用，反而会因过甜而使咳嗽加重。

（二）冬季预防小儿咳嗽的方法

1. 保持空气新鲜、流通，室温以18～20℃为宜，相对湿度在40%～60%。

2. 防咳先防感，注意休息，保证充足睡眠，同时注意锻炼身体，增强呼吸道抵抗力，避免外感，以防加重。

3. 家长不要根据自己的感觉给小儿穿脱衣服，而要靠对小儿手、脚冷暖的细心观察。小儿手脚温暖是穿衣合适的标志，手脚凉是穿衣少了的标志，后背脖子出汗表示衣服穿多了。家长可以随时根据小儿手脚的温凉和出汗的情况，来加减衣服，避免小儿受凉受风而发生感冒。

4. 一年四季做到凉水洗脸，以增加小儿的呼吸道抵抗力。

【验案举隅】

李某，男，4岁，近1年来反复咳嗽，遇寒加重，咳嗽有痰，每次咳嗽10余日，口服抗生素、顺尔宁等药逐渐减轻，逢感冒咳嗽又加重，持续2～3周后逐渐减轻，反反复复，一直在服用抗生素、抗过敏药物及各种止咳糖浆，也未能使咳嗽彻底痊愈。现咳嗽有痰，流涕，晨起及运动后咳嗽加重，纳可，二便正常。

处方：银杏5g，紫苏子6g，紫菀10g，前胡6g，葶苈子10g（包煎）。

二诊：服上方7剂后，咳嗽明显好转，白天基本不咳，仅晨起和运动后咳嗽几声。

处方：银杏5g，百合9g，紫苏子6g，木瓜9g，草豆蔻6g，乌梅5g。

7剂药后，患儿咳止痊愈。

按语：患儿反复咳嗽1年，用中西成药治疗后咳嗽仅减轻，但未能彻底治愈。患儿咳嗽属肺蕴痰热、失其肃降，予汤药肃肺降逆、清化痰热，服药7剂后咳嗽明显减轻，后期配合养阴固肺而咳嗽痊愈。方中用紫苏子、葶苈子降逆化痰止咳，但因肺乃娇脏，银杏护肺固肺敛肺以防紫苏子、葶苈子降泄肺气太甚，且银杏配紫苏子、葶苈子，一降一敛，降肺气而不伤肺。紫菀辛苦微温，辛而不燥，温而不补，润肺下气，化痰定喘止咳。咳嗽明显好转后，用百合、乌梅固肺生津。

四、厌食

厌食又称食欲不振，是小儿时期的一种常见病证，是指较长时期内食欲减退或消失的一种慢性食欲障碍性疾病。在临床上，以长期原因不明的食欲不振而又体重明显减轻为其特征。本病可发生于任何季节，但夏季暑湿当令之时，可使症状加重。各年龄小儿均可发病，但以1～6岁为多见。城市儿童发病率较高。小儿除食欲不振外，一般无其他明显不适，预后良好，但长期不愈者，可使抗病能力下降，而易患其他疾病，甚或影响生长发育转化为疳证。

小儿脾胃虚弱、乳食过多、多吃瓜果生冷、过食辛辣干燥食物、感受外邪，都能引起食欲不振或停食。食欲不振在最处阶段对机体的损伤并不明显，只要及时处理就不不易致病，若迁延日久，势必壅塞郁滞，影响消化吸收、营养运行和储藏代谢等生理功能，从而导致疳证的发生。临床多表现为纳呆，口臭，腹胀，大便干或稀，烦躁易哭，夜寐不安，磨牙，面黄肌瘦，头发干枯，舌苔厚，指纹紫。轻型的患儿可以服用一些中成药（如小儿香橘丸、小儿健脾丸等）

治疗，厌食越久，对生长发育影响越大，治疗难度就越大。

【验案举隅】

女，5岁，纳呆厌食1年余，面萎黄，消瘦，大便略干，每日一行，夜寝不安稳，舌质淡红，舌苔厚，脉细滑。

处方：何首乌9g，建曲9g，炒白术9g，化橘红6g，草豆蔻6g，砂仁6g，丁香1g。

服药1周后患儿食量略增，继续前方加减治疗。服药1个月后，患儿食量大增，体重增加3斤。

按语： 本案患儿脾气虚弱、运化无力，故而用何首乌、炒白术健脾益气。脾胃气机凝滞加丁香、化橘红调畅气机；砂仁、草豆蔻芳香启脾开胃。此为脾胃虚弱之病，不宜用消导克伐之剂（大黄、芒硝、槟榔等）和补剂，故应从调理脾胃气机着手应用健脾养胃之剂始能奏效。

五、儿童多动症

儿童多动症，又称轻微脑功能失调、注意力缺陷多动障碍，是儿童时期较常见的一种行为障碍综合征，近年来发病率有逐年增加的趋势。国外资料报告患病率为5%～10%，国内对儿童多动症的流行病学研究较多，但地区差别较大。患儿智力正常，以注意力不集中，过分活动，任性冲动，学习困难为主要临床特征。西医学认为，本病为脑功能失调，与体内多巴胺分泌紊乱有关；中医学认为，本病由心脾两虚、肝肾阴亏的阴阳失调所致。该病发病男孩远多于女孩。治疗此病的药物包括中枢神经兴奋剂、抗忧郁剂、抗精神病药及抗癫痫剂等，但一般以中枢神经兴奋剂为常用药物。轻者与脾、肾关系密切，部分研究从心、脾或脾、肾入手。我通过临床实践认为，心、肝、脾、肾诸脏中，肝对儿童多动症的发生最为重要。肝主人体生发之气，主疏泄、主风、主动。小儿生机蓬勃，精气未充，肝阳易旺，肝风易动，故有"肝常有余"的生理特点。肝为刚脏而性动，主筋藏魂，其志怒，其气急，所以儿童多动症的发病与肝脏功能失调关系密切。

【验案举隅】

吴某，男，8岁，自上学以来老师多次反映患儿无法坚持坐在座位听讲，在教师授课时会自发在教室内走动，有时又会在课堂上自言自语、旁若无人，甚至有一次把教室垃圾箱内废物倒翻在教师的讲台上，严重影响课堂秩序。老师多次批评教育未见成效，建议家长带小儿就医或休学。家长带小儿去北京儿童医院就诊，经注意力测试检查后，诊断小儿患有儿童多动症，治疗方案为口服"专注达"。患儿服药1个月后上课能坐住，无离位走动现象，但时常处于发愣状态，老师点名回答问题时，患儿会很茫然，不知老师问了什么问题，对于老师的授课内容也浑然不知。且患儿出现厌食、心率加快，自述经常心慌、心脏"突突跳"，儿童医院医生讲述这是"专注达"的副作用，可以继续服用，并且要求患儿连续服药3年以上。鉴于西药这些副作用，家长转寻中医治疗。

处方：钩藤10g（后下），石菖蒲10g，丹参5g，女贞子10g，合欢皮10g，珍珠母15g（先煎），白芍10g，北柴胡10g。14剂，每日1剂。

要求患儿服用中药治疗时停用"专注达"，并告知家长，停服"专注达"后患儿不会再出现上课发愣现象，但多动、任性会暂时反复，通过中药治疗一段时间后这些症状会逐渐减轻，直至消失，恶心、纳呆、心慌等"专注达"的副作用随着停药也会消失。

二诊：服药2周后，家长述老师反映患儿能正常上课了，家长也感觉患儿没有那么任性、逆反，故意制造麻烦了。

处方：钩藤10g（后下），旱莲草10g，石菖蒲10g，红花3g，建曲10g，炒栀子4g，北柴胡8g。14剂，每日1剂。

继续前方调理2个月后，家长述已经能安静听讲，上课提问能对答如流，学习成绩明显提升（从二三十分提升至七十分），家长也说患儿比以前听话懂事了。

按语： 儿童多动症中医治法应以疏肝清肝、柔肝养肝为治疗大法，方中钩藤清热平肝；柴胡、白芍舒肝柔肝；女贞子、旱莲草补益肝肾之阴、滋水涵木；少用红花、丹参活血化瘀，针对肝郁气滞血瘀；珍珠母咸寒平肝潜阳、镇静安神。诸药合用滋肾清肝、平肝息风，达到调整肝脏阴阳，使肝气平和、人体阴阳平衡的目的。西医治疗此病服药时间长，毒副作用大，且有停药后病情反复之忧。

六、婴幼儿腹泻

婴幼儿腹泻是一种综合征，是婴幼儿时期的常见病，是以吐泻为主的症候群。一岁以内的婴幼儿一旦出现腹泻往往容易迁延不愈，有的婴幼儿腹泻会持续数月，甚至经年，每日稀便5～6次。久泻不愈会发展为慢脾风、疳症等，甚至危及生命。

【验案举隅】

宋某，女，3 个月，因洗澡后着凉出现腹泻，每日 5～6 次稀便，可见奶瓣，吃奶正常。化验便常规未见红、白细胞，血常规正常，未见发热，饮食如常，不吐奶。服用益生菌（妈咪爱、思密达）一周后未见任何效果，仍每日腹泻，次数未减，体重明显减轻。后经儿童医院医生指导改换婴儿腹泻奶粉喂养，并配合益生菌（妈咪爱、思密达）继续治疗，仍不见丝毫效果，每日 5～6 次稀黄便，有奶瓣，腹泻已持续一月，体重减少三斤，家长转投中医治疗。初诊时，患儿腹胀，矢气多，矢气时会有稀便流出，不吐奶，舌质淡红，苔中间厚，脉细滑，指纹淡。头顶头垢较多，为淡褐色长圆形头垢，上腭臼齿部呈乳白色，腭前腭后部颜色粉红发白。

处方：葛根 6g，藿香 10g，肉桂 5g，莲子肉 10g，伏龙肝 10g，山药 10g。5 剂，每日 1 剂。

服药 5 剂后患儿大便正常，每日 1 次，条形便，停药后未再见腹泻。

按语：此患儿为感受风寒，脾胃功能失常，胃失和降，脾阳受困，不能运化清阳而腹泻。本案以脾胃虚弱为主，脾虚为本，故以扶正治本为主。方中用肉桂温脾，振奋脾阳；病日久脾气下陷，腹泻久久不愈，故以葛根提升脾气；伏龙肝温中收敛止泻；莲子肉、山药健脾养胃止泻；藿香芳香除湿。腹泻患儿，尤其是腹泻日久的婴幼儿，以虚寒证型为主，治疗上以温中固肠、健脾止泻为主，其中温中药物所占比例较大。治疗脾胃病重在调理脾胃功能，温中药物有调理脏腑功能，而补益脾胃的药物反而不具备这样的功效。

七、儿童性早熟

儿童性早熟是一种生长发育异常性疾病，表现为青春期特征提前出现。近年来儿童性早熟的发病率逐年上升，女童性早熟的发病率为男童的 4～5 倍，已成为小儿妇科临床常见的内分泌疾病，其对儿童成年身高及心理行为的影响已引起广泛的重视。中医药具有不良反应相对少的特有优势，越来越多的患者愿意采用中医药治疗。

肾主生殖，为先天之本。肾在女性生理病理变化中的独特地位及特点，发挥为"肾之三最"的观点。①肾生最先：肾为先天之本，由生最先称之为先天之精，胚胎形成之前肾精即存在，待出生之后在水谷之精的充养下最终成熟，所以说肾生最先。②肾足最迟：肾气需赖后天之精不断发育成熟来发挥其特定之生物功能。可见人从胚胎发育到出生后的数年中，由于肾气未盛，天癸未至，则不生欲念。肾精虽很早就存在于人体中，但肾气却要经过较长的一段时间，待二七之时方能充足，并在天癸的作用下，鼓动充实得太冲脉，出现月经，故说肾足最迟。③肾衰最早：主管性功能的"肾气"，与肾的其他功能相比衰退得最早。女子35岁以后肾气开始衰少，待至49岁左右肾气已经衰竭，天癸无继，冲任二脉得不到相应的阴血充实而出现绝经。

小儿肾生最先，也就是在天癸未至之时，主管性征的肾气并不充足，性生理状态应处在稳定状态，若过早的出现第二性征，如五六岁就出现乳房发育或有阴毛出现，或有不自主的性动作等，均属西医学的女婴性早熟。这种患儿的治疗用药应该是非常慎重的。若患儿年龄较小，苦寒药偏用一些寒水石、川柏等；若患儿已接近发育年龄段，这类药物则不常用，以免影响或损伤将要发育的肾气。青少年时期是女子生长发育初期，此时肾气尚未充实，其功能尚未稳定，易受其他因素影响。此时的治疗宜保护肾气、养益冲任，故在用药时要慎重，不可过早启动肾阳，违背了正常的生理状态，从而影响其骨骼、身心的正常发育。

儿童性早熟诊断标准：①8岁以前出现第二性征发育或10岁以前月经来潮。②乳房与阴毛发育属 Tanner II 至 IV 期。③实验室检查血清 FSH、LH、E_2 水平升高。④骨龄大于实际年龄1岁以上。⑤B超见子宫和（或）卵巢增大，或有卵泡发育，且直径 ≥ 4mm。临床表现多有形体偏胖，乳房发育，或月经来潮，怕热口渴，烦躁多汗，便秘，舌红绛或尖红，苔白，脉滑数或细滑数，辨证多为阴虚火旺。

【验案举隅】

孙某，女，8岁，2004年6月21日初诊。

主诉：双乳房发育半年。

现病史：双乳房发育半年，有乳核，有阴毛发育，阴道有分泌物，汗多，烦躁，舌红，少苔，脉细数，纳可，大便略干。FSH 8.5mIU/L，LH 7.08 mIU/L，E_2 51.64pg/L。超声检查示子宫容积5.01mL，卵巢容积1.97mL，卵泡4.6mm。证属阴虚火旺，治宜滋阴清热。

处方：地骨皮10g，旱莲草10g，寒水石10g，泽泻10g，莲子心3g，川柏6g。

每日1剂，水煎200mL，分2次口服，1个月为1个疗程，连续用药3个月，每月随访1次，连续随访半年。用药期间不予其他中西药物。

二诊：治疗3个月后，阴道分泌物消失，乳房回缩，FSH 3.35mIU/L，LH

2.81mIU/L，E₂ 18.97pg/L，子宫容积 2.81mL，卵巢容积 1.21mL，疗效显著。

按语：女童性早熟是生长发育异常，表现为青春期特征提前出现的一种妇科内分泌疾病。其对女童成年身高及心理行为的影响已引起广泛的重视，西医学多以对抗过多的雌激素进行治疗。

中医学认为，"肾藏精，主生殖"，肾对女性生长发育、生殖调节及衰老起着至关重要的作用。《黄帝内经》载"女子七岁，肾气盛，齿更发长；二七而天癸至，任脉通，太冲脉盛，月事以时下"。如果，女童在其青春发育前期，出现肾之阴阳失衡，肾阴相对不足，而出现阳热偏亢，导致发育提前萌动而出现"性早熟"，临床多表现为"阴虚火旺"的证候。

旱莲草酸甘寒，入肝、肾经，具有补肾滋阴、凉血止血之功，为君药。臣药用地骨皮，其性淡而寒，是治疗下焦肝肾虚火之良品，取"其热燔于内泻以甘寒"之意。寒水石唯系少用之品，然其归经于肺、胃、肾三经，加以其味咸，能入肾，可助君药清热以除下焦之火，调肝肾。莲子心味苦性寒，入心及心包经，功于清心去热，调和水火相济而安定血海。泽泻入肾与膀胱经，有渗湿泄热之效。全方共奏滋肾阴、泻火除热之功效。同时，在用药方面有如下特点：①不用"血分药"。②注意"肝肾"与"心肾"的关系，达到两个"水火济济"之效既治疗女童性早熟，又不使其发育延迟。

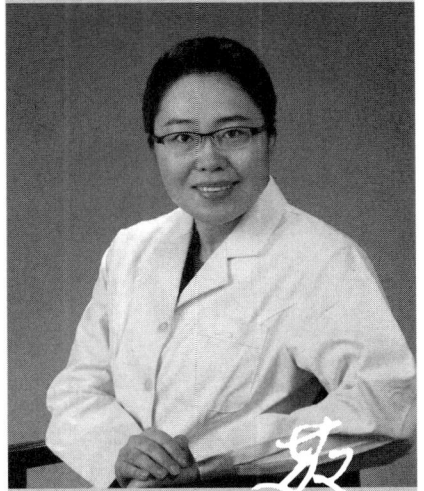

蔡秋杰

注重整体，病证结合
重视脾肾，平调阴阳
善用经方，用药倡轻

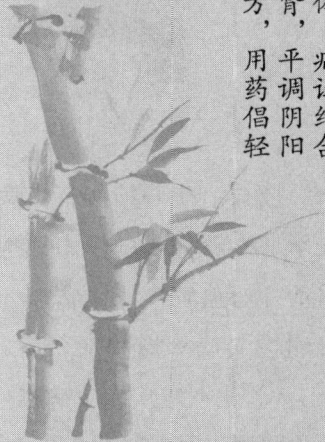

医家简介

　　蔡秋杰（1978年1月生），女，医学博士，副主任医师。北京市鼓楼中医医院京城名医馆特聘专家，现供职于中国中医科学院。全国老中医药专家学术经验继承工作指导老师曹洪欣教授的学术继承人。世界中联医养结合专业委员会理事，中国中医药信息研究会健康管理与促进专业委员会委员，中国中医药研究促进会医养结合专业委员会委员。潜心从事医疗、科研20余年，致力于基于中医临床实践的理论创新与发展战略研究。先后承担和参加国家、省部级课题30余项，发表论文30余篇，主编论著2部。

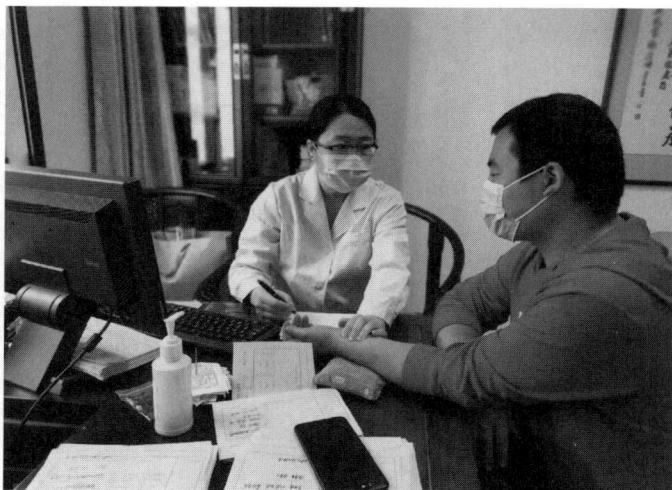

◎　蔡秋杰为患者诊治

　　擅长治疗心脑血管疾病（主要为冠心病、高血压、心律失常、心肌病等），秉承曹洪欣教授的学术思想及医疗经验，临证以温阳益心、活血化瘀、痰瘀同治治疗心血管疾病，临床疗效显著。此外对肺系疾病（慢性支气管炎、咳嗽）、代谢性疾病（糖尿病、痛风、甲状腺功能亢进、甲状腺功能减退、甲状腺结节）、消化系统疾病（病毒性肝炎、胆囊炎、胆石症、胃炎、胃溃疡、肠炎等），以及肿瘤康复、妇科疾病等的治疗均取得良好疗效，医德医风得到患者赞誉。

学术思想

一、注重整体，病证结合

注重中医的整体观念，在临床诊疗中把人体脏腑和体表各部的组织、器官看成是一个有机的整体，同时兼顾四时气候、地土方宜、周围环境等因素对人体生理病理的影响，在遣方用药中有所侧重，强调人体内部的统一性，又重视机体与外界环境的统一性。

例如，日久不愈的内伤咳嗽，除了考虑肺部疾病本身的气血阴阳问题，还要考虑"五脏六腑皆令人咳"。在临床上遇到咳证时，必须结合四时，分析是直接肺咳，还是间接肺咳。咳嗽虽为肺之本病，但若其他脏腑功能失调，影响到肺气的宣降都有可能发生咳嗽。苦脾虚生湿，湿痰上犯于肺；肝火上冲，气逆于肺；肾虚水泛，水寒射肺；胃寒停饮，饮邪迫肺等都是致使肺咳的重要原因。通过对相关证候及舌脉的判断，选择相应的治法调五脏来改善肺的宣通肃降功能。同时治疗内伤久咳还要兼顾季节的影响，在选药上要有所侧重。如春季气升发，可酌加降气之品；夏季湿主，酌加利湿之品；秋季燥主，酌加润化之品；冬季寒主，酌加温肺之品。

二、重视脾肾，平调阴阳

临床对于慢性病重视从调理脾肾入手。中医有"肾为先天之本，脾为后天之本"的理论，"肾为先天之本"是指肾藏先天之精，是脏腑阴阳之本，生命本源。肾主藏精，其所藏之精包括先天之精和后天之精。肾中精气支配、调节着人体的生长发育和生殖功能的成熟及人体的生理功能。"脾为后天之本"是指人以谷气为本，强调了脾的重要性，若脾胃功能正常，饮食如常，则全身五脏六腑、经络、气血均旺盛，人体不易病，易于长寿；否则健康不佳，人体易病，不易长寿。脾运化的水谷精微，通过心肺的作用化生气血，以营养全身。由于脾在人的生命活动中起着极其重要的作用，故称脾胃为后天之本。

"急则治其标，缓则治其本"，在慢性病中以"治本"为要，这个本就是脾肾。以北京地区为例，很多人因饮食不节、饮酒过量、嗜食辛辣厚味损伤脾胃，或脾失健运，气血生成乏源；或脾失健运，痰湿蕴积；或痰阻日久，痰瘀互结。又因工作节奏快、压力大、运动较少、熬夜较多，损伤肾中精气，日久肾中阴阳俱损出现脏腑功能失调的慢性病。在治疗中多以调理脾胃、平调肾气为主。通过调理脾胃，脾气健运水谷，气血生成有源；脾气健运水湿，痰湿得以运化；脾气健运，各脏腑可得精微物质滋养，身体功能逐渐恢复。此外，在健运脾土的同时，重视调肾之阴阳，肾为先天之本，也是生命之本，肾中的阴阳滋养其他五脏六腑之阴阳，很多慢性病患者甚至是重病患者单纯的调理脾胃已经不能激发五脏六腑的生理功能，需要配合调肾之阴阳，肾阴阳平衡，脏腑的阴阳才能平衡，达到治病强身、延年益寿的目的。

三、善用经方，用药倡轻

临床上善用经典方剂，所用之方均来源于古代中医典籍，如《伤寒论》《金匮要略》中的经方、以《太平惠民和剂局方》《普济方》等为代表的官修方书中的方剂及李东垣、张景岳、张锡纯等医学大家所著典籍中的方剂，并且根据临床实际进行加减化裁，组方药物很少超过 16 味药，每味药的剂量一般在 10 ～ 15g，强调药少而味精、效宏而力专。外感疾病及急性病一般开方 3 ～ 5 剂，提倡中病即止，以防损伤人体正气。

临床上善用引经药，引经是药到病除、提高疗效的关键。临床常用的引经药有三类：①六经引药：太阳经用羌活、防风、藁本；阳明经用升麻、葛根、白芷；少阳经用柴胡；太阴经用苍术；少阴经用独活；厥阴经用细辛、青皮、川芎。②分脏引经药：入肺引经药用桑白皮、桔梗、麦冬、紫菀、五味子；入肝引经药用香附、柴胡、白芍、菊花；入心引经药用黄连、薤白、远志、麦冬、酸枣仁、天竺黄；入肾引经药用山药、枸杞、熟地黄、牡蛎、杜仲、黄柏；入脾引经药用人参、黄芪、白扁豆、白术、陈皮、茯苓。③分部位引经药：姜黄能引药上行通达上肢，牛膝则性喜下行而通达下肢；上面部位用小剂量的川芎、柴胡、升麻、桑枝、葛根，下面部位取大剂量的木瓜、川牛膝、独活、车前草。

临床经验

一、心悸

心悸是指病人自觉心中悸动，惊惕不安，甚则不能自主的一种病证，临床一般多呈发作性，每因情志波动或劳累过度而发作，且常伴胸闷、气短、失眠、健忘、眩晕、耳鸣等症。包括惊悸和怔忡，病情较轻者为惊悸，病情较重者为怔忡，可呈持续性。脉象上可见心动过速和心动过缓两种情况，心动过速型心悸可有一息六至之数脉，一息七至之疾脉，一息八至之极脉，一息九至之脱脉，一息十至以上之浮合脉；心动过缓型心悸，可见一息四至之缓脉，一息三至之迟脉，一息二至之损脉，一息一至之败脉，两息一至之夺精脉。

1. 病因病机

心悸是因外感或内伤，致气血阴阳亏虚，心失所养；或痰饮瘀血阻滞，心脉不畅，引起的以心中急剧跳动、惊慌不安，甚则不能自主为主要临床表现的一种病证。心悸是心脏常见病证，为临床多见，除可由心脏本身的病变引起外，也可由其他脏病变波及于心而致。心悸是临床常见病证之一，也可作为临床多种病证的症状表现之一，如胸痹心痛、失眠、健忘、眩晕、水肿、喘证等出现心悸时，应主要针对原发病进行辨证治疗。

2. 疾病对应

根据本病的临床表现，本病常对应于西医学的心律失常（如心动过速、心动过缓、期前收缩、心房颤动或扑动、房室传导阻滞、病态窦房结综合征、房室间传导途径异常预激综合征等）及心功能不全、神经官能症等，其临床表现与心悸特点相符者，均可参考本证进行辨证论治。

3. 治法治则

本病临床虚实错杂，虚者多见心虚胆怯、心脾两虚、肝脾阴亏、心阳不振、大气下陷等证，实者多见水饮凌心、血瘀气滞、痰浊阻滞、邪毒犯心等证。心虚胆怯证治宜镇惊定志、养心安神，方用安神定志丸加减；心脾两虚证治宜补血养心、益气安神，方用归脾汤加减；肝脾阴亏证治宜滋补肝肾、养心安神，方用一贯煎合酸枣仁汤加减；心阳不振证治宜温补心阳，方用桂枝甘草龙骨牡蛎汤加减；大气下陷证治宜益气升陷，方用升陷汤加减；水饮凌心证治宜振奋心阳、化气利水，方用苓桂术甘汤加减；血瘀气滞证治宜活血化瘀、理气通络，方用血府逐瘀汤加减；痰浊阻滞证治宜理气化痰、宁心安神，方用瓜蒌薤白半夏汤加减。临床所见病例往往虚实寒热错杂，多证累见，治疗时在方证对应的基础上，对于心动过速者往往根据病情酌加三参汤（苦参 10g、丹参 10g、太子参 10 ～ 20g），对于心动过缓者根据病情酌加炙麻黄 3 ～ 10g、桂枝 10g、鹿角霜 10g。

【验案举隅】

案 1 王某，男，56 岁，2019 年 3 月 7 日初诊。

心动过缓 2 月余，心率 30 ～ 40 次 / 分，西医建议安装起搏器。现心率 < 40 次 / 分，胸闷、乏力甚，小便不畅，舌淡暗，苔白，脉迟缓。证属气阴两虚、痰浊阻滞，治宜益气生脉、宽胸豁痰，方用生脉散合瓜蒌薤白半夏汤化裁。

处方：黄芪 20g，党参 15g，麦冬 10g，黄连 10g，瓜蒌 15g，薤白 15g，清半夏 9g，车前草 30g，蜜麻黄 3g，龙骨 30g，牡蛎 30g，土茯苓 20g，升麻 10g。14 剂，每日 1 剂，水煎服，早晚各 1 次。

二诊（2019 年 3 月 21 日）：服上方，心动过缓逐渐改善，心率 40 ～ 50 次 / 分，胸闷、乏力甚明显好转，略小便不畅，舌暗红，苔白，脉迟缓。效不更方，仍以生脉散合瓜蒌薤白半夏汤化裁治疗。

处方：黄芪 30g，党参 15g，麦冬 10g，黄连 10g，瓜蒌 15g，薤白 15g，清半夏 9g，车前草 30g，蜜麻黄 2g，龙骨 30g，牡蛎 30g，土茯苓 20g，升麻 10g，赤芍 15g，川芎 10g。14 剂，每日 1 剂，水煎服，早晚各 1 次。

三诊（2019 年 4 月 18 日）：停药 2 周。服上方，心动过缓明显改善，心率 50 ～ 60 次 / 分，胸闷、乏力甚明显好转，略小便不畅，舌暗红，苔白，脉迟。效不更方，仍以生脉散合瓜蒌薤白半夏汤化裁治疗。

处方：黄芪 30g，党参 15g，麦冬 10g，黄连 10g，瓜蒌 15g，薤白 15g，清半夏 9g，车前草 30g，龙骨 30g，牡蛎 30g，土茯苓 20g，赤芍 15g，川芎 10g，蛇床子 10g，葛根 20g，炒蔓荆子 10g。14 剂，每日 1 剂，水煎服，早晚各 1 次。

四诊（2019 年 5 月 9 日）：停药 1 周。服上方，心动过缓基本不显，心率 60 次 / 分，胸闷不显，偶乏力，略小便不畅，舌暗红，苔白，脉滑。效不更方，仍以生脉散合瓜蒌薤白半夏汤化裁治疗。

处方：黄芪 30g，党参 15g，麦冬 10g，黄连 10g，瓜蒌 15g，薤白 15g，清半夏 9g，车前草 30g，龙骨 30g，牡蛎 30g，赤芍 15g，川芎 10g，蛇床子 6g，

葛根 20g，杜仲 15g，山药 20g。14 剂，每日 1 剂，水煎服，早晚各 1 次。

后断续服药 2 月余，诸症均不显，随诊半年未反复。

案 2 汤某，女，47 岁，2020 年 8 月 18 日初诊。

心悸、胸闷 1 月余，逐渐加重，2020 年 7 月 28 日动态心电图示二度 Ⅰ 型房室阻滞、偶发房性早搏、频发室性早搏（部分呈二联律、三联律），西医建议做射频消融术。现时心悸，心率＞ 100 次 / 分，胸闷，头晕，焦虑，入睡难，舌淡，苔白，脉数。证属心气阴两虚、心失所养，方用生脉散合瓜蒌薤白半夏汤、三参汤化裁。

处方：生黄芪 20g，党参 15g，麦冬 10g，五味子 6g，黄连 10g，瓜蒌 15g，薤白 15g，清半夏 8g，苦参 10g，丹参 10g，葛根 20g，羌活 10g，首乌藤 30g，当归 10g，赤芍 10g，炙甘草 6g。7 剂，每日 1 剂，水煎服，早晚各 1 次。

二诊（2020 年 8 月 25 日）：服上方 3 剂后心悸、胸闷症状明显改善，头晕、焦虑、入睡难好转，心率 60 次 / 分，舌淡，苔白，脉滑。效不更方，仍用生脉散合瓜蒌薤白半夏汤、三参汤化裁治疗。

处方：生黄芪 20g，党参 15g，麦冬 10g，五味子 6g，黄连 10g，瓜蒌 15g，薤白 15g，清半夏 8g，苦参 10g，丹参 10g，葛根 20g，羌活 10g，首乌藤 30g，当归 10g，赤芍 10g，炙甘草 6g，合欢花 10g。14 剂，每日 1 剂，水煎服，早晚各 1 次。

停药后诸症均不显，随诊至 2020 年 10 月初未反复。

按语： 心悸病位在心，虚证由脏腑气血阴阳亏虚、心神失养所致者，治当补益气血、调理阴阳，以求气血调畅、阴平阳秘，并配合应用养心安神之品，促进脏腑功能的恢复。心悸实证常因于痰饮、瘀血等所致，治当化痰、涤饮、活血化瘀，并配合应用重镇安神之品，以求邪去正安、心神得宁。

二、胸痹

胸痹是以胸部闷痛，甚则胸痛彻背，短气、喘息不得卧为主症的一种疾病，轻者仅感胸闷如窒、呼吸欠畅，重者则有胸痛，严重者心痛彻背、背痛彻心。《灵枢经·厥病》载有"真心痛，手足清至节，心痛甚，旦发夕死，夕发旦死"，胸痹又有心痛、卒心痛、厥心痛、真心痛之称。胸痹病位在心，发病与脾、肾、肝有关。《金匮要略》把胸痛称为"胸痹"，并设专篇论述，强调胸阳不足、阴寒阻滞为发生胸痹的主要原因，但所言之胸痹，轻者即今之胸满，重者即今之胸痛。

1. 病因病机

本病的发生多与寒邪内侵、饮食失调、情志失节、劳倦内伤、亡血失精等因素有关，病位在心，涉及肝、脾、肾三脏。基本病机为心脉不充或心脉闭阻，病机特点为本虚标实、虚实夹杂。本虚有气虚、阴虚、阳虚及气阴两虚、阴阳两虚；标实为瘀血、寒凝、痰浊、气滞痹阻胸阳。轻者多为胸阳不振，阴寒之邪上乘。重者则为痰瘀交阻，壅塞胸中，气机痹阻。严重者部分心脉突然闭塞，气血运行中断，可见心胸猝然大痛，而发为真心痛。

2. 疾病对应

本病常对应于西医学的冠心病、心绞痛、心肌梗死、大叶肺炎及心包炎等疾病而致的心前区疼痛，其临床表现与胸痹特点相符者，均可参考本证进行辨证论治。

3. 辨证要点

①辨虚实，分主次：本虚为阴阳气血不足；标实为阴寒、痰浊、瘀血交互为患。②辨疼痛性质：闷重而痛轻，时作时休，与情绪变化有关者，多为气滞；胸中作痛，状若锥刺，固定不移，多属血瘀。胸中灼痛，心烦难寐，多属实火；胸中灼痛而闷，痰稠色黄，苔黄腻者，多属痰火。疼痛如绞，突然发作，遇寒则发，得冷则剧，为寒凝心脉。胸中疼痛隐隐而作，劳后易发，气短神疲者，多属气虚或阳虚。③辨病势轻重、顺逆。

4. 治法治则

治疗当以补消兼施、标本兼顾为原则。祛邪治标之法常以温阳益心、活血化瘀、泄浊豁痰、理气宽胸、清热通腑为主；扶正固本常用温中助阳、益气养阴、补益气血、滋养肝肾等法。痰浊壅塞证治宜通阳泄浊、豁痰开结，方用瓜蒌薤白半夏汤加减；阴寒凝滞证治宜辛温通阳、开痹散寒，方用瓜蒌薤白白酒汤加减；气阴两虚证治宜益气养阴、活血通络，方用生脉散合人参养荣汤加减；阳气虚衰证治宜益气温阳、活血通络，方用参附汤合右归饮加减；心血瘀阻证治宜活血化瘀、通络止痛，方用血府逐瘀汤加减。

【验案举隅】

刘某，女，66岁，2017年7月20日初诊。因心前痛、胸闷、气短1月余，查冠状动脉CT显示冠状动脉粥样硬化；RCA中段钙化斑块，狭窄75%；主动脉粥样硬化。西医诊断为冠心病，经口服西药症状未见缓解，动则发作。西医建议行冠状动脉支架术，患者拒绝，寻求中医治疗。现活动后心前痛，胸闷，气短，乏力，畏寒，入睡难，容易醒，时便干不畅，舌胖大齿痕、色暗红稍淡，苔白稍腻，脉滑。证属心阳不振、痰瘀互结，治宜温阳益心、理气行血、化瘀豁痰，方以生脉散合瓜蒌薤白半夏汤化裁。

处方：生黄芪 30g，党参 15g，麦冬 15g，黄连 10g，瓜蒌 15g，薤白 15g，清半夏 9g，赤芍 15g，川芎 15g，首乌藤 30g，炒酸枣仁 20g，生龙骨 30g，生牡蛎 30g，生甘草 10g。14 剂，水煎服，早中晚各 1 次。

二诊（2017 年 8 月 4 日）：心前痛发作次数逐渐减少，近两日未发作，睡眠、大便问题不显，胸闷、气短、乏力、畏寒症状改善。效不更方，上方加生杜仲 15g。14 剂，水煎服，早中晚各 1 次。

后续患者以上方随症状及季节进行药物加减，陆续服药一年余，2018 年 8 月 4 日冠状动脉 CT 检查显示冠状动脉硬化；RCA 中段钙化斑块，轻度狭窄。

按语： 冠心病病机多为本虚标实，本虚为阴阳气血亏虚，标实为阴寒痰浊、瘀血交阻。由于本病，多见于中老年，机体内渐衰退之时，总以阳虚为本，痰浊与血瘀常可同时出现，但必须分清主次及虚实程度。

三、眩晕

眩晕是以目眩与头晕为主要表现的病证。眩是指眼花或眼前发黑，晕是指感觉自身或外界景物旋转。二者常同时并见，故统称为眩晕。眩晕的发作有轻有重，轻者闭目即止；重者如坐车船，旋转不定，不能站立，或伴有恶心、呕吐、汗出，甚则仆倒等症状。眩晕最早见于《黄帝内经》，称之为"眩冒"。古代医家认识如下：①本病属肝所主，如《素问·至真要大论》载"诸风掉眩，皆属于肝"。②本病多为因虚致病，与髓海不足、血虚因素有关，如《灵枢经·海论》载"髓海不足，则脑转耳鸣，胫酸眩冒"，《灵枢经·卫气》载"上虚则眩"，《景岳全书》载"眩运一证，虚者居其八九，而兼火兼痰者，不过十中一二耳"，强调"无虚不能作眩"。③本病与痰饮有关，张仲景认为，痰饮是眩晕的重要致病因素之一，《金匮要略·痰饮咳嗽病脉证并治》载"心下有支饮，其人苦冒眩，泽泻汤主之"，而《丹溪心法》中则强调"无痰则不作眩"，提出了痰水致眩学说。④从风火立论，如《素问玄机原病式》中载"所谓风气甚，而头目眩运者，由风木旺，必是金衰不能制木，而木复生火，风火皆属阳，多为兼化阳主乎动，两动相搏，则为之旋转"，主张眩晕的病机应从风火立论。《素问·六元正纪大论》亦载"木郁之发……甚则耳鸣眩转"。⑤本病为外邪致病，如《灵枢经·大惑论》所载"故邪中于项，因逢其身之虚……人于脑则脑转，脑转则引目系急，目系急则目眩以转矣"。

1. 病因病机

眩晕的发生主要与情志不遂、年老体弱、饮食不节、久病劳倦、跌打损伤及感受外邪等因素有关。素体阳盛，加之恼怒过度，肝阳上亢，阳升风动，发为眩晕；或因长期忧郁恼怒，气郁化火，使肝阴暗耗，肝阳上亢，阳升风动，上扰清空，发为眩晕。饮食不节，损伤脾胃，脾胃虚弱，气血生化无源，清窍失养而作眩晕；或嗜酒肥甘，饥饱劳倦，伤于脾胃，健运失司，以致水谷不化精微，聚湿生痰，痰湿中阻，浊阴不降，引起眩晕。外伤、手术后，气滞血瘀，痹阻清窍，发为眩晕。肾为先天之本，藏精生髓，若先天不足，肾精不充，或者年老肾亏，或久病伤肾，或房劳过度，导致肾精亏虚，不能生髓，而脑为髓之海，髓海不足，上下俱虚，而发生眩晕。肾阴素亏，肝失所养，以致肝阴不足，阴不制阳，肝阳上亢，发为眩晕。大病久病或失血之后，虚而不复，或劳倦过度，气血衰少，气血两虚，气虚则清阳不展，血虚则脑失所养，皆能发生眩晕。

本病病位在清窍，由气血亏虚、肾精不足致脑髓空虚、清窍失养，或肝阳上亢、痰火上逆、瘀血阻窍而扰动清窍发生眩晕，与肝、脾、肾三脏关系密切。眩晕的病性以虚者居多，故张景岳谓"虚者居其八九"，如肝肾阴虚、肝风内动，气血亏虚、清窍失养，肾精亏虚、脑髓失充。眩晕实证多由痰浊阻遏、升降失常，痰火气逆、上犯清窍，瘀血停着、痹阻清窍而成。眩晕的发病过程中，各种病因病机可以相互影响、相互转化，形成虚实夹杂；或阴损及阳，阴阳两虚。肝风、痰火上扰清窍，进一步发展可上蒙清窍、阻滞经络而形成中风；或突发气机逆乱，清窍暂闭或失养，而引起晕厥。

2. 疾病对应

眩晕是临床常见症状，可见于西医学的多种疾病，如梅尼埃病、高血压、低血压、颈椎病、脑动脉粥样硬化、椎-基底动脉供血不足、贫血、神经衰弱等。

3. 治法治则

眩晕的治疗原则是补虚泻实、调整阴阳。虚者滋养肝肾、补益气血、填精生髓。实者平肝潜阳、清肝泻火、化痰行瘀。

【验案举隅】

黄某，女，65岁，2018年5月25日初诊。患者有心肌缺血和高血压病史，口服西药控制血压，平素血压120～130/50～70mmHg。近日因参加学术会议劳累血压升高，入院治疗效果不佳。现头晕头胀、乏力、胸闷、气短，睡眠不实，血压 170/80mmHg，舌淡暗，苔白腻根厚，脉滑。证属心气不足、痰瘀互结、清阳不升，方用生脉散合瓜蒌薤白半夏汤化裁。

处方：生黄芪 30g，党参 15g，麦冬 15g，黄连 10g，瓜蒌 15g，薤白 15g，清半夏 9g，葛根 20g，炒蔓荆子 10g，赤芍 15g，首乌藤 30g，炒酸枣仁 20g，生龙骨 30g，生牡蛎 30g，生甘草 10g。14 剂，水煎服，早中晚各 1 次。

随诊：患者服上方 7 剂，在配合口服西药的情况下血压恢复至 130/60mmHg 左右，诸症均改善，出院后继续服用剩余中药，后又来门诊复诊改善心脏供血，随诊半年血压控制良好。

按语： 高血压属于中医眩晕范畴，与多脏腑阴阳气血虚实均有密切关系，临床要综合考虑，尤其是心气不足的患者出现的高血压，多数是机体脑供血不足的信号，根本原因是心脏和脑供血的不足，这种情况的高血压往往用西医降压药越降血压反越会升高，这时候改善心脏和脑供血是治疗的根本和关键。

四、消渴

消渴泛指以多饮、多食、多尿、形体消瘦，或尿有甜味为特征的疾病。消渴病名最早见于《黄帝内经》，本病在《黄帝内经》中称为"消瘅"。口渴引饮为上消，善食易饥为中消，饮一溲一为下消，统称消渴三消。《素问·奇病论》载"此人必数食甘美而多肥也，肥者令人内热，甘者令人中满，故其气上溢，转为消渴"。《金匮要略》立消渴专篇，创白虎加人参汤、肾气丸方。《诸病源候论》主张"先行一百二百步，多者千步，然后食之""其病变多发痈疽"，提出运动在消渴病中的重要性，并提出其容易出现并发症。《太平圣惠方》载"夫三痟者，一名痟渴，二名痟中，三名痟肾"，此后后世医家论消渴则分为上、中、下三消。《丹溪心法》治疗以"养肺、降火、生血为主"形成养阴为主的治疗理论。

1. 病因病机

禀赋不足、饮食失节、恣食肥甘、情志过极、房事不节、热病之后、劳欲过度等原因均可导致消渴。其基本病机为阴津亏损、燥热偏盛，而以阴虚为本，燥热为标，两者互为因果，阴愈虚则燥热愈盛，燥热愈盛则阴愈虚。消渴病变主要在肺、胃、肾三脏之中，虽可有所偏重，但往往又互相影响。其中，尤以肾最为重要。消渴日久，则易发生以下两种病变：①阴损及阳、阴阳俱虚：消渴虽以阴虚为本、燥热为标，但由于阴阳互根，阳生阴长，若病程日久，阴损及阳，则致阴阳俱虚。其中以肾阳虚、脾阳虚较为多见。②病久入络、血脉瘀滞：消渴是一种病及多个脏腑的疾病，影响气血的正常运行，且阴虚内热、耗伤津液，亦使血行不畅而致血脉瘀滞。血瘀是消渴的重要病机之一，且消渴多种并发症的发生也与血瘀密切相关。

2. 疾病对应

消渴病与西医学的糖尿病基本一致。西医学的尿崩症，因具有多尿、烦渴的临床特点，与消渴病有某些相似之处，可参考辨证论治。

3. 治法治则

本病的基本病机是阴虚为本、燥热为标，故清热润燥、养阴生津为本病的治疗大法。《医学心悟》载"治上消者，宜润其肺，兼清其胃""治中消者，宜清其胃，兼滋其肾""治下消者，宜滋其肾，兼补其肺"，可谓深得治疗消渴之要旨。同时要兼顾运动疗法与饮食疗法的运用。

【验案举隅】

孙某，女，70岁，2012年8月15日初诊。因多饮、多尿10余年，加重伴神疲乏力1周来诊。患者有糖尿病史10余年，一直口服降糖药治疗，血糖控制不理想。近一周多饮、多尿甚，神疲乏力，面色㿠白，纳呆，头晕，畏寒，大便稍硬，空腹血糖23mmol/L，舌暗红，苔薄黄干，脉细弦。证属阴损及阳、阴阳两虚兼瘀血内阻，方用金匮肾气丸加益气活血之品化裁。

处方：熟地黄15g，山茱萸15g，山药20g，茯苓15g，泽泻15g，牡丹皮15g，炮附子6g，肉桂6g，生黄芪30g，连翘10g，天花粉20g，桑螵蛸10g，丹参10g。7剂，水煎服，早晚各1次。

二诊（2012年8月23日）：服上方，多饮、多尿明显好转，乏力、纳呆、头晕缓解，畏寒不显，空腹血糖10mmol/L，舌暗红，苔薄黄，脉细弦。效不更方，上方加赤芍15g，14剂，水煎服，早晚各1次。

三诊（2012年9月7日）：服上方，多饮、多尿明显好转，乏力、纳呆、头晕缓解，畏寒不显，空腹血糖7.2mmol/L，舌淡暗，苔白，脉弦。肾阳气得复，治宜益气养阴活血，方用六味地黄丸合玉液汤化裁。

处方：熟地黄15g，山茱萸15g，山药20g，茯苓15g，泽泻15g，牡丹皮15g，生黄芪20g，葛根20g，五味子10g，天花粉20g，生鸡内金6g，丹参10g。14剂，水煎服，早晚各1次。

四诊（2012年9月7日）：服上方，多饮、多尿不显，乏力、纳呆、头晕明显好转，空腹血糖6mmol/L，舌淡暗，苔白，脉弦。血糖基本稳定，嘱其平时口服六味地黄丸、保和丸，六味地黄丸每次6g，保和丸每次9g，两药均每日

2次。后随访半年血糖基本平稳。

按语:《景岳全书》载"善补阳者,必于阴中求阳,则阳得阴助,而生化无穷;善补阴者,必于阳中求阴,则阴得阳长,而泉源不竭"。阴阳两虚消渴所用药物中以六味地黄丸滋阴补肾,并用附子、肉桂以温补肾阳,温阳药和滋阴药并用。《医贯》对金匮肾气丸在消渴病中的应用做了较详细的阐述"盖因命门火衰,不能蒸腐水谷,水谷之气,不能熏蒸上润乎肺,如釜底无薪,锅盖干燥,故渴。至于肺亦无所禀,不能四布水津,并行五经,其所饮之水,未经火化,直入膀胱,正谓饮一升溲一升,饮一斗溲一斗,试尝其味,甘而不咸可知矣。故用附子、肉桂之辛热,壮其少火,灶底加薪,枯笼蒸溽,稿禾得雨,生意维新"。

五、经典方剂使用经验

(一)清空汤

1.概述

《医学入门》对清空汤进行了方剂名称的诠释"人首,天之象空虚,药能清头昏,故曰清空"。《医方集解》认为,清空汤"此足太阳、少阳药也。头为六阳之会,其象为天,清空之位也"。《医学正传》中载清空汤"治偏正头痛,年深久不愈。又治风温,热气上壅及脑痛,除血虚头痛不治,余皆治之"。《奇效良方》中也有"清空膏乃风湿热头痛药也"之论。《兰室秘藏》中记载"治偏正头痛年深不愈者,善疗风湿热头上壅损目,及脑痛不止"。可见,清空汤是针对病程久、病性属实头痛的治疗方剂。

处方:川芎15～30g,柴胡15g,黄芩15g,羌活15g,黄连5～10g,防风10g,甘草10g,白芍10～20g,郁金10～20g,僵蚕10～20g。

2.方剂解析

(1)热在高分,轻剂抑之:热至清空高分,当以轻剂抑之,从缓治也,禁用大苦大寒之剂,以免上热未除,中寒内生。故本方中应用川芎活血行气、祛风止痛,为治诸经头痛之要药;黄芩、柴胡疏肝清热,入少阳止头痛;羌活长于治太阳经头痛,羌活、防风辛散上行,祛风通络以助止头痛之力;黄连清热除湿;甘草缓急和中;白芍、郁金增疏肝解郁之力;僵蚕祛风以止痛。

(2)辛开苦降,寒热并用:此方用羌活、防风、柴胡、川芎入肝搜风,上行而辛解散其邪;又以黄芩、黄连之苦降逐其火。

【验案举隅】

案1 三叉神经性头痛

刘某，女，50岁，2010年8月6日初诊。患者20年前因惊吓导致左侧头面痛，经三甲综合医院诊断为"三叉神经痛"，经西药封闭治疗，短时好转，后疼痛程度和每日发作频率逐年加重。近一年，发作频繁，甚则每日发作，口服卡马西平可缓，左侧头部、太阳穴及面颊部呈阵发性掣痛和电击样痛，疼痛常因紧张和郁怒加重，痛甚则彻夜不眠，口苦，心烦易怒，舌暗红，苔薄黄稍腻，脉弦滑。口服卡马西平和安眠药物，药量逐年加大，现每日口服卡马西平0.4～1.2g。证属肝胆郁热、风痰上扰，拟用清空汤加味治疗。

处方：川芎15g，柴胡15g，黄芩15g，黄连10g，羌活15g，防风10g，升麻10g，全蝎3g（后下），生白芍15g，首乌藤30g，茯苓15g，生龙骨30g（先煎），生牡蛎30g（先煎），生甘草10g。7剂，水煎服，每日1剂。

二诊（2010年8月13日）：自诉服药后，头面疼痛程度和发作时间减少，每日口服卡马西平0～0.3g，未服安眠药，时有睡眠不实，夜寐每日4～5小时，舌暗红，苔薄黄，脉弦滑。效不更方，在前方基础上化裁，继服50剂。

诸症悉除。嘱其平时可服杞菊地黄丸，随访1年头痛未有明显发作。

案2 血管性头痛

张某，女，42岁，2016年3月17日初诊。偏头痛反复发作半年，时偏左侧、时偏右侧，查头部核磁共振未见明显异常，西医诊为"血管性头痛"。近2周因工作压力大偏头痛逐渐加重，每日午后偏头胀痛，时偏左侧、时偏右侧，甚则连及目眶、颠顶，晨起口苦，心烦易怒，睡眠不实，便干、每2～3日一行，舌暗红，苔薄黄，脉弦滑。证属肝胆郁热、肝风上扰，拟用清空汤加味治疗。

处方：川芎15g，柴胡15g，黄芩15g，黄连10g，羌活10g，防风10g，升麻10g，藁本10g，郁金15g，瓜蒌15g，首乌藤30g，茯苓15g，生龙骨30g（先煎），生牡蛎30g（先煎），生甘草10g。7剂，水煎服，每日1剂。

二诊（2016年3月24日）：头痛未发作，守方巩固疗效，继服上方14剂。

余症消失。随访1年头痛未发作。

案3 经前头痛

左某，女，46岁，2015年5月16日初诊。近2年，时月经前4～5日起头痛，至月经来临缓解。近两月经前头痛程度加重，后头胀痛，时连及太阳穴痛，伴心烦易怒、口苦、乳房胀痛、腰膝酸软、入睡难、睡眠不实。月经30～32日一行，色暗，量正常，末次月经时间为2015年5月13日。舌暗红，苔薄黄，脉弦滑。证属肝肾不足、肝胆郁热、肝阳上扰，拟用清空汤加味治疗。

处方：川芎10g，柴胡15g，黄芩15g，黄连10g，羌活10g，葛根15g，升麻10g，鸡血藤20g，香附15g，郁金15g，生白芍15g，首乌藤30g，茯苓15g，生龙骨30g（先煎），生牡蛎30g（先煎），生甘草10g。7剂，水煎服。

经前一周服用此方，其余时间服用杞菊地黄丸加味。

二诊（2015年6月18日）：6月14日月经来临，经前头痛不显，余症减轻，仍按前方经前服用清空汤加味，经后服用杞菊地黄丸加味。

服药2个月诸症消失，随访1年经前头痛未发作。

按语： 以上头痛皆属于中医学"头痛""头风""偏头痛"范畴。头为诸阳之会，清阳之腑，凡五脏精华之血、六腑清阳之气，皆能上注于头，故六淫之邪外袭，上犯颠顶，邪气滞留，阻郁清阳，导致气血逆乱、瘀阻经络、脉失所养均可发生头痛。《成方切用》载"头为六阳之会，其象为天，乃清空之位也。风寒湿热干之，则浊阴上壅而作实矣"。羌活、防风入太阳，柴胡入少阳，皆为辛轻上升、祛风胜湿之药。川芎入厥阴，为通阴阳气血之使。甘草入太阴，散寒而缓痛，辛甘发散为阳也。黄芩、黄连苦寒，以羌活、防风之属升之，则能去湿热于高巅之上矣。凡辨证肝胆风、湿、热之头痛，使用本方加减均可收效。

案4　原发性闭角型青光眼

张某，女，52岁，2015年11月14日初诊。原发性闭角型青光眼10余年，5年前右眼因眼压升高药物控制无效，在北京同仁医院行青光眼激光治疗，术后半年右眼失明，近2月因大怒后左眼眼压升高，持续40～60mmHg，虹视现象，视力下降，西药治疗无效，西医建议手术。伴心烦易怒、眼胀、头痛，平素腰痛、口苦咽干、睡眠不实，舌淡暗，苔薄黄，脉弦滑。证属肝肾不足、肝胆郁热、痰热上扰，拟用清空汤加味治疗。

处方：川芎10g，柴胡15g，黄芩15g，黄连10g，羌活10g，葛根20g，升麻10g，生白芍15g，泽泻20g，茯苓15g，生甘草10g。7剂，水煎服，每日1剂。

二诊（2015年11月21日）：自诉服上方2剂后眼压正常，虹视消失，服药7剂后，眼胀、头痛不显，略腰酸，睡眠不实，舌淡暗，苔薄，脉弦滑。标证已除，缓治其本，进一步拟杞菊地黄丸加味，14剂。

诸症消失。随访至今青光眼未发作。

按语： 青光眼在中医属五风内障范畴，原发性闭角型青光眼，即类似于绿风内障。肝开窍于目，绿风内障与肝脏密切相关，多本虚标实。该病急性发作期多属肝胆火炽、风火攻目；痰火动风，上阻清窍；肝郁气滞，气火上逆。缓解期多属肝肾不足，精血损耗目失所养；脾虚气血生化乏源，血不养睛；脾虚湿盛，痰湿上阻，睛失所养。《杂病源流犀烛》载"因风湿热痛者，上壅损目，宜清空膏"。《笔花医镜》载"肝之实。气与风内充也，其症为右胁痛、为头痛……头痛者清空膏主之"。《卫生宝鉴》载"清空膏，治偏正头痛，年深不愈，及暗风湿热头痛，上壅损目，及脑痛不止"。本案患者证属肝肾不足、肝经郁热、风热上扰，急则治其标，故先拟清空汤清热疏肝，症状缓解后，缓则治其本，进一步调补肝肾，以防疾病复发。

案5 甲状腺功能亢进症

廖某，女，46岁，于2016年3月4日初诊。因工作压力大心悸2月余，近1周加重，伴头痛，身颤，易饥，心烦易怒，烘热自汗，口苦咽干，睡眠不实，腰酸乏力，月经后期。超声检查见甲状腺弥漫性肿。TT_3 3.23nmol/L（1.08～2.49 nmol/L），TT_4 165.4 nmol/L（66.9～145 nmol/L），TSH 0.03 mIU/L（0.52～6.89 mIU/L），FT_4 9.56 pmol/L（3.69～6.79 pmol/L），甲状腺过氧化物酶抗体28IU/mL（0～5.4 IU/mL），TSH受体抗体2.94U/L（0～1.75U/L）。丙氨酸氨基转移酶43.9U/L（5～35U/L）。舌暗红，苔薄黄，稍腻，脉弦滑。证属肝胆郁热、痰热上扰，累及肝肾，拟用清空汤加味治疗。

处方：川芎10g，柴胡15g，黄芩15g，黄连10g，羌活10g，葛根20g，升麻10g，生白芍20g，浮小麦30g，茯苓15g，生甘草10g。7剂，水煎服，每日1剂。

二诊（2016年3月11日）：患者心悸不显，仍时有郁怒后头痛，余症均减。效不更方，在上方基础上加减，治疗3个月。

三诊（2016年6月10日）：除偶有月经后期、月经后腰酸外，余症消失，6月8日查TSH 0.02mIU/L（0.52～6.89mIU/L），其余检查均正常。舌暗红，苔薄，脉弦滑。继拟调补肝肾的汤剂，随证加减，治疗4个月，症状均消失，甲状腺功能正常。

按语： 甲状腺功能亢进症的病因主要是情志内伤、体质因素、饮食和水土失宜。而肝郁气滞，气血运行失常，痰湿凝聚，壅结颈前是甲状腺功能亢进症的基本病机。甲状腺功能亢进症初起多实，久病多虚。

甲状腺功能亢进症的辨证要点主要有三：①痰与气结，痰气交阻。饮食失调或因水土失宜，影响脾胃运化功能，脾失健运，聚湿生痰，复因肝气郁结，气血运行不畅，痰与气结，壅于颈前；长期郁怒，情志不舒，致肝郁气滞，津液为之不运，凝聚成痰，痰气交阻而渐成甲状腺功能亢进症。②肝火内扰，肝阳偏亢。若气郁日久，或患者素体阴虚，易于化火而出现肝火内盛之势；肝火亢盛，燔灼肝经，耗伤阴血，不能收敛肝阳，出现肝阳上亢，上扰清空。③久病见虚。久病耗伤阴血，加之妇女经、带、胎、产、乳等特点也易致阴血不足，成阴虚火旺之体；又因"壮火食气"，火旺日久则伤气，导致气阴两虚之证。以上病因病机往往是相互联系的。本案患者证属肝火内盛、痰热上扰，日久损及肝肾。急则治其标，故先拟用清空汤清热疏肝、降逆逐痰，症状缓解后，缓则治其本，进一步调补肝肾，以防疾病复发。

清空汤能够有效地治疗有头痛症状的慢性病，其辨证要点：①病本在肝，病位多为肝胆经循行的肢体经络，如多发肝胆经汇聚的头面、甲状腺、肝脏，丹溪曰"偏头痛者，少阳相火也"。②证属肝胆郁热、痰热上扰的疾病皆可应用，在治疗慢性病时，总体要把握慢性疾病证候动态变化的规律，凡证属肝胆郁热、痰热上扰的慢性病，如伴有头痛，均可使用清空汤加味治疗。③肝胆郁热，日久损伤肝肾根本，故清空汤加味治疗疾病，症状悉除后，多用调补肝肾的方剂善后，以防疾病的复发。

（二）小柴胡汤

1. 概述

小柴胡汤出自张仲景《伤寒论》，全书共在18条原文中出现此方，在太阳病、少阳病、阳明病、厥阴病及阴阳易差后劳复病五篇中。其中第98条是提示忌用小柴胡汤，此外"柴胡证"和"柴胡汤证"有3条出现在原文中。小柴胡汤在《金匮要略》中出现4次，呕吐哕下利病脉证治中治疗呕吐、妇人杂病脉证并治中治疗热入血室与伤寒同，另2处均出现在妇人产后病脉证治中，此外在疟病脉证并治附方中有其加减方——柴胡去半夏加栝楼汤。

《伤寒论》第96条"伤寒五六日中风，往来寒热、胸胁苦满、嘿嘿不欲饮食、心烦喜呕，或胸中烦而不呕，或渴，或腹中痛，或胁下痞硬，或心下悸、小便不利，或不渴、身有微热，或咳者，小柴胡汤主之"。

处方：柴胡15g，黄芩15g，人参15g，半夏9g，甘草10g，生姜3片，大枣（擘）4枚。

2. 方剂解析

柴胡苦平，《神农本草经》谓其"去肠胃中结气，饮食积聚，寒热邪气，推陈致新"，可见，其是疏气行滞的解热药，而有治胸胁苦满的特性，方中用为君药。佐以黄芩除热止烦，半夏、生姜逐饮止呕，复以人参、大枣、甘草补胃以滋津液。

小柴胡汤证，在伤寒六经辨证属少阳。其病机为半表半里、寒热虚实夹杂。在三阳表证的病机变化中，它可以外达出表，亦可内陷入里。所以，它的两组主症，一为往来寒热，代表病在半表的病机反应；一为口苦、咽干、目眩、胸胁苦满、不欲饮食、心烦喜呕等，代表病在半里的病机反应。前者可视为少阳半表证，后者可视为少阳半里证。这些主症的出现，可以由太阳失治、误治所致，亦可由阳明病转入所致。但无论其来路如何，总以邪在半表半里的病机及主症为临床特征的疾病，便可投以小柴胡汤加减治疗，使病邪透达于外，不致内陷入里。因此，小柴胡汤在外感热病中所起的外达透邪、阻断病邪内陷的作用，是举足轻重的，其枢转之机也就不言而喻了。

如前所述，从小柴胡汤主治半表半里、寒热虚实夹杂的功用来看，引申其治疗杂病，则更是天地宽广、通治诸病。诸如心血管系统疾病，肺系疾病，消化系统疾病，以及部分神经系统疾病，只要出现半表半里、寒热虚实夹杂的病机皆可以小柴胡汤化裁治疗。从宏观的病机来看，诸如以肝胆为中心，波及脾胃、影响肺气、累及心神、扰乱肝魂、困扰胃肠……举凡兼表之虚证，兼里之实证，夹痰夹饮、气滞兼瘀等涉及的病种甚多，所以说，用小柴胡汤权宜应变、治疗杂病，体现了同病异治、异病同治的原则性和灵活性。

【验案举隅】

案 1 新型冠状肺炎预防

新型冠状病毒肺炎确诊病例密切接触病例 4 例，详情见表 1，4 例密切接触者与确诊病例同处一室 10 余日，就近医院欲检测未能如愿，4 例密切接触者均有不同程度的咽痛、咳嗽、乏力等症状，症状相似，疑似新型冠状病毒感染高风险，嘱其隔离治疗，密切观察。予以小柴胡汤加味治疗。

处方：柴胡 15g，黄芩 15g，党参 15g，法半夏 9g，金银花 20g，连翘 20g，荆芥 10g，浙贝母 10g，茯苓 15g，生甘草 10g。

寒热虚实并用，既提高正气，又能针对疫毒伏邪特性，透邪转气、驱邪外出。根据体质和症状辨证，随证加减。寒邪较重者加桂枝易荆芥增加温阳之力；咳嗽加杏仁降气止咳；咽痛加牛蒡子宣肺利咽；兼见伤阴者加麦冬；伤食者加鸡内金；睡眠不佳者加首乌藤。2 月 5 日，4 例密切接触者在微医华佗中医药抗疫云平台就诊，以金柴饮为基础方，根据其症状辨证开方，详见表 1。

二诊（2 月 10 日）：4 位密切接触者相关症状基本不显，患者为求善后及预防求方，仍守方加味治疗，详见表 1。

2 月 18 日及 22 日对 4 例密切接触者回访，均无明显不适。

表 1　4 例新型冠状病毒肺炎密切接触者中医药治疗情况表

		病例 1	病例 2	病例 3	病例 4
基本资料		确诊者妻子，刘某，女，38 岁，居住武汉	确诊者儿子，刘某，男，10 岁，居住武汉	确诊者岳母，苗某，女，62 岁，居住武汉	确诊者岳父，刘某，男，69 岁，居住武汉
共有症状		咽痛，咳嗽有痰、量少、入夜尤甚、乏力			
预防方剂金柴饮		柴胡 15g，黄芩 15g，党参 15g，法半夏 9g，金银花 20g，连翘 20g，荆芥 10g，浙贝母 10g，茯苓 15g，生甘草 10g			
随症加减情况	2 月 5 日初诊	时有头痛，入睡难，口黏，便溏，舌淡，苔白腻、根黄中略剥脱。以金柴饮加葛根 20g、川芎 15g、炒苦杏仁 10g、炒牛蒡子 10g，5 剂	平素易鼻塞、口臭，舌边尖红，苔白黄腻。以金柴饮加鸡内金 10g、炒苦杏仁 10g，5 剂	入夜咳甚影响睡眠，舌淡红，苔白稍腻、中苔少。以金柴饮去荆芥加炒苦杏仁 10g、麦冬 10g、桂枝 10g，5 剂	目干，眦多，舌淡稍紫，苔白腻。以金柴饮加竹茹 15g、桂枝 10g、炒苦杏仁 10g，5 剂
	2 月 10 日二诊	服上 5 剂，略咽干，余症不显，舌淡红，苔白、根淡黄。守方加味，上方去金银花加白前 10g，10 剂	服上方 5 剂，偶略鼻塞，余症不显，舌淡红，苔白稍腻。守方加味，上方去金银花加辛夷 10g、白芷 10g，10 剂	服上方 5 剂，略入睡难，余症不显，舌淡红，苔白、中淡黄苔略少。守方加味，方去金银花加首乌藤 20g，10 剂	服上方 5 剂，略有晨起目眦多，余症不显，舌淡稍紫苔，白腻。以上方加陈皮 10g，10 剂
随访情况		2 月 18 日及 22 日均无明显不适			

案 2　病毒性感冒

刘某，男，8 岁，2020 年 9 月 5 日初诊。无明显诱因出现发热 1 日，初起体温 37.5℃，逐渐高至 38.8℃，现发热 38.7℃，血常规结果显示淋巴组细胞百分比升高，精神状态不佳，咽红，舌淡红，苔白，脉滑。证属邪气袭表，治宜透邪解毒，方用小柴胡汤加减。

处方：柴胡 15g，黄芩 15g，清半夏 9g，党参 15g，金银花 20g，连翘 20g，荆芥 10g，浙贝母 10g，茯苓 15g，炒牛蒡子 10g，生甘草 10g，生姜 3 片。3 剂，水煎服，早晚各 1 次。

9 月 6 日随访，患儿服药剂后热退未再发热，精神转佳，嘱其剩余药物一日半剂，分早晚服用。后随访患儿三日已痊愈。

按语：各型流行性感冒等呼吸道感染性疾病治疗及新型冠状病毒肺炎预防，不仅要补益正气和抗病毒，还要注重驱邪与扶正并举，使邪有出路、正气得复。结合发病病机、致病特点与证候特征，因时、因地、因人、因病制宜，以小柴胡汤化裁透邪解毒。方中组成有截断病势、透邪外出的小柴胡汤，若高热则重用柴胡；有温解寒疫之"寒"邪的桂枝汤；针对疫毒之"毒"，重用金银花、连翘清宣发散以透邪解毒；佐以浙贝母清肺化痰，党参、茯苓、甘草益气扶正、健脾祛湿。全方寒热并用、虚实兼治，共奏和解表里寒热、扶正透邪解毒之功。

案 3 不寐

陈某，男，53 岁，2020 年 1 月 22 日就诊。因工作压力大入睡难 2 月余，甚则彻夜不眠，需口服安定 1～2 片才能昏沉入睡，醒后乏力，心烦易怒，自汗，畏热，舌偏红，苔淡黄，脉弦。属肝郁化火、阴血不足、阴虚阳亢所致的失眠，治宜疏泄肝胆、养阴安神，方用小柴胡汤合酸枣仁汤化裁。

处方：柴胡 15g，黄芩 15g，党参 15g，清半夏 9g，川芎 15g，知母 15g，炒酸枣仁 20g，茯神 10g，首乌藤 30g，生龙骨 30g，生牡蛎 30g，生甘草 10g。14 剂，每日 1 剂，水煎服，早晚各 1 次。

二诊（2020 年 2 月 13 日）：服上方，入睡难不显，睡眠质量改善，偶心烦，舌淡红，苔淡黄，脉弦。病情好转，缓治其本，疏肝健脾、养阴清热、养心安神，予以加味逍遥丸每次 6g，每日 3 次；枣仁安神液每次 10mL，每日 2 次，口服 1 个月。后随访半年症状未反复。

按语：酸枣仁汤是《金匮要略》中的方剂，有养血安神、清热除烦的功用。本方合小柴胡汤，治肝郁化火、阴血不足、阴虚阳亢所致的失眠，颇多效验，临床上用于阴虚瘦弱之体的失眠或围绝经期综合征的失眠、烦躁、惊悸等皆有良效。

案 4 肝硬化

宁某，男，45 岁，2017 年 5 月 9 日初诊。患者乙型肝炎病毒携带 20 余年，肝硬化 3 年余，未系统治疗，由轻度硬化逐年加重。2017 年 4 月 25 日超声检查显示肝硬化，门静脉增宽。凝血酶原活动度低。现乏力，纳差，腹胀，便溏，两胁不适，口苦，血压不稳，舌淡暗，苔白、根黄腻，脉弦滑。证属肝脾不和、痰瘀互结，治宜疏肝理气、健脾和胃、活血化瘀、软坚散结，方用小柴胡汤合鳖甲饮子加减。

处方：柴胡 15g，黄芩 15g，党参 15g，清半夏 9g，鳖甲 20g(先煎)，甲珠 3g，炒白术 15g，生黄芪 20g，炒麦芽 20g，白芍 20g，生龙骨 30g，生牡蛎 30g，茯苓 10g，生甘草 10g。14 剂，每日 1 剂，水煎服，早晚各 1 次。

二诊（2017 年 5 月 23 日）：服上方，两胁不适、口苦、血压不稳不显，纳差改善，仍略乏力、便溏。效不更方，上方改生黄芪 30g，加山药 20g，14 剂，每日 1 剂，水煎服，早晚各 1 次。

三诊（2017年6月7日）：服上方，诸症均不显，继服上方。

后每半月复诊，根据症状稍做药味加减，服药6个月后复查超声显示肝硬化，门静脉未见明显增宽。凝血酶原活动度恢复到正常。间断服药1～2年后查肝硬化程度逐渐减轻。后随访1年未见反复。

按语： 肝硬化总的治则是疏肝健脾、软坚散结，用小柴胡汤合鳖甲饮子治疗肝硬化，能较好地疏泄肝胆、健运脾胃，促进消化功能，有利于机体恢复。用药均以柔克刚，不用过多攻伐药，这种治法对酒精中毒肝硬化、肝炎后肝硬化均有一定的疗效，必须坚持长期服药，一般需服药1～2年。此外需要注意：①若有腹水者，适当加茯苓皮、大腹皮、赤小豆等，或短暂用西药利尿，腹水消退后即停用。②用活血化瘀药以益母草、赤芍、香附之类为宜。③软坚散结药以鳖甲、穿山甲疗效更佳，三棱、莪术可短期替代穿山甲，效果略差。④密切注意伤阴，肝硬化无论用何种疏肝药均有伤阴之虞，必须注意防患。一是用疏肝药如柴胡等，不宜过量，以小量适中；二是注意舌苔、脉象变化，若舌红少苔、脉象弦硬，应立即调整滋养肝阴药，减少对肝阴的耗损。

临床上冠心病、间质性肺炎、神经官能症、肝炎、围绝经期综合征、癫痫等众多疾病，只要符合肝郁化火、胆胃湿热的病机，在一定的阶段用之均能异病同治，取得明显的疗效。

六、经方药物运用体会

（一）仲景运用附子体会

附子辛温大热，有大毒，可以治疗由阴寒所引起的各种病证。仲景总结前人之法在实践应用中擅灵活运用附子，药中寓法，给后人以启迪。纵观《伤寒论》与《金匮要略》，运用附子甚多。《伤寒论》中除方后加附子3方外（小青龙汤去麻黄加附子、四逆散加附子、理中丸去术加附子）计太阳病篇12条11方，阳明病篇1条1方，太阴病篇1条1方，少阴病篇10条8方，厥阴病篇5条3方，霍乱病篇4条3方。《金匮要略》中计痉湿暍病脉证3方，中风历节病脉证并治2方，胸痹心痛短气病脉证治3方，腹满寒疝宿食病脉证并治2方，消渴小便利淋病脉证并治1方，水气病脉证并治2方，惊悸吐衄下血胸满瘀血病脉证治1方，呕吐哕下利病脉证治2方，疮痈肠痈浸淫病脉证并治1方，跌蹶手指臂肿转筋阴狐疝蛔虫病脉证治1方，妇人杂病脉证并治1方，杂疗方1方，附方1方。两书共32首不同方剂，其中8方用生附子，其余均为熟附子。

《神农本草经》载附子"味辛温。主治风寒咳逆邪气，温中，金创，破癥坚积聚，血瘕，寒湿，蹷《御览》作痿。躄拘挛，膝痛，不能行步"。仲景用附子既遵循《神农本草经》又不拘泥于《神农本草经》，圆机活法，灵活运用，现将仲景运用附子的体会归纳如下。

1. 治疗功效

（1）补阳气

1）回阳：附子为"回阳救逆第一要药"，治久病体虚，阳气衰微，阴寒内盛，或体内津液大量丢失而致的厥逆汗出，多与干姜、甘草同用。如四逆汤类方（四逆汤、通脉四逆汤、通脉四逆加猪胆汁汤、白通汤、白通加猪胆汁汤、四逆加人参汤、茯苓四逆汤）回阳以救逆，治疗少阴寒化证。

2）温脏：①温肾中元阳。少阴阳虚水泛证用真武汤；肾阳气虚妇人转胞，用肾气丸。上两方中均以附子温肾助阳、化气行水。②温中焦脾胃。霍乱"寒多不用水"兼见"腹满者"用理中汤去术加附子，附子助理中汤温运中焦脾阳；虚寒下血用黄土汤，附子温中焦助诸药温脾扶阳、补血摄阴；中阳虚衰，寒气久盛的腹痛，用附子粳米汤，附子温中阳驱散寒湿。③温通心阳。阳微阴寒胸痹急痛，用薏苡附子散，附子温心阳以通络、散阴寒以缓痛；阴寒痼结心痛，用乌头赤石脂丸，附子温阳散寒、开结行痹而止痛。④另外乌梅丸寒热并用、安蛔止痛，治脏寒蛔厥证。

3）助卫阳：太阳病发汗太过，致表虚漏汗证，用桂枝加附子汤，附子并桂枝助表阳，扶阳而固表止汗；太阳病误下，邪陷伤胸阳证，用桂枝去芍药加附子汤，附子扶胸阳以驱表寒；素体阳虚而复感外邪证，用麻黄细辛附子汤，附子温阳助麻黄、细辛解表而不损阳气；素体阳虚而复感外邪证轻者用麻黄附子甘草汤等。

4）通阳：少阴病阳郁致厥而见腹痛，用四逆散加附子宣畅气机、透达郁阳；诸阴盛于内，格阳于外，用通脉四逆汤散阴通阳、通达内外。

5）护阴：误汗过后阴阳两虚证，用芍药甘草附子汤；阴阳两虚的下利或阳气不足兼有亡血津枯者，用四逆加人参汤；阳虚液亏烦躁证，用茯苓四逆汤；阳亡阴竭证，用通脉四逆加猪胆汤。方中附子助诸药扶阳以益阴，阴阳并补。

（2）祛寒湿止痹痛

1）祛外感风寒湿邪：桂枝附子汤治风湿在表兼阳虚证，去桂加白术汤治风湿在表偏重于肌肉兼阳虚证，甘草附子汤治风湿流于关节兼阳虚，上三方中附子皆为温阳助诸药散风寒湿邪。头风摩散外治风寒之邪凝涩于头部经络的头痛，方中附子散风寒温通血脉以缓拘急疼痛。

2）祛寒止痛：附子尤善治寒痹痛剧。如桂枝芍药知母汤治风湿历节，附子温阳散寒、行痹止痛；大黄附子汤治寒凝肝胆、胁下偏痛，附子温阳散寒止痛。

2. 用量服法

（1）剂量：仲景用附子不仅配伍严谨，且随证治及附子炮制不同（生附子力峻，炮附子力缓）而剂量精当。助表阳量轻，多用炮附子，皆用一枚，如汗后伤及卫阳或阳虚外感之证。回阳用生附子，量稍大，如用生附子大者一枚以回阳救逆。病重偏里，难以速去，则用炮附子，量稍重，如用至二枚，意在缓图，以尽其邪。对于寒湿甚痛证，如风湿相搏身体烦痛和寒凝的胁下偏痛，重用炮附子三枚，重用则散寒祛湿力强，而且可以看出大量炮附子可止寒湿较甚的痛。根据考证，附子其重量因块茎大小而别，一般小者10g左右，大者20～30g。

此外，某些方中附子以两计之，如桂枝芍药知母汤用附子2两、赤石脂丸用附子0.5两、肾气丸用附子1两、黄土汤用附子3两、乌梅丸用附子6两、九痛丸用附子3两等。汉代一两约今之15g。因方中丸、汤剂型不同，按日服量比较，治虚寒下血的黄土汤，因其虚寒较甚，方中又配伍较多养阴养血的药物，故用附子量最大。治阴寒痼结心痛的赤石脂丸，其证虽阴寒亦甚，因其配伍了大量的蜀椒、干姜、乌头等辛温热药，故用量最小。上六方中均取附子温脏腑、祛阴寒之性，故用量略大，又因治证和配伍方药不同而不同。

从以上可看出，仲景用附子的量约在7～90g不等，助阳扶阳剂量宜小，用宜炮制以取其走表固卫、温肾助阳之功。回阳救逆剂量宜大，宜生用。散寒湿、止痹痛宜重用炮附子，取炮附子贵徐不贵骤之义，缓尽其邪，且量大止痛散寒功效奇佳。温脏腑、祛阴寒用炮附子，量随证治组方而取用之。

（2）煎服法：附子的煎服法随证治不同而有异，如治疗邪热有余、正阳不足证的附子泻心汤中，单煎附子，意取其厚味温阳，而三黄另渍，取其气薄清心开痞。体现了煎法对附子功效的影响。

（3）瞑眩状态与中毒的区别：仲景提出服用附子的瞑眩状态并非中毒。其一，去桂加白术汤是在桂枝附子汤基础上去桂枝加白术，两方附子用量、制法相同，而仲景独在去桂加白术汤后加注"初一服，其人身如痹，半日许复服之，三服都尽，其人如冒状，勿怪"，并进一步解释"此以附子、术，并走皮内，逐水气未得除，故使之耳"，可见"其人如冒状"非后世诸多医家理解的中附子毒。《尚书·说命》有"若药弗瞑眩，厥疾弗瘳"，是说服药后有所反映是病情向愈的表现。所以有"其人如冒状"而"勿怪"，故以为是仲景强调服附子后的

蔡秋杰

瞑眩状态。其二，"其人如冒状"意思是头目昏蒙状，后世医家经实践得知中附子毒的症状并非如此简单，如朱晦菴记"始时，头岑岑然，久之加烦满……须臾，通身皆黑，势甚危恶"，由此可见"其人如冒状"之瞑眩和中附子毒是有别的。

（二）仲景运用半夏体会

半夏辛温，有毒，可以治疗由痰湿所引起的各种病证。仲景总结前人之法，在实践中擅灵活运用半夏，药中寓法，给后人启迪。纵观《伤寒论》与《金匮要略》运用半夏甚多。两书共计运用半夏的方剂43首，其中以半夏命名的方剂21首。

《神农本草经》载半夏"味辛平。主伤寒寒热，心下坚，下气，喉咽肿痛，头眩胸胀，咳逆，肠鸣，止汗"。仲景用半夏即遵循《神农本草经》又不拘泥于《神农本草经》，圆机活法，灵活运用，现将仲景运用半夏的体会归纳如下，以飨读者。

1. 治疗功效

（1）止呕吐：仲景运用半夏治疗诸呕吐的方剂达21首，凡有呕吐症状者，其治疗方剂几乎都有半夏。此外，在厚朴七物汤、白术散、竹叶汤三方后批注"呕者加半夏"，可见半夏为仲景治呕之要药。呕吐一症，有因饮食与因寒热虚实之差异，而仲景长以性辛散温燥之半夏配伍不同性味的药物治疗不同病因引起的呕吐，效如桴鼓。

1）半夏配生姜，和胃降逆止呕。治疗中焦停饮，饮邪犯胃所致的胃气不和，饮随气逆而见的呕吐，半夏与生姜同用。如小半夏汤、小半夏加茯苓汤，用性偏温燥的半夏、生姜以散饮降逆。生姜温胃散寒而止呕，兼制半夏毒，半夏温燥化饮而止呕，相辅相成，二者为后世治呕的最常用药对。

2）半夏配生姜汁，散饮通阳止呕。治疗水饮上逆，阻遏胸阳所致饮气搏结于胸的"似喘不喘，似呕不呕，似哕不哕，彻心中愦愦然无奈者"，半夏与生姜汁同用。如生姜半夏汤，生姜取汁则降逆之力减而散结之功强，半夏与生姜汁同用以通胸中阳气、散饮结而止呕。

3）半夏配干姜，散寒扶阳止呕。治疗阳虚寒凝，胃气不降所致的"干呕吐逆，吐涎沫"，半夏与干姜同用。如半夏干姜散，取干姜之温燥更助半夏之温燥以散寒凝、扶阳气、降胃气而止呕。

4）半夏配人参，补虚降逆止呕。治疗脾胃气虚，胃气独逆所致的"朝食暮吐，宿食朝吐，宿谷不化"，半夏常与人参同用。如大半夏汤，人参益脾胃中焦之气助半夏发挥降逆止呕之功。

5）半夏配柴芩，和解少阳止呕。治疗少阳邪热犯胃，胃失和降所致的"呕而发热"，半夏与柴胡、黄芩同用。如小柴胡汤，其呕因于少阳枢机不利所致胃气不和，故以柴胡、黄芩和解以祛少阳之热，半夏方可降胃气之逆。

6）半夏配芩芍，清热降逆止呕。治疗邪热结于肠，上逆于胃所致的"干呕而利"，半夏与黄芩、芍药同用。如黄芩加半夏生姜汤，去其肠中之热使利止，胃无热扰，半夏复其和降，胃气自和。

7）半夏配干姜芩连，辛开苦降止呕。治疗邪气陷于心下，中焦气机不利，胃肠不和，上则为呕，下则肠鸣所致的"呕而肠鸣，心下痞"，半夏与干姜、黄芩、黄连同用。如半夏泻心汤，病在中焦，以半夏、干姜之辛开其邪，黄芩、黄连之寒降其逆，阴升阳降，胃气自和而呕自止。

8）半夏配干姜、人参，散寒降逆止恶阻。治妊娠恶阻，胃寒挟饮所致的呕吐不止，半夏与干姜、人参同用，以干姜温散寒饮之邪、人参扶元阳之气，助半夏温散饮邪、降逆止呕之功。

可见仲景之运用，半夏虽然性辛温燥，只要配伍得当，治疗呕吐时，无论呕吐之寒热虚实，皆可收止呕之效果。

（2）平喘咳：半夏辛温，善化痰消饮，宜用于阴寒痰饮犯肺所致的诸咳喘证。《伤寒论》与《金匮要略》治疗咳喘运用半夏的方剂共计10首，附方3首，皆重用半夏。仲景通过对半夏的不同配伍，发挥半夏化痰去饮、止咳平喘之功效。

1）半夏配细辛，温肺化饮止咳喘。治疗外有风寒束表，内有饮邪停肺所致的"伤寒心下有水气，咳而微喘""咳而脉浮""咳而上气""支饮""溢饮"，半夏辛燥化饮兼降肺气，合细辛温肺化饮兼解表邪。二者合用，化饮降逆之功强，温肺散寒之力彰。如小青龙加石膏汤治疗外寒内饮之"咳而上气，烦躁而喘，脉浮者，心下有水"，射干麻黄汤治疗寒饮伏肺之"咳而上气，喉中水鸡鸣"等，皆有半夏和细辛温肺化饮之功。

2）半夏配麻黄，宣肺化饮止咳喘。麻黄上则宣肺平喘，下则利水消肿，外达则解表发汗，半夏可入脾经燥湿化痰，又可入肺经降逆止咳，在治痰饮咳喘中二者经常配伍。如小青龙汤、射干麻黄汤、厚朴麻黄汤中，半夏、麻黄二者相须为用，麻黄宣肺化饮平咳喘，半夏温燥化寒痰水饮、降肺逆之气，亦可制约麻黄宣肺太过。

（3）消痞满：半夏辛温，有宽中下气、降逆散结之功，在治疗胸脘痞闷胀满或坚痞作痛诸证时，仲景善用半夏。

1）3个泻心汤辛开苦降，治寒热错杂之痞。寒热错杂于胃，中焦气机升降失常，气机壅滞而致痞塞，半夏配干姜散寒以开痞，合黄芩、黄连苦寒清热以泄满，以此辛开苦降组成3个泻心汤方。3个泻心汤通过用药剂量的变化，治疗寒热错杂之不同痞证，可谓用药精当。半夏泻心汤，治疗脾胃虚弱、湿热阻滞中焦而导致的痞满而呕、肠鸣下利，君半夏泄满止呕。生姜泻心汤，在半夏泻心汤中减去干姜二两加入生姜四两重在辛散和胃，治疗水饮停蓄，阻碍胃气，胃气不和，腹热互结心下所致"心下痞鞕，干噫食臭，胁下有水气，腹中雷鸣下利"，君生姜伍半夏散水气以消痞。甘草泻心汤，在半夏泻心汤中去人参重用炙甘草旨在甘温补脾胃之虚，治疗误下后胃气虚弱所致"下利日数十行，谷不化，腹中雷鸣，心下痞鞕而满，干呕，心烦不得安"，君甘草佐半夏缓中补虚以消痞。

2）半夏配甘遂，治饮邪内结之痞。水饮停蓄，留聚心下，阻遏阳气，气机不舒而成痞满，半夏与甘遂同用。如甘遂半夏汤，症见"脉伏，其人欲自利，利反快，虽利，心下续坚满"，为饮邪欲去而难去阻遏气机之证，故以甘遂峻泻逐水，伍半夏宽中，共奏祛饮除满之功。

（4）散痰结

1）利咽喉：半夏辛温，能涤痰开结。治疗咽部痰结疾患，仲景多用半夏。

半夏配苦酒，涤痰散结止咽痛。治疗少阴病，邪热不解与痰浊郁结于咽喉所致的"咽中伤，生疮，不能语言，声不出者"，半夏与苦酒同用。如苦酒汤中半夏涤痰散结，苦酒消肿敛疮，方中加鸡子甘寒润燥，三者相伍，涤痰散结、消肿止痛。

半夏配桂枝，祛寒散结止咽痛。少阴脉，其直者上循咽喉，风寒之邪客于少阴经脉，兼内有痰湿阻于咽喉，外邪入里，阳气被郁，以致寒痰湿结于咽喉而生疼痛，半夏与桂枝同用治疗。如仲景半夏散中半夏温散以祛寒痰，桂枝宣散以通寒闭，二者配伍共奏宣散郁阳之功。

半夏配厚朴，祛痰散结去梅核气。七情郁结，气不得舒，与痰湿互结，痰凝气滞，上逆于咽喉导致"咽中如有炙脔"的咯之不出、咽之不下之梅核气，半夏与厚朴同用治疗。如半夏厚朴汤中半夏涤痰散结以利咽，厚朴行气化痰以散郁，二者同用，祛痰散郁之力宏。半夏厚朴汤亦成为后世治梅核气之首方。

2）止痛：半夏配瓜蒌，涤痰开结止痛。瓜蒌甘寒清热涤痰，以助半夏宽胸开结化痰清热，又能制半夏之辛燥，二者寒热相成，助阳化湿，以达涤痰开结之效。如治疗痰热结于心下、阻遏气机所致的"正在心下，按之则痛"之结胸，用小陷胸汤；治疗痰瘀互结、阻遏胸阳所致的"心痛彻背"之胸痹，用瓜蒌薤白半夏汤。后世皆法仲景，凡有痰瘀互结于胸中、不通则痛之胸痹，半夏、瓜蒌随证加减治疗，起效如神。

（5）其他功效：半夏助黄芪补气。仲景在治疗脾肺虚寒用黄芪建中汤方后指出"补气加半夏三两"，遂开后世补土生金以益肺气之先河。半夏能燥脾之痰湿，痰湿得去，脾气得舒。此外，黄芪建中汤主升，倘若肺气亦虚极不得肃降，恐有壅满上逆之变，故加半夏以降其气，共奏补土生金之功。

此外，仲景用瓜蒌薤白半夏汤治疗"胸痹不得卧"，因痰浊壅塞胸中，气机阻滞，故有胸背痛，喘息不能安卧。瓜蒌薤白配半夏能宣痹通阳、豁痰利气，痹阻得通，气化痰行，痹痛除而达安卧入眠之目的。虽然"不得卧"是否等同于"不得眠"仍需要进一步探讨，但是半夏在临床上治疗失眠已经得到诸多医家的肯定，为半夏治疗失眠的临床运用提供了有益的思路。

2. 用量服法

（1）剂量：仲景不仅生用半夏，且剂量较大。考仲景用半夏的43首方剂中，剂量2升1首，1升4首，半升26首，半斤5首。《金匮要略》附录《汉代度量衡与张仲景方药剂量》中半夏半升即为60g，部分学者测得半夏一升约等于130g；柯雪帆测得半夏一升约重84g。而根据考证，东汉时一两约折合现今15.625g，半斤则为125g。那么仲景常用半夏半升则约为42～65g，可见其用量之大。

仲景用半夏不仅配伍严谨，且随证治不同而剂量精当。如在治疗呕吐中，其半夏用量与止呕的功效有着明显的量效关系。治"微呕"的柴胡桂枝汤，半夏用2合半。治"心烦喜呕"的小柴胡汤和治"呕不止"的大柴胡汤，半夏用半升。治"呕家本渴，渴者为欲解。今反不渴，心下有支饮"的小半夏汤，半夏用1升。治"朝食暮吐，宿食朝吐"的大半夏汤，半夏用2升。可见呕愈烈则半夏用量越大。也可看出半夏除降逆止呕之功与用量有量效关系，其温化痰饮的功效与用量也存在着量效关系。

（2）煎煮法：仲景生用半夏，除小剂量入丸散方外，其余均汤剂煎煮，其煎服法随证治不同而有异。

仲景用半夏均需久煎。生姜半夏汤"以水三升，煮半夏，取二升，内生姜汁，煮取一升半，小冷，分四服"。甘遂半夏汤先"以水一升，先煮半夏，取半升，去滓"，再"上四味，以水二升，煮取半升，去滓"，最后"以蜜半升，和药汁煎取八合，顿服之"。小半夏汤"以水七升，煮取一升五合"。大柴胡汤、小柴胡汤、3个泻心汤和旋覆代赭汤6方中均用了"去滓再煎"。半夏久煎皆为减其毒性，并使药物有效成分充分溶解发挥，而且浓缩药汁避免饮入体内大量水饮影响药效。在煎煮过程中，加入生姜及蜜等，也取其制半夏之毒性、缓半夏之燥性。

此外，半夏干姜散"取方寸匕，浆水一升半，煎取七合，顿服之"，因仲景在方后指出"半夏有毒，不当散服"，故散剂煎服减其毒性。